シンプル生化学 改訂第7版

監修 林　典夫
　　　廣野治子

編集 野口正人
　　　五十嵐和彦

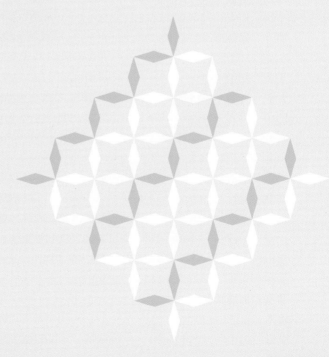

南江堂

■ **監修者**

林　　典夫	はやし のりお	東北大学名誉教授
廣野　治子	ひろの はるこ	前東北大学医療技術短期大学部教授

■ **編集者**

野口　正人	のぐち まさと	久留米大学名誉教授
五十嵐和彦	いがらし かずひこ	東北大学大学院医学系研究科生物化学分野教授

■ **執筆者**（執筆順）

林　　典夫	はやし のりお	東北大学名誉教授
柿崎　育子	かきざき いくこ	弘前大学大学院医学研究科高度先進医学研究センター糖鎖工学講座准教授
奥野　利明	おくの としあき	順天堂大学大学院医学研究科生化学第一講座准教授
野口　正人	のぐち まさと	久留米大学名誉教授
五十嵐和彦	いがらし かずひこ	東北大学大学院医学系研究科生物化学分野教授
白木　琢磨	しらき たくま	近畿大学生物理工学部食品安全工学科准教授
角田　洋一	かくた よういち	東北大学大学院医学系研究科消化器病態学分野
呉　　繁夫	くれ しげお	宮城県立こども病院院長
本橋ほづみ	もとはし ほづみ	東北大学加齢医学研究所加齢制御研究部門遺伝子発現制御分野教授
古山　和道	ふるやま かずみち	岩手医科大学医学部生化学講座（分子医化学分野）教授
藤井　順逸	ふじい じゅんいち	山形大学大学院医学系研究科先進的医科学専攻生化学・分子生物学講座教授
富岡　佳久	とみおか よしひさ	東北大学大学院薬学研究科教授
水柿　道直	みずがき みちなお	東北大学名誉教授/東北医科薬科大学名誉教授
小川　佳宏	おがわ よしひろ	九州大学大学院医学研究院病態制御内科学分野教授
酒井　寿郎	さかい じゅろう	東北大学大学院医学系研究科分子代謝生理学分野教授/東京大学先端科学技術研究センター代謝医学分野教授
後藤　知子	ごとう ともこ	宮城学院女子大学生活科学部食品栄養学科准教授
菅原　　明	すがわら あきら	東北大学大学院医学系研究科分子内分泌学分野教授
田中　耕三	たなか こうぞう	東北大学加齢医学研究所分子腫瘍学研究分野教授
石井　直人	いしい なおと	東北大学大学院医学系研究科免疫学分野教授
永井　　正	ながい ただし	栃木県赤十字血液センター所長
宗像　　浩	むなかた ひろし	東北メディカル学院名誉学院長
髙橋　信行	たかはし のぶゆき	東北大学大学院薬学研究科臨床薬学分野教授
上野　義之	うえの よしゆき	山形大学医学部内科学第二（消化器内科学）講座教授
正宗　　淳	まさむね あつし	東北大学大学院医学系研究科消化器病態学分野教授
濱田　　晋	はまだ しん	東北大学大学院医学系研究科消化器病態学分野
藤井　久雄	ふじい ひさお	前仙台大学大学院研究科長
髙橋　信博	たかはし のぶひろ	東北大学大学院歯学研究科口腔生化学分野教授
青木　正志	あおき まさし	東北大学大学院医学系研究科神経内科学分野教授
廣野　治子	ひろの はるこ	前東北大学医療技術短期大学部教授

改訂第7版の序

　本書は，前回の改訂から6年が経ち，この度，改訂第7版を上梓することとなった．

　生化学を含む生命科学の分野は，20世紀後半から分子生物学的な知識や技術の進歩とともにその発展が加速され，21世紀に入ってもますます急速に前進し続けている．本書の初版刊行以来32年，この間に蓄積された新しい知識は膨大なものとなり，その医学・医療に与える影響は著しいものがある．例えば，最近の各種幹細胞における進歩も勿論その1つである．一方，生化学の中心テーマの1つである代謝に関する従来の理解は，代表的な代謝経路とそこで働く酵素に注目して行われ，正常・異常における体内の代謝状況の実態を必ずしも正確に把握できているとはいえないのが実情であった．しかし，各酵素遺伝子の詳細な発現状況の把握や，メタボローム研究のような細胞全体の代謝状態をより精細に把握する手法の発展などによって，各臓器組織の正常代謝およびがん細胞を含む異常組織の代謝の特徴に対する理解が，近年急速に深まりつつある．

　本書は医学や医療を学ぶ学生が生化学の基本原理を理解し，基礎知識を修得するための教科書として作られたものであるが，そのためには上述のような新しい研究成果のエッセンスを取り込むことも重要であり，本改訂でもそのような視点は維持された．しかし，本書の目指すものは，新しい知識の断片的，表面的な理解ではなく，医学・医療の領域に日々取り入れられている新しい研究成果を正しく理解し，それに適切に対応できるような生化学的基礎能力を身につけることであり，これもこれまでの版と変わりはない．本書が読者の方々の理解の一助になれば幸いである．

　本書は初版より読んで分かりやすいことも目標にしてきたつもりであるが，版を重ねるにつれ冗長な部分も増えてきており，今回もその是正に留意したが，不十分な点もあるのではないかと危惧している．これからも従来通り読者の方々にご指摘や忌憚のないご意見をお願いし，改善を積み重ねていきたい．

　最後に，これまでに読者の皆様から頂いた多大なご支援に感謝し，さらに，今改訂のために忍耐強くご尽力下さった南江堂出版部の諸氏に衷心より御礼申し上げる．

　2020年2月

林　典夫

廣野治子

初版の序

　近年の生命科学諸分野の急速な進歩に伴い，生命現象の仕組みを理解するために，また免疫学，遺伝学，栄養学や臨床医学の各領域を学ぶための基礎として，生化学はますます重要なものとなっている．さらに最近は生化学とも関連の深い遺伝子工学をはじめとする分子生物学的技術が，医学とその周辺の領域にも取り入れられつつある．

　本書は，このように急速な進展を遂げている医学領域の生化学の最新の知識を取り入れて，やさしく，わかりやすく書いたものである．医学部の学生には全体的な知識を得るために，あるいは知識のまとめとして，また臨床検査技師や看護婦，栄養士等を目指す学生にはスタンダードな教科書として役立つよう意図されている．すなわち，医学やその周辺の領域を学ぶ人たちが，生命現象の基礎とその病態を分子レベルで理解するために必要な事項，つまり生体物質の基本的な構造と機能ならびに物質の変化とそれに起因する様々な現象について，動物，特に人体とそれに関係の深い分野を中心として記述されている．1章から8章には物質の生化学，9章から20章には代謝の生化学といった主として基礎的な問題が記され，さらに21章以降にはそれらの応用としての器官の生化学，また遺伝，癌，免疫などの分子生物学的な諸問題，さらにヒトの代謝の総まとめともいえる栄養の問題が扱われている．内容には新しい知見も含まれ，必ずしも簡明なものだけではないが，章の構成は以上のように単純で伝統的なものであり，この点では"シンプル"シリーズの中に加えていただいた意義もあろうかと思う．

　本書は14名の執筆者の共同作業により成ったものであり，全体として不統一な点，不満な点なども残されていると思われるが，それはもとより編集をお引き受けした私どもの未熟さによるものである．読者の方々から御叱正，御助言をお寄せいただき，内容を一層充実することができれば真に幸いである．

　終わりに，本書の刊行に当たって忍耐強い御協力をいただいた南江堂編集部の方々に，厚く御礼申し上げる．

　1988年2月

林　典夫

廣野治子

目　次

1 序　論　　　　　　　　　　　　　　　　　林　典夫　*1*

1-1 生物と生化学 ………………… *1*

1-2 生体成分 ………………………… *2*

　A　水 ………………………………… *2*

　B　水以外の生体成分 ……………… *5*

1-3 物質代謝とエネルギー代謝 ……… *6*

1-4 細胞の基本構造 ………………… *8*

　A　真核細胞と原核細胞 …………… *8*

　B　動物細胞の基本構造と機能 ……… *10*

　C　細胞外マトリックスと細胞接着 …… *15*

2 糖　質　　　　　　　　　　　　　　　　柿崎育子　*19*

2-1 糖質の定義 ……………………… *19*

2-2 糖質の分類 ……………………… *19*

2-3 単糖類 …………………………… *19*

　A　単糖類とその種類 ……………… *19*

　B　単糖類の異性体 ………………… *20*

　C　単糖の化学的性質 ……………… *22*

　D　生体成分として重要な単糖 ……… *25*

2-4 オリゴ糖類 ……………………… *25*

　A　還元性二糖 ……………………… *27*

　B　非還元性二糖 …………………… *27*

2-5 多糖類 …………………………… *27*

　A　単純多糖 ………………………… *27*

　B　複合多糖 ………………………… *28*

3 脂　質　　　　　　　　　　　　　　　　奥野利明　*33*

3-1 脂質の定義と分類 ……………… *33*

　A　脂質の定義 ……………………… *33*

　B　脂質の分類 ……………………… *33*

　C　脂質の役割 ……………………… *33*

3-2 脂肪酸 …………………………… *34*

　A　脂肪酸の基本構造と性質 ……… *34*

　B　飽和脂肪酸と不飽和脂肪酸 …… *34*

　C　その他の脂肪酸誘導体
　　　（エイコサノイド） ……………… *36*

3-3 単純脂質 ………………………… *36*

　A　中性脂肪 ………………………… *36*

　B　ロ　ウ ………………………… *38*

3-4 複合脂質 ………………………… *38*

　A　リン脂質 ………………………… *38*

　B　糖脂質 …………………………… *39*

　C　硫脂質 …………………………… *41*

3-5 その他の脂質 …………………… *41*

　A　ステロイド ……………………… *41*

　B　テルペノイド …………………… *44*

3-6 リポタンパク質と血清脂質 ……… *45*

4　タンパク質　　　　野口正人　49

4-1　アミノ酸 …………………… *49*
　A　アミノ酸の構造 ………………… *49*
　B　タンパク質構成アミノ酸の分類 … *52*
　C　アミノ酸の性質 ………………… *53*
4-2　タンパク質 ………………… *55*
　A　ペプチドとペプチド結合 ……… *55*

　B　タンパク質の構造 ……………… *56*
　C　タンパク質の分類 ……………… *58*
　D　タンパク質の性質 ……………… *61*
　E　タンパク質の変性 ……………… *62*
　F　タンパク質の折りたたみ ……… *62*

5　核　酸　　　　五十嵐和彦　65

5-1　核酸の基本構造 …………… *65*
5-2　ヌクレオシドとヌクレオチド … *67*
5-3　DNA と RNA の構造 ……… *68*
　A　DNA の構造 …………………… *68*

　B　DNA の変性と再生 …………… *69*
　C　RNA の構造と種類 …………… *70*
　D　核酸の分解 …………………… *71*

6　酵　素　　　　野口正人　73

6-1　酵素の特徴 ……………… *73*
6-2　酵素反応の特徴 ………… *74*
6-3　酵素の分類と命名 ……… *77*
6-4　酵素活性の測定 ………… *77*
6-5　酵素の構造と活性中心 … *77*
6-6　酵素反応速度論 ………… *78*
　A　ミカエリス・メンテンの迅速平衡法
　　　………………………………… *78*

　B　ブリッグス・ホールデンの定常状態法
　　　………………………………… *79*
6-7　酵素反応の阻害 ………… *80*
6-8　酵素活性の調節 ………… *84*
　A　酵素量の調節 ………………… *85*
　B　酵素活性の調節 ……………… *85*
6-9　酵素の細胞内分布 ……… *87*
6-10　酵素欠損症 …………… *88*

7　ビタミン　　　89

7-1　脂溶性ビタミン …… 白木琢磨　*89*
　A　ビタミン A …………………… *91*
　B　ビタミン D …………………… *93*
　C　ビタミン E …………………… *95*
　D　ビタミン K …………………… *96*
7-2　水溶性ビタミン …… 野口正人　*97*
　A　ビタミン B_1 ………………… *97*
　B　ビタミン B_2 ………………… *98*

　C　ナイアシン …………………… *99*
　D　ビオチン ……………………… *100*
　E　パントテン酸 ………………… *101*
　F　ビタミン B_6 ………………… *102*
　G　葉　酸 ………………………… *103*
　H　ビタミン B_{12} ……………… *104*
　I　ビタミン C …………………… *105*
7-3　ビタミン様作用物質 …… *105*

8　生体膜　　　　野口正人　**107**

8－1　生体膜の構造 ················· *107*
- A　脂質二重層を構成する脂質 ········ *107*
- B　生体膜を構成する脂質の分布 ····· *109*
- C　膜タンパク質 ················ *110*

8－2　生体膜における輸送 ········· *112*
- A　膜の融合を伴う物質の輸送 ········ *112*
- B　膜透過によるイオンや小分子の輸送
  ················· *113*

9　消化と吸収　　　　角田洋一　**121**

9－1　消化管における消化と吸収 ····· *121*

9－2　消化管上皮細胞膜の物質輸送
················· *122*

9－3　消化の調節と消化管ホルモン
················· *123*

9－4　各栄養素の消化と吸収 ········ *124*

- A　タンパク質の消化と吸収 ·········· *124*
- B　糖質の消化と吸収 ··········· *126*
- C　脂質の消化と吸収 ··········· *127*
- D　その他の栄養素の消化と吸収 ····· *128*
- E　大腸での消化と吸収 ·········· *129*
- F　胆汁酸 ··············· *129*

10　糖質の代謝　　　　柿崎育子　**133**

10－1　代謝とは ················· *133*

10－2　糖質の代謝 ················ *133*

10－3　解　糖 ················· *135*
- A　代謝経路 ················ *135*
- B　嫌気的および好気的条件における
  ATP と NADH の生成 ······· *137*
- C　解糖の調節 ················ *137*
- D　解糖系代謝の不可逆反応 ·········· *138*
- E　解糖系の機能 ················ *138*

10－4　グリコーゲン合成と分解 ····· *138*
- A　グリコーゲン合成 ··········· *138*
- B　グリコーゲン分解 ··········· *139*
- C　グリコーゲン合成と分解の調節 ··· *140*

10－5　クエン酸回路 ················· *141*
- A　代謝経路 ················ *141*
- B　エネルギー生成 ·········· *141*
- C　クエン酸回路の調節 ·········· *143*
- D　オキサロ酢酸の供給 ·········· *143*
- E　脂質代謝との関係 ··········· *143*
- F　糖とアミノ酸の相互転換 ········· *144*

10－6　糖新生 ················· *145*
- A　解糖の迂回路 ················ *145*

- B　糖新生の調節 ················ *145*
- C　グルコースと乳酸の体内循環
  （コリ回路） ············· *147*

10－7　ペントースリン酸経路 ········ *148*
- A　代謝経路 ················ *148*
- B　経路の機能 ················ *150*

10－8　フルクトース，ガラクトース
およびマンノースの代謝 ······· *150*
- A　フルクトース ················ *150*
- B　ガラクトース ················ *150*
- C　マンノース ················ *151*

10－9　グルクロン酸経路 ········· *152*
- A　代謝経路 ················ *152*
- B　UDP－グルクロン酸の役割 ····· *152*

10－10　複合糖質の代謝 ········· *152*
- A　糖ヌクレオチドの合成 ·········· *154*
- B　複合糖質の生合成 ··········· *154*
- C　複合糖質の分解 ·········· *155*

10－11　糖質代謝異常症 ········· *156*
- A　単糖類・二糖類の代謝異常症 ····· *156*
- B　糖原病（グリコーゲン病） ·········· *157*
- C　複合糖質の代謝異常症 ········· *157*

D　複合脂質の代謝異常症との関係 … 159

11　脂質の代謝　　奥野利明　**161**

11-1　脂肪酸の貯蔵と動員 …………… 161
A　貯　蔵 ………………………… 161
B　脂肪酸の動員 ………………… 162
C　リポタンパク質と血清脂質の代謝
　　…………………………………… 163

11-2　脂肪酸の分解 ………………… 165
A　脂肪酸の活性化 ……………… 165
B　アシル CoA のミトコンドリア内への
　　透過 …………………………… 166
C　β酸化 ………………………… 166
D　不飽和脂肪酸のβ酸化 ……… 168

11-3　ケトン体の生成と利用 ……… 170

11-4　脂肪酸の生合成 ……………… 171
A　脂肪酸合成反応 ……………… 171
B　不飽和脂肪酸の生成 ………… 175

11-5　リン脂質の代謝 ……………… 175
A　リン脂質の分解 ……………… 175
B　エイコサノイドの生合成 …… 176
C　リン脂質の合成 ……………… 177
D　スフィンゴ糖脂質の合成 …… 179
E　糖脂質の代謝 ………………… 181

11-6　ステロイド化合物の代謝 …… 181
A　コレステロールの生合成 …… 181
B　胆汁酸の生合成 ……………… 181
C　ステロイドホルモンの生合成 … 184

11-7　脂質代謝異常症 ……………… 185
A　中性脂質代謝異常 …………… 185
B　スフィンゴ脂質代謝異常 …… 186
C　脂肪酸代謝異常 ……………… 187
D　その他の異常 ………………… 188

12　アミノ酸の代謝　　呉　繁夫　**189**

12-1　アミノ酸の分解 ……………… 189
A　アミノ基窒素の代謝 ………… 189
B　アミノ酸の炭素骨格の代謝 …… 193
C　ケト原性アミノ酸と糖原性アミノ酸
　　…………………………………… 202

12-2　アミノ酸から合成される代表的な
　　生体物質 ……………………… 202

12-3　アミノ酸の生合成 …………… 205

12-4　アミノ酸代謝経路の異常 …… 207

A　アミノ酸代謝異常症と有機酸代謝
　　異常症 ………………………… 207
B　アミノ酸代謝異常症と
　　有機酸代謝異常症の化学診断 …… 208
C　新生児スクリーニング ……… 208
D　主なアミノ酸代謝異常症 …… 209
E　主な有機酸代謝異常症 ……… 210
F　尿素回路代謝異常症 ………… 210

13　モノヌクレオチドの代謝　　本橋ほづみ　**211**

13-1　新生経路によるヌクレオチドの
　　合成 …………………………… 211
A　プリンヌクレオチドの新生経路 … 211
B　ピリミジンヌクレオチドの新生経路
　　…………………………………… 213

13-2　デオキシリボヌクレオチドの
　　合成 …………………………… 214

13-3　プリンおよびピリミジン合成の
　　阻害剤 ………………………… 215

13-4　ヌクレオチドの代謝分解と再生
　　経路 …………………………… 216
A　ヌクレオチドの代謝分解 …… 216
B　再生経路によるヌクレオチドの合成
　　…………………………………… 217

13−5 酵素異常と疾患 …………… 218	B 高尿酸血症 ………………………… 218
A レッシュ・ナイハン症候群 ……… 218	C 免疫不全症 ………………………… 218

14　ポルフィリンとその代謝産物　219

14−1 ヘムの生合成と分解 ……… 219	E ウロビリン体 ……………………… 223
A ポルフィリンとヘム …古山和道 219	**14−2** ポルフィリンおよびビリルビン
B ヘムの生合成 …………………… 219	の代謝異常 ………古山和道 224
C ヘムの分解とビリルビンの生成	A ポルフィリン症 …………………… 224
…………………………野口正人 221	B 高ビリルビン血症 ………………… 224
D ビリルビンの胆管への排泄 ……… 222	

15　生体と酸素　227

15−1 生物学的酸化還元反応	B フラビン酵素 ……………………… 234
…………………野口正人 227	C ヘム酵素 …………………………… 235
A 還元電位 ………………………… 227	D オキシゲナーゼ …………………… 235
15−2 ATP と高エネルギーリン酸	**15−4** 活性酸素 …………藤井順逸 236
化合物 ………………………… 230	A ROS とその生成経路 …………… 236
15−3 酸化還元酵素の種類と性質 … 232	B ROS の消去に働く抗酸化系 …… 238
A ピリジンヌクレオチド酵素 ……… 232	

16　エネルギー代謝　野口正人　241

16−1 ミトコンドリアの構造 ……… 241	C 交代結合説と F_o による H^+ 輸送
16−2 電子伝達系 …………………… 241	機構 ………………………………… 250
A 構　成 …………………………… 241	**16−4** 呼吸の調節 …………………… 251
B 電子伝達系 ……………………… 244	**16−5** ミトコンドリア内膜における
16−3 酸化的リン酸化の機構 ……… 247	物質輸送 ……………………… 252
A 化学浸透圧説 …………………… 248	**16−6** グルコースの完全酸化による
B ATP 合成酵素（F_1F_o 複合体）の	ATP 合成の収支 …………… 252
構造 ……………………………… 248	

17　代謝の相互関係と調節　255

17−1 糖質代謝，脂質代謝およびアミノ	C 脂質代謝とアミノ酸代謝の相互作用
酸代謝の相互作用と調節	と調節 ……………………………… 260
………………富岡佳久・水柿道直 255	**17−2** 食事サイクルにおける代謝調節と
A 糖質代謝と脂質代謝の相互作用	代謝異常 …………小川佳宏 260
と調節 ………………………… 255	A 食事サイクルにおける代謝調節 … 260
B 糖質代謝とアミノ酸代謝の相互作用	B 肥満や糖尿病でみられる代謝異常
と調節 ………………………… 259	………………………………………… 262

17-3 コレステロール代謝の調節
　　　　……………………酒井寿郎　*264*
　A　フィードバック制御による

コレステロール恒常性維持 ……… *264*
　B　フィードバック制御の分子機構 … *265*
　C　高コレステロール血症の治療薬 … *267*

18　ミネラルの代謝 　　　　　　　　　後藤知子　**269**

18-1 ミネラル ………………………… *269*
　A　カルシウム（Ca） ……………… *270*
　B　リン（P） ………………………… *271*
　C　カリウム（K） …………………… *271*
　D　ナトリウム（Na） ……………… *272*
　E　マグネシウム（Mg） …………… *272*
　F　鉄（Fe） ………………………… *273*
　G　亜鉛（Zn） ……………………… *273*
　H　銅（Cu） ………………………… *274*
　I　マンガン（Mn） ………………… *274*
　J　ヨウ素（I） ……………………… *275*
　K　セレン（Se） …………………… *275*
　L　モリブデン（Mo） ……………… *275*
　M　クロム（Cr） …………………… *275*

19　情報伝達とホルモン 　　　　　　　　菅原　明　**277**

19-1 情報伝達システム ……………… *277*
　A　細胞核受容体を介する作用 ……… *277*
　B　細胞膜受容体を介する作用 ……… *278*
19-2 ホルモンの定義および分類 …… *282*
19-3 ホルモンによる生体調節機構 … *282*
19-4 各内分泌腺より分泌される
　　　　ホルモン ……………………… *284*
　A　視床下部ホルモン ……………… *284*
　B　下垂体ホルモン ………………… *284*
　C　松果体ホルモン ………………… *285*
　D　甲状腺ホルモン ………………… *285*
　E　副甲状腺ホルモン，ビタミン D_3
　　　　およびカルシトニン ………… *286*
　F　膵ホルモン ……………………… *287*
　G　消化管ホルモン ………………… *287*
　H　副腎ホルモン …………………… *288*
　I　性腺ホルモン …………………… *290*
19-5 プロスタノイド ………………… *291*
19-6 神経伝達物質 …………………… *292*

20　核酸およびタンパク質の合成 　　　　五十嵐和彦　**293**

20-1 DNA の複製 …………………… *293*
20-2 DNA の校正と修復 …………… *296*
20-3 RNA の合成 …………………… *297*
　A　遺伝情報の流れ ………………… *297*
　B　原核生物における転写とその制御
　　　　………………………………… *298*
　C　真核生物における転写とその制御
　　　　………………………………… *300*
　D　真核細胞の mRNA 合成と成熟過程
　　　　………………………………… *301*
20-4 タンパク質の生合成と代謝 …… *304*
　A　タンパク質の生合成にかかわる RNA
　　　　………………………………… *304*
　B　タンパク質の生合成 …………… *306*
　C　タンパク質の代謝 ……………… *311*
20-5 ミトコンドリアの DNA
　　　　とタンパク質合成の特徴 ……… *313*

21　細胞増殖とがんの生化学　　315

- 21-1　細胞増殖 …………田中耕三　315
- 21-2　細胞周期 ………………………317
- 21-3　アポトーシス …………………318
- 21-4　がんと代謝 ………本橋ほづみ　320

- A　がん細胞における代謝リプログラ
  ミングの意義 ……………………320
- B　がん細胞における代謝の特徴 ……321

22　免疫の生化学　　　　　　　石井直人　329

- 22-1　自然免疫と獲得免疫 …………329
  - A　自然免疫 …………………………329
  - B　獲得免疫 …………………………331
- 22-2　サイトカインと免疫応答 ……338
  - A　自然リンパ球 ……………………338
  - B　1型免疫 …………………………338

- C　2型免疫 …………………………339
- D　3型免疫 …………………………339
- 22-3　免疫と疾患 ……………………339
  - A　免疫寛容とその破綻 ……………339
  - B　自己免疫疾患 ……………………340
  - C　アレルギー ………………………340

23　ゲノムの生化学　　　　　　五十嵐和彦　343

- 23-1　遺伝子の生化学的研究 ………343
- 23-2　ゲノムと遺伝子とプロテオーム
  　　　……………………………………343
  - A　遺伝子 ……………………………343
  - B　ゲノム ……………………………344
  - C　相同染色体と対立遺伝子 ………344
  - D　遺伝子型と表現型 ………………345
  - E　プロテオーム ……………………346
- 23-3　遺伝情報発現の調節 …………346
  - A　遺伝子発現の調節 ………………346
  - B　転写因子による調節の具体例 ……346
- 23-4　クロマチンとエピジェネティクス
  　　　……………………………………350
  - A　クロマチン構造 …………………350
  - B　ヒストンの翻訳後修飾と
    クロマチン構造の調節 …………352

- C　DNAメチル化 …………………352
- D　エピジェネティクス ……………353
- 23-5　ゲノムと疾患 …………………353
  - A　遺伝病 ……………………………353
  - B　ヒトの疾患における遺伝子変異と
    多型 ………………………………354
- 23-6　遺伝子操作・解析法 …………356
  - A　遺伝子組み換えに用いられる酵素と
    ベクター …………………………357
  - B　DNAクローニング ……………358
  - C　DNA塩基配列の決定法（ジデオキシ
    法，サンガー法） ………………358
  - D　PCR法 …………………………360
  - E　次世代塩基配列決定法 …………362
  - F　ゲノム編集 ………………………363

24　器官の生化学　　　　　　　　　　　367

- 24-1　血　液 …………永井　正　367
  - A　造血システム ……………………367
  - B　白血球 ……………………………368
  - C　赤血球 ……………………………369

- D　血小板 ……………………………377
- E　凝固システム ……………………379
- F　血　清 ……………………………381
- 24-2　肺 …………………宗像　浩　383

A　呼　吸 …………………………… *383*

B　表面活性物質 ………………… *386*

C　アンギオテンシン変換酵素 ……… *386*

24−3　腎　臓 …………髙橋信行　*387*

A　腎臓の構造と役割 …………… *387*

B　糸球体の機能 ………………… *387*

C　尿細管の機能 ………………… *389*

D　腎臓とホルモン ……………… *390*

24−4　肝　臓 …………上野義之　*391*

A　肝臓の構造 …………………… *392*

B　肝臓を構成する細胞 ………… *393*

C　肝臓での代謝の概要 ………… *393*

24−5　膵　臓 ……正宗　淳・濱田　晋　*397*

A　膵臓の構造 …………………… *397*

B　膵臓の組織構築 ……………… *398*

C　膵外分泌機能 ………………… *398*

D　膵液の分泌制御 ……………… *399*

E　膵内分泌機構 ………………… *401*

24−6　筋 ……………藤井久雄　*402*

A　筋とは ………………………… *402*

B　筋線維の構造 ………………… *403*

C　筋収縮のメカニズム ………… *404*

D　筋線維の種類 ………………… *405*

E　筋と運動 ……………………… *405*

24−7　結合組織 …………宗像　浩　*407*

A　細胞外マトリックス ………… *407*

B　細胞−細胞外マトリックス相互作用

……………………………… *409*

24−8　脂肪組織 …………菅原　明　*409*

A　脂肪細胞 ……………………… *409*

B　アディポサイトカイン ……… *409*

C　肥　満 ………………………… *411*

24−9　硬組織 …………髙橋信博　*411*

A　骨 ……………………………… *411*

B　歯と歯周組織 ………………… *414*

24−10　神　経 …………青木正志　*415*

A　構造と機能 …………………… *415*

B　化学成分 ……………………… *416*

C　刺激の伝達と活動電位 ……… *416*

D　神経伝達物質 ………………… *417*

E　脳における代謝 ……………… *418*

25　栄養の生化学　　　　廣野治子　***419***

25−1　栄養素の代謝とエネルギー ……*419*

25−2　栄養状態の判定 ………………*420*

A　栄養指数 ……………………… *420*

B　標準体重 ……………………… *421*

25−3　タンパク質の栄養価 …………*421*

25−4　日本人の食事摂取基準 ………*422*

A　エネルギー …………………… *422*

B　栄養素について策定された指標 …*422*

●**参考文献** …………………………………………………………………………………… *431*

●**索　引** ………………………………………………………………………………………… *433*

和文索引 …………………………… *433*　　欧文索引 …………………………… *444*

1 序　論

1−1　生物と生化学

　生物は，ウイルスのような特殊なものを除けば，細胞膜で囲まれ，内部が外界から隔離された細胞を基本的な単位とし，複雑な，しかしよく組織化された構造をもっている．生物が示す活動は生命現象と呼ばれるものであり，その構造や活動を維持するために必要なエネルギーとしては，外界から取り入れた栄養物のもつ化学エネルギーが取り出され，あるいは太陽からの光エネルギーが捕捉され，化学エネルギーに換えられて利用されている．生物は化学エネルギーを逆に運動，光あるいは電気エネルギーなどに転換することもできる．さらに，生物に特徴的なことの1つは，遺伝情報をDNAの配列情報として保持し，その発現を通して自己を複製する能力をもっていることである．自己保存のためにDNAの傷ついた部分を修復し，正確に自己複製することによって子孫を残し，その種を保存している．また，生命活動を通して進化できることも生物の特徴である．

　このような生命現象を，主として化学的知識に基づき，化学的手法を用いて解析し，その本質を分子のレベルで理解しようとする学問の一分野が生化学 biochemistry である．その目的のために，生物体を構成する物質の構造，性質，機能，分布，存在状態などが調べられ，物質の示す生物学的機能の化学構造との関係や生命現象における意義が解析される．また，各生体物質の合成や分解，相互間の化学反応の機序やそれらに対する調節機構の解明がなされ，さらに，生体におけるエネルギーの保存や利用，遺伝情報の保存や発現，また，細胞間や細胞内の情報の伝達，物質の輸送なども主要な研究領域となる．生命現象を分子レベルで解き明かすという点では生化学は分子生物学 molecular biology と共通点が多く，両者の対象とする分野は重なり合っており，その間に明確な境界はない．分子生物学は主として核酸やタンパク質などの生体高分子の構造と機能に基づいて生命現象を理解しようとする学問であり，20世紀の中頃以降，遺伝情報発現の分子的機構の解明を中心課題として急速な発展を遂げた分野である．得られた多くの新しい知識や研究技術が，医学，農学をはじめとする周辺学問領域の進歩に大きく貢献しているだけでなく，特に，遺伝子工学技術の応用を通して，社会一般にも大きな影響を与えている．これに対し，生化学は18世紀末の発酵の研究に始まり，有機化学の進歩に伴って，その生体成分を対象とする分野や生理学の化学的側面が発展したものであり，その研究対象は生体高分子に限られるものではない．近年では，生化学およびその周辺の多くの研究分野で，互いに他の領域の研究手段が広く取り入れられ，各学問分野が共同して，統一的，体系的な生命現象の理解を図ろうとするよう

になっている.

　地球上には微生物から高等動植物までさまざまな種類の生物が存在し, それぞれの特徴をもっ
てはいるが, それらに含まれる化学成分やそこで行われている化学反応には基本的な共通性が存
在し, 地球上の各種生物が共通の祖先に由来することを示唆している. この点に注目して研究す
る生化学は一般生化学と呼ばれている. 一方, 生化学は医学, 薬学, 栄養学, 農学などの広い領
域で応用され, 役立っている. このうち医学的応用をめざした生化学の分野は医化学と呼ばれ,
人体の構造や機能の理解を図り, 病気の原因究明, 診断, 治療, 予防などの進歩にも貢献するこ
とをめざした学問分野である. しかし, 研究を実際に行ううえでは必ずしもヒトを直接の研究対
象として扱うとは限らず, 特に病気の診断や治療に直接関連してヒトを扱う医化学の一分野は臨
床生化学と呼ばれている.

1−2　生体成分

Ⓐ　水

　ヒトの体の半分以上は水でできており, いうまでもなく水がなければわれわれは生きていくこ
とはできない. 生物は, 地球上に生命が誕生して以来, 水とともに生命を維持し, 進化・発展し
てきており, それには主として水素結合に由来する独特の性質をもつ水によってもたらされた環
境が重要な役割を果たしている.

　生体成分としては, 水が一番豊富に存在する. 大腸菌では全重量の約70%, ヒトでは新生児
の約80%, 男子成人の約60%が水である. ヒトは体内水分の約10%を失うと, 健康を脅かされ,
約20%を失うと死に至るといわれている. 水は多くのいろいろな物質を溶解させ, 体内の細胞
内外において化学反応の場として, また物質を保持・輸送する場として働き, さらに温度, pH
などの個体の生存に必要な環境を安定的・恒常的に維持するために不可欠な役割を果たしてい
る.

1)　水分子の構造と性質

　水分子は H_2O の式で表されるように, 1個の酸素原子と2個の水素原子でできており, 酸素
原子を頂点とする "く" の字形をしている. H—O—H の角度は104.5°, H—O 間の距離は0.957
Å 程度である (図1・1).

　酸素原子には正電荷をもつプロトン (陽子) と負電荷をもつ電子が8個ずつ含まれ, 水素原子
にはプロトンと電子が1個ずつ存在している. 水分子では各水素原子と酸素原子が共有結合して
おり, しばしばそれぞれからの電子が共通の電子雲を形成していると表示される. 水分子では,
電気陰性度 (結合に関与する相手の原子の電子を引き付けようとする力) が水素原子よりも酸素
原子のほうが強いため, 酸素原子のほうへ水素原子の電子が引き付けられ, 水分子全体としては
中性だが電荷の分布は偏り, 酸素原子側には負の電荷, 水素原子側には正の電荷が多くなってい
る. このように電気陰性度の異なる2つの原子が化学結合すると, 電子雲に偏りが生じ (分極す
るという), 負に帯電した部分と正に帯電した部分が生じる. この分子内に電荷の分布に偏りが

できた状態は双極子と呼ばれ，双極子を含む分子が極性分子である．水分子はその代表例の1つである．

［注］電子雲：
電子がある場所に存在する確率（の高さ）を濃淡をつけて雲状に図示する表示法で，直感的に分かりやすい場合がある．

極性分子である水分子とほかの極性分子やイオン性分子の間には静電的相互作用が働く．この相互作用は水分子のO—Hが隣接するほかの水分子の酸素原子の方向にまっすぐ向かい，O—H⋯Oの3つの原子が直線上にあるときが一番強く（結合に方向性があるという），水素結合と呼ばれる（図1・2）．水素結合は水素原子を介して働く非共有結合の一種で，水以外の分子でもO—HやN—Hのように正に荷電した水素原子があれば，ほかの分子あるいは同一分子内の負電荷性の酸素原子や窒素原子との間でも形成される．特に，生体高分子の立体構造（たとえばタンパク質のαヘリックスやDNAの二重らせん構造）の形成に関与し，生命活動において不可欠な役割を果たしている．なお，水素結合の強さは共有結合の1/5から1/10程度であるが，室温付近の熱エネルギーでは切れないほどの大きさである．

2) 固体，液体の水の構造

固体の水（氷）では，正四面体の中心に位置する1個の水分子が各頂点に位置する4個の水分子と水素結合したものを基本構造として，比較的隙間の多い網目状の構造をとっている（図1・3）．水分子間の水素結合を中心とする強い相互作用は，水の例外的に高い密度，融点，沸点のような特殊な性質の原因であるとされている．この水分子間の相互作用は温度や圧力の影響を受けるが，液体状態の水になると氷のような網目構造は次第に崩れて，氷より隙間の少ない構造へと変化し，その構造は共存する物質などの影響を受ける．液体の水では水分子間の水素結合などの相互作用によっていろいろな水分子の集団（クラスターともいわれる）をつくっている．また，このような集団は安定ではなく，1ピコ（10^{-12}）秒足らずの短い時間でつくられたりこわれたりしていることも知られている．

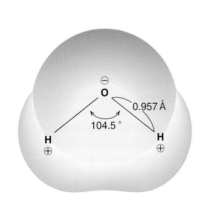

図1・1　水分子の模式図（電子雲を考慮したもの）

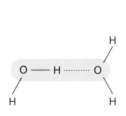

図1・2　2個の水分子間の水素結合

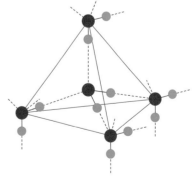

図1・3　固体の水（氷）にみられる正四面体型の構造

●酸素原子　●水素原子　---水素結合

3）　水と溶質の相互作用と溶解能

　水は極性をもち，水素結合をつくりやすいため，多くのイオン性化合物や極性化合物を溶解さ
せることができる．気体，液体，固体に限らず，無機物，有機物を含め，水中でイオンや極性分
子となるものは水に溶解する．水のような極性の大きい溶媒に溶けているイオンや極性分子は，
溶媒分子（水）との強い静電的相互作用により周囲の溶媒分子を引き付けて分子の集団をつくり，
安定化する．この現象は溶媒和（水の場合は水和）と呼ばれる．これは水に溶けているすべての
分子でみられるものであり，タンパク質や核酸のような高分子の構造や機能にも大きな影響を与
えている．

4）　水と疎水性相互作用

　水分子との相互作用が大きく，親和性が高い（水分子と水素結合をつくり易い）性質は親水性
と呼ばれる．一方，油のように水との相互作用が小さい，すなわち親和性が低い物質が示す性質
を疎水性という．

　油と水を混ぜると油だけ集まり水から分離してしまう．また，リン脂質のような疎水性原子団
と親水性原子団の両方をもつ分子（両親媒性分子）は，水中で多数の分子が疎水性部分を水と接
しないよう内部に，親水性部分を外側に向けて集まり，ミセルと総称される集合体を形成する．
その中には，生体膜（細胞や細胞小器官を囲む膜）のように二重層構造を形成する場合もある．
このような集合体の形成には，一見，疎水性原子団の間で引き合うような相互作用が働いている
ようにみえるので，この現象は疎水性相互作用と呼ばれている．これは疎水性分子ができるだけ
水分子と接触する表面積を減らすよう集合することがエネルギー的に安定化するためであると考
えられている．

5）　水の解離と pH

　水分子は優れた溶媒であるが，H^+（水素イオン）の供与および授与の両方を行うことができる．
通常，水分子自身もわずかに解離しており，解離した水素イオンはそのままではなくほかの水分
子と結合して存在している．これは溶媒の自己解離と呼ばれている．

$$2H_2O = H_3O^+ + OH^-$$

　　　（簡略に $H_2O = H^+ + OH^-$ と書かれることも多い）

　水分子が陽イオンと陰イオンに解離したとき，両イオンの濃度（モル濃度で表す）の積をイオ
ン積といい，純水の 25℃における値は 1.0×10^{-14} である（イオン積の値は温度が高くなると大
きくなり，低くなると小さくなる）．

$$イオン積 = [H_3O^+][OH^-]$$

　H_3O^+ の濃度を示す指標としては pH が使われる．これは

$$pH = -\log_{10}[H_3O^+]$$

と定義される．

　中性では $[H_3O^+] = [OH^-]$ なので，25℃では $[H_3O^+]^2 = 1.0 \times 10^{-14}$，定義より pH = 7 となる．

　水溶液の水素イオン濃度 $[H_3O^+]$ が高くなるほど pH の値は小さくなり，$[H_3O^+]$ が低くな
るほど pH の値は大きくなる．pH = 7 を中性とし，pH < 7 は酸性，pH > 7 はアルカリ性である．

　pH の定義には，理論的には水素イオンの濃度ではなく，水素イオンの活量を用いるのが正し

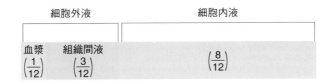

図1・4　生体内での水の分布

血漿と組織間液は比較的容易に移動し, 細胞外液全体として血管内の過不足を補う.

表1・1　1日の水分の出納

1日の摂取量（mL）		1日の排泄量　（mL）	
飲料水	1,200	随意尿	1,000
食物	1,000	不可避尿	500
代謝水	300	不感蒸泄	900
		糞便, その他	100
計	2,500	計	2,500

いとされている. 水素イオンの濃度が十分に低い場合には, 濃度と活量の差はわずかとなる. 実際の pH 測定は, 通常, ガラス電極 pH メーターを用い, 日本工業規格などの規定に従い行われる.

6)　生体内での水の分布

　生体内の水分は約 2/3 が細胞内に, 残りの約 1/3 が細胞外に存在している. さらに細胞外の水分は, その約 1/4 が血管内の血漿成分, 残りの約 3/4 が細胞間隙に存在する成分（組織間液）である（図1・4）.

7)　水の出納

　1日にヒトが摂取する水分はおよそ 2,500 mL で, その内訳は飲料水からが約 1,200 mL, 食物からが約 1,000mL, そして生体内で栄養素が酸化分解されて生じる代謝水からが約 300 mL といわれている.

　一方, ヒトが排泄する水分は腎臓からの尿が中心であるが, その量は水分摂取量や必要量に応じて調節されている. 摂取した水分の量によって調節される尿は随意尿または可避尿と呼ばれ, その量は1日約 1,000 mL である. また, 体内で生じた老廃物を排泄するために必要な尿は不可避尿と呼ばれ約 500 mL である. 皮膚から蒸発する水分や肺からの呼気に含まれる水分は不感蒸泄と呼ばれ約 900 mL とされている. 消化管に分泌される消化液は1日 7,000〜8,000 mL だが, そのほとんどは腸管内で再吸収され, 糞便に含まれる水分は約 100 mL となる（表1・1）.

Ⓑ　水以外の生体成分

　人体の構成元素のうち H, O, C, N が4大主要元素で約 96%（乾燥重量では 90% 弱）を占める. H と O は水として最も多く含まれる. 水以外の生体成分の多くは有機成分で, 乾燥重量

表1・2　人体の主な構成元素の重量比

4大主要元素	O(65%)，C(18%)，H(10%)，N(3%)
比較的多い元素	Ca(2%)，P(1.1%)，K(0.35%)，S(0.25%)，Na(0.15%)，Cl(0.15%)，Mg(0.05%)
微量元素	Fe(0.004%)，Cu，Mn，Mo，I，Cr，Co，Se，Zn

表1・3　一般的細胞の構成成分

構成物質		重量比
水		～70%
有機成分（乾燥重量の約96%）	タンパク質	～15%
	糖　質	～2.5%
	脂　質	～2.5%
	核　酸	～5%
無機成分（乾燥重量の約4%）		～1.2%

の半分以上をCが占めている．無機成分は約4%で，Ca，P，S，K，Na，Cl，Mgなどが比較的多いが，生体に必要な元素は全体で20種あまりにのぼる．人体や細胞の構成成分について表1・2および表1・3に示した．有機成分はタンパク質，脂質，糖質，核酸およびその他の小分子有機化合物からなっている．

　　［注］　有機化合物とは炭素原子を含む化合物（一部の例外を除く）の総称である．なお，地球表層部に含まれる元素の中で炭素の占める重量比は0.1%以下である．

　核酸は4種の構成単位（ヌクレオチド）が，タンパク質（乾燥重量の約50%）は20種（セレノシステインなどを加えると20種以上となる）の構成単位（アミノ酸）が，それぞれ多数直鎖状に連結した巨大分子であり，4種あるいは20種だけの少数の構成単位の並び方の違いによって，きわめて多数の種類が存在する．これは遺伝情報の保持や伝達ならびにその発現においてきわめて重要なことである．

　糖質の中にも構成単位（単糖）が多数連結されて高分子（多糖）となっているものがある．これらはデンプンやグリコーゲンのようにエネルギー源として細胞内に貯蔵する形であったり，セルロースのように細胞外構造体となっているほかに，糖タンパク質や糖脂質の構成成分として多くの重要な生理機能を果たしている．また，脂質の中にも，生体膜の主要構成要素として多数集まり，高分子の集合体を形成しているものが存在する．

1−3　物質代謝とエネルギー代謝

　ヒトのような多細胞生物では，1個の受精卵が多数の細胞に分裂し個体として成長していく過程で，細胞はそれぞれが機能のうえでも形態のうえでも特殊化された多くの種類の細胞群に分化

し，組織や器官を形成する．たとえば，成人の体は約 30〜40 兆個の細胞からなり，それらは200 種ほどの細胞に分化しているといわれる．しかも，これらの細胞は個体全体の維持や再生産のために協調して働いている．一方，細胞自体においても，細胞内にさまざまな小器官が発達するなど，細胞のもつ機能と関連した複雑な構造をとっている．

分化した各種の細胞はそれぞれ生化学的な特徴をもっている．たとえば，生体内のいろいろな化学反応は酵素と呼ばれるタンパク質性の触媒の働きで起こるものであるが，各種細胞はどの細胞にも含まれる生命の維持に必要な基本的な酵素のほかに，それぞれの特有の機能に必要な酵素を含んでいる．すなわち，酵素は各組織に特徴的な分布を示すが，これは，基本的には分化した各種の細胞における酵素遺伝子の発現の状態が異なるからであり，それぞれの細胞活動のレベルに応じて酵素の含量や活性を変動させる調節機構が存在する．一方，細胞の内部においては，各酵素はどこにでもあるというのではなく，それぞれの機能を果たすのに適した特定の部位に局在している．

生物は生命活動を維持するために必要な物質を外界から摂取し，素材から合成し，一方，不必要な物質は分解し，体外に排出する．また，外界から吸収したエネルギー源（食物や光）を生体内で利用できる形に変換する．生物活動のうち生体内における物質の化学的変化や外界との物質の交換は代謝 metabolism と呼ばれる．また，核酸，タンパク質，多糖などの高分子化合物や複雑な構造をもつ化合物をより簡単な構造の化合物から合成する反応は同化 anabolism，逆の方向に向かう分解反応は異化 catabolism といわれる．生物界においては，植物は太陽の光エネルギーを捕捉して化学エネルギーに換え，これを利用して物質の同化を行い，多種の有機化合物を（炭酸ガスを炭素源として）合成する（独立栄養と呼ばれる）．一方，動物はこの有機化合物を食物として摂取し，それを異化し，その過程で遊離されるエネルギーを ATP の合成に用いる（従属栄養）．ATP は生体におけるエネルギーの運搬体であり，その運搬するエネルギーはいろいろな物質の同化や生体の行う各種の仕事に用いられる．これは生物界におけるエネルギーの流れであり，生体における ATP の合成やその利用に関連した諸反応はエネルギー代謝と呼ばれている．物質代謝とエネルギー代謝は互いに密接な関係をもち，酸素呼吸を行っている生物では各種有機化合物はいずれもピルビン酸やアセチル CoA などの少数の共通の中間体を経て酸化され，二酸化炭素（CO_2）や水などに分解される．この異化過程で遊離されるエネルギーは主として酸化的リン酸化反応によって捕捉され，ATP が合成される．

生物は同じ個体，同じ細胞といえども，それを構成している物質の多くは合成と分解を受けながら絶えず入れ替わっており，これを代謝回転 metabolic turnover と呼ぶ．組織や器官によって代謝回転の速さに差はあるが，たとえばラットの肝臓の酵素タンパク質は，短いものでは分単位，長いものでも 20〜30 日で（平均すれば 3〜5 日で）その半分が分解し，新しくつくられたものに置き換えられてしまう．このように，生体ではそれを構成している物質に常に動きがあるが，全体としては釣り合った状態にあり，これは動的平衡にあるといわれる．生体内ではきわめて多くの代謝反応が同時に進行して複雑な物質変化が起こっているが，これらの多くはいくつかの代謝経路 metabolic pathway としてまとめることができる．また，代謝反応全体としては，生体の外部および内部の変化に対応して自身の内部環境の恒常性 homeostasis を保ち，生命を維持してい

けるように巧妙に調節されている．このような調節も基本的には遺伝子のもつ情報により行われるものであり，その機構には多くの生理活性物質，すなわち，各種のホルモン，神経伝達物質，サイトカインやオータコイド（プロスタグランジン，ヒスタミンなどのホルモン，その他分類されにくい生理活性物質のこと）が調節物質として関与している．この調節の乱れはさまざまな病的状態に通じるものであり，このような調節機構を分子レベルで明らかにするのも生化学の役目である．

1-4　細胞の基本構造

Ⓐ　真核細胞と原核細胞

　生物の基本単位である細胞は細胞膜と呼ばれる一枚の膜で囲まれ，外界から隔てられている．高等動植物や酵母の細胞のように膜（核膜）で包まれた核をもつ細胞を真核細胞といい，そのような細胞からなる生物が真核生物 eukaryote である．真核細胞の核内には遺伝情報を担ったDNA が含まれ，ヒストンを主とするタンパク質と結合して，クロマチン chromatin（染色質）と呼ばれる複合体を形成している．細胞の核以外の部分，すなわち細胞質にはミトコンドリア，小胞体，ゴルジ体，リソソーム，ペルオキシソーム，さらに植物では葉緑体のような細胞小器官（オルガネラ organelle）が発達し，それらが細胞のもつさまざまな機能を分担している．細胞膜，核膜および各細胞小器官を囲む膜は，リン脂質二重層を基本構造とし，これにタンパク質やコレステロール，糖脂質などが加わったもので，厚さは 7〜10 nm（一般に細胞小器官の膜は細胞膜よりやや薄い）で，生体膜 biomembrane と総称されている．なお，真核細胞では細胞質にタンパク質性の線維状構造がネットワークをつくって存在し，細胞骨格 cytoskeleton と呼ばれているが，これは細胞の形態を維持する単なる骨格ではなく，細胞の運動，分裂，分泌，情報の伝達などにも関与している．

　細菌やラン藻（藍色細菌とも呼ばれ，細菌の一種である）のように核膜に囲まれた核をもたない生物は原核生物 prokaryote と呼ばれる．真核生物と原核生物を構成する物質には本質的な差はないが，それぞれを構成する細胞の構造には著しい違いが存在する（表 1·4）．原核生物の細胞すなわち原核細胞では，DNA に特定のタンパク質が結合してコンパクトに折りたたまれて存在し，核様体 nucleoid と呼ばれているが，真核細胞のようなクロマチン構造をとってはいない．また，原核細胞には細胞小器官は発達しておらず，膜を必要とする代謝系は細胞膜あるいはそれの陥入してできたと考えられる膜構造（メソソーム mesosome）に存在する．

　なお，原核生物として古細菌 archaea と呼ばれる一群の生物が存在し，はじめは細菌の仲間と考えられた．しかし，実際は細菌とはかなり異なった性質を示し，真核細胞とも共通な面をもっていることが知られ，第三の生物群ともみなされるようになった．現在，全生物は真核生物eukaryota，真正細菌 bacteria，古細菌の 3 つのグループに分けられている．このうち，真正細菌と古細菌が原核生物に属することになる．古細菌が他の 2 グループの生物と大きく異なる点の1 つは，細胞膜を構成する脂質が，グリセロールにイソプレノイドがエーテル結合したものであ

表1·4 真核細胞と原核細胞との比較

	真核細胞	原核細胞	
	真核生物 (高等動植物, 真菌, 原生生物)	真正細菌	古細菌
核			
核膜	存在する	存在しない	存在しない
核小体	存在する	存在しない	存在しない
遺伝子 DNA			
形状	線状 DNA	環状 DNA	環状 DNA
ヒストンとクロマチン構造	DNA はヒストンを主成分とするタンパク質と結合し, クロマチン構造をとる. 通常複数の染色体が存在し, 全遺伝情報はそれらに分かれて担われている	1 本の環状 DNA 分子に生育に必要な全遺伝情報が含まれている. DNA には特定のタンパク質が結合しているが, ヒストンは存在せず, クロマチン構造もとらない	真正細菌に似るが, ヒストンの存在が知られている
イントロン	ほとんどの遺伝子にイントロンが存在する	イントロンは存在しない	タンパク質の遺伝子については真正細菌と同様であるが, tRNA の遺伝子にはイントロンが認められている
有糸分裂	行う	行わない	行わない
細胞膜を構成する脂質	グリセロールに脂肪酸がエステル結合している	真核生物と同じ	グリセロールにイソプレノイドがエーテル結合している
RNA ポリメラーゼ	構成因子(タンパク質)の数が多い(約10個)複雑な構造の複合体	構成因子の数が少ない(4〜5個), より単純な構造	真核生物に似る. このほかにも転写開始機構には真核生物に似た点がある
mRNA	転写後いろいろな修飾(プロセシング)を受けて完成する 5′末端キャップ構造や3′末端ポリ A をもつ	基本的には修飾を受けない キャップ構造やポリ A をもたない	真正細菌に似る
タンパク質翻訳開始アミノ酸 tRNA	メチオニン tRNA	ホルミルメチオニン tRNA	メチオニン tRNA
リボソーム			
全体の大きさ[*1]	80S	70S	リボソームや rRNA の大きさは真正細菌と同様であるが, リボソーム構成タンパク質や rRNA の一次構造などには真核生物との類似点が多い
サブユニットの大きさ(rRNA の種類)			
┌大サブユニット	60S (28S, 5.8S, 5S)	50S (23S, 5S)	
└小サブユニット	40S (18S)	30S (16S)	
細胞小器官	各種の細胞小器官が存在する	存在しない	存在しない
細胞骨格	存在する	存在は限定的	真正細菌と同様
細胞壁	動物細胞には存在しない 植物細胞ではセルロースなど多糖類からなる細胞壁が存在する	存在する 細胞壁の主成分はペプチドグリカンである[*2]	存在する 細胞壁はペプチドグリカンを含まず, タンパク質や多糖からなるより多様な構造をとる
細胞の大きさ	大きい(通常 10〜100 μm)	小さい(通常 1〜10 μm)	真正細菌と同様
ゲノムの大きさ	大きい	小さい	小さい

[*1] 沈降係数 S で示す. これは溶液を遠心機で遠心した場合の, 溶液中の物質の単位遠心加速度当たりの沈降速度に相当し, 物質の大きさや形状に関連した値である. 時間の次元をもち, その単位が S (スベドベリ Svedberg 単位)で, $1S = 10^{-13}$ 秒である.

[*2] ペプチドグリカンは真正細菌の細胞壁を構成する糖ペプチドのポリマーのことで, ムラミン酸誘導体や D-アミノ酸を含むのを特徴とする. ムレインとも呼ばれる.

ることである．ほかの生物ではグリセロールに脂肪酸がエステル結合したものが使われている．一方，古細菌と真核生物との間では，DNA に結合するヒストンの存在や RNA ポリメラーゼの構造などいくつかの類似点が知られており，進化のうえでの真核生物と古細菌との関係が注目されている．

　真核細胞は有糸分裂を行うが，分裂時にはクロマチンが凝縮した棒状の構造が色素で染色され，光学顕微鏡下に観察される．従来より，細胞学上この構造物が染色体 chromosome と呼ばれており，たとえばヒトの体細胞には 22 対の常染色体と 1 対の性染色体（XY または XX），合計 46 本の染色体が存在し，常染色体は大きさの順に番号がつけられている．その数や大きさ，形は各生物種に固有なものである．しかし，現在ではこのほかに原核生物の DNA を含め遺伝情報を担う構造物を広く染色体と呼ぶこともある．原核細胞では通常 1 分子の環状 DNA が染色体として生存に不可欠な遺伝情報を担っている．この染色体 DNA のほかに，より小さな環状 DNA 分子が原核細胞内に存在することがあり，プラスミド plasmid と総称されている．プラスミドは薬剤耐性を伝える因子などとして働いているが，通常は細胞の増殖には必須なものではない．一方，真核細胞では原核細胞よりはるかに多量の遺伝情報が通常複数の染色体上に分かれて存在している．さらに，ミトコンドリアや葉緑体には，核とは別に，大きさや形が原核細胞のものに似た DNA 分子が存在し，ミトコンドリアや葉緑体それぞれを構成するための遺伝情報の一部を担っている．

Ⓑ 動物細胞の基本構造と機能

　細胞の大きさや形，その内部構造は生物の種類や分化した組織の種類などによりさまざまである．一般に真核細胞は原核細胞（細菌 0.5〜2 μm，ラン藻約 10 μm）より大きく，特に受精後の発育に必要な栄養分を貯えた卵細胞に大きなものがある．たとえば，鳥類の卵には直径数 cm 以上のものがあり，ヒトの卵細胞でも直径 0.1 mm の大きさがある．哺乳類の体細胞の大きさや形も変化に富むが，平均的な大きさの球形の細胞では直径が約 20 μm であるといわれている．真核細胞においてはいろいろな細胞小器官が発達しており，生体膜によって多くの区画に分けられ，それぞれにおいて特有な代謝反応が行われている．図 1·5 に動物細胞の主要構造物や小器官を模式的に示したが，次にそれぞれの構造や機能について簡単に述べる．

1)　細胞膜　cell membrane

　細胞膜は厚さ約 8 nm の生体膜の 1 つで，細胞を外界から隔て，形質膜 plasma membrane とも呼ばれている．しかし，この膜は中に細胞質や核を入れる単なる袋ではなく，生命維持に必要な機能，すなわち細胞外との物質，情報およびエネルギーの交換や各種代謝反応を行うための装置を備えている．たとえば，低分子脂溶性物質以外の生体内物質は，O_2，CO_2 などの一部の物質を除き，細胞膜を通して自由に拡散することができないが，細胞膜にはタンパク質性の特異的な輸送体が存在し，これらの働きで必要な物質の選択的な取り入れや各種代謝産物の排出が行われている．さらに，細胞膜には外界からの情報伝達物質に対する受容体が存在し，その情報に応答して細胞活動が調整されている．

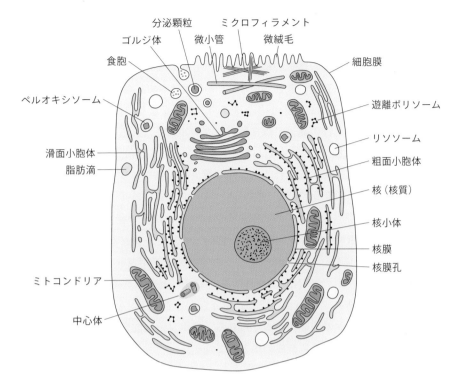

分泌顆粒　ミクロフィラメント
ゴルジ体　微小管　微絨毛
食胞
ペルオキシソーム
滑面小胞体
脂肪滴
ミトコンドリア
中心体
細胞膜
遊離ポリソーム
リソソーム
粗面小胞体
核（核質）
核小体
核膜
核膜孔

図1・5　動物細胞の模式図

　動物細胞には植物細胞にみられるような多糖類を主成分とする細胞壁 cell wall は存在しないが，細胞膜を構成する糖タンパク質や糖脂質などの糖鎖が細胞外表面に露出して，それをおおっている．この糖質層は細胞表面の抗原決定，細胞外部の情報認識などに役立っており，組織学上は糖衣 glycocalyx と呼ばれている．また，細胞膜の外側と内側の構造は非対称性であり，リン脂質二重層の外層と内層を構成するリン脂質の組成や結合しているタンパク質の種類もかなり異なっている．また，細胞膜の内側には外側のような糖鎖は結合していない．さらに，たとえば腸管粘膜上皮のような場所では，各上皮細胞が隣接する上皮細胞との間に形成された密着結合によって腸管腔側と側面基底側とに区分されており，細胞膜が部位によって特殊な構造や機能をもつように変化している．すなわち，それぞれの部分に分布する輸送体，受容体，酵素などの種類も異なっている．また，たとえば小腸上皮の腸管腔側の細胞表面にみられる小指状の小突起は微絨毛 microvillus と呼ばれ，その運動には細胞骨格の一種であるミクロフィラメントが関与している．

2)　核　nucleus

　核は核膜 nuclear membrane/nuclear envelope で包まれ，中には染色体や核小体が含まれ，その他の部分は核質 karyoplasm/nucleoplasm と総称されている．核膜は内外 2 枚の膜からなるが，その起源は細胞質の小胞体膜と同じであると考えられ，外側の膜はポリソームを結合し，粗面小胞体膜に連続している．また，核膜には核膜孔あるいは核孔 nuclear pore と呼ばれる多数の小

孔があり，内外の膜は核孔のまわりで互いに移行している．しかし，核膜孔は単なる空隙ではなく，そこには多くのタンパク質成分からなる規則的で複雑な構造物，すなわち核膜孔複合体が存在し，核と細胞質との間の物質の選択的移動のほか，さまざまな細胞活動に関与している．核膜孔は各核に 3,000～4,000 個存在し，直径 50～100 nm の大きさで，分子量 10,000 以下の小分子やイオンだけでなく分子量 2～3 万程度の小さなタンパク質もかなり自由に通過できるといわれる．しかし，より大きなタンパク質の通過には核移行シグナルと呼ばれる特定のアミノ酸配列の関与が知られている．また，核膜のすぐ内側には核ラミナ nuclear lamina と呼ばれる線維性の網目構造が存在する．ラミン lamin と呼ばれるタンパク質（中間径フィラメントの一種）からできており，細胞分裂の際の核膜の変化に関与していると考えられている．

　核には遺伝物質である細胞内 DNA の大部分がクロマチン状態で存在し，DNA の複製やその遺伝情報の発現としての RNA の合成（転写）と修飾（プロセシングなど）も核内で行われている．さらに核内には核小体 nucleolus があり，ここでは特にリボソーム RNA（rRNA）が転写される部位である．転写された rRNA 前駆体は核内でプロセシングを受け，さらに細胞質で合成され核小体に移動してきたタンパク質成分が組み合わされて RNA-タンパク質複合体である大小リボソームサブユニットの前駆体がつくられる．リボソーム前駆体は細胞質へ運ばれ，成熟したリボソームとなり，タンパク質合成の場として働く．

3）　ミトコンドリア　mitochondria

　内膜 inner membrane および外膜 outer membrane の 2 枚の膜からなる細胞小器官で，内膜は内側に向かって陥入し，クリステ cristae と呼ばれる多数のやや細長い袋状の構造を形成しており，ここにミトコンドリアの電子伝達系が存在している．ミトコンドリアの形，大きさ，数などは組織により異なるが，通常，幅 0.5 μm 前後，長さ 3～5 μm で，肝細胞では細胞当たり 1,000 個前後存在する．ミトコンドリアは内外 2 枚の膜とその間の膜間腔 intermembrane space および内膜の内側部分（マトリックス matrix と呼ぶ）の 4 つの区画に分けられ，それぞれの区画で多くの固有の代謝反応が行われている．なお，膜間腔に続くクリステの内部は，内膜のみに囲まれており，クリステ内腔として区別される．

　ミトコンドリアは好気的呼吸によりエネルギーを獲得する場であり，マトリックスにはクエン酸回路や脂肪酸の β 酸化系の各酵素が含まれ，内膜には O_2 への電子伝達や酸化的リン酸化に関与する諸因子が存在する．これらの働きにより，糖質，脂質およびアミノ酸の代謝産物が CO_2 と水にまで分解され，その過程で遊離されるエネルギーは ATP の形で捕捉され，活動のエネルギー源として細胞全体に供給されている．また，ミトコンドリアではヘムやケトン体の合成，尿素回路の反応なども行われている．さらに，活性酸素産生の主要部位であり，アポトーシスにも関与している．

　また，前述のようにミトコンドリアには核とは別の独自の DNA（ミトコンドリア DNA，mtDNA）がミトコンドリア当たり数分子存在し，タンパク質合成も行われている．しかし，この DNA は非常に小さいので，ミトコンドリアのタンパク質のごく一部（ヒトでは電子伝達系を構成するタンパク質の一部 13 種）の合成を指令しているにすぎず，大部分のミトコンドリア・タンパク質は核 DNA の遺伝情報に従って細胞質で合成され，ミトコンドリア内に運ばれる．

　［注］　ヒトのmtRNAは16,569塩基対の大きさの環状DNAで，13個のタンパク質の遺伝子のほか，ミトコンドリアで必要なすべてのrRNA遺伝子（2種）とtRNA遺伝子（22種）が含まれている．

4)　小胞体　endoplasmic reticulum（ER）

　小胞体は膜で囲まれた扁平なあるいは管状の内腔をもつ構造物で，細胞質内に網目状に広く分布している．表面にリボソームを結合しているものを粗面小胞体rough ER，結合していないものを滑面小胞体smooth ERと呼ぶ．一般に管状のものは滑面小胞体である．リボソームribosomeはrRNAと数十種のタンパク質からなる粒子で（大小2つのサブユニットで構成される），タンパク質合成の場であるが，タンパク質合成中のものは通常mRNA（メッセンジャーRNA）などと結合したポリソームpolysomeあるいはポリリボソームpolyribosomeといわれる状態で存在する．ポリソームには小胞体と結合している膜結合型と結合していない遊離型とがあり，それぞれ別々の種類のタンパク質を合成している．特に，細胞外へ分泌されるタンパク質などは粗面小胞体の膜結合型ポリソームで合成され，小胞体の内腔へ送り出される．小胞体内腔においては，新たに合成されたタンパク質に対し，糖鎖の付加，S—S結合形成，分子シャペロンが関与したフォールディング（折りたたみ）などが行われる．なお，分子シャペロンはタンパク質が正しく折りたたまれるよう補助するタンパク質である．また，小胞体はリン脂質合成の主要部位であり，ステロイド合成，一部の糖質代謝，薬物の水酸化や抱合のような解毒反応，ヘムの分解など種々の代謝反応が行われ，これらに関連した電子伝達系（シトクロムb_5やP450）が存在する．

　なお，細胞を適当な方法ですりつぶし，遠心分画法で分けると，小胞体が断片化した小胞状の構造物として回収され，この画分はミクロソームmicrosomeと呼ばれている．この画分には細胞膜など小胞体以外の膜に由来する小胞も混入している．

5)　ゴルジ装置　Golgi apparatus

　ゴルジ体Golgi bodyとも呼ばれる．その基本構造は生体膜でできた扁平な袋が数枚，あるいはそれ以上積み重なった特徴的な構造である．通常，周囲に小胞を伴い，やや湾曲して凸面を核側に向けている．ゴルジ装置の重要な機能の1つは，新たに合成された分泌タンパク質，膜タンパク質，脂質などの輸送，修飾，移送先の仕分けなどである．すなわち，ゴルジ装置にはグリコシルトランスフェラーゼ（糖転移酵素）など複合糖質の合成に関与する諸酵素が存在し，小胞体でつくられた前駆体に働いて糖タンパク質をはじめとする複合糖質の合成を行っている．さらに，ゴルジ装置は生成物を仕分けしてその行方（分泌顆粒，細胞膜，リソソームなど）を決めるのに関与し，細胞の分泌機能や細胞膜のリサイクルなどに重要な役割を果たしている．この際，ゴルジ装置は粗面小胞体から生ずる小胞を凸面側（シス区画）から取り入れ，その内容物を加工した後，順次細胞膜側を向いた凹面側（トランス区画）から小胞として遊離するものと考えられている．遊離された小胞が細胞膜と融合すると，内容物が細胞外へ排出される．この小胞内でもさらに内容の加工が進み，特に分泌細胞内では分泌刺激を待つ多数の分泌顆粒secretory granuleとして認められるようになる場合もある．なお，小腸上皮細胞では吸収した脂質をほかの組織へ送り出すためにも働いている．さらに，精子頭部の尖体やメラノサイトのメラニン顆粒などもゴルジ装置に由来する．

　ゴルジ装置の機能としては，前述のようなよく知られた機能のほかに，哺乳動物では，細胞分裂，DNA 修復，ストレス応答，オートファジー，アポトーシス，炎症などの細胞内で進行するさまざまな生命現象に対して調節的役割を果たしていることが明らかとなりつつある．また，ゴルジ装置の構造変化や調節機能には，これと結合する微小管やミクロフィラメントの役割，関与するさまざまな種類のタンパク質の存在などが次第に明らかにされてきている．

　さらに，ゴルジ装置は前述のような基本構造をしているが，脊椎動物では，細胞周期の間期にこれらが集まり折りたたまれたリボンのような構造（ゴルジリボンと呼ばれる）をとる．ゴルジ装置の構造はよく制御されたダイナミックな変化をするものであり，脊椎動物では，細胞周期に従い細胞内で構造を変化させていることが知られている．

6)　リソソーム　lysosome

　一重の膜で包まれた小胞（直径約 0.4 μm）で，各種の加水分解酵素を多量に含み，細胞内外の不要物質を消化分解する働きをしている．その内部の pH は酸性で，この条件下では含まれている加水分解酵素は高い活性を示す．

　リソソーム（一次リソソーム）は細胞のエンドサイトーシスにより形成される食胞 phagosome と融合して，より大きなファゴリソソーム（二次リソソーム）となり，外から取り込まれた物質を加水分解する．タンパク質，核酸，多糖類などの高分子はそれぞれアミノ酸，ヌクレオチド，単糖類に，脂質はグリセロールと脂肪酸に分解される．またリソソームはオートファジー（☞ 20—4 ©）に関与し，オートファゴソームと融合して同一細胞内の他の小器官や高分子を取り込み消化する．

7)　ペルオキシソーム　peroxisome

　球状の小胞（直径 0.2〜0.5 μm）で，電子顕微鏡像では他の細胞小器官より密度が高く，しばしば内部に結晶様構造が認められる．ペルオキシソーム内には H_2O_2 を産生する酸化酵素が多種類含まれているのが特徴で，同時に有害な H_2O_2 を分解するカタラーゼも高濃度に含まれている．さらに，ペルオキシソームには脂肪酸の β 酸化を行う酵素群も存在し，極長鎖脂肪酸などの分解も行っているが，これらはミトコンドリアの β 酸化系酵素とは別種のものである．ペルオキシソームにはミトコンドリアのような電子伝達系も存在しない．また，ある種の血清脂質降下剤を投与すると肝臓などではペルオキシソームが増大することが知られている．これに関与するものとして見いだされた受容体（ペルオキシソーム増殖薬活性化受容体）といろいろな疾患とを関連づけた研究も行われている．なお，植物の種子などでは貯蔵脂肪の利用に関与するグリオキシル酸回路の酵素を含むものがあり，グリオキシソームと呼ばれている．

8)　細胞質ゾル　cytosol

　細胞質の細胞小器官以外の可溶性部分は細胞質ゾルと呼ばれ，解糖系の酵素，脂肪酸の合成に関与する酵素など多くの可溶性酵素が含まれている．さらに，リボソーム，mRNA，tRNA（転移 RNA）などが存在し，その他の因子とともにタンパク質合成を行っている．

9)　細胞骨格　cytoskeleton

　細胞質中には細胞骨格と呼ばれる線維状の構造体が張りめぐらされており，細胞の運動，形態維持および分裂，細胞内の輸送や情報伝達などに関与している．細胞骨格の主要成分はそれぞれ

構成タンパク質や形状を異にする3種類の線維状タンパク質である．すなわち，ミクロフィラメント microfilament（微小線維）は直径約6〜7nmで，球状のアクチン actin が多数結合して線維状になり，これが2本ねじり合わされた構造をしている（アクチンフィラメント actin filament とも呼ばれる）．これにほかのタンパク質が結合して働いており，細胞膜の直下に多く見いだされる．微小管 microtubule はチューブリン tubulin を主成分とする．すなわち，球状のタンパク質である α-チューブリンと β-チューブリンの二量体が多数集合して直径約24nm前後の管状構造をとっている．もう1つは直径約10nmの中間径フィラメント intermediate filament で，その構成タンパク質は細胞の種類により異なっている．たとえば，上皮細胞ではケラチン keratin，筋細胞ではデスミン desmin，間葉性細胞ではビメンチン vimentin が主要構成タンパク質である．中間径フィラメントは細胞内に広く分布している．

　さらに，細胞骨格では，それぞれの線維構造の主成分タンパク質に他のいろいろなタンパク質が結合し，線維構造間の架橋による三次元的網目構造の形成あるいは細胞骨格の機能の発現や調節に関与している．アクチンに結合している α アクチニンはその1つである．また，ミオシンはアクチンとともに運動に関与しており，特に筋細胞にはアクチンとミオシンが多量に存在し，筋収縮において中心的役割を果たしている．一方，微小管に結合する種々の非チューブリンタンパク質は微小管結合タンパク質 microtubule-associated proteins（MAPs）と総称され，神経細胞に多く含まれる MAP 1，MAP 2やタウはその例である．さらに，MAPs の中には，微小管に結合して線毛や鞭毛の運動に関与するダイニン，小胞などの輸送に働くキネシンなどがあり，これらは微小管依存性モータータンパク質とも呼ばれ，ATP アーゼ活性をもっている．また，微小管に関連するものとして核の近くに中心体が存在する．これは中心小体と呼ばれる，微小管と同じくチューブリンを主成分とするもので，これが2個十字に組み合わさった構造をしており，微小管の形成や細胞分裂との関係が推測されている．

　重要なことは，細胞骨格は決して単なる固定された骨格ではなく，細胞運動の際には構造を変え，細胞分裂時には再構築され，さらに，その構造変化を通して情報伝達にも働いていることである．これには，構成タンパク質の重合・脱重合，リン酸化・脱リン酸化などの現象が関与している．なお，細胞膜の直下にある網目構造は膜骨格 membrane skeleton と呼ばれ，区別される．赤血球で一番よく調べられており，スペクトリンが主要成分である（☞24—1 ⓒ）．赤血球以外の細胞でも膜骨格の構造は基本的には同様であると考えられている．

ⓒ 細胞外マトリックスと細胞接着

　生体組織は細胞だけでできているのではなく，細胞と細胞の間は，ほとんどが細胞外マトリックス extracellular matrix（ECM）と呼ばれる物質で満たされている．細胞外マトリックスには，各種のプロテオグリカン，コラーゲンやエラスチンのような線維状タンパク質，ならびに細胞接着に関係するタンパク質（フィブロネクチン，ラミニンなどの接着性糖タンパク質）が含まれている．これらはいろいろな外力に対して抵抗力や弾性を与え，組織の維持に不可欠な成分である．細胞外マトリックスは結合組織では豊富であるが，上皮組織では基底膜としてわずかに存在する

だけである.

　一方, 細胞接着は組織を安定に維持し, 細胞-細胞間および細胞-細胞外マトリックス間で情報の受け渡しをするために働いている. さらに, 細胞の分化, 増殖, 移動などにおいても重要な役割を果たしている. なお, 細胞間接着と細胞-細胞外マトリックス間接着とを合わせて細胞接着という.

1)　細胞接着分子

　体内の細胞は, 血液細胞など一部の細胞を除いて, 細胞外マトリックスあるいは隣接する細胞と接着して, いろいろな組織を形成している. この細胞接着にはいろいろなタンパク質が細胞接着分子 cell adhesion molecule として関与している. これらの分子は, 細胞膜貫通タンパク質 transmembrane protein で細胞外領域と細胞質領域をもち, 外側では細胞外マトリックスの構成成分あるいは隣接する細胞の接着分子と選択的に結合し, 細胞質側ではいろいろなタンパク質因子を介して細胞骨格や細胞内シグナル伝達分子に連結している. それらの機能は, 接着対象の認識・選別, 接着相手との機械的結合および情報の授受など多様であり, たとえば発生, 血小板凝集, 炎症, 免疫反応, 創傷治癒, がん細胞の転移などでも大切な役割を果たしている.

　接着分子はその構造から分類されるが, 次の4つのグループ, インテグリン・ファミリー, カドヘリン・ファミリー, 免疫グロブリン・スーパーファミリー, セレクチン・ファミリーが主なものである. さらに, これらのグループに属さない CD44 などの因子も知られている.

①インテグリン integrin：いろいろな種類の α 鎖と β 鎖の組み合わせでできたヘテロ二量体で, 多くの種類が知られている. 細胞外マトリックスとの接着における主要な因子で, フィブロネクチン, ラミニン, コラーゲンなどのさまざまな細胞外マトリックス成分と結合し, 細胞質側では細胞骨格のアクチンフィラメント, さらに情報伝達分子に連なる. 細胞-細胞外マトリックス間の接着や情報伝達に関与している.

②カドヘリン cadherin：一量体の膜タンパク質でほかの細胞のカドヘリンとの間で結合をつくる. この接着には Ca^{2+} が必須である. 複数の種類があり, 特定のタイプを発現している細胞間で選択的により強く接着し, そのような細胞同士が集まる. 細胞質側ではカテニンなどの連結タンパク質を介して中間径フィラメントやアクチンフィラメントなどの細胞骨格に結合する.

③免疫グロブリン・スーパーファミリー：細胞外部分に免疫グロブリン類似の構造を含むものの集まりで, いろいろな接着分子が含まれるが, その1つに神経細胞接着因子 neural cell adhesion molecule（NCAM）がある. 隣接細胞の免疫グロブリン・スーパーファミリー分子同士で結合するが, これには Ca^{2+} を必要としない.

④セレクチン selectin：細胞外領域に特定の糖鎖を認識して結合する領域をもつのが特徴で, 異種細胞間の接着に働いている. 主に白血球, リンパ球, 血小板の機能に関与し, 一時的な細胞接着を仲介する.

　なお, フィブロネクチンは結合組織, ラミニンは上皮組織で働く細胞外マトリックスの接着性糖タンパク質で, どちらもプロテオグリカン, コラーゲンおよび細胞のそれぞれと結合する領域をもつ. 細胞外マトリックスの成分や細胞を互いに結合させる働きをする.

2) 細胞接着装置

　細胞間や細胞-マトリックス間を接着し，はっきりした構造を形成している部分は細胞接着装置 cell junction と呼ばれている．これは結合様式と機能により分類され，連結性結合，閉鎖性結合，交流性結合に分けることができる．

a) 細胞-細胞間接着装置

①**連結性結合**：デスモソームやアドヘレンス結合などが知られているが，基本的な構造には共通点がある．すなわち，細胞膜にカドヘリン類が膜貫通タンパク質として存在し，細胞の外側では隣接細胞の同じカドヘリンと結合し，細胞質側ではいろいろなタンパク質因子（連結因子）を介してアクチンフィラメントや中間径フィラメントが結合している．

　デスモソーム desmosome（固定結合）は細胞と細胞をつなぎとめる比較的強い結合である．接着分子はカドヘリンの一種のデスモグレインなどで，結合する両側の細胞の細胞膜直下に，膜骨格やデスモプラキンなどの多くのタンパク質因子がつくる円板状の構造物があり，これに中間径フィラメント（上皮細胞ではケラチン）が結合している．

　アドヘレンス結合 adherens junction は，細胞と細胞とを固定するほか，外からの情報をアクチンフィラメントに伝え，細胞の運動機能などにも関与する．デスモソームと同様，細胞間接着にはカドヘリン類が関与する．しかし，結合する細胞骨格はデスモソームとは異なりアクチンフィラメントである．カドヘリンとアクチンフィラメントの連結にはカテニン，ビンキュリンなどのタンパク質が関与している．なお，カドヘリンの種類は組織によって異なり，上皮組織では E-カドヘリン，神経や筋肉では N-カドヘリンである．

②**閉鎖性結合**：上皮細胞に特徴的な結合として密着結合 tight junction がある．上皮細胞の表面近くにあり，細胞の全周を取り巻いている．細胞間隙を分子やイオンが通過しないように密閉する働きをしている．また，この部分では細胞膜の脂質やタンパク質の移動が制限され，上皮細胞の表面側の細胞膜と側底面側の細胞膜の特性の差異を保持するのに役立っている．消化管上皮，尿細管上皮，膀胱上皮などには多くみられる．関与する接着分子としてクローディンやオクルディンなどがある．これらから連結タンパク質を介したアクチンフィラメントへの結合もみられる．また，細胞増殖の調節にも関与していると考えられている．

③**交流性結合**：これにはギャップ結合 gap junction がある．細胞膜上にコネキシンと呼ばれるタンパク質の構成単位が 6 個集まってできた直径 2 nm 前後の管状の通路（コネキソンと呼ばれる）で，これを通って細胞間を低分子やイオンが移動する．これによって細胞間の情報伝達が可能となる．通路には，Ca^{2+} 濃度の上昇や pH の低下で閉じるなど，制御機構が働いている．

b) 細胞-細胞外マトリックス間接着装置

　細胞膜の接着分子はインテグリンで，ヘミデスモソーム hemidesmosome や付着斑 adhesion plaque（または斑状接着 focal contact, focal adhesion）などがある．これらは細胞外マトリックスのラミニンやフィブロネクチンなどと結合し，細胞質側はヘミデスモソームでは中間径フィラメント，付着斑ではアクチンフィラメントが結合している．なお，付着斑の部分ではアクチンフィラメントを中心とする束が細胞質中を直線状に伸びた構造（ストレスファイバーと呼ばれる）があり，これが対側の付着斑まで達してインテグリンを介して細胞外マトリックスと接着してい

る．ストレスファイバーは細胞の遊走や細胞伸長に伴うストレスの感知などと関係する．

2 糖　質

2-1　糖質の定義

　糖質 carbohydrate は炭水化物とも呼ばれ，多くが一般式 $C_m(H_2O)_n$ で表される．植物と動物に広く存在し，生体内において，エネルギー源，体の構成成分，さらに生理活性物質として重要である．糖質とは，アルデヒド基（—CHO）またはケトン基（$\diagup$C=O）と2個以上のアルコール性水酸基（—OH）をもつ炭素数3以上の化合物である．

2-2　糖質の分類

　糖質は，単糖の重合度によって以下のように分類される．単糖が重合したものを糖鎖 carbohydrate chain（sugar chain）と呼ぶ．糖鎖には直鎖状のものと分岐状のものがある．
①**単糖類** monosaccharide：糖質の最小単位であり，加水分解によってそれ以上分解されない．
②**オリゴ糖類** oligosaccharide：2個以上10個程度の単糖が脱水縮合により結合したもの．
③**多糖類** polysaccharide：単糖が多数脱水縮合により結合したもの．

2-3　単糖類

Ⓐ 単糖類とその種類

　単糖類は炭素の数によって三炭糖（トリオース triose），四炭糖（テトロース tetrose），五炭糖（ペントース pentose），六炭糖（ヘキソース hexose）などに分類される．天然には，六炭糖と五炭糖が最も多く存在する．また，単糖は，アルデヒド基をもつアルドース aldose とケトン基をもつケトース ketose とに大別される（後述）．
　単糖は酸化や還元などの反応を受け，また，窒素やリン酸などと結合しさまざまな誘導体を生じる（アミノ糖，糖アルコール，ウロン酸，糖リン酸エステルなど）．天然の糖質を単糖としてみると約200種存在しているが，ヒトの生体内に存在するのは約30種のみである．

Ⓑ **単糖類の異性体**

　糖質の化学構造はフィッシャー Fischer の式かハワース Haworth の式で一般に表される（立体構造を考慮するときにはリーベス Reeves の式が用いられる）（図2・1）．同じ構造式をもつが立体的構造の異なる化合物を立体異性体と呼ぶ．立体異性体は不斉炭素 asymmetric carbon（4個の異なった原子または原子団が結合している炭素原子）によって生じる．

　　[注]　1891年，フィッシャー（E. Fischer）によって考案された投影式は，簡便で糖類の不斉炭素の絶対立体配置を表現している．糖の立体構造を考慮した透視式は，環状構造の存在を実験によって証明したハワース（W. N. Haworth）によって1929年に提案された．さらに，リーベス（R. E. Reeves）はピラノース環にひずみがかからないいくつかの立体配座のうち，エネルギー的に最も安定ないす型 chair form で示す式を1949年に提案した．

1) D, L 型異性体

　D 型と L 型は互いに鏡像の関係にあり，アルデヒド基（またはケトン基）から最も離れた不斉炭素に結合した水酸基の向きによって決められる（図2・1，図2・2）．六炭糖では，フィッシャーの式で5位の OH が右側のとき D 型，左側のとき L 型である．

　D 型と L 型は立体構造上，互いに重ね合わすことができない．したがって，D 型と L 型の糖は，同じ分子式をもちながら生物学的にはまったく別種の糖である．ヒトの生体内の糖質の大部分は D 型である．L 型としてはイズロン酸やフコースなどが挙げられるが，その例はきわめて少ない（表

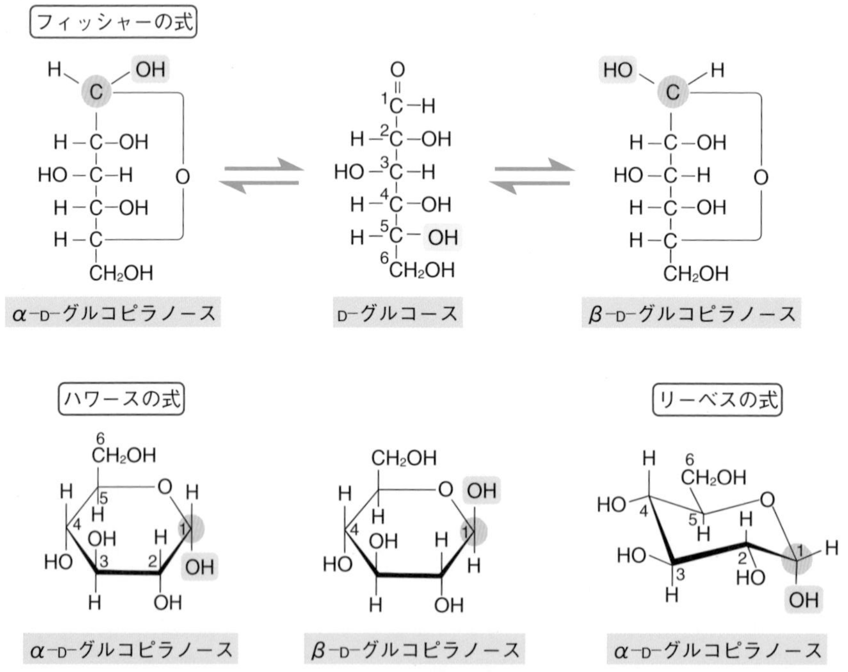

図2・1　D-グルコースの構造
数字は炭素の番号を表す．フィッシャーの式では炭素5位の OH の向きが D 型か L 型かを示している．
ハワースの式とリーベスの式では，6位の炭素が環状構造に対して上向きのとき D 型である．
1位の炭素 C（アノマー炭素）の OH の向きにより α, β-アノマーを表す．

2·1).

　分子内に不斉炭素があると光学活性（旋光性）を示すが，D型とL型の糖ではこの性質が互いに異なり，光学異性体と呼ばれる（本書では特に必要のない限りD型の単糖のDは省略している）.

2)　環状構造（ピラノースとフラノース）

　炭素数5個以上の単糖は一般に環状構造をとる. 六炭糖の場合，炭素1位と5位の間が酸素で結ばれたものは六員環をつくり，ピランに似ているのでピラノース pyranose といい，炭素1位と4位の間もしくは2位と5位の間が酸素で結ばれた五員環はフランに似ているのでフラノース furanose という（図2·2, ☞2—3ⓒ）.

　生体成分を構成するフルクトース，リボースなどはフラノース構造をとることが多く，その他の糖は通常ピラノース構造をとる.

3)　アルドースとケトース

　1位の炭素にアルデヒド基をもつ糖をアルドース，2位の炭素にケトン基をもつ糖をケトース

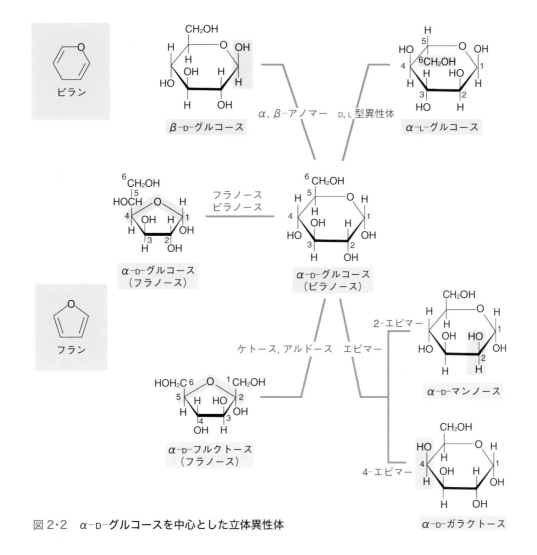

図2·2　α-D-グルコースを中心とした立体異性体

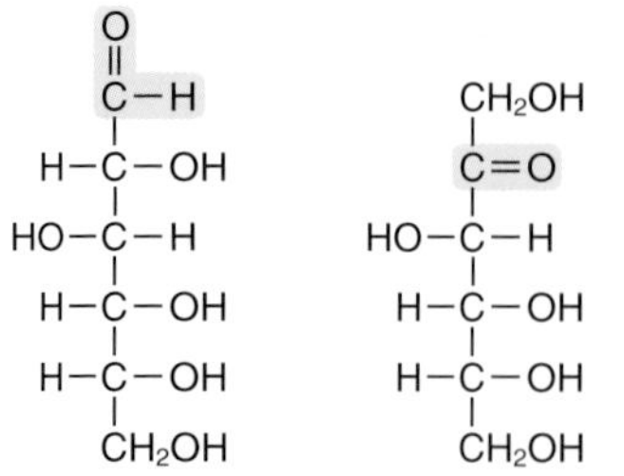

図2·3　アルドースとケトース

という．アルドースとしてのグルコースに対応するケトースはフルクトースである（図2·2, 図2·3）．

4)　α-アノマー，β-アノマー

　糖が環状構造をとるとアルドースの1位が新たに不斉炭素となって立体異性体を生じる．この立体異性体をアノマー anomer と呼ぶ．フィッシャーの式では1位の炭素（アノマー炭素）のOHが環を形成している酸素と同じ側にあるときをα，反対側にあるときをβといい，ハワースの式では1位の炭素の水酸基が番号の最も大きい不斉炭素（グルコースでは5位の炭素）に結合した置換基（6位の炭素）と反対側にあるものをα，同じ側にあるものをβとする（図2·1,図2·2）．

　単糖は水溶液中で時間とともに鎖状構造を介して$\alpha \rightleftarrows \beta$の転換（異性化）が起こり，$\alpha$, βの混合物を生じて平衡化する．このとき旋光度も変化して一定の値になる．この現象を変旋光 mutarotation という．しかし糖が他の物質と結合している場合のアノマー構造は不変である．

5)　エピマー

　D-グルコースの場合，2, 3, 4, 5位の不斉炭素において，同一の炭素に結合しているOH基とHが入れ替わった異性体がある．これらをそれぞれの炭素についてのエピマー epimer という．六炭糖の5位の炭素のエピマーは特に環形成に関与しD, L型異性体の関係にあり，D-グルコースの2-エピマーはD-マンノース，4-エピマーはD-ガラクトースである（図2·2）．また，D-グルクロン酸の5-エピマーはL-イズロン酸である（表2·1）．

6)　立体配座

　ハワースの式で，グルコースのピラノース構造を紙面に書くと平面的六員環構造として書かれる．しかし実際には，いす型や舟型をした立体的な構造をしている．この立体的構造はリーベスの式によって書かれる．このような立体的な配置を立体配座 conformation という（図2·1）．

Ⓒ　単糖の化学的性質

　単糖はその分子内のアルデヒド基またはケトン基やアルコール性水酸基に基づく化学変化を受け，新たな誘導体を生じる．

1)　分子内脱水反応によるフルフラール誘導体の生成

　単糖は一般に酸性溶液中で安定であるが，強酸により分子内で脱水され，その結果フルフラー

表 2·1 D-グルコースの誘導体とその同系の糖

誘導体の種類	変化を受けた炭素の位置	グルコースの誘導体		同系の主要な誘導体	
アルドン酸	1 位の酸化	COOH HCOH HOCH HCOH HCOH CH₂OH	グルコン酸 (6-ホスホグルコン酸としてペントースリン酸経路の中間体)	(構造式)	6-ホスホグルコノラクトン (ペントースリン酸経路の中間体) Ⓟはリン酸基
ウロン酸	6 位の酸化	(構造式) グルクロン酸	グルクロン酸 (グリコサミノグリカンの構成成分,グルクロン酸抱合)	(構造式)	L-イズロン酸 (グリコサミノグリカンの構成成分)
糖アルコール	1 位の還元	CH₂OH HCOH HOCH HCOH HCOH CH₂OH	グルシトール (ソルビトール) (フルクトースの1つの代謝系の中間体)	リビトール キシリトール	(ビタミン B₂, 補酵素 FAD, FMN の構成成分) (ウロン酸代謝系)
アミノ糖 (ヘキソサミン)	2 位のアミノ化	(構造式) CH₂OH	グルコサミン (N-アセチル化または N-硫酸化されて,複合糖質の構成成分)	(構造式) CH₂OH	ガラクトサミン (N-アセチル化されて複合糖質の構成成分)
	アミノ糖のN-アセチル化	(構造式) CH₂OH	N-アセチルグルコサミン (複合糖質の構成成分)	(構造式) CH₂OH	N-アセチルガラクトサミン (複合糖質の構成成分)
シアル酸		──		(構造式)	N-アセチルノイラミン酸 (複合糖質の構成成分)
デオキシ糖	6 位のデオキシ化	──		(構造式)	L-フコース (複合糖質の構成成分)

ル furfural 誘導体を生じる．これが特定の試薬と反応して特徴的な色を呈するので，この反応は糖質の検出や定量法に利用されている（フェノール–硫酸法やアンスロン–硫酸法など）．

2)　酸化によるアルドン酸およびウロン酸の生成

単糖のアルデヒド基とケトン基は反応性に富み，還元力をもつ．この還元力が，アルカリ溶液中で重金属を還元するので，単糖の検出や定量法に利用されている（フェーリング法など）．この反応の結果，単糖自身は炭素の1位が酸化されてカルボン酸になる．

1位の炭素（アルデヒド基）が酸化されカルボキシ基となった単糖をアルドン酸 aldonic acid（グルコースのアルドン酸はグルコン酸），6位の炭素（ヒドロキシメチル基）が酸化されカルボキシ基となった単糖をウロン酸 uronic acid という（グルコースのウロン酸はグルクロン酸 glucuronic acid）（表2・1）．

3)　還元による糖アルコールの生成

単糖を還元するとアルデヒド基とケトン基はアルコールになり，これを糖アルコール sugar alcohol と総称する（グルコースの糖アルコールは，グルシトール glucitol またはソルビトール sorbitol という）（表2・1）．

4)　分子間脱水反応によるグリコシド（配糖体）の生成

単糖が環を形成するとアルデヒド基はヘミアセタール（ケトン基はヘミケタール）となる（現在はいずれもヘミアセタールと呼ばれている）．アルデヒド，ケトンから形成されるヘミアセタール構造を図2・4に示す．この際生じた水酸基（ヘミアセタール性水酸基）は反応性に富み，ほかの物質と反応し，水分子がとれた形で結合する（脱水縮合）．この水酸基はグリコシド性水酸基とも呼ばれ，形成された結合はグリコシド結合，生じた化合物はグリコシド glycoside（配糖体）と呼ばれる．また，このグリコシド結合について α, β のアノマーを生じる．たとえば，グリコシド結合をもつ二糖類であるマルトースは α–アノマー，ラクトースは β–アノマーである（図2・5）．

このグリコシド結合を切る酵素をグリコシダーゼといい，それぞれの糖ごとに α, β アノマーに対応する別種の酵素が存在する（☞ 10—10 ⓒ）．

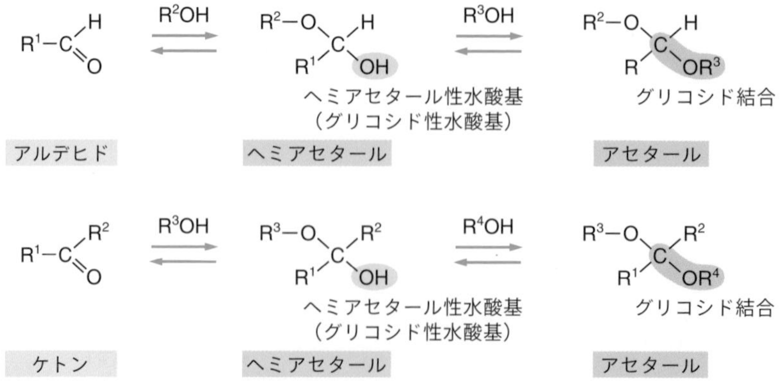

図2・4　ヘミアセタール構造
R はアルキル基.

Ⓓ 生体成分として重要な単糖

1) 糖代謝中間体

　三炭糖であるグリセルアルデヒドとジヒドロキシアセトンは最も簡単な単糖で解糖系の代謝中間体として重要である．四炭糖であるエリトロース，五炭糖であるリブロースおよびキシルロース，七炭糖であるセドヘプツロースはペントースリン酸経路の中間体であり，L-キシルロースはグルクロン酸経路の中間体である（⇨10—7，10—9）．

2) ヌクレオチドと核酸を構成する糖

　五炭糖であるリボース ribose とデオキシリボース deoxyribose はそれぞれ核酸塩基およびリン酸とともにヌクレオチドを構成し，それが重合して，リボースをもつ RNA と，デオキシリボースをもつ DNA が形成される（⇨5章）．また，FAD，NAD(P)，CoA などの補酵素もリボースを含んでいる．

3) オリゴ糖類と多糖類を構成する単糖

①**六炭糖**：体構成成分として重要で，グルコース glucose はグリコーゲンと糖脂質の構成成分（植物ではセルロース，デンプンの構成成分），ガラクトースは糖タンパク質，糖脂質およびラクトースの構成成分，マンノースは糖タンパク質の構成成分である．

②**アミノ糖** amino sugar：単糖にアミノ基が結合した糖をアミノ糖という．六炭糖の 2 位の炭素の水酸基がアミノ基によって置換された単糖をヘキソサミン hexosamine といい，一般的にみられるのはグルコサミンとガラクトサミンである．通常そのアミノ基はアセチル化されて，*N*-アセチルグルコサミンと *N*-アセチルガラクトサミンとして複合糖質の構成成分となっている（表2·1）．

③**シアル酸**：アミノ糖の一種であるノイラミン酸 neuraminic acid のアセチル（—COCH$_3$）またはグリコリル（—COCH$_2$OH）誘導体の総称をシアル酸という．この糖は複合糖質の糖鎖の末端に結合していて，糖鎖の生理活性発現に重要な役割を担っている（表2·1，図2·6）．

④**メチルペントース** methylpentose（6-デオキシヘキソース）：六炭糖の 6 位が脱酸素されてメチル基になった形をしている．L-フコース fucose は哺乳動物の成分として唯一のメチルペントースで，かつ，ヒト生体に含まれる数少ない L 型の糖の 1 つであり，シアル酸とともに糖鎖の生理活性の発現に重要な働きをしている（表2·1，図2·6）．

⑤**ウロン酸**：六炭糖の 6 位の炭素が酸化されてカルボキシ基となったもので，グルクロン酸と L-イズロン酸があり，これらはグリコサミノグリカンの構成成分である．また，グルクロン酸の糖ヌクレオチドは生体内の解毒作用に関与している（表2·1，表2·2，⇨10—9 Ⓑ）．

2-4　オリゴ糖類

　2 個以上 10 個程度の単糖がグリコシド結合で結合したものをいい，単糖の重合度により二糖類 disaccharide，三糖類 trisaccharide，…と分類する．二糖類は還元性二糖と非還元性二糖とに

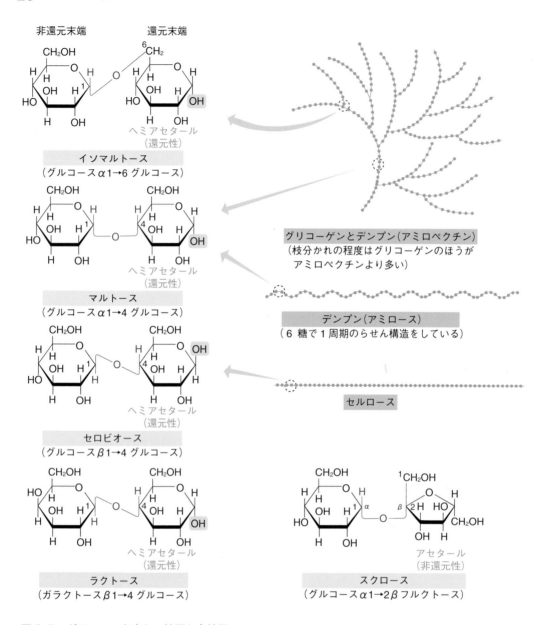

図 2・5 グルコースを含む二糖類と多糖類
OH はグリコシド性水酸基を指し，これがあると還元性を示す．スクロースではグリコシド性水酸基がない．ほかの OH はアルコール性水酸基を指す．

分類される（図 2・5）．糖の還元性はヘミアセタールと平衡関係にあるアルデヒド基によるものである（図 2・4）．したがって，グリコシド性水酸基をもつ側（アルデヒド基やケトン基に由来する側）の末端の糖を還元末端といい紙面に書くとき右側に，その反対側の末端の糖を非還元末端といい紙面の左側に書き，結合は（α1,4），（α1→4），または（α1,4）のように表す．

Ⓐ 還元性二糖

　一方の単糖のグリコシド性水酸基と，もう一方の単糖のアルコール性水酸基がグリコシド結合を形成した後も，グリコシド性水酸基が遊離している二糖を還元性二糖という．

①**マルトース** maltose：グルコースのグリコシド性水酸基（1 位の炭素の OH）がほかのグルコースの 4 位に α 結合しているもの（α1,4 結合）で，デンプンやグリコーゲンにアミラーゼ amylase を作用させると生じる．またマルトースはマルターゼ maltase によって分解され，2 分子のグルコースになる．

②**イソマルトース**：グルコースのグリコシド性水酸基がほかのグルコースの 6 位に α 結合しているもの（α1,6 結合）で，デンプンやグリコーゲンの枝分かれ部分から生じる．

③**ラクトース** lactose（**乳糖**）：ガラクトースのグリコシド性水酸基がグルコースの 4 位に β 結合しているもの（β1,4 結合）で，乳汁中に 5〜7 ％ 含まれる．この結合を分解する酵素は β−ガラクトシダーゼ β−galactosidase（ラクターゼ lactase）である．

④**セロビオース** cellobiose：2 分子のグルコースが β1,4 結合したもので，セルロースの加水分解物から得られる．ヒトにはこれを消化する酵素がないので消化吸収されない．

Ⓑ 非還元性二糖

　一方の単糖のグリコシド性水酸基と，もう一方の単糖のグリコシド性水酸基との間でグリコシド結合を形成した結果，グリコシド性水酸基が遊離していない二糖を非還元性二糖という．非還元性二糖には還元性がない．

①**スクロース** sucrose（**ショ糖**）：グルコースとフルクトースが互いにグリコシド性水酸基で結合したもので，ヘミアセタール構造をもたない（アセタールである）．したがって，還元性を示さない（図 2·5）．これを分解する酵素はスクラーゼ sucrase である．

2−5 　多糖類

　多糖は約 10 個以上の単糖がグリコシド結合で重合したもので，1 種類の単糖のみから構成されているものを単純多糖（ホモ多糖 homoglycan），2 種類以上の単糖から構成されているものを複合多糖（ヘテロ多糖 heteroglycan）という．

Ⓐ 単純多糖

①**デンプン** starch：高等植物の貯蔵多糖で，いずれもグルコースのみからなるアミロース amylose とアミロペクチン amylopectin の混合物で，その混合比が植物固有のデンプン粒子の形態に反映される．アミロースは，グルコースが α1,4 結合で直鎖状に連なったものであり，

分子量が 16 万〜70 万でヨウ素により青色を呈する．アミロペクチンはアミロースの直鎖に，多数の分枝が $\alpha1,6$ 結合したもので，分子量数十万から数百万に及び，ヨウ素により青紫色を呈する（図2·5）．両者ともアミラーゼにより，主としてマルトースに分解される．

②**グリコーゲン** glycogen：動物の貯蔵多糖で肝臓や筋肉に多い．グルコースのみからなり，アミロペクチンと類似の構造をしているが枝分かれの度合いはグリコーゲンのほうが多い．アミラーゼによりマルトースを生じ，ヨウ素により赤褐色を呈する（図2·5）．

③**セルロース** cellulose：高等植物の細胞壁を構成する．グルコースが $\beta1,4$ 結合により，直鎖状に約 1 万個連なったものである（図2·5）．分子量は約 200 万，水に不溶でヨウ素により呈色しない．ヒトはセルロースを消化する酵素をもたないので消化吸収できない．

Ⓑ 複合多糖

動物体内の複合多糖は，タンパク質や脂質と共有結合しているので，特に複合糖質 glycoconjugate という．これはタンパク質に結合した糖タンパク質 glycoprotein やプロテオグリカン proteoglycan と，脂質に結合した糖脂質 glycolipid（☞ 3—4 Ⓑ）とに大別される．

1）　糖タンパク質

タンパク質に糖鎖が共有結合したものの総称である．結合する糖鎖は数種類の単糖から構成され，多くは枝分かれ構造をとっている（後述されるプロテオグリカンは高分子の直鎖型の糖鎖が結合しているので区別される）．糖鎖は *N*–グリコシド型と *O*–グリコシド型に大別される（図2·6）．膜タンパク質や細胞外へ分泌される血清タンパク質の多くは，*N*–グリコシド型糖鎖か *O*–グリコシド型糖鎖，または両方を 1 本から数本（ムチンの場合は数十本）結合している糖タンパク質である．糖鎖は，タンパク質の親水性や安定性の向上，特定の輸送先への誘導，分子認識の目印，生理活性物質などの役割を担う．ヒト ABH（O）式血液型糖鎖は，最もよく知られた生理活性物質の例である（☞ 図24·4）．

①*N*–**グリコシド型（血清型）**：アスパラギン型糖鎖ともいう．血清タンパク質の大部分がこの種の糖鎖をもつ．タンパク質のアスパラギンのアミド窒素に *N*–アセチルグルコサミンが *N*–グリコシド結合し，これに *N*–アセチルグルコサミンおよびマンノースからなる *N*–グリコシド型糖鎖に共通な糖鎖構造を介して，マンノース，ガラクトース，L–フコース，シアル酸からなる糖鎖が結合している．大部分が枝分かれ構造をしており，その糖鎖の構造から，①複合型，②混成型，③高マンノース型に分類される．

②*O*–**グリコシド型（ムチン型）**：唾液や胃粘液などに含まれる粘性物質のムチンに結合している糖鎖で，タンパク質（ペプチド）のセリンまたはトレオニンの水酸基に *N*–アセチルガラクトサミンが *O*–グリコシド結合で結合し，これにさらに糖鎖が結合したものである．構成糖としてはこのほかに *N*–アセチルグルコサミン，ガラクトース，L–フコース，シアル酸がある．ヒト ABO 式血液型活性を表す糖鎖部分は，この *O*–グリコシド型糖鎖であり，同様の糖鎖が糖脂質にもみられる（☞ 図24·4）．

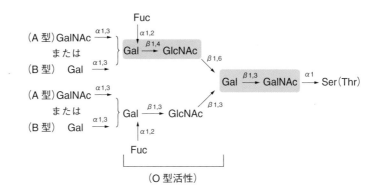

図 2・6　糖タンパク質の糖鎖構造
Asn：アスパラギン，Ser：セリン，Thr：トレオニン，Gal：ガラクトース，Man：マンノース，
GlcNAc：*N*-アセチルグルコサミン，GalNAc：*N*-アセチルガラクトサミン，Fuc：L-フコース
　　N-グリコシド型の糖鎖に共通な構造.
　　O-グリコシド型の糖鎖にしばしばみられる構造.
　　N-アセチルラクトサミン構造といい，各種の糖鎖中にしばしばみられる構造.

2)　プロテオグリカン

　1本の芯となるタンパク質（コアタンパク質またはコアペプチドという）に，1本から数10本
の糖鎖が共有結合している高分子複合糖質である．プロテオグリカンの糖鎖は，特にグリコサミ
ノグリカン glycosaminoglycan（旧名は酸性ムコ多糖 acid mucopolysaccharide）と呼ばれ，ウ

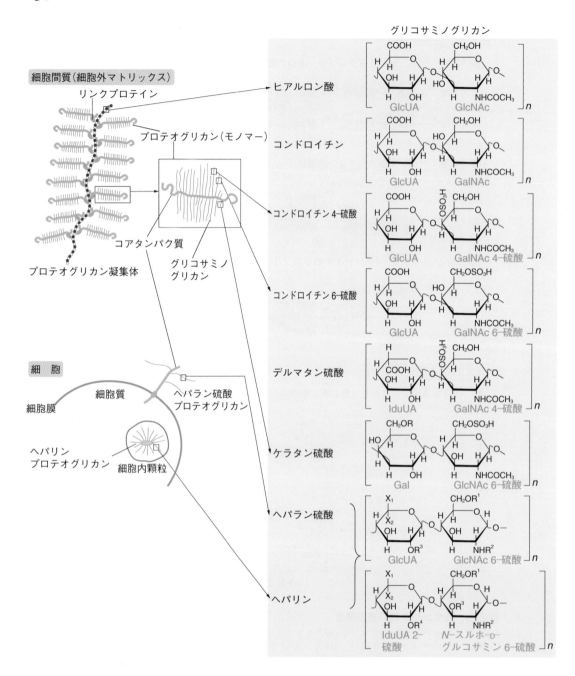

図 2·7　プロテオグリカンの構造モデルとグリコサミノグリカンの構造

$R = H/SO_3H$,　　R_1, R_3, $R_4 = SO_3H$　　$\begin{cases} X_1 = COOH \\ X_2 = H \end{cases}$ または $\begin{cases} X_1 = H \\ X_2 = COOH \end{cases}$

$R_2 = SO_3H/COCH_3$

GlcUA：グルクロン酸，IduUA：イズロン酸，GlcNAc：*N*-アセチルグルコサミン，GalNAc：*N*-アセチルガラクトサミン，
Gal：ガラクトース．

[　]$_n$ は二糖単位の繰り返し数である．

注）ヘパラン硫酸とヘパリンは構造が類似しているが，ヘパリンのほうが硫酸含量が多い．

表2·2　グリコサミノグリカン（酸性ムコ多糖）の構成成分と分布

グリコサミノグリカン	主な構成成分	分 布
ヒアルロン酸 （ヒアルロナン）	[グルクロン酸− 　　N−アセチルグルコサミン]$_n$	臍帯，皮膚，関節液，硝子体
コンドロイチン	[グルクロン酸− 　　N−アセチルガラクトサミン]$_n$	角膜
コンドロイチン4−硫酸 （コンドロイチン硫酸A）	[グルクロン酸− 　　N−アセチルガラクトサミン4−硫酸]$_n$	軟骨
コンドロイチン6−硫酸 （コンドロイチン硫酸C）	[グルクロン酸− 　　N−アセチルガラクトサミン6−硫酸]$_n$	軟骨，骨，腱，皮膚
デルマタン硫酸 （コンドロイチン硫酸B）	[L−イズロン酸− 　　N−アセチルガラクトサミン4−硫酸]$_n$	皮膚，腱，心臓弁，大動脈
ヘパリン ヘパラン硫酸	[グルクロン酸，または，L−イズロン酸2−硫酸− 　$\begin{cases} N\text{−アセチルグルコサミン，または，} \\ N\text{−スルホグルコサミン6−硫酸}\end{cases}$]$_n$	肝臓，小腸 腎臓，肺，肝臓などの細胞膜
ケラタン硫酸	[ガラクトース− 　　N−アセチルグルコサミン6−硫酸]$_n$	角膜，軟骨，髄核

[　]内が二糖の繰り返し単位を示し，nはそれらが多数連なっていることを示す.

ロン酸（グルクロン酸またはL−イズロン酸）とアミノ糖（N−アセチルグルコサミンまたはN−アセチルガラクトサミン）からなる二糖単位が繰り返し，直鎖状に連なった高分子多糖（分子量数万〜200万）である．コンドロイチン硫酸，デルマタン硫酸，ヘパラン硫酸，ヘパリン，ケラタン硫酸（ウロン酸の代わりにガラクトースを含む）などがある（表2·2，図2·7）．ケラタン硫酸以外のグリコサミノグリカンはグルクロン酸−ガラクトース−ガラクトース−キシロースと配列した橋渡し構造を介して，その還元末端のキシロースがコアタンパク質のセリンの水酸基に結合している．コンドロイチン硫酸は，硫酸基の結合位置が多数あって，その結合位置によりコンドロイチン4−硫酸やコンドロイチン6−硫酸という．グリコサミノグリカンの構造は均一ではなく，たとえば1本のコンドロイチン硫酸鎖中に，コンドロイチン，コンドロイチン4−硫酸，コンドロイチン6−硫酸の二糖単位が不均一に存在している．ヒアルロン酸 hyaluronan/hyaluronic acid もグリコサミノグリカンの一種であるが，タンパク質に共有結合しておらず，遊離の糖鎖として存在する.

　細胞外マトリックス extracellular matrix（細胞間質）（⇨ 24—7 Ⓐ）では，主にコンドロイチン硫酸からなる多数のプロテオグリカン（モノマー）がヒアルロン酸を軸として非共有結合で凝集してプロテオグリカン凝集体を形成し（図2·7），コラーゲン，エラスチン，その他のタンパク質とともに組織を構築している．またヘパラン硫酸プロテオグリカンでは，細胞膜を貫通するコアタンパク質に数本のヘパラン硫酸が結合している．ヘパラン硫酸はさまざまな情報伝達物質の受容体の役割を担っている.

3 脂　質

3-1　脂質の定義と分類

Ⓐ 脂質の定義

　脂質 lipid とは，水に溶けにくく，クロロホルム，エーテル，ベンゼンなどの有機溶媒に溶けるという共通の性質を有する一群の生体分子の総称である．脂質のうち，構造が一番簡単なものが脂肪酸である．ブローア Bloor の提案（1925 年）"脂質とは，①水に溶けにくく有機溶媒に可溶な有機物質で，②脂肪酸とエステルをつくっており，③生物体に利用されうるもの"が不十分ながら今でも用いられている．

Ⓑ 脂質の分類

1)　単純脂質　simple lipid

　脂肪酸と各種アルコールのエステルで中性脂質 neutral lipid ともいう．炭素，水素，酸素より構成される．一般にアセトンに可溶性である．中性脂肪やロウ wax，ステロールエステル，ビタミン A，D などの脂肪酸エステルがある．

2)　複合脂質　compound lipid, complex lipid, conjugated lipid

　複合脂質の骨格がグリセロールのものをグリセロ脂質，スフィンゴシンであるものをスフィンゴ脂質と呼ぶ．スフィンゴ脂質には，長鎖アミノアルコールが含まれる．脂肪酸とアルコールのほかにリン酸，糖，硫酸，アミンなど極性基の種類によってリン脂質 phospholipid，糖脂質などに分類される．

3)　誘導脂質　derived lipid

　単純脂質や複合脂質の加水分解によって生成する化合物のうち，脂溶性のものを指す．脂肪酸，高級アルコール，コレステロール，脂溶性ビタミン（ビタミン A，D，E，K）などがある．

Ⓒ 脂質の役割

　①リン脂質には，生体膜の主成分としての役割があり，脂質二重層と呼ばれる層状のミセルとして細胞膜や細胞小器官膜を形成する．糖脂質やコレステロールもまた重要な細胞膜を構成する成分の 1 つとなる．

②脂質には，エネルギー源としての役割がある．生体は，親水性のグリコーゲンと疎水性の中性脂肪をエネルギー源として貯蔵する．中性脂肪は，脂肪細胞内では油滴となっている．

③脂質には，各種化合物の生合成原料としての役割があり，細胞内および細胞間のシグナル伝達物質となる．たとえば，コレステロールはステロイドホルモン，胆汁酸，ビタミン D_3 の前駆体として，アラキドン酸などの不飽和脂肪酸はプロスタグランジン，ロイコトリエン，トロンボキサンなどの生理活性物質に変換される．

3-2　脂肪酸

Ⓐ 脂肪酸の基本構造と性質

脂肪酸 fatty acid は，疎水性の炭化水素鎖とカルボキシ基からなる化合物であり，脂質の構成成分として量的に最も多い．カルボキシ基は，弱アルカリ水溶液中ではイオン化する．脂肪酸は，分子中に疎水性部分と親水性部分の両方をもつ両親媒性であり，界面活性作用がある．生体中における大部分の脂肪酸は，グリセロールとのエステルである中性脂肪として存在している．エステルを形成しないで存在している脂肪酸を遊離脂肪酸 free fatty acid（FFA）あるいは非エステル結合型脂肪酸 nonesterified fatty acid（NEFA）と呼び，血清中ではアルブミンなどと結合して溶存する．生体中の脂肪酸は，全体の炭素数が 16 もしくは 18 のものが多く，鎖長に従い短鎖脂肪酸（炭素数 6 以下），中鎖脂肪酸（炭素数 8～12），長鎖脂肪酸（炭素数 14 以上）に分類される．中鎖脂肪酸は乳化を必要とせず，長鎖のものより消化されやすい．天然の脂肪酸の炭素数は通常偶数で，奇数のものもわずかに見いだされている．構造は，直鎖状が一般的であるが，分枝鎖，水酸基，ケト基，環状構造をもつものもある．脂肪酸の融点は炭素数の増加とともに高くなる．不飽和脂肪酸の融点は，二重結合の数が増えるにつれて低くなる．

Ⓑ 飽和脂肪酸と不飽和脂肪酸

脂肪酸の炭化水素鎖の炭素原子間に二重結合をもたず，最大限の水素原子が結合した炭化水素鎖は飽和 saturated しているという．この二重結合をもたない脂肪酸を飽和脂肪酸 saturated fatty acid といい，$C_nH_{2n+1}COOH$ の一般式で示される．一方，二重結合をもつ脂肪酸を不飽和脂肪酸 unsaturated fatty acid という（表 3·1，表 3·2）．炭化水素鎖に二重結合が存在すると構造の違いによるシス cis（Z）とトランス trans（E）の異性体が生じるが（図 3·1），天然のもののほとんどがシス型である．脂肪酸にシス型の不飽和基が存在すると分子に折れ曲がりができ，密に集合することができないため，同じ炭素数で同じ二重結合の位置であればトランス型よりシス型の融点が低くなる．カプリン酸以上の飽和脂肪酸は常温で固体であるが，オレイン酸やリノール酸などの不飽和脂肪酸は液体である．二重結合が 1 つだけのものをモノエン酸，2 つ以上あるものをポリエン酸という．不飽和脂肪酸の二重結合は比較的の反応性に富み，二重結合が多いほど酸化されやすい．たとえば，不飽和脂肪酸の水素が引き抜かれラジカル（R・）が生成すると酸素

表 3・1　主な飽和脂肪酸

| 慣用名 | | 炭素数 | 構造式 | 系統名 | 融点 |
和名	英名				
酪酸	butyric acid	4	$CH_3(CH_2)_2COOH$	butanoic acid	−7.9
カプロン酸	caproic acid	6	$CH_3(CH_2)_4COOH$	hexanoic acid	−3.4
カプリル酸	caprylic acid	8	$CH_3(CH_2)_6COOH$	octanoic acid	16.7
カプリン酸	capric acid	10	$CH_3(CH_2)_8COOH$	decanoic acid	31.6
ラウリン酸	lauric acid	12	$CH_3(CH_2)_{10}COOH$	dodecanoic acid	44.2
ミリスチン酸	myristic acid	14	$CH_3(CH_2)_{12}COOH$	tetradecanoic acid	53.9
パルミチン酸	palmitic acid	16	$CH_3(CH_2)_{14}COOH$	hexadecanoic acid	63.1
ステアリン酸	stearic acid	18	$CH_3(CH_2)_{16}COOH$	octadecanoic acid	69.6
アラキジン酸（アラキン酸）	arachidic acid（arachic acid）	20	$CH_3(CH_2)_{18}COOH$	eicosanoic acid	75.3
ベヘン酸	behenic acid	22	$CH_3(CH_2)_{20}COOH$	docosanoic acid	79.9
リグノセリン酸	lignoceric acid	24	$CH_3(CH_2)_{22}COOH$	tetracosanoic acid	84.2
セロチン酸	cerotic acid	26	$CH_3(CH_2)_{24}COOH$	hexacosanoic acid	87.7

表 3・2　主な不飽和脂肪酸

慣用名 和名，英名	略記号*	構造式	系統名
ミリストレイン酸 myristoleic acid	Δ^9-14:1	$CH_3(CH_2)_3CH=CH(CH_2)_7COOH$	cis-9-tetradecenoic acid
パルミトレイン酸 palmitoleic acid	Δ^9-16:1	$CH_3(CH_2)_5CH=CH(CH_2)_7COOH$	cis-9-hexadecenoic acid
オレイン酸 oleic acid	Δ^9-18:1	$CH_3(CH_2)_7CH=CH(CH_2)_7COOH$	cis-9-octadecenoic acid
エライジン酸 elaidic acid	Δ^9-18:1	$CH_3(CH_2)_7CH=CH(CH_2)_7COOH$	trans-9-octadecenoic acid
バクセン酸 vaccenic acid	Δ^{11}-18:1	$CH_3(CH_2)_5CH=CH(CH_2)_9COOH$	cis-11-octadecenoic acid
リノール酸 linoleic acid	$\Delta^{9,12}$-18:2	$CH_3(CH_2)_4CH=CHCH_2CH=CH(CH_2)_7COOH$	cis-9,12-octadecadienoic acid
α-リノレン酸 α-linolenic acid	$\Delta^{9,12,15}$-18:3	$CH_3(CH_2CH=CH)_3(CH_2)_7COOH$	cis-9,12,15-octadecatrienoic acid
γ-リノレン酸 γ-linolenic acid	$\Delta^{6,9,12}$-18:3	$CH_3(CH_2)_3(CH_2CH=CH)_3(CH_2)_4COOH$	cis-6,9,12-octadecatrienoic acid
アラキドン酸 arachidonic acid	$\Delta^{5,8,11,14}$-20:4	$CH_3(CH_2)_3(CH_2CH=CH)_4(CH_2)_3COOH$	cis-5,8,11,14-eicosatetraenoic acid
エイコサペンタエン酸 eicosapentaenoic acid（EPA）	$\Delta^{5,8,11,14,17}$-20:5	$CH_3(CH_2CH=CH)_5(CH_2)_3COOH$	cis-5,8,11,14,17-eicosapentaenoic acid
ドコサヘキサエン酸 docosahexaenoic acid（DHA）	$\Delta^{4,7,10,13,16,19}$-22:6	$CH_3(CH_2CH=CH)_6(CH_2)_2COOH$	cis-4,7,10,13,16,19-docosahexaenoic acid
ネルボン酸 nervonic acid	Δ^{15}-24:1	$CH_3(CH_2)_7CH=CH(CH_2)_{13}COOH$	cis-15-tetraeicosaenoic acid

*カルボキシ基の炭素を 1 番とし，末端メチル基に向かって数える．末端の炭素を n とする．二重結合の位置は，炭素上の小さいほうの番号で示す．たとえば，α-リノレン酸は，炭素数 $n=18$ で，9-10 位間，12-13 位間，15-16 位間に計 3 個の二重結合があるので，18:3（9,12,15）と表す．また，本表のように二重結合を Δ で示し，たとえば α-リノレン酸を $\Delta^{9,12,15}$-18:3 と表すこともある．

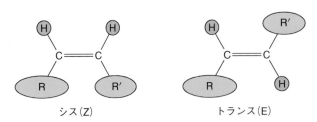

シス(Z)　　　　　トランス(E)　　　**図3·1　シス構造とトランス構造**

　の存在下にペルオキシラジカル（R—OO·）やヒドロペルオキシド（R—OOH）という過酸化脂質を生じる．過酸化脂質の分解生成物は，ほかの細胞成分と反応し障害を及ぼす可能性がある．

　リノール酸，α-リノレン酸は体内では合成されず生体には必須であるので，必須脂肪酸essential fatty acid と呼ばれる．不飽和脂肪酸の生合成の経路別に，n-3（あるいは ω3）系，n-6（ω6）系，n-9（ω9）系などに分けられ，メチル基から数えて最初の二重結合の位置により脂肪酸代謝の系列を知ることができる．栄養学的には，n-6系と n-3系の不飽和脂肪酸をバランスよく摂取することが推奨されている．

Ⓒ その他の脂肪酸誘導体（エイコサノイド）

　炭素数が20個の不飽和脂肪酸に由来する一連の生理活性化合物はエイコサノイド eicosanoidと呼ばれ，シクロオキシゲナーゼ系やリポキシゲナーゼ系によって，各種のプロスタグランジン，トロンボキサン，ロイコトリエン類がつくられる（図3·2）．これらは，生成される場所の付近で細胞間の情報を伝達する物質でもあり，オータコイド autacoid あるいは局所ホルモン localhormone の一種である．

3–3　単純脂質

Ⓐ 中性脂肪

　中性脂肪は，グリセロールの水酸基に3つの脂肪酸がエステル結合した脂肪酸エステルで，トリアシルグリセロール triacylglycerol（TG）である．別名，トリグリセリド triglyceride とも呼ばれる．それ以外に脂肪酸が2個および1個エステル結合したジアシルグリセロールとモノアシルグリセロールも含まれる（図3·3）．トリアシルグリセロールは，生体にとって主にエネルギー源としての貯蔵物質であり，脂質中の最大量を占める．昆虫では，ジアシルグリセロールが貯蔵および輸送形としての機能をもっている．中性脂肪は，その脂肪酸組成によって融点が異なり，常温で液状のものを油 oil，固体のものを脂 fat と呼ぶ．緩和なアルカリ性の条件下でけん化saponification され，石けん（脂肪酸塩）とグリセロールになる．油脂1gを完全にけん化するために必要な水酸化カリウムの mg 数をけん化価という．

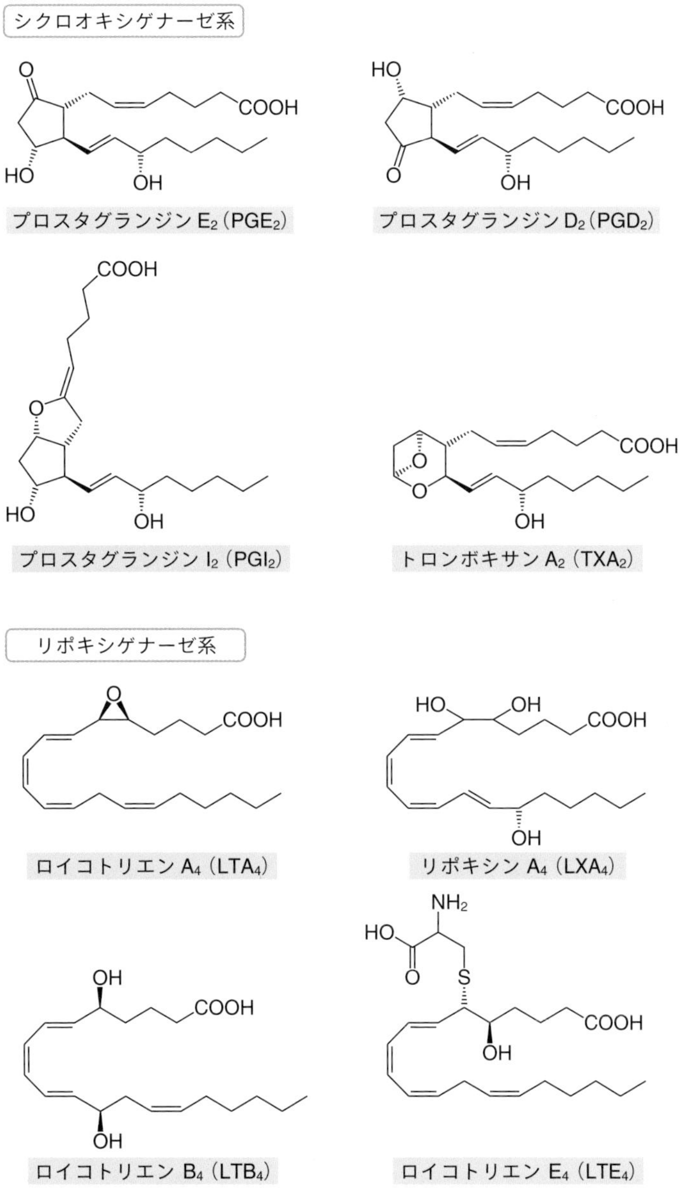

シクロオキシゲナーゼ系
COOH
HO
OH
O
プロスタグランジン E2 (PGE2)
プロスタグランジン D2 (PGD2)
プロスタグランジン I2 (PGI2)
トロンボキサン A2 (TXA2)
リポキシゲナーゼ系
ロイコトリエン A4 (LTA4)
リポキシン A4 (LXA4)
NH2
S
ロイコトリエン B4 (LTB4)
ロイコトリエン E4 (LTE4)

図 3・2　代表的なエイコサノイド

くさび形（▶）は紙面から手前へ，破線（┉）は紙面から後方へ出ている結合を表す．

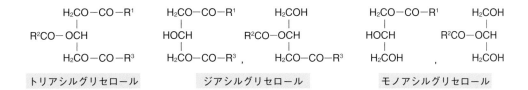

H2CO−CO−R1
R2CO−OCH
H2CO−CO−R3
HOCH
H2COH
トリアシルグリセロール
ジアシルグリセロール
モノアシルグリセロール

図 3・3　アシルグリセロール

R：脂肪酸のアルキル鎖，RCO−：アシル基（脂肪酸基）．

Ⓑ ロ ウ

脂肪族長鎖一級アルコールと長鎖脂肪酸のエステルで，皮脂の成分として外皮の保護物質としての作用をもつ．

3-4 　複合脂質

Ⓐ リン脂質

分子内にリン酸残基を含む脂質をリン脂質と呼ぶ．リン脂質は糖脂質やコレステロールとともに生体膜の構成成分であり，また脳神経系にも多く存在している．

1）　グリセロリン脂質

グリセロールの1，2位の水酸基に脂肪酸がエステル結合し，3位にリン酸がエステル結合したものをホスファチジン酸 phosphatidic acid と呼び，グリセロリン脂質はその誘導体である（図3・4）．ホスファチジン酸のリン酸にコリンがついたものがホスファチジルコリン phosphatidylcholine（通称レシチン lecithin）で，量的に最も多い．このほか，ホスファチジルエタノールアミン phosphatidylethanolamine，ホスファチジルセリン phosphatidylserine，ホスファチジルイノシトール phosphatidylinositol，ホスファチジルグリセロール phosphatidylglycerol などがある．グリセロールの1位に脂肪酸がビニルエーテル結合しているものをプラスマローゲン plasmalogen と呼ぶ．エタノールアミンのもの（エタノールアミンプラスマローゲン ethanolamine plasmalogen）が多く，コリン，セリン，イノシトールのものもある．特に，ミエリンなど脳や神経組織，赤血球膜，筋肉に多く分布している．プラスマローゲンはビニルエーテル結合をもつため，酸により分解してアルデヒドとリゾリン脂質を生じる．血小板活性化因子（platelet-activating factor：PAF，1-アルキル-2-アセチルグリセロール3-ホスホコリン）は，1-アルキル-2-リゾグリセロール3-ホスホコリン（リゾ PAF）から生合成される．肥満細胞，肺胞マクロファージ，好中球，血小板などで産生され，気管支収縮と血小板凝集の重要なメディエーターである．リゾリン脂質は，グリセロリン脂質の脂肪酸の1つが加水分解され失われたものであり，脂肪酸の結合位置によって，1-アシル-2-リゾリン脂質と2-アシル-1-リゾリン脂質と呼ばれる．カルジオリピン cardiolipin は，ジホスファチジルグリセロールのことで，動物組織においては主としてミトコンドリア内膜に局在している．

2）　スフィンゴリン脂質

スフィンゴシンのアミノ基に脂肪酸がアミド結合したセラミド ceramide を基本構造とし，その末端の水酸基にいろいろな物質が結合したものをスフィンゴ脂質と総称し，リン酸が結合しているものをスフィンゴリン脂質という（図3・5）．セラミドにコリンリン酸が結合したものがスフィンゴミエリン sphingomyelin であり，性質はレシチンに似ている．スフィンゴミエリンは，生体中に広く分布し，特に脳神経系に多い．スフィンゴミエリンの脂肪酸は，飽和あるいは一価不飽和脂肪酸（炭素数16〜24）である．

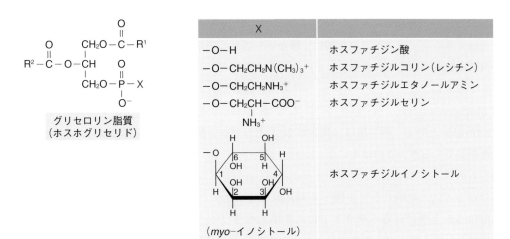

図 3・4 グリセロリン脂質の構造

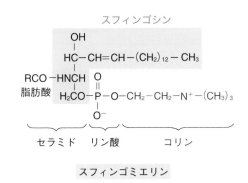

図 3・5 スフィンゴリン脂質の構造

Ⓑ 糖脂質

　糖を構成成分として含む脂質を糖脂質という．糖脂質はリン脂質と同様に，分子内に親水性部分と疎水性部分をもち，生体膜を構成する．糖脂質にはスフィンゴ糖脂質とグリセロ糖脂質がある．

1)　スフィンゴ糖脂質

　セラミドの第一級アルコール基に1個ないし数個の糖鎖がついたものをスフィンゴ糖脂質という．六炭糖がついたものをセラミドヘキソシドと呼び，六炭糖が1分子ついたセラミドモノヘキソシドをセレブロシド cerebroside と呼ぶ．六炭糖がグルコースであるものをグルコセレブロシド glucocerebroside，ガラクトースであるものをガラクトセレブロシド galactocerebroside と呼ぶ．脂肪酸は，炭素数24のセレブロン酸を多く含む．これらは，中性スフィンゴ糖脂質であるが，このほかにシアル酸や硫酸などの酸性成分を分子内にもつ酸性スフィンゴ糖脂質もある．

　セラミドに六炭糖，シアル酸，アミノ糖（ヘキソサミン）が結合したものはガングリオシド ganglioside と呼ばれる．セラミドに六炭糖とヘキソサミンがついたものをグロボシドと呼び，六炭糖とシアル酸のついたものをヘマトシドと呼ぶ．ガングリオシドは糖鎖構造の違いにより数十種類見いだされているが，そのうちの1つを図3・6に示した．

　スフィンゴ糖脂質は脳白質に多いが，ほかの組織にも存在する．赤血球の血液型物質中の糖脂質はスフィンゴ糖脂質である．

2)　グリセロ糖脂質

　糖脂質のうち，グリセロールの誘導体であるものをグリセロ糖脂質 glyceroglycolipid という．細菌や植物には主にグリセロ糖脂質が存在し，多種多様なものが見いだされている．

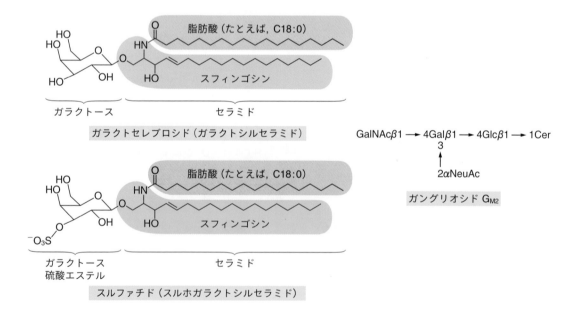

図3・6　スフィンゴ糖脂質の構造
Gal：ガラクトース，Glc：グルコース，NeuAc：N-アセチルノイラミン酸，Cer：セラミド，
GalNAc：N-アセチルガラクトサミン．

Ⓒ 硫脂質

分子内に硫黄を含む脂質を硫脂質という．脳その他の動物組織の硫脂質はふつうスフィンゴ脂質系に属し，糖の硫酸エステルの形で存在する．ガラクトセレブロシドの硫酸エステルはスルファチド sulfatide（図 3·6）とも呼ばれ，ミエリンに多く含まれる．一方，グリセロ脂質系に属し，スルホン酸型をとる硫脂質が主として植物界に見いだされている．動物では精子などにみられる．

3-5 その他の脂質

Ⓐ ステロイド

ステロイド化合物は，ステロイド核（ペルヒドロシクロペンタノフェナントレン perhydrocyclopentanophenanthrene）（図 3·7）をもつものの総称で，ステロール，胆汁酸，プロビタミン D，ステロイドホルモン（副腎皮質ホルモン，男性ホルモン，女性ホルモン）などがある．

1) ステロール

ステロイド核の C3 位に水酸基，C17 位に側鎖をもつものをステロール sterol と総称し，高等動物の成分であるコレステロール cholesterol（図 3·8），植物体に存在するシトステロールや菌類に含まれるエルゴステロール（図 3·9）などがある．

コレステロールは動物組織に最も多く存在する代表的なステロールであり，炭素数は 27，二重結合が 5 位に 1 個ある．血清中に存在するコレステロールの大部分（およそ 70％）は，水酸基に長鎖脂肪酸がエステル結合したエステル型コレステロールになっている．

コレステロールは，食物から摂取されるほかに，肝臓，副腎皮質，皮膚などで生合成される．コレステロールは，リン脂質とともに細胞膜を構成し，膜の流動性を下げ，安定化させるなど機

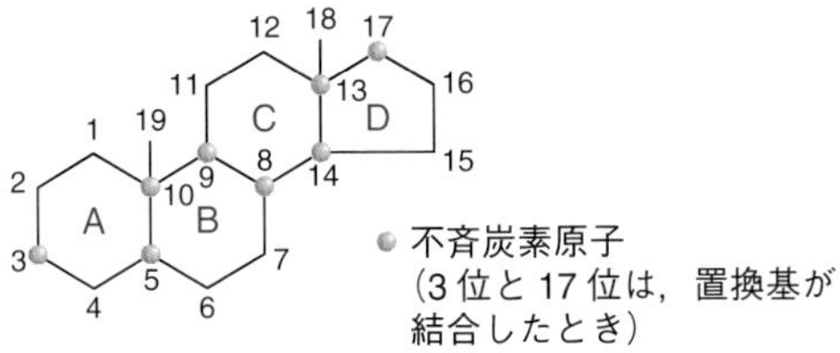

図 3·7 ステロイド核

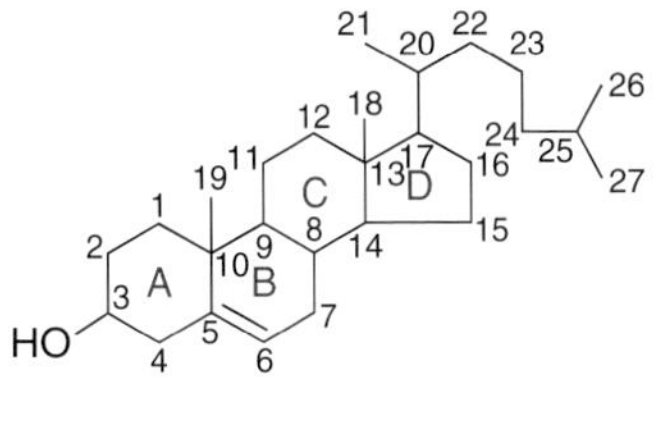

図 3·8 コレステロール

図 3·9 ステロール（プロビタミン D）

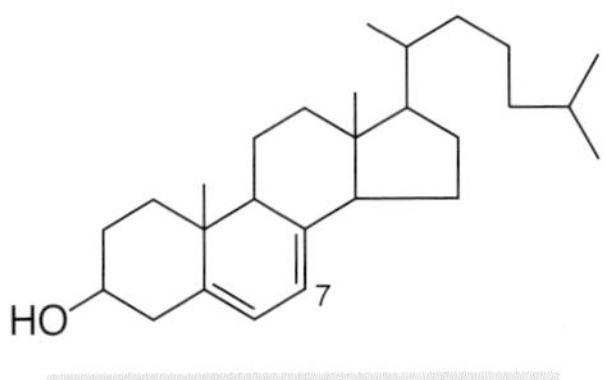

7-デヒドロコレステロール

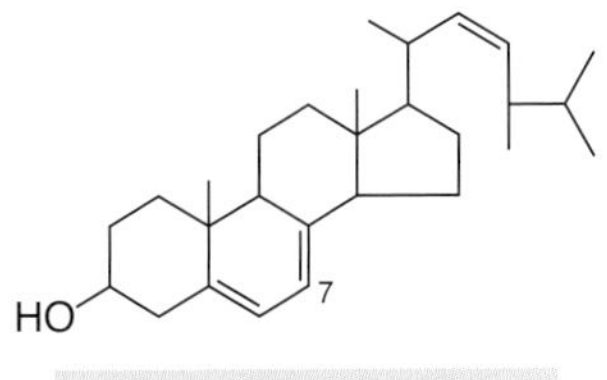

エルゴステロール

能維持に関与している．また，胆汁酸，ステロイドホルモン，ビタミン D_3 の生合成原料となる．リポタンパク質の成分として，脳神経組織，胆汁，卵黄などに多量に含まれている．

2)　胆汁酸

C_{24} ステロイドである胆汁酸 bile acid は胆汁の主成分で，大部分はグリシン glycine またはタウリン taurine とアミド結合して，抱合型胆汁酸のグリココール酸またはタウロコール酸となっている（図3・10）．ヒトでは，両者の比は約3：1である．胆汁酸は腸肝循環 enterohepatic circulation する．

コレステロールから生合成される主要な胆汁酸は，コール酸 cholic acid とケノデオキシコール酸 chenodeoxycholic acid で一次胆汁酸と呼ばれる．これらは，十二指腸に分泌された後に，腸内細菌により代謝を受け二次胆汁酸と呼ばれるデオキシコール酸 deoxycholic acid やリトコール酸 lithocholic acid になる．

3)　プロビタミン D　provitamin D

エルゴステロール ergosterol（プロビタミン D_2，図3・9）はキノコ類，カビ，酵母などに多く，

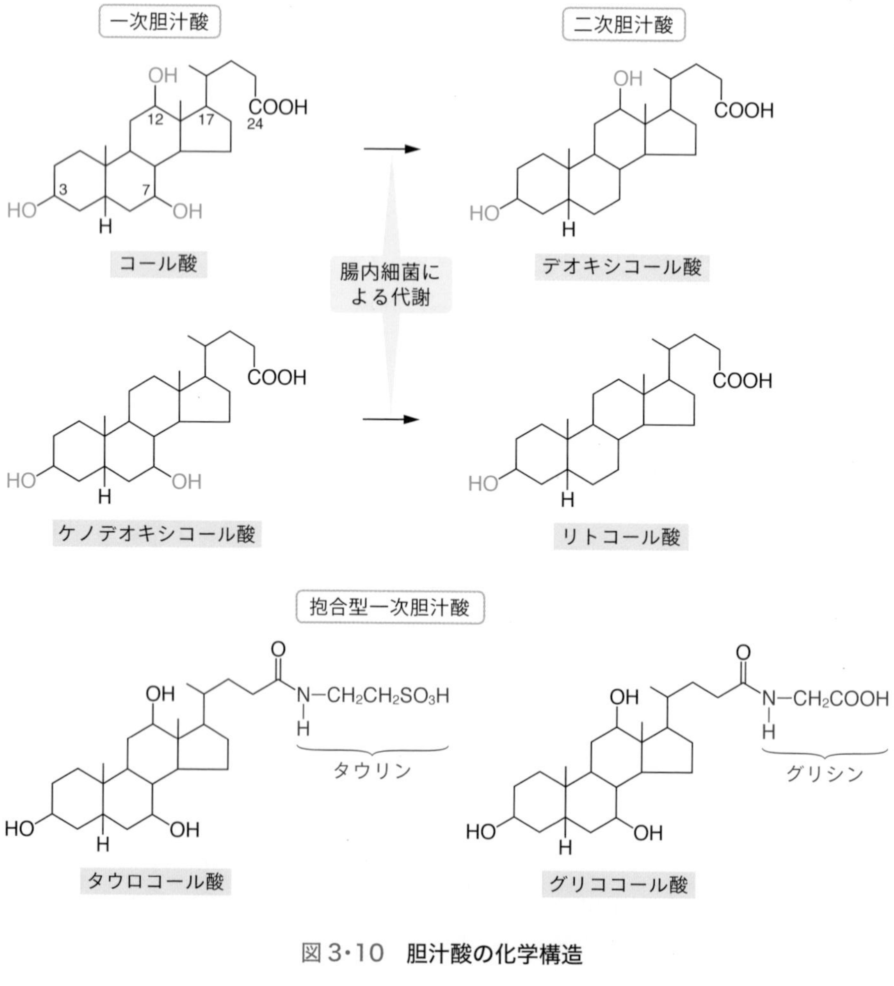

図3・10　胆汁酸の化学構造

日光中の有効紫外線（290〜330 nm）によりエルゴカルシフェロール（ビタミン D₂）に変化する．7-デヒドロコレステロール 7-dehydrocholesterol（プロビタミン D₃，図 3·9）は，肝油や動物組織，特に皮膚に多く，紫外線によりコレカルシフェロール（ビタミン D₃）に変化する．その後，ビタミン D は，ビタミン D 結合タンパク質と結合して体内に吸収され，肝臓と腎臓で水酸化され活性型ビタミン D となり，生理作用を発揮する（☞ 7−1 Ⓑ）．

4)　ステロイドホルモン　steroid hormone

　ステロイド骨格をもつホルモンには，炭素数が 18〜21 個までのものがある（図 3·11）．副腎皮質ホルモン，男性ホルモン，女性ホルモン（卵胞ホルモン，黄体ホルモン）は，コレステロールからプレグネノロンを経由して生合成される．

　副腎皮質ホルモン corticoid には，グルココルチコイド glucocorticoid（糖質コルチコイドとも

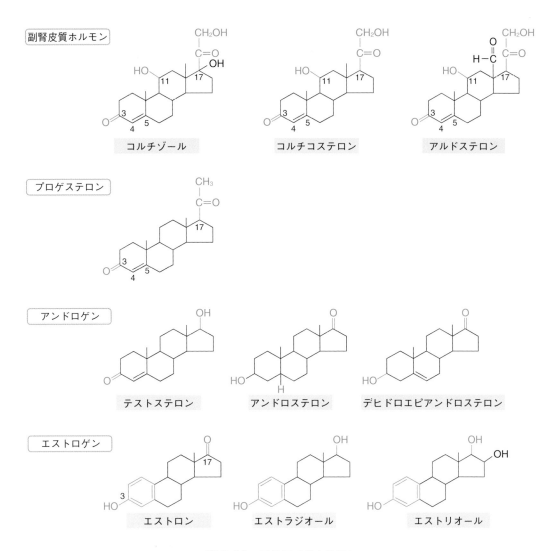

図 3·11　ステロイドホルモン

いう）とミネラルコルチコイド mineralcorticoid（鉱質コルチコイドともいう）がある．炭素数は 21 個，C3 位にケト基をもち，C4 位に二重結合，C11 位に水酸基，C17 位の側鎖が ―COCH$_2$OH 基である．アルドステロン aldosterone では，C18 位が―CH$_3$ ではなく―CHO となる．グルココルチコイドには，コルチゾール cortisol（ヒドロコルチゾン hydrocortisone），コルチゾン cortisone，コルチコステロン corticosterone があり，糖代謝，アミノ酸代謝，脂質代謝の調節に関与している．ミネラルコルチコイドには，アルドステロン，11−デオキシコルチコステロン 11−deoxycorticosterone があり，腎尿細管での Na$^+$ 再吸収と K$^+$ 排泄に関与している．グルココルチコイドは，弱いながらミネラルコルチコイド作用をもっている．

　男性ホルモン（アンドロゲン androgen）は，炭素数が 19 個，C3 位と C17 位はケト基または水酸基である．テストステロン testosterone では，C4 位に二重結合がある．男性生殖機能の発現と維持，精子形成促進，タンパク質同化促進作用がある．

　卵胞ホルモン（エストロゲン estrogen）は，炭素数が 18 個，C10 位にメチル基はなく，A 環はベンゼン環，C3 位に水酸基をもつ．C17 位はケト基または水酸基である．エストリオール estriol では，C16 位が水酸基である．その他にエストラジオール estradiol やエストロン estrone がある．

　黄体ホルモンの 1 つであるプロゲステロン progesterone は，炭素数が 21 個，C17 位に―COCH$_3$ または―CH(OH)CH$_3$，C3 位にケト基，C4 位に二重結合がある．妊娠の成立・維持作用，性周期後半の維持作用をもつ．

Ⓑ テルペノイド

　イソプレン isoprene が n 分子縮合したものを基本構造とする物質をテルペノイドと総称する（図 3・12）．炭素数から，ヘミテルペン（C$_5$），モノテルペン（C$_{10}$），セスキテルペン（C$_{15}$），ジテルペン（C$_{20}$），セスタテルペン（C$_{25}$），トリテルペン（C$_{30}$），テトラテルペン（C$_{40}$），およびその他のポリテルペンに分類される．一般に特有の強い香りを放ち，天然には多種のテルペンがある．カルテノイド，ビタミン A やステロイドもこれに属する化合物である．ビタミン E，K，ユビキノンやドリコールリン酸もイソプレン構造を含んでいる．

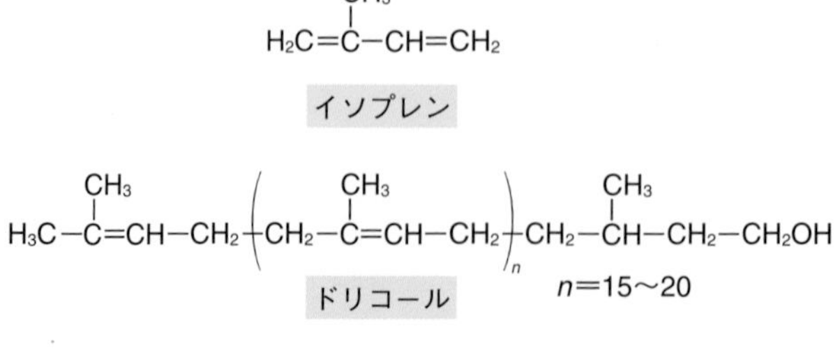

図 3・12　テルペノイド

3-6　リポタンパク質と血清脂質

　リポタンパク質 lipoprotein とは，脂質とタンパク質の複合体のことをいい，血清リポタンパク質，乳リポタンパク質，卵黄リポタンパク質などの可溶性リポタンパク質と細胞膜の構造リポタンパク質がある．リポタンパク質の基本構造は，トリアシルグリセロールとコレステロールエステルを芯とし，その表面を一層のリン脂質と遊離コレステロール，それにアポタンパク質からなる被膜でおおわれた，球状あるいは楕円球状の形をとっている（図3・13）．たとえば，低密度リポタンパク質 low density lipoprotein（LDL）の1分子は，アポリポタンパク質 B-100 が1分子，リン脂質が約700分子，遊離型コレステロールが約500分子，エステル型コレステロールが約1,500分子，トリアシルグリセロールが約300分子から構成されている．

　血清中では大部分の脂質はタンパク質と非共有結合で結合し，血清リポタンパク質として存在する．ヒトの血清リポタンパク質は密度に基づき分類される（表3・3）．キロミクロンから高密度リポタンパク質 high density lipoprotein（HDL）と粒子径が小さくなるに従い，タンパク質とリン脂質の割合が増加し，トリアシルグリセロールの割合は減少する．各分画にはそれぞれ固有のアポタンパク質（アポリポタンパク質の略称）があり，コレステロールをはじめ各脂質代謝に重要な役割を果たしており，肥満，生活習慣病と密接な関係がある．

　キロミクロンは，摂取した食物由来の脂質（主にトリアシルグリセロール）を含み，小腸粘膜上皮細胞でつくられ，リンパ管を経て血液中へ出る．肝臓で合成された脂質は腸管由来のもの同様，アポタンパク質とともにリポタンパク質粒子をつくって血中に分泌される．リポタンパク質の役目は，脂質をその吸収と合成の場である腸管や肝臓から，貯蔵の場である脂肪組織，あるいは利用の場である筋肉などの末梢組織へ運搬することにある（図3・14）．脂質，ことに中性脂

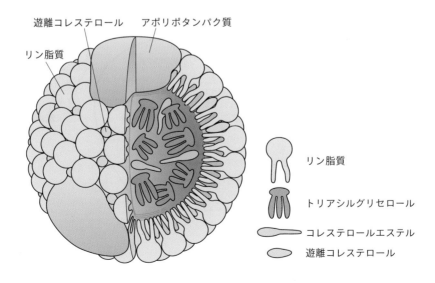

図3・13　**リポタンパク質の構造（一般化）**

肪は水に溶けないので，水と脂質の両方に対する親和性をもったタンパク質とリン脂質の助けを
かりて，血漿中に複合体として分散されている．

　キロミクロンは，摂取したトリアシルグリセロールおよびコレステロールなど食物由来の脂質
輸送にあたる．超低密度リポタンパク質 very low density lipoprotein（VLDL）は肝臓でつくら
れ，末梢への内因性トリアシルグリセロールの輸送を行う．中間密度リポタンパク質
intermediate density lipoprotein（IDL）は，VLDL から LDL が形成される過程の中間体で，

表3·3　ヒト血漿リポタンパク質の分類と主な組成

リポタンパク質	密　度 （g/mL）	直　径 （nm）	タンパク質 （%）	トリアシルグリ セロール（%）	遊離コレステ ロール（%）	コレステロール エステル（%）	リン脂質 （%）
キロミクロン	<0.94	75〜1000	1〜2	80〜95	1〜3	2〜4	3〜9
VLDL	0.94〜1.006	30〜90	6〜10	55〜60	4〜8	16〜22	10〜20
IDL	1.006〜1.019	25〜30	10〜18	24〜35	9〜15	30〜35	12〜26
LDL	1.019〜1.063	18〜25	20〜25	5〜15	6〜8	45〜50	18〜24
HDL	1.063〜1.21	5〜15	45〜55	5〜10	3〜5	15〜20	30〜50

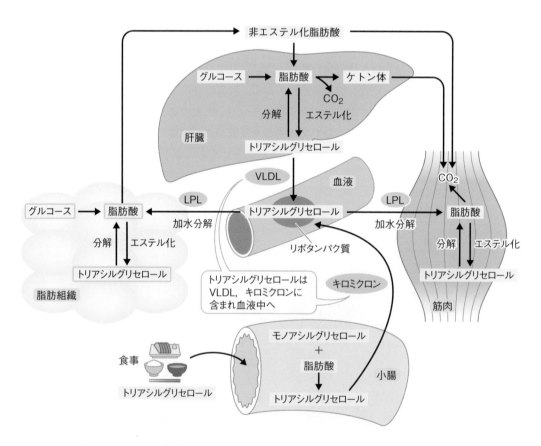

図3·14　リポタンパク質による脂質の輸送の代謝
CO_2（二酸化炭素）は，代謝により産生される．
LPL：リポタンパク質リパーゼ　lipoprotein lipase

LDL は肝臓で生合成されたコレステロールを肝臓から末梢組織へ，HDL はコレステロールのエステル化に関与し，末梢で余剰となったコレステロールエステルを肝臓へ輸送する機能をもつ．いろいろな細胞の細胞膜には，アポリポタンパク質 B-100 やアポリポタンパク質 E を認識する受容体が存在し，LDL など，これらのアポタンパク質を含むリポタンパク質が結合して細胞に取り込まれる．

　アポリポタンパク質は，血清リポタンパク質の構成成分として脂質の結合，転送に重要な役割を果たしている．アポリポタンパク質 A-I，A-II，A-IV，B-100，B-48，C-I，C-II，C-III，D，E など十数種以上が知られる（表3·4）．たとえば，HDL には，アポ A-I，A-II，C-I，C-II，C-III，E が含まれている．その中でアポリポタンパク質 A-I および C-II には，それぞれレシチン-コレステロールアシルトランスフェラーゼ lecithin-cholesterol acyltransferase（LCAT）活性化能およびリポタンパク質リパーゼ lipoprotein lipase（LPL）（☞ 11—1）活性化能があり，コレステロールやトリアシルグリセロールの運搬を助けている．

表3·4　**主要なアポリポタンパク質の性質**

アポリポ タンパク質	分　布	主な性質・機能	分子量 kDa	生合成
A-I	キロミクロン， HDL	LCATの補因子，HDLの構成タンパク質， HDL 受容体のリガンド	28	肝，小腸
A-II	キロミクロン， HDL	HDL の構成タンパク質，HDL 受容体の リガンド，LCAT を阻害，LPL を阻害	17	肝
A-IV	キロミクロン	キロミクロンとして分泌され，HDL に 転送される	46	小腸
Lp(a)	LDL，HDL	B-100 に結合，プラスミノーゲンと高 い相同性，LDL の取り込みを阻害	370～950	肝
B-100	VLDL，LDL， IDL	VLDL，IDL，LDL の構成タンパク質， LDL 受容体のリガンド	540	肝
B-48	キロミクロン	キロミクロンの生成と分泌に必須	264	小腸
C-I	キロミクロン， VLDL，HDL	LCAT の補因子，キロミクロンと VLDL レムナントの肝への取り込みを阻害	6.6	肝
C-II	キロミクロン， VLDL，HDL	LPL を活性化	8.9	肝
C-III	キロミクロン， VLDL，HDL	LPL を阻害，キロミクロンと VLDL レ ムナントの肝への取り込みを阻害	8.8	肝
D	HDL		32	
E，E2-E4	キロミクロン， VLDL，HDL	LDL 受容体と LRP のリガンド	34	肝

LCAT：レシチン-コレステロールアシルトランスフェラーゼ，LRP：LDL 受容体関連タンパク質

4 タンパク質

　タンパク質は細胞の乾燥重量の約50%を占める主要成分であり，さまざまな生命現象の発現にきわめて重要な役割を果たしている（表4・1）．タンパク質は遺伝子のもつ情報によって決められた順序で，多数のアミノ酸が直鎖状に重合したポリペプチドと総称される高分子物質であり，固有の立体構造と機能をもっている．そのうちアミノ酸だけでできているものを単純タンパク質 simple protein，アミノ酸以外の物質を含んでいるものを複合タンパク質 conjugated protein と呼ぶ．タンパク質の構造，性質，機能などは主として構成アミノ酸の種類とその並び方で決まるが，酵素の活性中心を形成する補欠分子族や酸素運搬に働くヘモグロビンのヘムのように，アミノ酸以外の部分がタンパク質の機能発現のうえでしばしば重要な役割を果たしている．なお，天然タンパク質の1本のポリペプチド鎖を構成しているアミノ酸の数は，小さいものでも40個前後はあり，知られている一番大きなものはタイチン titin（コネクチンともいう．筋細胞で筋原線維の働きを補助するタンパク質）で，アミノ酸の数は 35,000 個以上である．なお，人工的にはアミノ酸 10 個でもタンパク質の性質を示すポリペプチドがつくられている．

表4・1　タンパク質の生理的機能に基づく分類とその例

分　類	例
1. 酵素タンパク質	多数
2. 輸送タンパク質	ヘモグロビン，血清アルブミン，リポタンパク質
3. 収縮タンパク質	アクチン，ミオシン，チューブリン
4. 調節タンパク質	ペプチド性ホルモン，転写因子，ホルモン受容体
5. 防御タンパク質	免疫グロブリン，フィブリノーゲン，毒素タンパク質
6. 貯蔵タンパク質	フェリチン，卵白アルブミン，カゼイン
7. 構造タンパク質	コラーゲン，エラスチン，ケラチン

4-1　アミノ酸

Ⓐ アミノ酸の構造

　一般にアミノ基（—NH_2）とカルボキシ基（—COOH）の両方をもつ有機化合物をアミノ酸と呼ぶ．カルボキシ基の結合している炭素をα炭素といい，この炭素にさらにアミノ基が結合したアミノ酸がα-アミノ酸である．

$$\cdots \overset{\varepsilon}{C}H_2 - \overset{\delta}{C}H_2 - \overset{\gamma}{C}H_2 - \overset{\beta}{C}H_2 - \overset{\alpha}{C}H - COOH$$
$$\underset{NH_2}{|}$$

(a)

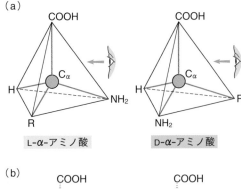

L-α-アミノ酸　　D-α-アミノ酸

(b)

L-α-アミノ酸　　D-α-アミノ酸

図 4·1　α-アミノ酸の構造

(a)は L 型, D 型の異性体を示す. α-炭素 (C_α) に結合している H 原子を自分の眼からみて C_α の反対側におき, カルボキシ基, 側鎖 (R), アミノ基の順に円を描いたとき, その円が左回りなら L 型, 右回りならば D 型である (CORN の法則).

　天然のタンパク質に含まれるアミノ酸はすべて α-アミノ酸である. グリシン以外のアミノ酸では, α 炭素 (C_α) に結合する 4 つの原子または原子団がすべて異なるので, C_α が不斉中心 (キラル中心ともいう) となり, 立体配置 configuration が異なる鏡像異性体 enantiomer が存在する. 鏡像関係にあるアミノ酸は, D 型, L 型と表す約束になっている (それぞれ, 右と左を意味するラテン語の *dexter* と *laevus* の頭文字に由来する) (図 4·1). しかし, 実際には正常なタンパク質を構成するアミノ酸はすべて L 型, すなわち L-アミノ酸である. なお, 近年, 眼の水晶体, 脳, その他種々の老化した組織のタンパク質に D 型に変化したアミノ酸 (特に D-アスパラギン酸) が見いだされ, 各種疾患との関連が注目されている. タンパク質を構成する L-α-アミノ酸には遺伝子の中の遺伝暗号によって決められているものが 20 種あり, プロリン以外はすべて図 4·1 のような構造をもち, 置換基 (R) が個々のアミノ酸により異なっている (表 4·2). プロリンは α-アミノ基と R 基の一部が結合して環状となり, イミノ酸構造をとっている.

　　　[注]　アミノ酸の不斉中心を表すのに, *RS* 絶対配置命名法も用いられている (*R*, *S* は同じくラテン語の右回りと左回りを意味する *rectus* と *sinister* に由来する. ☞ 表 4·2 脚注). 表 4·2 に示す構造からわかるように, C_α の絶対配置は, Cys(2*R*) 以外のアミノ酸は Gly を除いてすべて 2*S* である. C_α 以外のキラル中心をもつ次の 2 個のアミノ酸の絶対配置は, Ile(2*S*, 3*S*), Thr(2*S*, 3*R*) である.

　また, システインの S 原子が Se に置き換わった構造をもつセレノシステイン (R：—CH_2—SeH) を含むタンパク質 (哺乳動物ではグルタチオンペルオキシダーゼ, チオレドキシンレダクターゼなど 20 種以上), さらに原核生物ではピロリシン*を含むタンパク質がつくられることが知られている.

---

*R：—CH_2—CH_2—CH_2—CH_2—NH—CO

表4·2 タンパク質を構成する20種のアミノ酸とそれらの中性pHにおける構造

分 類	名 称		略 号		分子量	側鎖のpKa	等電点
			3文字	1文字			
中性アミノ酸							
脂肪族アミノ酸	グリシン	glycine	Gly	G	75.1		6.0
	アラニン	alanine	Ala	A	89.1		6.0
分枝アミノ酸	バリン	valine	Val	V	117.1		6.0
	ロイシン	leucine	Leu	L	131.2		6.0
	イソロイシン	isoleucine	Ile	I	131.2		6.0
ヒドロキシアミノ酸	セリン	serine	Ser	S	105.1		5.7
	トレオニン	threonine	Thr	T	119.1		6.2
含硫アミノ酸	システイン	cysteine	Cys	C	121.1	8.2	5.1
	メチオニン	methionine	Met	M	149.2		5.7
酸アミドアミノ酸	アスパラギン	asparagine	Asn	N	132.1		5.4
	グルタミン	glutamine	Gln	Q	146.2		5.7
イミノ酸	プロリン	proline	Pro	P	115.1		6.3
芳香族アミノ酸	フェニルアラニン	phenylalanine	Phe	F	165.2		5.5
	チロシン	tyrosine	Tyr	Y	181.2	10.1	5.7
	トリプトファン	tryptophan	Trp	W	204.2		5.9
酸性アミノ酸	アスパラギン酸	aspartic acid	Asp	D	133.1	3.7	2.8
	グルタミン酸	glutamic acid	Glu	E	147.1	4.3	3.2
塩基性アミノ酸	リシン	lysine	Lys	K	146.2	10.5	9.7
	アルギニン	arginine	Arg	R	174.2	12.5	10.8
	ヒスチジン	histidine	His	H	155.2	6.0	7.6

●不斉炭素の chirality と RS命名法
　不斉炭素に直接結合している原子(団)に以下のような方法で優先順位をつける。その順位がA<B<C<Dであるとする。Aを自分の目からみて不斉炭素の反対側におき(目から最も遠い位置)、高い順位から低い順位(D→C→B)にむかって円を描いたとき、その円が時計回り(右回り)ならばR配置(R-configuration)、反時計回り(左回り)ならばS配置(S-configuration)という。
●優先順位の付け方
　規則1: 不斉炭素に直接結合している原子を考える。最も原子番号の小さい原子を最低順位とする。
　規則2: 2つのグループの最初の原子が同じとき、その次に結合している原子について、規則1を適用する。たとえばCH₃はCH₂OHよりも低い順位となる。
　規則3: 二重結合、三重結合の場合には、その原子がそれぞれ2個および3個結合しているとみなす。たとえばCHO>CH₂OHである。

[注] セレノシステインがタンパク質に取り込まれる場合には，セリン tRNA 合成酵素の働きでつくられたセリン tRNA からセレノシステイン tRNA がつくられる．ピロリシンについては，ピロリシン tRNA 合成酵素が存在する．セレノシステインとピロリシンのコドンはそれぞれ普通は停止（終止）コドンとして使われる UGA と UAG である（☞ 20―4）.

　コラーゲンに多いヒドロキシリシンやヒドロキシプロリンなどのように，遺伝暗号で規定された 20 種以外のアミノ酸がタンパク質に含まれることがあるが，これらはタンパク質の合成終了後にリシンやプロリンなどが二次的に変化を受けてできたものである．また生体内にはタンパク質構成アミノ酸以外にも多くの種類のアミノ酸が存在し，これらの中には代謝経路の中間体や生理活性の発現に関係のある重要なアミノ酸が含まれている（図 4·2）．なお最近，D-アスパラギン酸や D-セリンのような遊離型の D-アミノ酸がヒトの体内のいろいろな組織に存在することが明らかにされ，その生理的な機能にも関心が向けられている.

Ⓑ タンパク質構成アミノ酸の分類

　各アミノ酸の化学構造のうえで互いに異なるのは側鎖すなわち―R（図 4·1）の部分であり，アミノ酸は主として側鎖の構造や性質によって分類される（表 4·2）．このほか，さまざまな観点からのアミノ酸の分類，たとえば，栄養学的にみた分類（必須アミノ酸と非必須アミノ酸），アミノ酸代謝のうえからみた分類（糖原性アミノ酸とケト原性アミノ酸）などがある.

1) 化学構造による分類

　アミノ酸をそれぞれのもつカルボキシ基とアミノ基の数から，①中性アミノ酸（モノアミノ・モノカルボン酸），②酸性アミノ酸（モノアミノ・ジカルボン酸）および③塩基性アミノ酸（ジアミノ・モノカルボン酸）に分けることができる．塩基性アミノ酸にはリシンおよびアルギニン

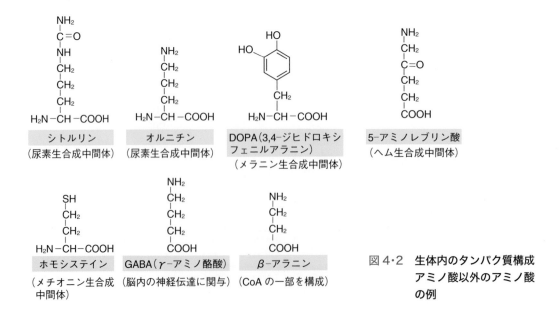

図 4·2　生体内のタンパク質構成アミノ酸以外のアミノ酸の例

に加えヒスチジンを含める．酸性アミノ酸はアスパラギン酸とグルタミン酸であり，その他はすべて中性アミノ酸である．中性アミノ酸のうち，グリシン，アラニン，バリン，ロイシン，イソロイシンは脂肪族炭化水素を側鎖にもち，特に炭化水素鎖に枝分かれをもつ後の3つは分枝アミノ酸と呼ばれる．セリンとトレオニンは水酸基をもつヒドロキシアミノ酸，フェニルアラニン，チロシン，トリプトファンは側鎖にベンゼン核を含む芳香族アミノ酸である．またシステインとメチオニンはS原子を含むので含硫アミノ酸と呼ばれ，アスパラギンとグルタミンは側鎖に酸アミド構造をもっている．なお，すでに述べたように，プロリンはアミノ酸に含められるが，実際には環状イミノ酸である．アミノ酸の表示には表4・2に示した1文字または3文字の略号がしばしば用いられる．

2) 側鎖の性質による分類

　後に述べるように，タンパク質はアミノ酸が α-カルボキシ基と別のアミノ酸の α-アミノ基との間でペプチド結合をつくり，遺伝子によって指令された順序で次々に重合したものである．そして，タンパク質が立体構造を形成し，その機能を発現するうえで重要なことは，どのような性質の側鎖をもったアミノ酸がどのような順序で配列しているかということである．そこで，アミノ酸をその側鎖の性質に基づき，特に中性付近での水（生命現象は水の中で起こっている）との相互作用から分類することが行われている．

①**疎水性（非極性）アミノ酸**：水分子との親和性が非常に低い側鎖をもつもので，そのような側鎖は水の中では，水を避け互いに集まろうとする疎水性相互作用を示す．Gly，Ile，Val，Leu，Phe，Ala，Met，Pro，Trp などがこれに属する．

②**親水性（極性）アミノ酸**：中性 pH で解離し，極性の強いものには，酸性（負電荷を帯びる）の Asp，Glu と塩基性（正電荷を帯びる）の Arg，Lys，His とがある．Asn，Gln，Thr，Ser，Tyr，Cys は中性の親水性アミノ酸に含められている．なお，Tyr と Cys は高い pH では解離する OH 基や SH 基をもっている．

Ⓒ アミノ酸の性質

1) アミノ酸の解離

　アミノ酸は分子の中に α 炭素に結合したカルボキシ基とアミノ基という2種類の解離基をもつ弱電解質であり，さらに側鎖にも解離性の基をもつものがある．水溶液中では，その pH によってアミノ酸の解離状態は次のように変化する（ただし，側鎖 R には解離性の基を含まないものとする）．

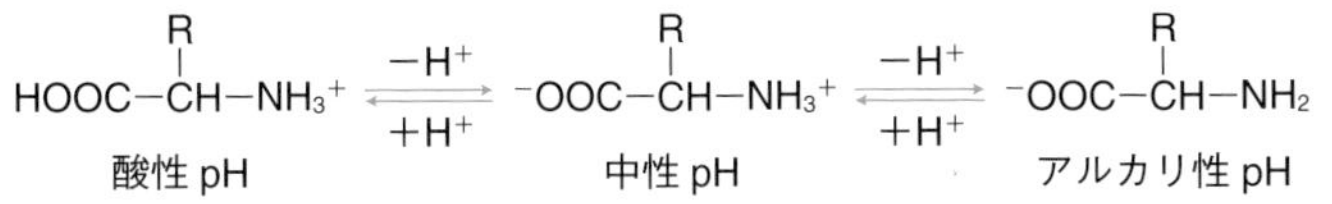

$$\underset{\text{酸性 pH}}{\text{HOOC--CH--NH}_3^+} \underset{+H^+}{\overset{-H^+}{\rightleftharpoons}} \underset{\text{中性 pH}}{{}^-\text{OOC--CH--NH}_3^+} \underset{+H^+}{\overset{-H^+}{\rightleftharpoons}} \underset{\text{アルカリ性 pH}}{{}^-\text{OOC--CH--NH}_2}$$

（各構造の上部に側鎖 R）

中性付近ではアミノ酸のアミノ基とカルボキシ基とが同時にイオン化して同一分子内に正と負の両方の電荷を帯びており，このようなイオンは両性イオン amphoteric ion といわれる（双極子イオン dipolar ion，双性イオン zwitter ion ともいう）．これに酸を加えると（pH を下げると）

プロトン（H$^+$）受容体すなわち塩基として反応し（❶），塩基を加えると（pHを上げると）H$^+$供与体すなわち酸として働く（❷）．このような酸および塩基の両方の性質を示す物質は両性電解質 ampholyte と呼ばれる．

$$\begin{array}{ccccc}
\underset{\text{R}}{\text{HOOC−CH−NH}_3{}^+} & \underset{\text{H}_2\text{O} \quad \text{H}_3\text{O}^+}{\overset{❶}{\rightleftarrows}} & \underset{\text{R}}{{}^-\text{OOC−CH−NH}_3{}^+} & \underset{\text{OH}^- \quad \text{H}_2\text{O}}{\overset{❷}{\rightleftarrows}} & \underset{\text{R}}{{}^-\text{OOC−CH−NH}_2}
\end{array}$$

溶液のpHは水素イオン濃度 [H$^+$] を示すものとして pH$=-\log$[H$^+$]で定義される．また，一般にアミノ酸の解離基は酸として

$$\text{HA} \rightleftarrows \text{H}^+ + \text{A}^-$$

（カルボキシ基は，$-\text{COOH} \overset{K_{a1}}{\rightleftarrows} -\text{COO}^- + \text{H}^+$，アミノ基は，$-\text{NH}_3{}^+ \overset{K_{a2}}{\rightleftarrows} -\text{NH}_2 + \text{H}^+$）

で表され，そのプロトン（H$^+$）との親和性の強さを示す指標として p$K_a=-\log K_a$ が用いられる．なお，

$$K_a（解離定数）= \frac{[\text{H}^+][\text{A}^-]}{[\text{HA}]} \tag{1}$$

である．α-アミノ酸はいずれも（α炭素に結合する）カルボキシ基についての pK_a（2.2付近）とアミノ基についての pK_a（9.5付近）とをもち，さらに解離性側鎖を含むアミノ酸（Asp, Glu, Arg, Lys, His, Tyr, Cys）では第3の pK_a をもつ（表4・2）．なお，各 pK_a は pH の低いほうから，pK_{a1}，pK_{a2}，pK_{a3} と呼ばれる．式(1)から，

$$\text{pH}=\text{p}K_a+\log\frac{[\text{A}^-]}{[\text{HA}]} \tag{2}$$

の関係（ヘンダーソン・ハッセルバルヒ Henderson–Hasselbalch の式）が得られる．解離基の pK_a が知られていれば，この式から，あるpHでその基の解離している割合を知ることができる．特に pH$=$pK_a のときは，その解離基のちょうど半分がイオン化していることが知られる．アミノ酸は pH によって異なった実質電荷をもつが，解離基のもつ正負の電荷がちょうど打ち消し合って，正味が0になるような pH を等電点 isoelectric point と呼び，pIで表す．分子全体の電荷は pH により複雑に変化するが，モノアミノ・モノカルボン酸（2つの pK_a をもつ）では pI$=$(pK_{a1}+pK_{a2})/2 の関係から pI（6.0付近）が容易に求められる．また，3つの解離基をもつアミノ酸では支配的な2つの pK_a を考える．すなわち，pI は正味の正電荷をもつ分子種と負電荷をもつ分子種の両方が存在する pH 範囲，たとえばアスパラギン酸では pK_{a1}（$=1.9$）と pK_{a2}（$=3.7$），リシンでは pK_{a2}（$=8.9$）と pK_{a3}（$=10.5$）の間にあるはずなので，それらの pK_a の値から同様に算出される．アスパラギン酸では pI$=$(pK_{a1}+pK_{a2})/2$=$(1.9+3.7)/2$=$2.8，リシンでは pI$=$(pK_{a2}+pK_{a3})/2$=$(8.9+10.5)/2$=$9.7 となる．

2）アミノ酸の反応

アミノ酸はそのカルボキシ基とアミノ基が適当な pH においてカルボン酸やアミンとしての反応を示す．エステルやアミドを形成するほか，側鎖に特有の反応が多く知られている．たとえば Cys は有機水銀の1つである p-メルクリ安息香酸と 1:1 で反応する．

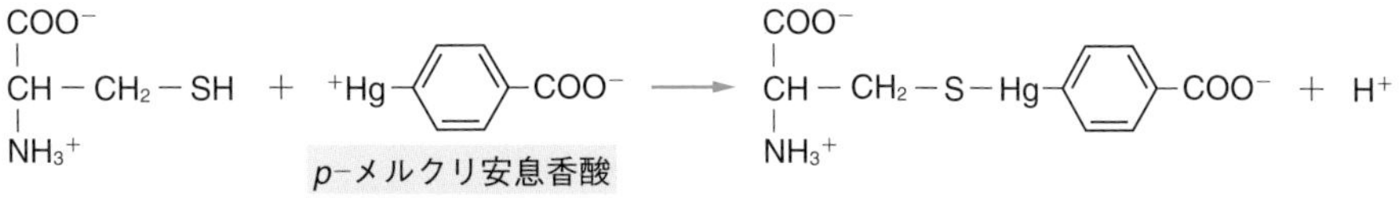

ニンヒドリン ninhydrin はアミノ酸と加熱すると，共役二重結合の多い紫色（Pro は黄色）の着色物質を生成するので，アミノ酸の検出や比色定量に用いられる．また，フルオレサミンや o-フタルアルデヒドなどはアミノ基と反応して蛍光物質をつくるので，アミノ酸の高感度定量に用いられている．

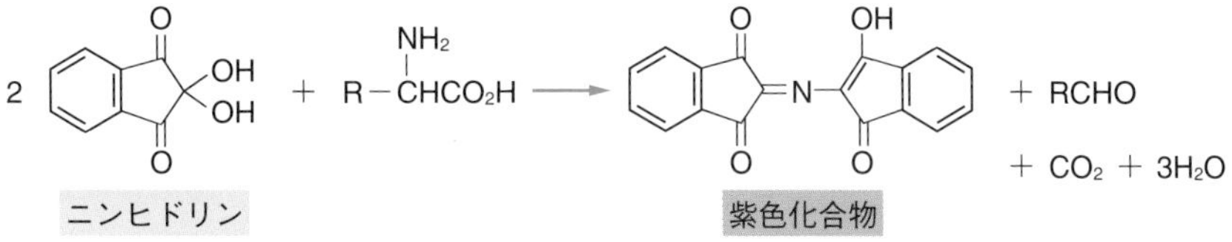

4-2 タンパク質

Ⓐ ペプチドとペプチド結合

1 分子のアミノ酸の α-カルボキシ基ともう 1 分子のアミノ酸の α-アミノ基から水分子が取り除かれること（脱水）によって，ペプチド結合が形成される（図 4·3）．2, 3 あるいは 4 個のアミノ酸からなるペプチドを，それぞれジペプチド，トリペプチド，テトラペプチドという．数個（10 個以下）のアミノ酸からなるものをオリゴペプチド，それ以上のアミノ酸が結合するとポリペプチドという．タンパク質は数百から数千のアミノ酸からなるポリペプチドである．ペプチド中のアミノ酸は正味 1 分子の水が取り除かれているので，アミノ酸残基 amino acid residue と呼ばれる．遊離の α-アミノ基をもつ末端のアミノ酸残基をアミノ末端（N 末），遊離の α-カルボキシ基をもつ末端のアミノ酸残基をカルボキシ末端（C 末）と称する．末端の残基は化学修飾されていることがある（N 末端アセチル化：CH_3—CO—NH—，C 末端アミド化：—CO—NH_2 など）．ペプチドのアミノ酸配列を記述する場合，N 末から C 末に向かってアミノ酸残基を書き下す約束になっている．細胞内では，熱力学的にペプチド結合形成は起こりにくい反応である．よって，リボソームでタンパク質が生合成されるときには，個々のアミノ酸はアミノアシル tRNA という形に活性化されて，既存のペプチド鎖に結合される（☞ 20—4 Ⓑ）．

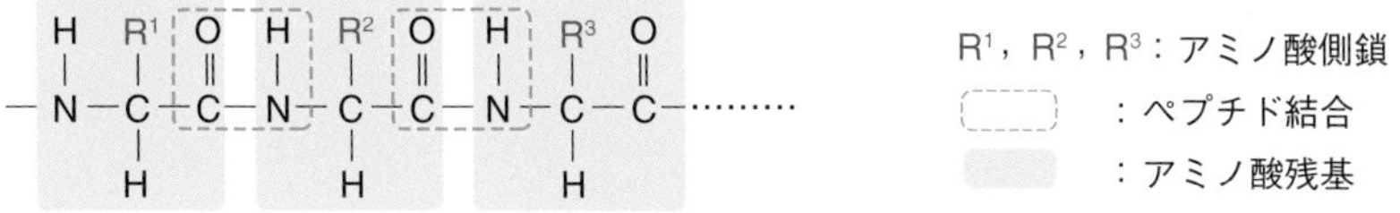

R^1, R^2, R^3：アミノ酸側鎖
　　　：ペプチド結合
　　　：アミノ酸残基

図 4·3　ペプチド結合

Ⓑ タンパク質の構造

タンパク質の構造は一次構造から四次構造までの4段階に分けて記述される.

1) 一次構造

一次構造 primary structure とはアミノ酸配列を指す（ジスルフィド結合も含む）.図4·4に示すように,ペプチド結合は共鳴構造をとっているのでペプチド結合にあずかっている6原子（C_α—CO—NH—C_α）は同一平面内にあり,カルボニル基の酸素原子とアミド窒素の水素原子はトランス配置にある.よって,一次構造は,N—C_α,C_α—C 間で回転できるが,ペプチド基のN—C結合は回転できない四辺形平板がつながった構造と考えればよい.

2) 二次構造

タンパク質の中の空間的原子配置をコンホメーション conformation（立体配座）という.コンホメーション変化とは,共有結合を切断せずに,1つの構造から別の構造に変換されることを意味する.ペプチド鎖は,C_α の位置で回転できるので,タンパク質は無数のコンホメーションをとりうる.しかし実際には,その中で最も熱力学的に安定したコンホメーションをとることが多く,そのような構造が,酵素あるいは構造タンパク質として機能的に活性であることが知られている.ポリペプチドの主鎖部分についてみると,その一部が特定の規則性のあるコンホメーションをとることがあり,それを二次構造 secondary structure という.その代表が,α ヘリックス α helix,β 構造 β structure,β ターン β turn である.

α ヘリックス（図4·5）は,3.6残基で1回転するらせん構造をとっており,そのピッチ（長軸方向のらせん1回転の長さ）は5.4Å（$1\text{Å} = 0.1 \text{ nm} = 10^{-10}$ m）である.各アミノ酸のカルボニル酸素は同一らせん内の4残基C末側のアミノ酸のアミド水素と,らせん軸にほぼ平行な水素結合を形成する.これにより α ヘリックスは安定化されている.水素結合を形成できないプロリンは α ヘリックス内にほとんど見いだされない.側鎖はらせんの外に突き出していて,隣り合う側鎖は約100°ずつずれている.理論的には,右巻き・左巻きのヘリックスが可能であるが,左巻きのヘリックスは見いだされていない.

β 構造（図4·5）では,ペプチド主鎖がジグザグ状にやや伸びた状態で,隣り合う β 構造主鎖は互いのカルボニル基とアミド基との間に水素結合を形成して安定化される.何本かの β 構造主鎖が隣接して並ぶとひだ状の構造をとるので,β シートと呼ばれる.同じ主鎖内で隣り合うアミノ酸残基の側鎖はシートから互いに反対の方向に突き出している.β シートでは,隣り合った主鎖は互いに平行（N末からC末の方向性が同じ）か逆平行であり,両者ともタンパク質に見いだされている.β シートは一次構造中比較的近いペプチド鎖間で形成されることが多いが,かけ離れたペプチド鎖間あるいは異なるポリペプチドの間で形成されることもある.β シート同士が重なり合って層状をなすことが多い.この立体的制約のために,かさばった側鎖をもつアミノ酸

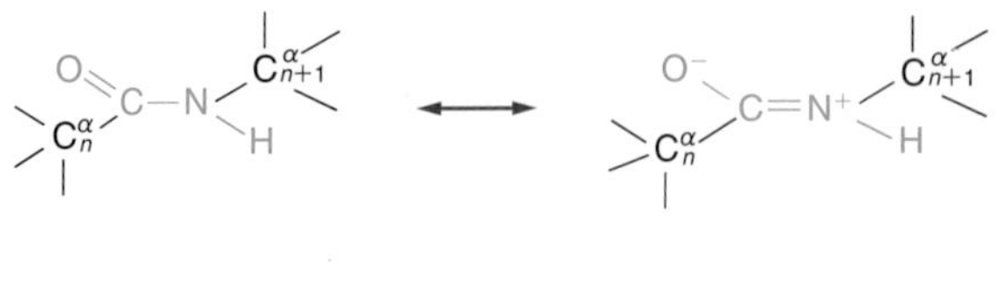

図4·4　ペプチド結合の共鳴構造

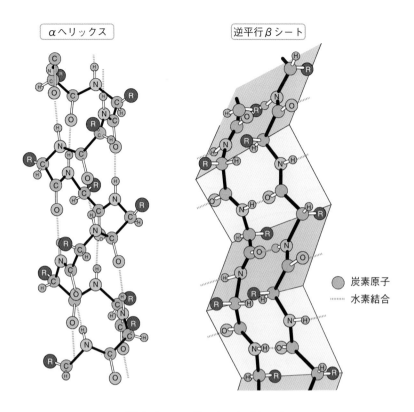

図4·5 αヘリックスとβシート

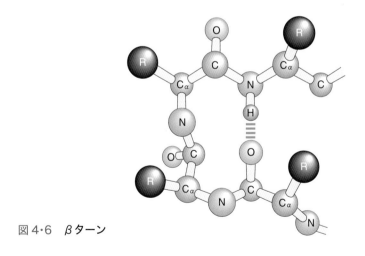

図4·6 βターン

はあまりみられず，グリシンやアラニンなどの含量が比較的多い．

αヘリックスにしろβ構造にしろ，主鎖が180°折り返す部分には特徴的なβターン（図4·6）がみられる．1番目のアミノ酸残基のカルボニル酸素と4番目のアミド窒素の間に水素結合が形成される．βターンには，回転しやすいグリシン，容易にシス構造をとるプロリンがよくみられる．

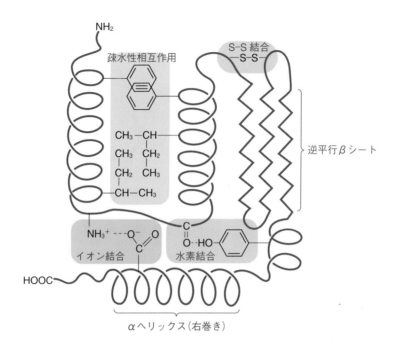

NH₂

疎水性相互作用

S–S 結合
S–S

逆平行 β シート

CH₃–CH
CH₃　CH₂
CH₂　CH₃
CH–CH₃

NH₃⁺ ---O⁻
イオン結合

C
O--HO
水素結合

HOOC

αヘリックス（右巻き）

図 4·7　タンパク質の立体構造を形成する各種の結合

βターン以外のαヘリックスやβ構造をつないでいる比較的不規則な部位はループ構造と呼ばれる.

3)　三次構造

　以上のような二次構造に加えて，図4·7に示すような，分子内の水素結合・イオン結合・疎水性相互作用・ジスルフィド結合（S—S結合）が加わり，ポリペプチドは折りたたまれた立体構造をとる．このような主鎖，側鎖を含めた全体の立体構造を三次構造 tertiary structure という．ミオグロビンは最初にその三次構造が解明されたタンパク質である（図4·8）.

4)　四次構造

　タンパク質の中には，複数のポリペプチドが会合して機能するものもある．このようなタンパク質をオリゴマータンパク質と呼び，個々のポリペプチドをサブユニットという．サブユニットが同一のこともあれば，異なることもある．このオリゴマー構造を四次構造 quaternary structure と呼ぶ．ヘモグロビンは最初にその四次構造が解かれたタンパク質であり，αサブユニット2個，βサブユニット2個からなる四量体（$\alpha_2\beta_2$）である（図4·9）（☞24—1）.

Ⓒ　タンパク質の分類

1)　構成成分による分類

　アミノ酸のみからなるタンパク質を単純タンパク質といい，それ以外の成分を含む場合，複合タンパク質という．化学的性質により分類すれば，リポタンパク質は脂質を，糖タンパク質は糖

（a）

1	2	3	4	5	6	7	8	9	10	11	12	13	14	15	16	17	18	19	20	21	22	23	24	25	26	27	28	29	30
Val	Leu	Ser	Glu	Gly	Glu	Trp	Gln	Leu	Val	Leu	His	Val	Trp	Ala	Lys	Val	Glu	Ala	Asp	Val	Ala	Gly	His	Gly	Gln	Asp	Ile	Leu	Ile

31	32	33	34	35	36	37	38	39	40	41	42	43	44	45	46	47	48	49	50	51	52	53	54	55	56	57	58	59	60	61
Arg	Leu	Phe	Lys	Ser	His	Pro	Glu	Thr	Leu	Glu	Lys	Phe	Asp	Arg	Phe	Lys	His	Leu	Lys	Thr	Glu	Ala	Glu	Met	Lys	Ala	Ser	Glu	Asp	Leu

62	63	64	65	66	67	68	69	70	71	72	73	74	75	76	77	78	79	80	81	82	83	84	85	86	87	88	89	90	91	92
Lys	Lys	His	Gly	Val	Thr	Val	Leu	Thr	Ala	Leu	Gly	Ala	Ile	Leu	Lys	Lys	Lys	Gly	His	His	Glu	Ala	Glu	Leu	Lys	Pro	Leu	Ala	Gln	Ser

93	94	95	96	97	98	99	100	101	102	103	104	105	106	107	108	109	110	111	112	113	114	115	116	117	118	119	120	121	122	123
His	Ala	Thr	Lys	His	Lys	Ile	Pro	Ile	Lys	Tyr	Leu	Glu	Phe	Ile	Ser	Glu	Ala	Ile	Ile	His	Val	Leu	His	Ser	Arg	His	Pro	Gly	Asp	Phe

124	125	126	127	128	129	130	131	132	133	134	135	136	137	138	139	140	141	142	143	144	145	146	147	148	149	150	151	152	153
Gly	Ala	Asp	Ala	Gln	Gly	Ala	Met	Asn	Lys	Ala	Leu	Glu	Leu	Phe	Arg	Lys	Asp	Ile	Ala	Ala	Lys	Tyr	Lys	Glu	Leu	Gly	Tyr	Gln	Gly

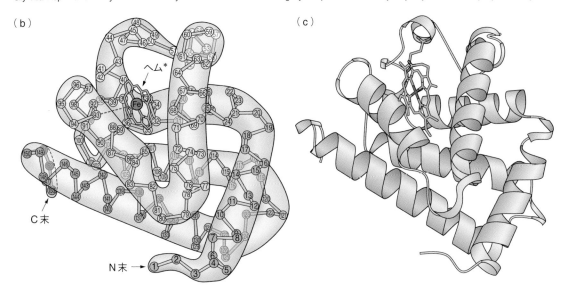

図 4·8　ミオグロビンの一次構造（a），三次構造（b）および結晶構造（c）
* ヘム鉄は 93 番目のヒスチジンと配位結合している.
注）ミオグロビンの二次構造の約 75％は α ヘリックスである.
[Dickerson, Geis：Hemoglobin, The Benjamin/Cummings Publishing Company Inc., 1983 より引用]

を，金属タンパク質は鉄や銅などの金属を含んでいる. また補酵素を補欠分子族として共有結合
しているものもある（⇨ 6—2）. タンパク質の等電点の違いにより，塩基性タンパク質と酸性
タンパク質が区別される.

2）形状による分類

　タンパク質は形状により，線維状タンパク質と球状タンパク質に分けられる. α–ケラチン，
コラーゲンは線維状タンパク質の代表である. α–ケラチンは毛髪や爪の主成分で，比較的疎水
性のアミノ酸（バリン，ロイシン，イソロイシン）を主体とした純粋の右巻き α ヘリックスか
らなる. コラーゲンは，腱・軟骨・骨・角膜の結合組織の主成分であり，Gly—X—Pro あるい
は Gly—X—Hyp（X は任意のアミノ酸，Hyp はヒドロキシプロリン）のトリペプチド単位が
繰り返される右巻きの α 鎖を基本単位としている（⇨ 24—7）.

　球状タンパク質の代表はミオグロビンであるが，これまで数多くの球状タンパク質の構造が明
らかにされ，共通の構造パターンから，次に述べるような超二次構造 supersecondary structure
による分類が可能となった.

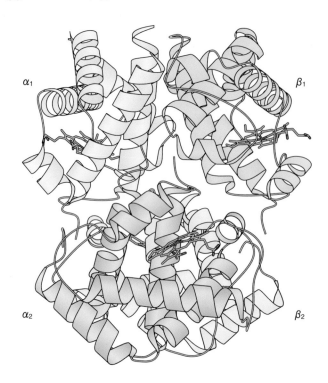

α_1　β_1

α_2　β_2

図4·9　ヘモグロビンの四次構造

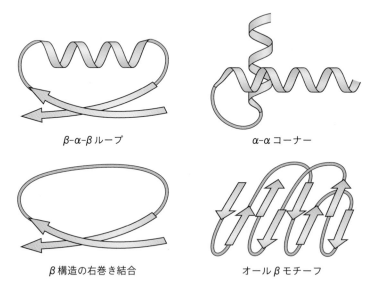

β-α-β ループ　　　　α-α コーナー

β 構造の右巻き結合　　　オール β モチーフ　　図4·10　代表的なモチーフ

3)　超二次構造による分類

　超二次構造（モチーフ motif/折りたたみ fold とも呼ばれる）は，いくつかの二次構造が結合して一定の安定な構造をとったものをいう．図4·10 に代表的なモチーフを掲げる．β-α-β ループや α-α コーナーのように，2つの二次構造間に挟まれた内部は水を排除するので，疎水性アミノ酸残基を含む主鎖同士の結合を安定化する．β 構造同士の結合はほとんど右巻きであり，左

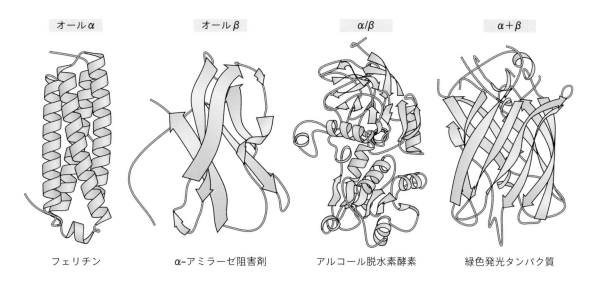

オールα	オールβ	α/β	α+β
フェリチン	α-アミラーゼ阻害剤	アルコール脱水素酵素	緑色発光タンパク質

図4・11　超二次構造によるタンパク質の分類

巻き結合はまれである。オールβモチーフは，互いに交差せずまた結び目をつくらないでβシートを形成し安定化する。このような超二次構造に基づいて，現在タンパク質構造は，オールα，オールβ，α/β（α，β領域が交互にあるいは散在），α+β（α，β領域が別のドメインに存在）に分類されている（図4・11）。この分類によって，一次構造の類似性がきわめて高いタンパク質同士（ファミリー），一次構造はまったく異なるが，同じような超二次構造をもち類似した生理機能をもつタンパク質同士（スーパーファミリー）の比較，検討が容易になった。

Ⓓ タンパク質の性質

　アミノ酸以外の成分を含まない単純タンパク質に含まれるおおよそのアミノ酸残基数は，分子量を110で除すと得られる。

　　［注］　さまざまなタンパク質に含まれる個々のアミノ酸の割合から計算するとアミノ酸の平均分子量は128となる（20種のアミノ酸の平均分子量は138）。これから，水の分子量18を引くと110が得られる。

　一般にタンパク質は水または低濃度の塩類溶液に溶け，アミノ酸と同様に両性電解質の性質を示し，それぞれに固有な等電点(pI)をもつ。タンパク質のもつ電荷はpIの両側では正負が異なっており，この性質は電気泳動やイオン交換クロマトグラフィーによるタンパク質の分画に利用されている。タンパク質の溶解度は，普通，pI付近で最も低い。なお，生体膜の内部に埋もれているようなタンパク質は，疎水性アミノ酸の含有率が高く水に溶けにくいので，界面活性剤を加え混合ミセルとして溶解させる。一般にタンパク質は，その溶液に高濃度の塩類（硫安など）を加えると沈殿する。これは塩析と呼ばれ，溶解度の差を利用したタンパク質分画法として用いられている。また，タンパク質は有機溶媒（アルコール，アセトンなど），酸類（トリクロロ酢酸，過塩素酸，スルホサリチル酸），重金属塩などの添加によっても沈殿する。

　タンパク質は紫外部の光をよく吸収し，波長 280 nm 付近にチロシン，トリプトファンなどの芳香族アミノ酸残基による吸収極大を示す．また，側鎖の反応性によるさまざまな呈色反応が知られている．これらはタンパク質の検出や定量に用いられることがある．なお，タンパク質の定量に用いられるビューレット反応（アルカリ性溶液中でタンパク質が Cu^{2+} と結合して，赤紫に発色する）はペプチド結合の存在に基づくものである．さらに，タンパク質は強酸（6N 塩酸）中で加熱すると構成成分である L-α-アミノ酸にまで加水分解される．この分解産物を高速液体クロマトグラフィーを用いて分析することによりタンパク質のアミノ酸組成を知ることができる．

Ⓔ タンパク質の変性

　たとえば，卵白を加熱し，凝固させた場合のように，何らかの原因により，タンパク質のペプチド結合が切断されることなく高次構造が破壊され（一次構造は変化しない），天然のタンパク質のとっていた構造とは著しく異なる状態となり，その物性が変化してしまうことがある．これを変性 denaturation という．原因には化学的原因（極端に高いあるいは低い pH，有機溶媒，尿素や塩酸グアニジンなどの変性剤，界面活性剤など）と物理的原因（加熱，凍結，かく拌，紫外線，放射線，超音波など）がある．変性すると，タンパク質の高次構造を保っている非共有結合が切れ，各ペプチド鎖がでたらめな折れ曲がり方をしているランダムコイル random coil への変化やオリゴマータンパク質のサブユニットへの解離が起こる．この結果，タンパク質の生物活性（酵素活性など）は，低下または失われる．変性には可逆的な場合があり，元の高次構造や生物活性を回復させることを再生という．

Ⓕ タンパク質の折りたたみ

　タンパク質の三次構造は原理的にはその一次構造によって決められているが，数百のアミノ酸残基からなるタンパク質が，さまざまな部分的コンホメーションを試しながら，限られた時間で最終的な三次元立体構造にいたることは不可能である．しかもリボソーム上でのペプチド合成速度は驚くほど速い（約 20〜30 アミノ酸残基/秒）．よって，合成の途中からあるいは終了時には，機能性のある特定のコンホメーションに折りたたまれるような仕掛けをペプチド自身が備えているはずであるが，その過程の詳細は，いまだよく解き明かされていない．

　一方，多くのタンパク質は，分子シャペロン molecular chaperone（シャペロンは社交界にデビューする若い女性に付き添う年配の婦人のこと）と呼ばれる一群のタンパク質によって，その折りたたみが補助されている．分子シャペロンは，新しく合成されたポリペプチドの折りたたみやポリペプチド同士の集合の手助け，細胞内で生じた変性タンパク質の再生に働いている．さらに，リボソーム上で伸長しつつあるペプチド鎖や完成直後のポリペプチドの疎水性部位に結合し，凝集を防ぐとともに，正しい折りたたみを導いている．同様に，変性によりあるいは細胞小器官に移行するために一部ほどけたペプチド鎖に結合し，さらなる変性・凝集を防いでいる．分子シャ

ペロンには大きく分けて2つのクラスがあり，細菌からヒトまで全生物に存在している．熱ショックタンパク質 70 heat shock protein 70（HSP 70）は，高温に曝した細胞で顕著に誘導されるタンパク質ファミリーで，ほどけたペプチド鎖の疎水領域に結合して保護する作用をもつ．シャペロニン chaperonin システムは，自然には折りたたまれにくい比較的大きなタンパク質を速やかに折りたたむための装置である．大腸菌のシャペロニンシステムは，GroEL/GroES と呼ばれ，全タンパク質の約 15% がこのシステムで折りたたまれている．

　一部のタンパク質の折りたたみには，タンパク質ジスルフィドイソメラーゼ（ジスルフィド結合の変換・再編を触媒）やペプチドプロリン _cis-trans_ イソメラーゼ（ペプチド内のプロリン残基の _cis-trans_ 変換を触媒）のような異性化酵素が必要である．

　牛の海綿状脳症（狂牛病），ヒトのクロイツフェルト・ヤコブ病，羊のスクレイピー scrapie は感染性脳神経疾患であり，プリオン病と呼ばれる．これは，その感染伝達物質が，正常な脳に存在するプリオンタンパク質（PrP）が変性したものであると明らかになったからである．プリオンタンパク質の生理的役割は不明である．変性したプリオンタンパク質（PrP^{Sc} と表記し，Sc は羊のプリオン病であるスクレイピーを指す）は，βストランド構造が多いコンホメーションに置き換わっており，凝集して脳内沈着を起こす．いったん PrP^{Sc} 変化が起こると，それが核となって次々と PrP が付着していくと考えられている．プリオン病は，核となる PrP^{Sc} 凝集体の伝搬（おそらく食餌性）によって個体から個体への感染が可能になったものと思われる．

5 核　酸

　核酸 nucleic acid は細胞の核から最初に分離され，リン酸を含む酸性の物質であったことからこのように命名された．核酸は核や細胞質中だけでなく，量は少ないがミトコンドリア内にも存在し，細胞の増殖，遺伝情報の伝達，タンパク質の生合成など生命活動の最も重要な部分に関与する生体成分である．

5-1　核酸の基本構造

　核酸は分子量が数万から数百億に及ぶ高分子物質で，塩基，五炭糖とリン酸基からなるヌクレオチド nucleotide が，リン酸ジエステル結合で多数重合したものである（図5·1）．核酸は含まれる五炭糖の違いによって2種類あり，リボース ribose を含むリボ核酸 ribonucleic acid（RNA）とデオキシリボース deoxyribose を含むデオキシリボ核酸 deoxyribonucleic acid（DNA）に分

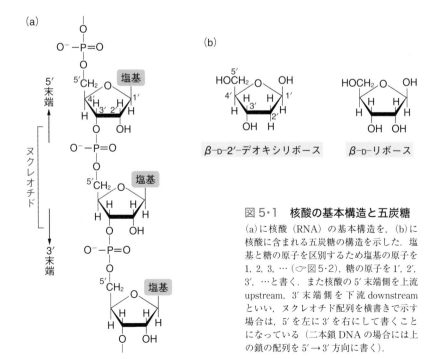

β-D-2′-デオキシリボース　　　　β-D-リボース

図5·1　核酸の基本構造と五炭糖
(a)に核酸（RNA）の基本構造を，(b)に核酸に含まれる五炭糖の構造を示した．塩基と糖の原子を区別するため塩基の原子を1, 2, 3, …（⇨図5·2），糖の原子を1′, 2′, 3′, …と書く．また核酸の5′末端側を上流 upstream，3′末端側を下流 downstream といい，ヌクレオチド配列を横書きで示す場合は，5′を左に3′を右にして書くことになっている（二本鎖 DNA の場合には上の鎖の配列を5′→3′方向に書く）．

類される．さらに塩基にはプリン誘導体とピリミジン誘導体の2種類があり，主要なプリン塩基
としてはアデニン adenine とグアニン guanine，ピリミジン塩基としてはウラシル uracil，シト
シン cytosine およびチミン thymine があるが，普通ウラシルは RNA にのみ，またチミンは
DNA にのみ含まれる（図 5・2）．DNA と RNA の構成成分を表 5・1 にまとめた．

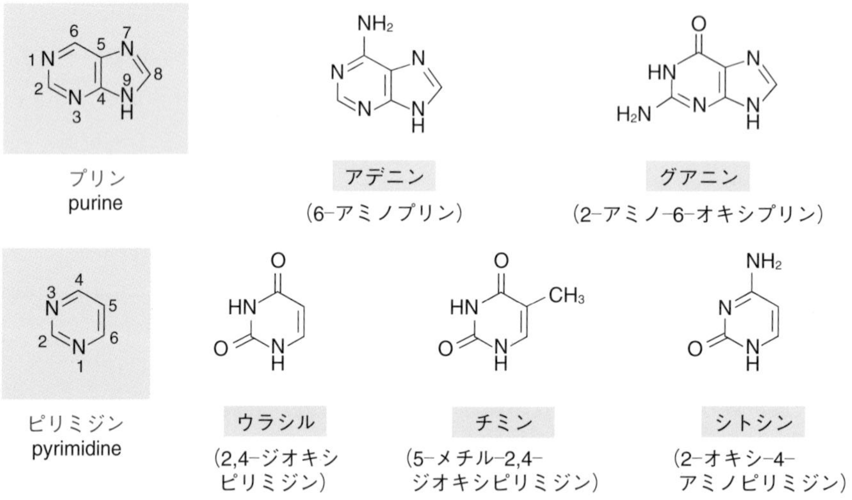

図 5・2　核酸中の主要塩基
塩基は互変異性を示し，通常それぞれの塩基は安定なケト型やアミノ型をとっているが，それらが不
安定なエノール型やイミノ型へと互変異性化することがある．図にはケト型およびアミノ型を示した．

表 5・1　DNA および RNA の構成成分

		DNA	RNA
主要塩基*	プリン	アデニン，グアニン	アデニン，グアニン
	ピリミジン	チミン，シトシン	ウラシル，シトシン
五炭糖		2-デオキシリボース	リボース
リン酸		リン酸	リン酸

*表に示した主要塩基のほかに微量成分として，DNA には，メチル基を
もったシトシンやアデニン（5-メチルシトシンおよび N^6-メチルアデニ
ン）がみつかっている．RNA，特に tRNA には 20 種以上の変わった塩
基やヌクレオシドが知られている．メチル化リボースもある．

ヌクレオシドとヌクレオチド

　ヌクレオシド nucleoside は五炭糖と塩基が結合したもので，五炭糖の 1′ 位の C と塩基の N（プリン塩基では 9 位の N，ピリミジン塩基では 1 位の N）間で N-β-グリコシド結合している．ヌクレオシドに 1 個以上のリン酸がエステル結合したものをヌクレオチド nucleotide と呼ぶ．表5・2 にリボヌクレオシドおよびリボヌクレオチド（5′−一リン酸の例）の名称を示した．RNA やDNA は 5′ 位にリン酸を 1 つもつヌクレオチド（ヌクレオシド 5′−一リン酸）が，隣りのヌクレオチドの 3′ 位の C とリン酸を介して次々結合したポリヌクレオチド polynucleotide である（図5・1）．

　リン酸が 2 あるいは 3 個結合したものは，たとえばアデノシン二リン酸 adenosine diphosphate（ADP），アデノシン三リン酸 adenosine triphosphate（ATP）などと呼び，さらにデオキシリボースをもつものはデオキシアデノシン三リン酸と呼んで dATP と表示している．ただし，チミンはデオキシリボースが普通なので単にチミジン（ヌクレオシド），チミジル酸（ヌクレオチド）と呼び，リボースの場合にのみ例外的にリボチミジンのように呼ぶ．図5・3 にヌクレオチドの構造式の例を示した．

表5・2　リボヌクレオシドおよびリボヌクレオチドの名称

塩　基	ヌクレオシド	ヌクレオチド
アデニン	アデノシン	アデノシン 5′−一リン酸（AMP）＝アデニル酸
グアニン	グアノシン	グアノシン 5′−一リン酸（GMP）＝グアニル酸
シトシン	シチジン	シチジン 5′−一リン酸（CMP）＝シチジル酸
ウラシル	ウリジン	ウリジン 5′−一リン酸（UMP）＝ウリジル酸
ヒポキサンチン	イノシン	イノシン 5′−一リン酸（IMP）＝イノシン酸
キサンチン	キサントシン	キサントシン 5′−一リン酸（XMP）＝キサントシン酸

IMP や XMP はプリンヌクレオチドの合成や分解過程で生成する重要な代謝産物である．

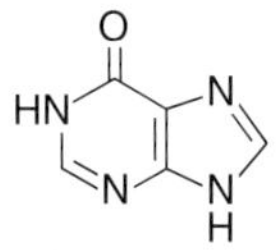

ヒポキサンチン

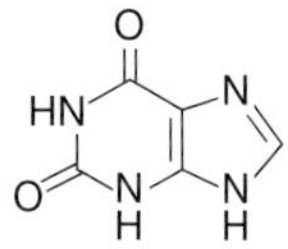

キサンチン

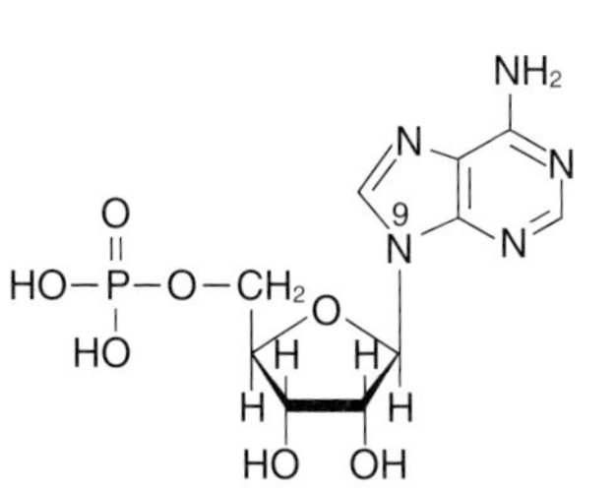

アデノシン 5′−一リン酸（AMP）（アデニル酸）

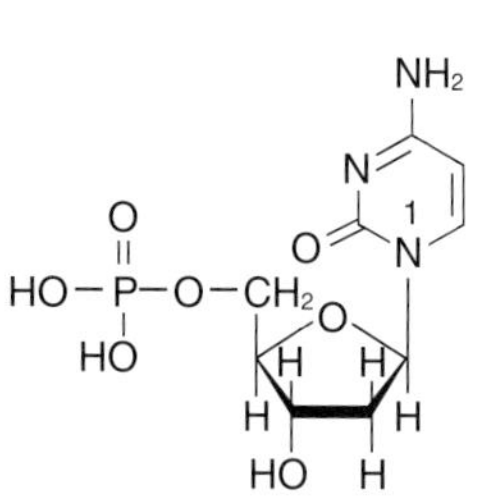

デオキシシチジン 5′−一リン酸（dCMP）（デオキシシチジル酸）

図5・3　ヌクレオチドの構造式（例）

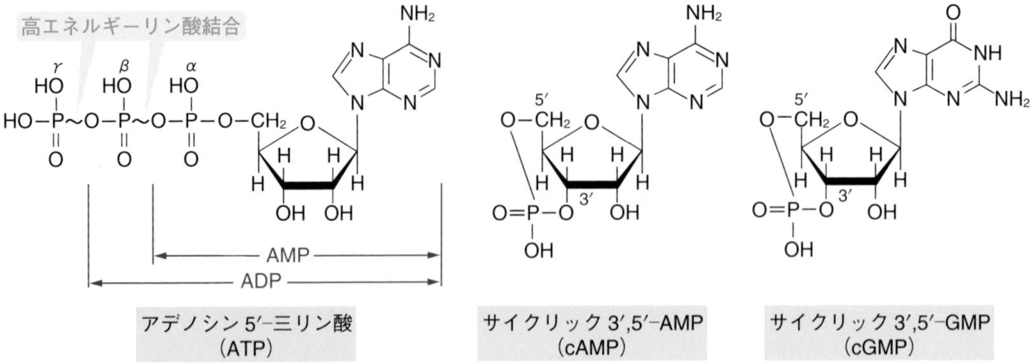

高エネルギーリン酸結合

アデノシン 5′-三リン酸
（ATP）

サイクリック 3′,5′-AMP
（cAMP）

サイクリック 3′,5′-GMP
（cGMP）

図 5·4　ATP，cAMP および cGMP の構造
リン酸基は糖に近いほうから順に α, β, γ と呼び，リン酸基の数により AMP，ADP，ATP などとなる．

　ヌクレオチドは DNA や RNA の構成成分となるほかに，コエンザイム A，FAD，NAD，NADP など補酵素を構成する成分ともなっている（☞7章）．また，ATP などは高エネルギーリン酸化合物で生体反応のエネルギー源として利用される．サイクリック 3′,5′-AMP（cAMP）やサイクリック 3′,5′-GMP（cGMP）のように細胞内で二次情報伝達物質として作用するものもある（図 5·4）．

5–3　DNA と RNA の構造

Ⓐ DNA の構造

　シャルガフ E. Chargaff は種々の生物から分離した二本鎖 DNA の塩基組成を調べ，アデニン（A）とチミン（T），グアニン（G）とシトシン（C）が常に等量含まれることを発見した（したがってプリン塩基とピリミジン塩基の量も等しい）．この規則性と DNA 結晶の X 線回折の分析結果から，1953 年にワトソン J. D. Watson とクリック F. H. C. Crick は図 5·5 のような DNA の二重らせん double helix モデルを提出した．このモデルは 5′ と 3′ 方向がそれぞれ逆向きの二本のDNA 鎖が互いに塩基を内側に突き出して平行に並び（これを逆平行という），10 ヌクレオチドごとに 1 回転する右巻きらせん構造をとることを示している．二本の DNA 鎖間で互いに向かい合う塩基同士の種類は決まっており，A と T が 2 本の水素結合で，また G と C が 3 本の水素結合で対になって結合する（これを塩基対 base pair，bp という）（図 5·6）．この結果，二本鎖DNA の一方の鎖の塩基配列がわかれば他方も自動的に決まることになる．このような塩基対をつくりうる塩基の組み合わせをもつ二本のヌクレオチド鎖を，互いに相補的であるといい，この関係は DNA 鎖間のみでなく RNA 鎖間（RNA–RNA ハイブリッド hybrid），あるいは DNA–RNA（DNA–RNA ハイブリッド）鎖間にも成り立つ（塩基対は A–T または U）．
　DNA の二重らせん構造には A，B，Z などの型が知られている．通常の低イオン強度溶液中

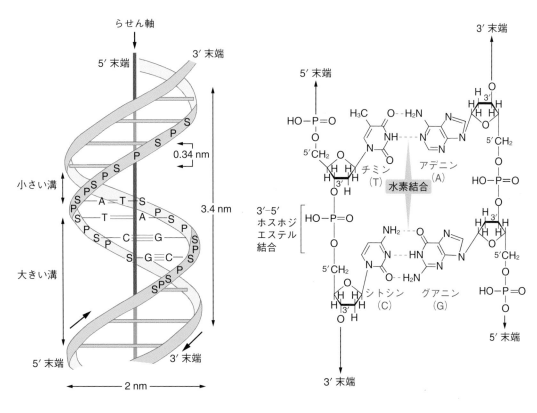

図 5·5　DNA の二重らせん構造
S はデオキシリボースを，P はリン酸を示す.

図 5·6　DNA 中の塩基対合
シトシンとグアニンの間には 3 つの水素結合ができるが，チミンとアデニンの間では 2 つである.

でとる型は B 型であるが，水分が少なく高イオン状態などでは 11 塩基対で 1 回転する A 型構造をとる．A，B 型がともに右巻きであるのに対して Z 型は左巻きで，CG の繰り返し構造からなる DNA がとる構造である．この構造ではリン酸とデオキシリボースの連なったポリヌクレオチド骨格がジグザグ zigzag となることから，このように命名された．種々の生物の DNA で，CG 繰り返し部分が実際に Z 型として存在することが知られている．なお，真核細胞の核 DNA は線状二本鎖だが，細菌，ミトコンドリア，葉緑体，プラスミド，ある種のウイルスではおのおのの DNA 鎖が 3′ 末端と 5′ 末端で共有結合した環状二本鎖構造をとる．そしていずれの場合も二重らせん構造の DNA 鎖がさまざまに捻れてスーパーコイル supercoil 状となっている（☞ 23—4）．スーパーコイルの形成および弛緩は DNA トポイソメラーゼ DNA topoisomerase によって行われる．

Ⓑ DNA の変性と再生

　二本鎖 DNA double-stranded DNA/duplex DNA を熱や強アルカリで処理すると塩基対を形成する水素結合が切断され一本鎖 single-stranded DNA に解離する．これを DNA の変性（ま

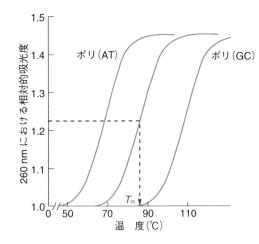

図 5·7　DNA 変性の融解曲線

A－T 間に比べ G－C 間のほうが水素結合の数が多いため，T_m は GC 含量が多い DNA ほど高く，$(G+C)\% = 2.44 (T_m - 69.3)$ の経験式が知られている．式から求められる T_m は，AT 塩基対だけからなるポリ（AT）で 69℃，GC 塩基対だけのポリ（GC）で約 110℃である．AT と GC の塩基対をもつ自然界の DNA の T_m は，ほぼこの間の値をとる．

たは融解 melting）という．また，核酸はその構成成分である塩基に由来して 260 nm の波長の光をよく吸収するが，二重らせん構造をとる DNA の吸光度は，同濃度の一本鎖 DNA が示す吸光度よりかなり低くなる．そのために DNA を徐々に加熱していくと，変性の度合に応じて吸光度が増加（変性による吸光度上昇 hyperchromicity）するので，種々の温度における DNA の吸光度の変化を測定することによって，DNA 分子の半量が変性する温度を算出できる（図 5·7）．これを DNA の融解温度 melting temperature（T_m）という．

　熱変性した DNA をゆっくり冷却すると，DNA は再び二重らせん構造に戻る．このように変性した DNA が再結合する現象をアニーリング annealing（または再生 renaturation）という．再生に要する時間は二本鎖の間で相補的な塩基関係が成り立つ確率によるので，塩基構成が複雑な DNA ほど長く，また DNA の大きさや濃度，イオン強度，温度などによって影響される．ポリヌクレオチド間に相補的な関係（A と T または U，G と C）が成立すれば，RNA あるいは起源の異なる DNA とでも二本鎖が形成され（これをハイブリッド形成 hybridization という），組み換え DNA 実験などで類似した塩基配列をもつ DNA，RNA の検出や分離に利用される．

Ⓒ RNA の構造と種類

　RNA は塩基成分として主に A，U，G，C を含むポリヌクレオチドで，特殊な例を除き基本的には一本鎖である．

　すべての細胞に存在する RNA としてはメッセンジャー RNA messenger RNA（伝令 RNA，mRNA），リボソーム RNA ribosomal RNA（rRNA）およびトランスファー RNA transfer RNA（転移 RNA，tRNA［☞図 20·12］）の 3 種があり，これらはタンパク質合成過程でそれぞれ特有の役割を担う．mRNA はタンパク質をコードする遺伝子の情報が転写された RNA である．rRNA と tRNA は，mRNA の情報をもとにタンパク質を合成する反応に関与する．真核生物では rRNA，tRNA，mRNA の前駆体が核内に存在する．特に mRNA の前駆体は大きさが不均一であることからヘテロ核 RNA heterogeneous nuclear RNA（hnRNA）と呼ばれる．近

年，低分子 RNA の一種であるマイクロ RNA microRNA（miRNA）が注目を集めている．miRNA は長さ 22 塩基前後であり，ヒトでは 1,000 種以上の miRNA が知られている．相補的な配列をもつ標的 mRNA に結合し，その翻訳を抑制したり分解を促進したりすることで，遺伝子の発現を転写後の段階で調節する．

Ⓓ 核酸の分解

RNA は糖の C 2′ 位に水酸基があるために DNA のような二重らせん構造をとりにくく，また DNA と違ってアルカリで容易に加水分解される．一方，DNA と RNA のリン酸ジエステル結合は核酸分解酵素（ヌクレアーゼ nuclease）によっても加水分解される．真核生物の細胞のヌクレアーゼは主にリソソーム中に存在する．また，膵臓から分泌される消化液にも含まれる．ヌクレアーゼには RNA を分解するリボヌクレアーゼ ribonuclease（RNase），DNA を分解するデオキシリボヌクレアーゼ deoxyribonuclease（DNase），両者に作用するものなどのほか，DNA-RNA ハイブリッドの RNA 鎖だけを切断するもの（大腸菌の RNase H）などもあり，また 3′ あるいは 5′ 末端から順次加水分解するエキソヌクレアーゼ exonuclease，ポリヌクレオチド内で切断するエンドヌクレアーゼ endonuclease などさまざまな種類がある．組み換え DNA 実験に用いられる細菌由来の制限酵素 restriction enzyme は，切断部位の塩基配列に特異性を示すエンドヌクレアーゼの一群である（図 5·8）．

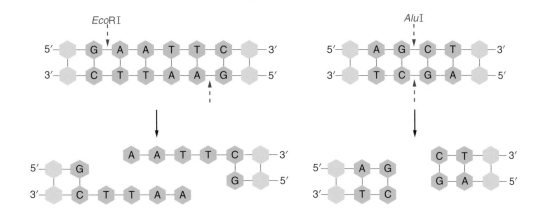

図 5·8　制限酵素の切断部位の特異性
組み換え DNA 実験などに用いられるクラス II 制限酵素の例で，切断部位の特異的な塩基配列が二回転対称性を示す回文（パリンドローム）構造をつくっている．
*Eco*RI は *Escherichia coli* から，また *Alu*I は *Arthrobacter luteus* から得られたものである．切断部位の塩基配列にさまざまな特異性をもつ多くの制限酵素がみつかっており，切断部位が *Eco*RI のように粘着末端 sticky end をつくる場合と *Alu*I のように平滑末端 blunt end をつくる場合とがある．細菌は制限酵素によって外来 DNA を切断排除し，自己の DNA を保護しているものと考えられる．

6 酵　素

　酵素 enzyme とは，生物において化学反応の触媒となるタンパク質である．酵素の作用を受ける物質を基質 substrate，酵素が触媒する反応を酵素反応という．生体内の大部分の化学反応は酵素の触媒作用で起こるので，酵素なしには生命の維持は不可能である．ヒトゲノムには，約20,000 個の遺伝子が存在しているが，その〜約 25%（〜約 5,500 遺伝子）が酵素をコードしている．

6−1　酵素の特徴

　酵素を含め触媒は反応の活性化エネルギーを低下させることによって反応速度を大きくする．化学反応が起こるためには，その分子は活性化されなければならない．活性化にはエネルギーが必要で，それを活性化エネルギー activation energy という．つまり，ある壁（遷移状態）を飛びこさなければ反応は起こらず，飛びこすためのエネルギーが活性化エネルギーだと考えればよい．触媒はこの壁，すなわち活性化エネルギーを低下させて反応を起こりやすくする（図6·1）．

　酵素は以下に述べるように一般の触媒とは違ったいくつかの特徴をもっている．

①酵素はタンパク質である．したがってタンパク質が変性する条件（⇨4—2Ⓔ）では作用を失う．酵素が作用を失うことを失活 inactivation という．

②酵素は高性能触媒である．一般の化学反応では高圧，高温あるいは強酸性，強アルカリ性下

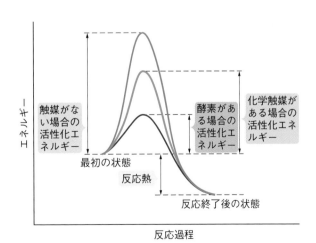

図 6·1　化学反応の活性化エネルギー

で反応が進行する．一方で酵素反応は，1気圧，37℃前後の温度で，しかも中性 pH ですみやかに起こる．酵素が触媒すると，反応速度は非存在下の反応に比べて約 10^6 倍高められる．しかし酵素は反応の平衡点を変えるものではない．

③作用特異性，基質特異性がある．酵素反応では目的とする反応以外は起こらない．1つの酵素は1種類の反応しか触媒しないことを作用特異性という．また，1つの酵素が特定の基質にしか作用しないことを基質特異性という．

④酵素の働きは細胞内では状況に応じて調節される（☞ 6—8）．

酵素はタンパク質であると述べたが，RNA を構成成分とする触媒があり，リボザイム ribozyme と呼ばれる．下等な生物に認められ，転写後の RNA プロセシングに関与する．

6—2　酵素反応の特徴

酵素反応の速度（酵素活性 activity）はいろいろな条件で変化する．反応速度は粗酵素抽出液あるいは精製酵素標品を用いて，試験管内（*in vitro*）で測定される．さまざまな因子が反応速度に影響を与えることが知られている．

1）　時　間

反応速度と時間の関係は図 6·2a のようになり，時間がたつと反応速度は低下する．これは①基質が使われて濃度が低下する，②反応生成物が反応を抑える（生成物阻害 product inhibition），③反応によって pH が変化する，④酵素が失活する，などの原因による．

2）　酵素量

酵素の量を増やせば反応速度は酵素量に比例して増加するが，ある量を超えると増加は少なくなる（図 6·2b）．

3）　基質濃度

反応速度と基質濃度の関係は図 6·2c のように双曲線状となり，ある量以上では一定の値に近づく．この値を最大速度といい V_{max} で表す（☞ 6—6）．

4）　pH

反応速度は pH によって変化し，その関係は図 6·3 のようになる．その酵素が最大の活性を

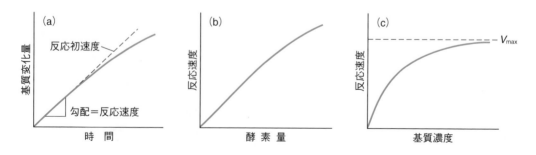

図 6·2　酵素反応速度と反応時間(a)，酵素量(b)および基質濃度(c)との関係

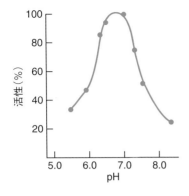

図 6・3 酵素反応速度と pH の関係
(ニワトリ MM 型クレアチンキナーゼ)

示す pH を最適 pH(至適 pH optimal pH)という．大部分の酵素は中性付近に最適 pH をもつが，胃酸（pH 2 以下）の中で働くタンパク質分解酵素ペプシンは，最適 pH が 1.5 である．

5) 温 度

酵素反応も一般の化学反応と同様に温度を上げれば反応速度が増す．しかし酵素はタンパク質であるから，高温では変性し失活するので反応速度は低下する．酵素には反応速度が最大となる最適温度がある．ただし，温泉などに棲息する高熱細菌には，高温で活性を有する酵素が発現している．

6) イオン強度

反応速度は反応液中の電解質濃度によっても影響を受ける．高塩濃度では反応が阻害されることが多いので，反応液のイオン強度は一定に保つ必要がある．

7) 補因子

多くの酵素は活性発現に補因子 cofactor と呼ばれる低分子物質を必要とする．補因子を結合していない不活性な状態をアポ酵素 apoenzyme，補因子を結合している活性な状態をホロ酵素 holoenzyme と呼ぶ．

アポ酵素（不活性）＋補因子＝ホロ酵素（活性）

補因子は金属イオンと低分子有機化合物に大別される．

特定の金属イオン（K，Na，Ca，Mg，Mn，Fe，Co，Ni，Cu，Zn，Se，Mo など）がないと作用しない酵素を金属酵素 metalloenzyme と呼ぶ．例を表 6・1 に示す．金属酵素はエチレンジアミン四酢酸（EDTA）などのような金属キレーターによって活性が抑えられる．

表 6・1 金属イオンを必要とする金属酵素の例

金属イオン	金属酵素	備 考
Cu^{2+}	シトクロム c オキシダーゼ	
Zn^{2+}	アルコールデヒドロゲナーゼ	サブユニット当たり 2 原子結合
Mg^{2+}	ヘキソキナーゼ	ATP などリン酸が関係する酵素は Mg^{2+} を要する
Mn^{2+}	アルギナーゼ	
Fe^{3+}	リボヌクレオチド還元酵素	DNA 合成に必須

表6・2　**酵素の分類**

分　類	触媒する反応	酵素の例	
		EC 番号	常用名
EC1　酸化還元酵素 oxidoreductase	酸化還元反応	1.1.1.27.	L-乳酸デヒドロゲナーゼ L-lactate dehydrogenase
		1.13.11.11.	トリプトファン 2,3-ジオキシゲナーゼ tryptophan 2,3-dioxygenase
EC2　転移酵素 transferase	原子団（アミノ基，メチル基，リン酸基）を，ある分子から他の分子へ転移させる反応	2.6.1.1.	アスパラギン酸トランスアミナーゼ aspartate transaminase
		2.7.1.1.	ヘキソキナーゼ hexokinase
EC3　加水分解酵素 hydrolase	エステル化合物，多糖，タンパク質などの加水分解反応	3.4.21.4.	トリプシン　　　　　trypsin
		3.5.1.5.	ウレアーゼ　　　　　urease
EC4　脱離酵素 　　（リアーゼ） lyase	脱離反応により二重結合を形成する反応，逆に付加反応により二重結合へ置換基を導入する反応	4.1.2.13.	フルクトース-ビスリン酸アルドラーゼ fructose-bisphosphate aldolase
		4.6.1.1.	アデニル酸シクラーゼ adenylate cyclase
EC5　異性化酵素 　　（イソメラーゼ） isomerase	ラセミ化，エピマー化，シス-トランス変換，分子内転移など，異性体間の転換反応	5.3.1.1.	トリオースリン酸イソメラーゼ triose-phosphate isomerase
		5.4.99.2.	メチルマロニル CoA ムターゼ methylmalonyl-CoA mutase
EC6　合成酵素 　　（リガーゼ） ligase	ATP などの高エネルギー結合の加水分解エネルギーを利用して 2 つの分子を結合させる反応	6.3.1.2.	グルタミンシンテターゼ glutamine synthetase *
		6.4.1.1.	ピルビン酸カルボキシラーゼ pyruvate carboxylase
EC7　輸送酵素 translocase	生体膜を通して分子やイオンを移動する．移動の駆動力などによっても区分される．	7.1.1.9.	シトクロム c オキシダーゼ cytochrome-c oxidase
		7.2.2.13.	Na^+, K^+-ATP アーゼ Na^+, K^+-ATPase

*シンテターゼ synthetase はリガーゼ ligase の別名で，和名は合成酵素であり，EC6 群の酵素についてのみ用いられる．一方，EC6 群以外の酵素について，特に EC2 群や EC4 群などの合成的な反応を触媒する酵素に対して，よく似たシンターゼ synthase という名称が用いられることがある．この場合も日本語としては合成酵素が用いられている．

　酵素反応に必要とされる低分子有機化合物は，補酵素 coenzyme と総称される．その多くはビタミン由来である．補酵素には，NADH，アスコルビン酸などのように，酵素との結合が弱く解離しやすいものもあるので，活性測定の際には反応液に加える必要がある．一方，酵素と共有結合などによって固く結合している補酵素のことを補欠分子族 prosthetic group という．補酵素は酵素反応の間に化学修飾を受けるが，反応終了時には元の形に戻る．補酵素については，7 章および 15 章に詳述する．

　自然界に存在しその添加が酵素活性の発現に必要な物質もまた補因子に含める．たとえばリン酸が関与する酵素に必要な Mg^{2+} などである．

6–3　酵素の分類と命名

　国際生化学・分子生物学連合の 1992 年版酵素目録 Enzyme Nomenclature 1992 には，現在知られているほとんどすべての酵素が収録されている（Enzyme Nomenclature は Web 版を検索可）．それらは 6 種類に大別され，各酵素には識別のための分類番号がつけられている．各番号の前には EC がつけられ EC 番号と呼ばれる．酵素名は原則として基質名と触媒する反応名に -ase をつけたものである．なお，目録は順次改訂され，2018 年には大分類の 7 番目として輸送酵素 translocase が加えられた．表 6·2 に分類とその例を示した．

6–4　酵素活性の測定

　酵素活性の測定 assay は一定時間内での反応生成物の生成量または基質の減少量を測定することによって行う．測定に当たって注意すべき点は，6—2 で述べた事項に内包されている．すなわち，①反応時間と反応生成物生成量（または基質減少量）が比例するように反応時間を設定する（反応初速度を測定する），②用いる酵素量は反応速度と比例関係にある範囲の量とする，③基質濃度は最大速度に近い値が得られるように，たとえば K_m 値（☞6—6）の 10 倍以上とする（反応速度が基質濃度に依存しない最大速度に近い条件で測定する），④反応中 pH が変化しないように緩衝液を用いるとともに，なるべく最適 pH で反応を行う，⑤反応温度は一定にする（たとえば 37℃），⑥金属イオン，補酵素などを必要とする場合はそれらを反応液に加える，などである．

　酵素活性は単位 unit（U）で表すことが多い．1 単位は 1 μmol の基質を 1 分間に変化させる酵素量と定義される．酵素の単位重量当たりの活性を比活性 specific activity と呼び，通常 mg 当たりの活性で示す．

6–5　酵素の構造と活性中心

　酵素タンパク質はそれぞれ特定の立体構造をもっており，酵素反応が実際に起こる部位を活性中心 active center という．補酵素や金属イオンは活性中心の一部を構成している．基質は活性中心に結合し化学変化を受ける．活性中心は特定のアミノ酸残基に囲まれており，活性中心に基質が結合すると，活性中心は基質をより強く結合するような構造に変化する（誘導適合 induced fit）．活性中心を形づくるアミノ酸残基は必ずしもアミノ酸の一次配列上で近傍に存在するものではなく，酵素の折りたたみ構造の結果，むしろ遠く離れた残基同士で活性中心を形成していることが多い．このことは，小分子の基質を処理するのに，なぜ分子量が数万以上もある酵素タンパク質が必要とされるのかという問いに対する答えの 1 つである．

　酵素は 1 本のポリペプチドからなるもの（単量体）のほかに複数個のポリペプチドからなるも

のがある（二量体，四量体など）．複数個の場合，その１つ１つをサブユニット subunit といい，サブユニットは非共有結合で会合している．サブユニットは同種のもののみの場合と異種のサブユニットからなるものとがある．また数種の酵素が１つにまとまって集団をつくっている場合を酵素複合体 enzyme complex といい，ピルビン酸デヒドロゲナーゼ複合体がその代表例である．また，１本のポリペプチドに異なる酵素活性を示す複数の活性中心をもつ酵素を，多機能酵素 multifunctional enzyme という．脂肪酸シンターゼは７つの異なった酵素活性をもっている．ホスホフルクトキナーゼ-2 やペプチジルグリシン α-アミド化酵素は，二機能酵素（二頭酵素）の代表例である．

6-6　酵素反応速度論

通常の化学反応では，反応物の濃度を上げていけば，それに比例して反応の初速度は増加していく．しかし酵素反応では，反応初速度と基質濃度の関係は図 6·2c のように双曲線状となり，ある基質濃度以上では一定の値に近づく．この現象について，ミカエリス L. Michaelis とメンテン M. L. Menten は，次のような仮定を設けて，はじめて酵素反応速度論 enzyme kinetics の基礎を築いた．①酵素反応では酵素（E）と基質（S）が可逆的に結合して酵素-基質複合体（ES）を形成し，これから生成物（P）が生成される．②ES の解離会合は P の生成速度に比べてはるかに速やかに平衡に達している．

Ⓐ　ミカエリス・メンテンの迅速平衡法（1913）

仮定から，次のような機構が考えられる．

$$E + S \underset{}{\overset{K_s}{\rightleftharpoons}} ES \xrightarrow{k_2} E + P \tag{1}$$

E と S の間には平衡が迅速に成り立ち，基質濃度 [S]（以下，物質 A の濃度を [A] のように表す）は触媒量の酵素濃度 [E] に比べてはるかに高いので，反応の初速度を測定する時点では，S のごく一部が ES となっているだけであり，[S] はほとんど変わらないと考えてよい．よって ES の解離定数が次のように定義される．

$$K_s = \frac{[E][S]}{[ES]} \tag{2}$$

全酵素濃度 [E_t] は，遊離の E と複合体 ES の濃度の和となる．

$$[E_t] = [E] + [ES] \tag{3}$$

式(2), (3)から，

$$[ES] = \frac{[E_t][S]}{K_s + [S]} \tag{4}$$

が得られ，反応速度（v）はES複合体からPを生成する反応の速度定数k_2に支配されるので，

$$v = k_2[\text{ES}] = \frac{k_2[\text{E}_\text{t}][\text{S}]}{K_\text{s} + [\text{S}]} = \frac{V_{\max}[\text{S}]}{K_\text{s} + [\text{S}]} \tag{5}$$

が得られる．ここで，$V_{\max} = k_2[\text{E}_\text{t}]$である．式(5)から，① $K_\text{s} \gg [\text{S}]$のときには，$v = k_2[\text{E}_\text{t}][\text{S}]/K_\text{s}$ となり，初速度は[S]に比例する[S]に関する一次式となる．② $K_\text{s} \ll [\text{S}]$のときには$v = k_2[\text{E}_\text{t}]$，よって初速度は[S]に依存しない一定の速度（$V_{\max}$）となり，[S]に関する零次式となる．式(5)は，vと[S]の関係が，図6·2cのような双曲線型の飽和曲線となる実験事実を巧みに説明している．

Ⓑ ブリッグス・ホールデンの定常状態法（1925）

ミカエリス・メンテンの迅速平衡法では，$\text{E}+\text{S} \rightleftharpoons \text{ES}$という平衡を考えて，式(5)を得た．しかし，$\text{ES} \longrightarrow \text{E}+\text{P}$という反応が起こっているので，厳密には真の平衡とはいえない．しかしながら，通常の酵素反応は酵素濃度に比べて基質が大過剰の状態で測定されるので，基質と酵素を混合した直後（0.1秒以内）から，活性測定時間の範囲内では，[S]と[E]に応じた一定濃度のES複合体が存在していると考えられる．これをESの定常状態 steady state という．この状態を考えると，次のような機構が考えられる．

$$\text{E}+\text{S} \underset{k_{-1}}{\overset{k_1}{\rightleftharpoons}} \text{ES} \overset{k_2}{\longrightarrow} \text{P}+\text{E} \tag{6}$$

酵素反応では生成物Pからの逆反応も起こりうるが，酵素反応論では原則的に初速度を解析するので，[P]＝0として差し支えない．よって反応速度は次式で与えられる．

$$v = k_2[\text{ES}] \tag{7}$$

ESの生成と消失の速度はそれぞれ式(8)と(9)となる．

$$\text{ES 生成速度} = k_1[\text{E}][\text{S}] \tag{8}$$

$$\text{ES 消失速度} = k_{-1}[\text{ES}] + k_2[\text{ES}] = (k_{-1}+k_2)[\text{ES}] \tag{9}$$

[ES]が定常状態にあるということは，ESの生成速度と消失速度が等しいことであるから次式が成立する．

$$k_1[\text{E}][\text{S}] = (k_{-1}+k_2)[\text{ES}] \tag{10}$$

全酵素濃度[E$_\text{t}$]は，遊離のEと複合体ESの和となる．

$$[\text{E}_\text{t}] = [\text{E}] + [\text{ES}] \tag{11}$$

式(11)を式(10)に代入して[ES]について解けば，[ES]およびvが求められる．

$$[\text{ES}] = \frac{k_1[\text{E}_\text{t}][\text{S}]}{k_1[\text{S}] + k_{-1} + k_2} \tag{12}$$

$$v = \frac{k_1 k_2 [\mathrm{E_t}][\mathrm{S}]}{k_1[\mathrm{S}] + k_{-1} + k_2} = \frac{k_2[\mathrm{E_t}][\mathrm{S}]}{[\mathrm{S}] + \dfrac{k_{-1} + k_2}{k_1}} \tag{13}$$

$k_2[\mathrm{E_t}] = V_{\max}$ であり，改めて $K_{\mathrm{m}} = (k_{-1} + k_2)/k_1$ とおけば式(13)は式(14)となり，

$$v = \frac{V_{\max}[\mathrm{S}]}{K_{\mathrm{m}} + [\mathrm{S}]} \tag{14}$$

これを一般にミカエリス・メンテン Michaelis–Menten の式と呼ぶ.

　　[注]　ミカエリス・メンテンの迅速平衡法とブリッグス・ホールデンの定常状態法の相違点：
　　迅速平衡法で得られた速度式 $v = V_{\max}[\mathrm{S}]/(K_{\mathrm{s}} + [\mathrm{S}])$ の K_{s} を K_{m} と書けば，式(5)と式(14)はまったく同形になる. 異なるのは K_{m} の内容である. 迅速平衡法では，$K_{\mathrm{m}} = K_{\mathrm{s}} = k_{-1}/k_1$ (ES の解離定数)，定常状態法では $K_{\mathrm{m}} = (k_{-1} + k_2)/k_1$ であり反応速度定数 k_2 が加わっている. このことは，定常状態法では ES の定常状態を仮定しただけで，個々の反応ステップの速度には何ら仮定を設けなかったことによる. これまでに調べられている酵素反応では，ごく少数の例外を除いて，$k_2 \ll k_1$ であることが知られているので，どちらの方法で解析してもかまわない. また複数の基質が関与する反応あるいは次項で述べる酵素阻害剤による阻害反応も，1 つの基質に着目しその他の条件を一定にすれば，その基質について必ずミカエリス・メンテン型の式が得られる. ただ複数の基質が関与する反応を定常状態法で解こうとすると，中間酵素分子種の定常状態に関する反応速度定数が K_{m} や $V_{\max}$ にかかわってくるので複雑になる. よってまず迅速平衡法で検討し，さらに詳しい解析を要する場合に定常状態法を用いる.

　K_{m} は最大速度 $V_{\max}$ の半分の反応速度を与える基質濃度に等しい. K_{m} 値は同一条件であれば各酵素につき一定の値となる. K_{m} は，ほぼ K_{s} と考えてよいので，K_{m} 値はその基質と酵素の親和性および反応の起こりやすさを測る目安となる. 式(14)の両辺の逆数をとれば，

$$\frac{1}{v} = \frac{K_{\mathrm{m}}}{V_{\max}} \cdot \frac{1}{[\mathrm{S}]} + \frac{1}{V_{\max}} \tag{15}$$

を得る. この式はラインウィーバー・バーク Lineweaver–Burk の式と呼ばれ，$V_{\max}$ と K_{m} を求めるのに使われる. 基質濃度を変えて反応を行い，それぞれの初速度 v を測定する. 基質濃度の逆数 $1/[\mathrm{S}]$ を横軸に，そのときの反応速度の逆数 $1/v$ を縦軸に図示すると（二重逆数プロット），傾きが $K_{\mathrm{m}}/V_{\max}$，縦軸の交点が $1/V_{\max}$，横軸の交点が $-1/K_{\mathrm{m}}$ を与える直線が得られる（図 6・4）.

　　[注]　$V_{\max}$ を酵素のモル濃度 $[\mathrm{E_t}]$ で除したものを分子活性 (k_{cat}) と呼び，ある一定時間に酵素 1 分子によって生成物に変換される基質の分子数で，単位は時間の逆数（たとえば $\mathrm{s^{-1}}$）である. 異なった酵素の触媒効率を比較する場合は $k_{\mathrm{cat}}/K_{\mathrm{m}}$ (specific constant) が用いられる. なぜならば，生理的条件下 ($[\mathrm{S}]/K_{\mathrm{m}} = 0.01 \sim 1.00$) では，式(14)より

$$v \cong \frac{V_{\max}}{K_{\mathrm{m}}} \cdot [\mathrm{S}] = \frac{k_{\mathrm{cat}}}{K_{\mathrm{m}}}[\mathrm{E_t}][\mathrm{S}] \tag{16}$$

　　となり，$k_{\mathrm{cat}}/K_{\mathrm{m}}$ が，この酵素反応（S と E の 2 分子反応）の速度定数を表すからである.

6–7　酵素反応の阻害

　酵素反応の速度が抑えられる場合を阻害 inhibition と呼び，阻害作用をもった化合物を阻害剤

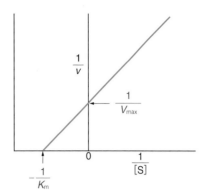

図6・4 二重逆数（ラインウィーバー・バーク）プロット

inhibitor という．酵素活性の阻害（生成物阻害，フィードバック阻害［後述］など）は細胞の活動を調節する主な要因の1つであり，また阻害実験は酵素の反応機構を知るのに役立つ．実生活では阻害剤は抗生物質，抗がん剤，食品保存剤，殺虫剤などに広く利用され，また化学兵器にも用いられている．

　阻害剤には非可逆的阻害剤と可逆的阻害剤がある．前者は酵素の活性中心に一度結合すると離れない物質で，活性中心を変化させて作用を抑える（たとえば多くの酵素の活性中心にある SH 基に結合するヨードアセトアミドなど）．後者は酵素と結合するが，条件を変えればまた離れる阻害剤である．

　可逆的阻害剤の阻害様式は次の3種に分けられることが多い．①阻害剤(I)が酵素(E)の活性中心に可逆的に結合し，基質(S)の結合を妨げる競合（拮抗）阻害 competitive inhibition，② S と E の結合は妨げないが，S が結合する以外の酵素の部分に I が可逆的に結合し，活性中心を変化させ活性を抑える非競合（非拮抗）阻害 noncompetitive inhibition（混合型阻害を含む），③ I が ES 複合体にのみ結合する不競合（不拮抗）阻害 uncompetitive inhibition．

　これらは，以下のような反応機構を考え，まとめて扱うことができる．生成物（P）は ES 複合体からしか生成しない．I は E にも ES にも結合しうるとする．反応の可逆過程はすべて迅速平衡にあるとみなして迅速平衡法で解くので，S の解離定数を最初から K_m，K_m' とおく．

$$
\begin{array}{ccccc}
\mathrm{E+S} & \underset{}{\overset{K_\mathrm{m}}{\rightleftharpoons}} & \mathrm{ES} & \overset{k_2}{\longrightarrow} & \mathrm{P+E} \\
+ & & + & & \\
\mathrm{I} & & \mathrm{I} & & \\
K_\mathrm{I} \updownarrow & & \updownarrow K_\mathrm{I}' & & \\
\mathrm{EI+S} & \underset{}{\overset{K_\mathrm{m}'}{\rightleftharpoons}} & \mathrm{ESI} & &
\end{array}
$$

各々の解離定数は次のように定義される．

$$
\begin{aligned}
K_\mathrm{m} &= [\mathrm{E}][\mathrm{S}]/[\mathrm{ES}] & K_\mathrm{m}' &= [\mathrm{EI}][\mathrm{S}]/[\mathrm{ESI}] \\
K_\mathrm{I} &= [\mathrm{E}][\mathrm{I}]/[\mathrm{EI}] & K_\mathrm{I}' &= [\mathrm{ES}][\mathrm{I}]/[\mathrm{ESI}]
\end{aligned}
\tag{17}
$$

この4つの式の間には，$K_\mathrm{m}K_\mathrm{I}' = K_\mathrm{m}'K_\mathrm{I}$ の関係があるので，3つが独立である．しかし，全酵素

濃度 $[E_t]$ について,

$$[E_t] = [E] + [ES] + [EI] + [ESI] \tag{18}$$

が成立するから,式(17)の任意の3つの式と式(18)から,これら4つの酵素分子種の濃度（$[E]$,$[ES]$,$[EI]$,$[ESI]$）を求めることができ,$v=k_2[ES]$ を計算すると次のようになる.

$$v = \frac{V_{max}[S]}{K_m\left(1+\dfrac{[I]}{K_I}\right) + [S]\left(1+\dfrac{[I]}{K_I'}\right)} \tag{19}$$

逆数プロットの傾斜,縦軸および横軸切片は,次のようになる.

$$傾斜 = \frac{K_m}{V_{max}}\left(1+\frac{[I]}{K_I}\right) \qquad 縦軸切片 = \frac{1}{V_{max}}\left(1+\frac{[I]}{K_I'}\right) \qquad 横軸切片 = -\frac{1+\dfrac{[I]}{K_I'}}{K_m\left(1+\dfrac{[I]}{K_I}\right)} \tag{20}$$

K_I と K_I' の値によって,4つのパターンが生ずる.

1) $K_I' = \infty$ の場合 （$K_m' = \infty$）

　ESI が存在しない.基質と阻害剤が活性中心を奪い合う競合阻害となる（図6·5および図6·8a, b）.阻害の程度は[S]と[I]の比で決まり,[S]を高くすれば ES が形成される確率が高くなるので,阻害は起こりにくくなる.[I]を変えると直線の勾配は変化するが切片は変化しない（V_{max} は変化せず K_m は大きくなる）.したがって縦軸上で交わる直線群が得られる.K_I は横軸に[I],縦軸に直線の勾配をプロット（再プロット）すると横軸との交点が $-K_I$ となることから求められる.代表例はコハク酸（HOOC—CH$_2$—CH$_2$—COOH）をフマル酸に変える反応を触媒するコハク酸デヒドロゲナーゼに対するマロン酸（HOOC—CH$_2$—COOH）である.

2) $K_I = K_I'$ の場合

　阻害剤が,基質が結合する以外の部分に可逆的に結合し,活性中心を変化させ活性を抑える非競合阻害となる（図6·6および図6·8c）.非競合阻害剤は遊離の酵素のみならず酵素-基質複合

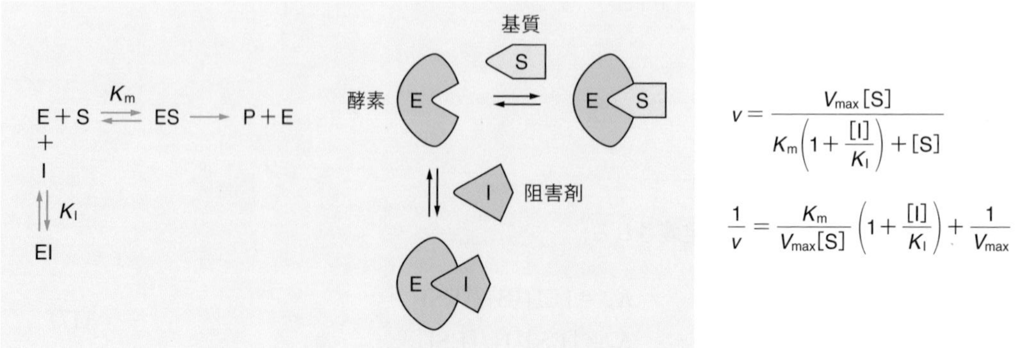

図6·5　競合阻害剤の作用機構と反応速度式

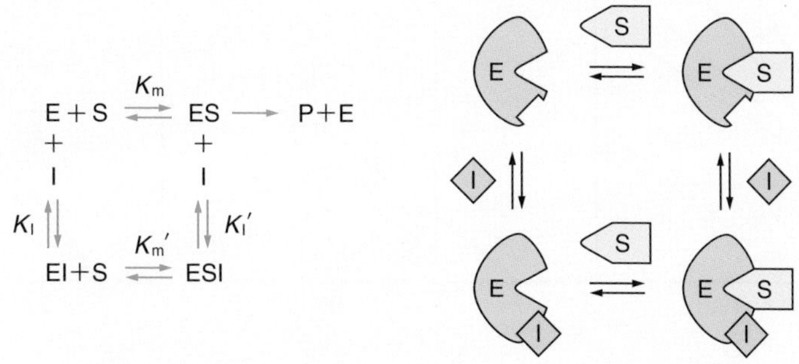

$$E+S \underset{K_m}{\rightleftharpoons} ES \longrightarrow P+E$$

非競合阻害
($K_I = K_I'$ の場合)

混合型阻害
($K_I < K_I'$ の場合)

$$v = \frac{V_{max}[S]}{K_m\left(1+\dfrac{[I]}{K_I}\right) + [S]\left(1+\dfrac{[I]}{K_I}\right)}$$

$$v = \frac{V_{max}[S]}{K_m\left(1+\dfrac{[I]}{K_I}\right) + [S]\left(1+\dfrac{[I]}{K_I'}\right)}$$

$$\frac{1}{v} = \frac{K_m}{V_{max}}\left(1+\frac{[I]}{K_I}\right)\frac{1}{[S]} + \frac{1}{V_{max}}\left(1+\frac{[I]}{K_I}\right)$$

$$\frac{1}{v} = \frac{K_m}{V_{max}}\left(1+\frac{[I]}{K_I}\right)\frac{1}{[S]} + \frac{1}{V_{max}}\left(1+\frac{[I]}{K_I'}\right)$$

図 6·6　非競合阻害剤および混合型阻害剤の作用機構と反応速度式

$$E+S \underset{K_m}{\rightleftharpoons} ES \longrightarrow P+E$$

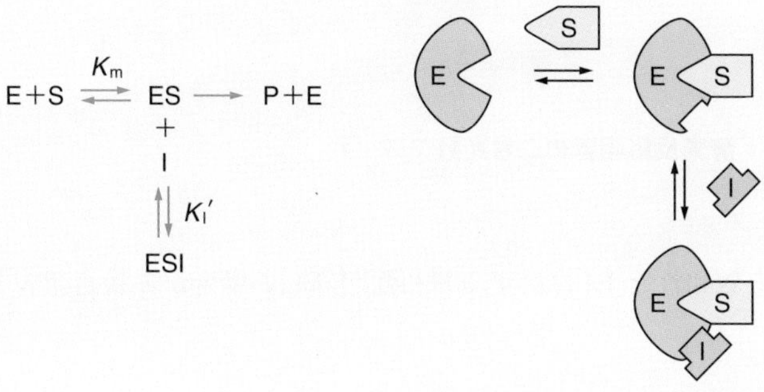

$$v = \frac{V_{max}[S]}{K_m + [S]\left(1+\dfrac{[I]}{K_I'}\right)}$$

$$\frac{1}{v} = \frac{K_m}{V_{max}[S]} + \frac{1}{V_{max}}\left(1+\frac{[I]}{K_I'}\right)$$

図 6·7　不競合阻害剤の作用機構と反応速度式

体 ES とも結合でき，また基質は酵素–阻害剤複合体 EI にも結合できるので，ES，EI，ESI（酵素–基質–阻害剤複合体）が形成される．[I] の変化によって勾配も切片も変わる横軸上の 1 点で交わる直線群が得られる（K_m は変化せず V_{max} が小さくなる）．K_I は競合阻害の場合と同じ方法で求められる．例としてウレアーゼ（尿素を CO_2 と NH_3 に加水分解する酵素）に対する Hg^{2+} などの重金属イオンなどがある．

3）$K_I < K_I'$ の場合

混合型阻害 mixed type inhibition と呼ばれる（図 6·6 および図 6·8d）．たとえば，非競合阻害と同様 EI は S と結合できるが，EI の S に対する親和性が E の S に対する親和性よりも小さい場合であり，逆数プロットすれば [I] の変化によって図 6·8d のような直線群が得られる．混

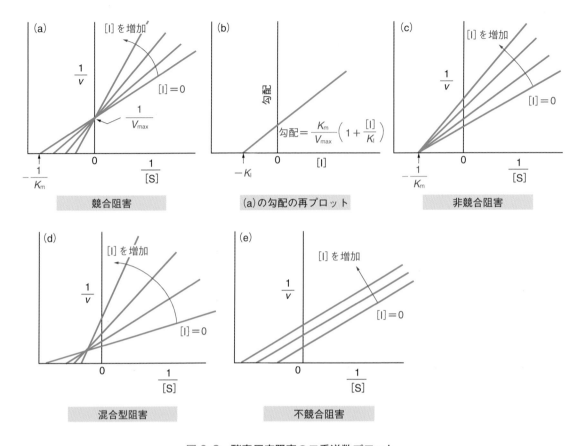

図 6·8　酵素反応阻害の二重逆数プロット

合型阻害において，S の E に対する親和性と EI に対する親和性が等しい場合が非競合阻害ということになる．

4)　$K_I = \infty$ の場合 （$K_m' = 0$）

EI が存在せず，I は ES にのみ結合して不活性な ESI 複合体を生ずる不競合阻害となる（図 6·7 および図 6·8e）．基質が 1 つの酵素反応ではほとんど起こらないが，基質が 2 つ以上ある酵素反応では広く認められる．逆数プロットすれば，[I] の変化によって勾配は変化せず切片のみ変化する平行な直線群が得られる（V_{max} も K_m も小さくなる）．

6−8　酵素活性の調節

酵素の活性は生体がおかれた条件によって変動し，生命維持に都合がよい状態をつくり出せるように調節されている．活性の調節には酵素の量を増減させる方法と，酵素分子の活性を直接増減させる場合とがある．

Ⓐ 酵素量の調節

　成長期の動物ではタンパク質の合成が盛んであり，タンパク質合成に関係する諸酵素の活性は高い．このような長期的な変動に対しては，酵素量（酵素分子の数）の増減で活性の調節が行われる．酵素量がある条件で増加する（酵素の合成が促進される）ことを誘導 induction という．酵素誘導は各種ホルモン，基質などによって起こるが，薬物投与で起こる場合もある．逆に酵素合成の低下が起こる場合を抑制 repression という．遺伝子転写（☞ 20—3）や翻訳（☞ 20—4 Ⓑ），さらにはタンパク質分解（☞ 20—4 Ⓒ）のレベルで調節される．

Ⓑ 酵素活性の調節

　細胞内のある物質の量が増えたので，それを急いで代謝分解しなければならない場合や，ある物質が十分合成されたので一時合成を止めたい場合など，短時間でその状況に対応して酵素の活性を変えなければならない状況下では，酵素分子そのものの活性を変化させる機構が働く．

1) 律速酵素

　細胞内の物質代謝は一群の酵素が順序よく作用して進められる（たとえば解糖系 ☞ 図 10・2）．反応系全体の速度は最も反応速度の遅い反応の速度で決まるので，最も反応速度が遅い反応（律速段階と呼ばれる）を触媒する酵素を律速酵素 rate-limiting enzyme と呼ぶ．律速酵素の触媒する反応は一般に熱力学的に不可逆で，律速酵素はその反応系の最初または比較的早い段階に位置し，細胞内の各種情報を受けて活性が調節される．

2) 調節酵素

　活性が調節される酵素を調節酵素 regulatory enzyme という．調節酵素にはアロステリック allosteric 酵素と，可逆的に共有結合で修飾されて活性が変化する酵素がある．

a) アロステリック酵素

　アロステリックとは"別の構造の"という意味である．アロステリック酵素にはアロステリック部位または調節部位 regulatory site と呼ばれる場所があって，ここに調節因子 effector/ modulator が可逆的に非共有結合で結合すると酵素の立体構造（コンホメーション）が変化して，酵素活性が上昇したり低下したりする．反応を促進する物質を正の調節因子，阻害する物質を負の調節因子と呼ぶ．調節因子は酵素により異なる．その代謝系の最終産物によって活性が阻害される場合を特にフィードバック阻害 feedback inhibition といい，最終産物を一定のレベルに保つのに都合がよい．たとえば解糖系の律速酵素であるホスホフルクトキナーゼ-1 は生成物 ATP によってフィードバック阻害を受ける．この阻害は AMP によって取り除かれる．

　アロステリック酵素はほかの酵素より構造は複雑であって，多くは 2 個以上のサブユニットからなり，活性中心をもつ触媒サブユニット catalytic subunit と調節部位をもつ調節サブユニット regulatory subunit が別になっているものもある（図 6・9）．複数の同一サブユニットから構成されている場合は，基質や調節因子（リガンドと呼ばれる）が 1 つのサブユニットに結合すると隣接するサブユニットのコンホメーションを変化させ，リガンドが結合しやすくなったり（pos-

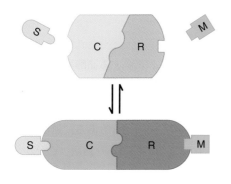

図 6·9　アロステリック酵素の模型
C：触媒サブユニット，R：調節サブユニット，
S：基質，M：正の調節因子

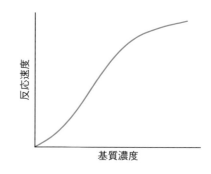

図 6·10　アロステリック酵素の反応速度と
基質濃度の関係

itive cooperativity という），あるいは結合しにくくなる（negative cooperativity という）ことも
ある．アロステリック酵素はミカエリス・メンテンの式には従わず，基質濃度と反応速度の関係
は S 字状となる．酵素ではないが，ヘモグロビンは酸素（O_2）によって協働的な正の調節を受
けるアロステリックタンパク質である（図 6·10）．

b)　可逆的に酵素タンパク質が修飾されて活性が調節される酵素

　酵素タンパク質に特定の化合物が共有結合により可逆的に結合すると酵素の活性が変化する場
合があり，代表的なものは酵素タンパク質のセリン残基の—OH がリン酸化，脱リン酸化を受け
る場合である．リン酸化は一群のプロテインキナーゼ protein kinase と呼ばれる酵素によって，
脱リン酸化はプロテインホスファターゼ protein phosphatase によって触媒される．リン酸化，
脱リン酸化によって活性が調節される酵素の例を表 6·3 に示す．

　リン酸化以外ではアデニル化，メチル化，糖質や脂質の付加によって酵素活性が調節される場
合もある．

3)　限定分解によって活性が調節される酵素

　チモーゲン zymogen あるいはプロ酵素 proenzyme と呼ばれる不活性な前駆体酵素は，1 個あ
るいは数個のペプチド結合が加水分解されることにより活性化される．たとえば，消化酵素前駆

表 6·3　リン酸化，脱リン酸化によって活性が調節される酵素

酵　素	リン酸化の効果
ホスホリラーゼ	↑（活性上昇）
ホスホリラーゼキナーゼ	↑
グリコーゲンシンターゼ	↓（活性低下）
ピルビン酸キナーゼ	↓
ピルビン酸デビドロゲナーゼ	↓
アセチル CoA カルボキシラーゼ	↓

体であるペプシノーゲン，トリプシノーゲン，キモトリプシノーゲンからはペプシン，トリプシン，キモトリプシンがつくられる（☞24—5）．血液凝固はチモーゲンが順次活性化されるカスケード反応で引き起こされる（☞24—1）．活性化された酵素は特異的な阻害タンパク質により不活化される．

6-9 酵素の細胞内分布

　細胞には細胞膜，細胞質のほかに核，ミトコンドリア，ミクロソームなどの細胞小器官があり，酵素はそのどこか特定の場所に存在している．ある酵素が特定の細胞小器官にのみ存在している場合は，それをその小器官の標識酵素という．表6・4に標識酵素の代表例を示す．

　一般に同一個体内にあり同じ反応を触媒するが，タンパク質としては異なる酵素群をアイソザイム isozyme と呼ぶ．タンパク質としての違いは通常それをコードする遺伝子の違いに基づいている．

　リンゴ酸デヒドロゲナーゼは，ミトコンドリアと細胞質にそれぞれ異なったタンパク質として存在する．細胞質型はオキサロ酢酸からリンゴ酸の生成を触媒し NADH を酸化する．一方でミトコンドリア型はリンゴ酸からオキサロ酢酸の生成を触媒し NAD^+ を還元する．両型はリンゴ酸-アスパラギン酸シャトルとして，細胞質で生成された還元当量をミトコンドリアに移す働きをしている（☞16—5）．

表6・4　**酵素の細胞内分布**

存在部位	酵素名
細胞膜	5′-ヌクレオチダーゼ
細胞質	ホスホフルクトキナーゼ
（可溶画分）	乳酸デヒドロゲナーゼ
核	RNA ポリメラーゼ
	NAD^+ピロホスホリラーゼ
ミトコンドリア	
外膜	モノアミンオキシダーゼ
膜間部	アデニル酸キナーゼ
内膜	シトクロム c オキシダーゼ
マトリックス	グルタミン酸デヒドロゲナーゼ
ミクロソーム	グルコース 6-ホスファターゼ
	シトクロム P-450
リソソーム	酸性ホスファターゼ
	β-グルクロニダーゼ
	リボヌクレアーゼ
ペルオキシソーム	カタラーゼ
	尿酸オキシダーゼ
	キサンチンオキシダーゼ
ゴルジ体	ガラクトーストランスフェラーゼ

表6・5　**乳酸デヒドロゲナーゼのアイソザイム**

アイソザイム	サブユニットの組み合わせ	
LDH_1	H_4	(HHHH)
LDH_2	H_3M	(HHHM)
LDH_3	H_2M_2	(HHMM)
LDH_4	HM_3	(HMMM)
LDH_5	M_4	(MMMM)

　グルコースをリン酸化してグルコース6-リン酸に変換するヘキソキナーゼは，臓器によって異なるアイソザイムを発現している．一般の細胞に発現しているヘキソキナーゼはグルコース6-リン酸によって阻害されるが，肝臓で発現しているアイソザイム（グルコキナーゼと呼ばれる）はグルコース6-リン酸によって阻害されないため，高血糖時，肝臓は大量のグルコースを取り込み，グルコース6-リン酸に変換しグリコーゲンとして蓄えることができる（☞ 10—3 ⓒ）．

　アイソザイムにはサブユニットの組み合わせが異なるものがある．たとえば乳酸デヒドロゲナーゼ lactate dehydrogenase (LDH) は2種のサブユニット H（heart の H）と M（muscle の M）からなる四量体で，組み合わせにより5種のアイソザイム（表6・5）が存在する．LDH は解糖系の最終産物であるピルビン酸を乳酸に還元する．このとき解糖系で生じた NADH が酸化されるので，嫌気的条件下でも解糖系が回ることになる（☞ 10—3 Ⓑ）．心筋には H_4 が，骨格筋には M_4 が多く発現している．高濃度のピルビン酸は H_4 を阻害するが，M_4 は阻害しない．激しく運動している骨格筋ではピルビン酸が蓄積しているので，M_4 はこのような嫌気的環境が最適であり，H_4 は心筋のようなピルビン酸が蓄積しない好気的環境が最適であることになる．ラットの心筋の LDH は，出生の前後で M_4 型から H_4 型へ段階的に変化していくことも知られている．H_4 は心筋梗塞などで血中に増加するので，LDH のアイソザイムは疾病の診断に利用される．

6—10　酵素欠損症

　遺伝子の異常によってある酵素が，①まったく合成されない，②合成量が低下する，③アミノ酸配列が変化して活性が低くなるあるいはまったく活性を失うことがある．このような事態を酵素欠損症 enzyme deficiency と呼び，先天性代謝異常症となる．

7 ビタミン

　ビタミン vitamin とは，微量ながら生体内での代謝が正常に機能するために必要な物質で，生体内では合成されない（できても不十分な）ために食物から摂取しなければならない有機化合物の総称である．ビタミン同士に化学構造上の類似点はない．糖質，タンパク質，脂質の3大栄養素に加え，ビタミンとミネラル（無機質）を含めて5大栄養素という．ビタミンは欠乏すると，そのビタミン固有の欠乏症状をきたす．壊血病（ビタミンC不足），脚気（ビタミンB_1不足），くる病（ビタミンD不足）などの研究から，不足している物質としてビタミンが発見された．一方，微生物の増殖因子の研究から発見されたものもある．

　ビタミンが発見された当初には，生体のアミン amine と認識されていたため，vitamine とつづられていた．やがて，すべてのビタミンが必ずしもアミンではないことが知られ，"e" が削られたという経緯がある．また，当初は発見の順に A，B，C…とアルファベットで命名されたが，現在では化学構造も明らかになったため，物質の化学名で呼ぶことが多い．ビタミンは，脂溶性ビタミン fat-soluble vitamin と水溶性ビタミン water-soluble vitamin に分類される（図7・1）．脂溶性ビタミンには，過剰摂取によるビタミン過剰症 hypervitaminosis が問題になることもある．

　表7・1にビタミンの化学的性質および機能的特徴を一覧にしてまとめた．

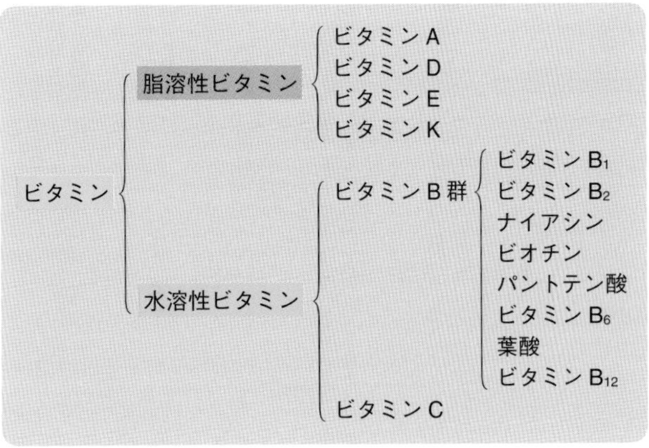

図7・1　ビタミンの分類

7-1　脂溶性ビタミン

　栄養学の歴史は紀元前に遡る．紀元前600年頃にはピタゴラス派の学者であるアルクマイオン

表7·1　ビタミンの特徴

	ビタミンの名称	化学名	活性型	機能	欠乏症	過剰症	多く含む食品	日本人の食事摂取基準(2020年版)(18〜29歳分のみ抜粋)
脂溶性ビタミン	ビタミンA	レチノール, βカロテン	レチノール, レチナール, レチノイン酸	視覚, 成長促進, 免疫, 精子形成, 上皮保護	夜盲症, 皮膚粘膜の角質化障害, 発育障害	脳圧亢進(頭痛, 嘔吐), 下痢, 不振, 四肢の腫脹, 体重減少	レバー, うなぎ, 魚肝油など	男性850 μgRAE/日 女性650 μgRAE/日(推奨量)
	ビタミンD	カルシフェロール	1.25-ジヒドロキシコレカルシフェロール	カルシウム調節	くる病(小児), 骨軟化症(成人)	骨過剰石灰化, 腎・心平滑筋への石灰沈着	まぐろ脂身, かつお, うなぎ, 乾椎茸, 魚肝油など	8.5 μg/日(目安量)
	ビタミンE	トコフェロール	α-トコフェロール	抗酸化作用(特に細胞膜)	不妊, 神経筋機能障害, 溶血性貧血	—	ひまわり油, アーモンド(乾), 綿実油, 小麦胚芽, 米糠油, なたね油など	男性6.0 mg/日 女性5.0 mg/日(目安量)
	ビタミンK	フィロキノン, メナキノン, メナジオン	フィロキノン, メナキノン, メナジオン	血液凝固	易出血性(新生児)	溶血性貧血(新生児)	K₁(緑黄野菜, マーガリンなど), K₂(納豆, 肉類など)	150 μg/日(目安量)
水溶性ビタミン	ビタミンB₁	チアミン	チアミンニリン酸	補酵素(糖質代謝)	脚気, ウェルニッケ脳症	—	米糠, 乾燥酵母, 小麦胚芽, 豚肉など	男性1.4 mg/日 女性1.1 mg/日(推奨量)
	ビタミンB₂	リボフラビン	FMN, FAD	補酵素(酸化還元反応の水素運搬体)	口角炎, 口内炎	—	やつめうなぎ, 乾燥酵母, レバー, 脱脂粉乳など	男性1.6 mg/日 女性1.2 mg/日(推奨量)
	ナイアシン	ナイアシン	NAD, NADP	補酵素(酸化還元反応の水素運搬体)	ペラグラ	—	米糠, 乾燥酵母, かつお, 乾椎茸, 落花生など	男性15 mgNE/日 女性11 mgNE/日(推奨量)
	ビオチン	ビオチン	ビオチン酵素	補酵素(炭酸固定反応)	皮膚炎など(生卵白の過剰摂取にて欠乏症状出現)	—	レバー, 大豆, 落花生など	50 μg/日(目安量)
	パントテン酸	パントテン酸	補酵素A(CoA)	補酵素(アシル基供与体として多くの酵素反応に関与)	まれ. 複合欠乏症として成長停止, 神経障害など	—	レバー, 納豆, 卵, 落花生など	5mg/日(目安量)
	ビタミンB₆	ピリドキシン, ピリドキサール, ピリドキサミン	ピリドキサールリン酸	補酵素(アミノ酸代謝)	まれ. 皮膚炎, けいれんなど(新生児, 妊婦, イソニアジド内服時など)	—	ひらめ, いわしなどの魚, 肉, くるみ, 卵など	男性1.4 mg/日 女性1.1 mg/日(推奨量)
	葉酸	プテロイルグルタミン酸	テトラヒドロ葉酸	補酵素(核酸代謝, アミノ酸代謝)	巨赤芽球性貧血, 胎児の二分脊椎	—	レバー, 大豆粉, ほうれん草, ブロッコリー など	240 μg/日(推奨量)
	ビタミンB₁₂	コバラミン	5'-デオキシアデノシルコバラミン, メチルコバラミン	補酵素(核酸代謝, アミノ酸代謝)	悪性貧血	—	レバー, 動物性食品など	2.4 μg/日(推奨量)
	ビタミンC	アスコルビン酸	アスコルビン酸	抗酸化作用, 補酵素(水酸化反応)	壊血病	—	新鮮野菜, 果物, レバーなど	100 mg/日(推奨量)

が,「体に入るものと出るもののつりあいによって健康が保たれる.」と明言しており,その後,化学の発展に伴いカロリーという考え方が導入され,1840年,リービッヒにより提唱された3大栄養素という考え方へとつながる.ビタミンの歴史も同程度に古く,紀元前400年頃,ヒポクラテスが,「食物には自然が多く含まれていて,十分な薬味がなければならない.」と記している.つまりエネルギー源としての3大栄養素に加え,機能性食品成分が意識されていたことになる.

　3大栄養素だけでは不十分であるという考えを最初に世間に広めたのは,薬剤師として働いていたペレイラである.3大栄養素という栄養学のドグマに対し,種々の食物を摂ることが必要であるという栄養理論を発表している(1840年頃).しかし,パスツールとコッホの病原菌発見(19世紀後半)以来,時代は,病気の原因は病原菌がつくる有毒物質によるとの考えに染まっており,微量ながら生体の機能に必須な物質としてビタミンが発見されるのには,さらに時代が進む必要があった.

　ビタミンの歴史は,マッカラムがネズミの成長に必要な成分として1915年に同定した脂溶性因子A(後にビタミンAと名づけられた)から始まる.脂溶性ビタミンには,体内でホルモン様の作用があるビタミンA,Dと,抗酸化作用のあるビタミンE,補酵素として働き血液凝固にかかわるビタミンKの4種類がある.ビタミンDに関しては生体内でも合成することが可能であるため,厳密にはビタミンの定義から外れるが,合成には日照が必要であり,足りない場合は食品として摂取する必要がある.

Ⓐ　ビタミンA

　ビタミンA発見の経緯には,現代生物学につながる重要な手法が詰まっている.発見者のマッカラムは,家畜の代わりにはじめて実験動物としてネズミを使い栄養学実験を行ったことで知られる.ウィスコンシン農業試験所では,小麦を餌として育てたメス牛が盲目になり,死産や病弱な仔牛を産むことが問題となっていた.マッカラムは卵やバターなど動物性の脂肪を与えたネズミは健康に育ち,ラードやオリーブオイルでは失明した後死亡することをみつけた.健康を保つ卵の成分を探り,エーテル抽出画分脂溶性成分をみつけた.さらにけん化反応の影響を受けないことから脂肪ではないと結論づけた(1914年).後に弟子であるスティーンボックはニンジンやサツマイモにも失明を防ぎ,成長を促進する効果があることをみつけたが,肝臓抽出物とニンジンの抽出物は,効果は同じであるにもかかわらず色が異なることから,長い間,脂溶性因子Aと呼ばれていた.10年ほどたってムーアにより,黄色いニンジン抽出物由来の脂溶性因子Aを与えたマウスの肝臓に無色の脂溶性因子Aの蓄積が確認され,前者を前駆体としてプロビタミンA,後者をビタミンAと呼んだ.ビタミンAはさらに15位の官能基の違いによりレチノール,レチナール,レチノイン酸に分類される(図7・2).

　植物のβカロテン(プロビタミンA)に代表されるカロチノイドと呼ばれる色素は,レチニリデン残基を2つ含み,生体に取り込まれた後,小腸粘膜においてモノオキシゲナーゼによりアルコール型のレチノールへと分解され吸収される.レチノールは脂肪酸と結合して肝臓にある伊東細胞に貯蔵される.血中への出入りにはレチノール結合タンパク質(RBP)が関与しており,

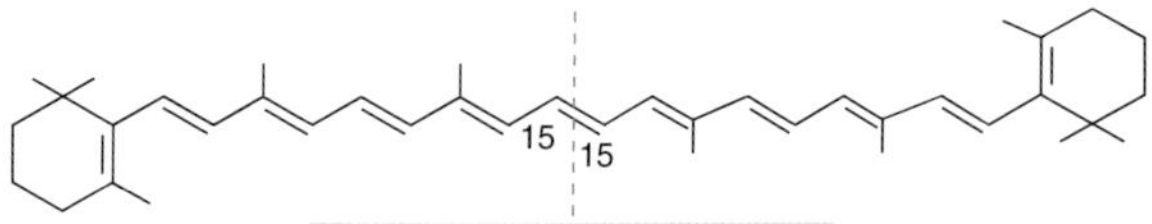

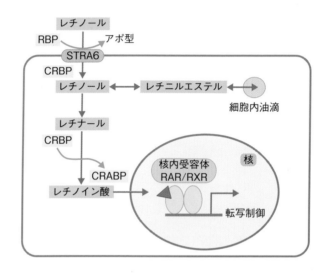

βカロテン（プロビタミンA）

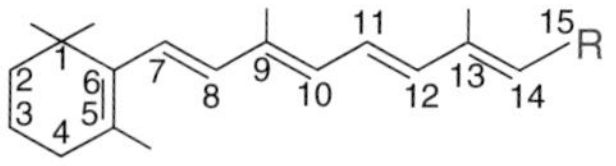

レチノイド（ビタミンA）

ビタミンAの分類

R （官能基）	レチノイド retinoid に 含まれる化合物	
CH$_2$OH	レチノール retinol	アルコール型
CHO	レチナール retinal	アルデヒド型
COOH	レチノイン酸 retinoic acid	カルボン酸型

図7・2　ビタミンAとプロビタミンA

図7・3　ビタミンAの代謝と局在
RBP（retinol binding protein）：レチノール結合タンパク質，STRA6（stimulated by retinoic acid 6）：RBP受容体，CRBP（cellular retinol binding protein）：細胞内レチノール結合タンパク質，CRABP（cellular retinoic acid binding protein）：細胞内レチノイン酸結合タンパク質

全身に運ばれた後，細胞表面に存在するRBP受容体（STRA6）に結合し，レチノールのみが細胞内へ入り，細胞内レチノール結合タンパク質（CRBP）へと渡される．細胞内でレチノールはアルコールデヒドロゲナーゼにより酸化され，アルデヒド型のレチナールがつくられる．レチナールはさらにアルデヒドデヒドロゲナーゼによりレチノイン酸へと代謝され，細胞内レチノイン酸結合タンパク質（CRABP）へと渡される（図7・3）．

　細胞にはトランス型レチノイン酸 all-*trans*-retinoic acid に対する核内受容体であるレチノイン酸受容体 retinoic acid receptor（RAR），シス型レチノイン酸 9-*cis* retinoic acid に対する核内受容体であるレチノイドX受容体 retinoid X receptor（RXR）が存在し，ビタミンAは受容体の転写因子の活性を制御する脂溶性リガンドとして機能する（☞19―1Ⓐ）．ビタミンAによる転写制御は，成体だけでなく個体発生時にも機能しているため，妊娠中のビタミンAの過剰摂取には注意が必要である．一方，プロビタミンAからビタミンAへの変換は体内のビタミ

ン A の量でフィードバック制御されているため，プロビタミン A の摂りすぎによる悪影響は起こらない．

レチナールは網膜においてオプシンと呼ばれるタンパク質に共有結合することでロドプシンを形成し，網膜における光受容に関与する．その機序は，まずロドプシン中のシス型レチナールが光によりトランス型レチナールへと異性化すると，オプシンタンパク質が構造変化し，細胞内 G タンパク質共役受容体を介してセカンドメッセンジャーの 1 つ cGMP を分解するホスホジエステラーゼを活性化する．そして，分解による cGMP 減少に伴い cGMP 依存性陽イオンチャネルの不活性化により細胞が過分極することで下流の神経細胞へと情報伝達が行われる．したがって，ビタミン A の不足は夜盲症の原因となる．

Ⓑ ビタミン D

産業革命により蒸気機関が拡がり，煙に覆われた英国では，日光が足りず，若者の間で骨格異常を伴うくる病が多発していた．もともと，日照の足りない緯度の高い地域ではくる病がよく起こることが知られていたが，不思議なことに日照がない極夜がある地域で生活しているイヌイットの人々はくる病の発症率が低い．イヌイットの食事によりくる病が改善されるという疫学調査から，医者のトルソーによりタラの肝臓の脂溶性成分に改善効果があることがつきとめられた．その後，ビタミン A の発見者であるマッカラムは，タラの肝臓のビタミン A を破壊してもなおくる病を改善する成分は残ることから，新しい脂溶性ビタミンを探し，ビタミン D の発見に至った（1922 年）．さらに，動物に紫外線照射すると肝臓でビタミン D が増加し，くる病が抑えられることがわかり，後に皮膚細胞でコレステロールから紫外線によりビタミン D が合成されることが明らかとなった．ビタミン D は肝臓において 25 位の，腎臓において 1 位の炭素に水酸基が付加されることで活性型の 1,25-ジヒドロキシコレカルシフェロール（1,25-$(OH)_2$ビタミン D_3）となる（図 7・4）．マッカラムの弟子のスティーンボックは，食物に紫外線を当てるだけでくる病の予防ができることを見いだし，1924 年に食物への紫外線照射で特許を得た．1892 年にパームにより日照とくる病の関係が報告されてから約 30 年がたっていた．

ビタミン D は体内でのカルシウム代謝と密接に関係している．血中カルシウム濃度が減少すると副甲状腺での副甲状腺ホルモン（PTH）の産生が刺激される．PTH は腎臓におけるビタミン D 水酸化酵素を誘導することで活性型ビタミン D_3 産生を促す．活性型ビタミン D_3 はビタミン A と同様に，核内受容体であるビタミン D 受容体 vitamine D receptor（VDR）に対するリガンドとして機能し転写調節を行う．小腸において VDR が活性化するとカルシウム結合タンパク質 calcium-binding protein（CaBP）やカルシウムチャネルである TRPV6 が合成され，小腸からのカルシウム吸収が促される．また活性型ビタミン D_3 は骨芽細胞で VDR を活性化し破骨細胞分化因子を発現させ，破骨細胞の分化を促すことで，体内のカルシウムバランスを制御する．その他，腎臓におけるカルシウム再吸収を調節することでも血中カルシウムバランスを調節する役割をもつ（図 7・5）．このように日照不足によるくる病の発生は，ビタミン D の発見を通じたカルシウム恒常性の理解によりようやく解明された．

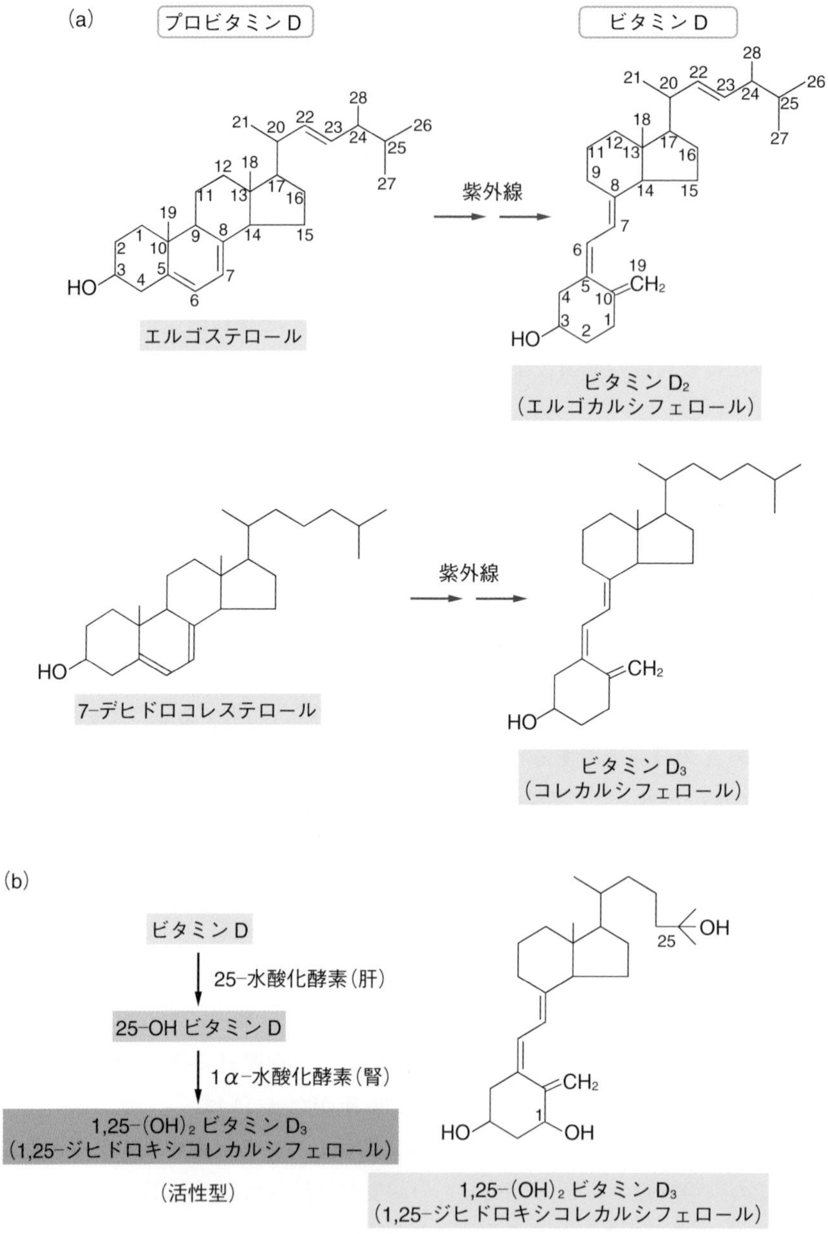

(a)

プロビタミンD → ビタミンD

エルゴステロール

紫外線

ビタミンD₂
（エルゴカルシフェロール）

7-デヒドロコレステロール

紫外線

ビタミンD₃
（コレカルシフェロール）

(b)

ビタミンD

↓ 25-水酸化酵素（肝）

25-OH ビタミンD

↓ 1α-水酸化酵素（腎）

1,25-(OH)₂ ビタミンD₃
（1,25-ジヒドロキシコレカルシフェロール）

（活性型）

1,25-(OH)₂ ビタミンD₃
（1,25-ジヒドロキシコレカルシフェロール）

図7·4 プロビタミンDの紫外線照射によるビタミンDの生成（a）とビタミンDの活性化（b）

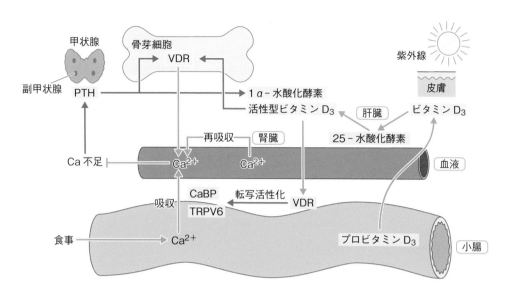

図7·5 ビタミンDの活性化とカルシウムホメオスタシス

⟶：物質の流れ
⟶：活性化制御の流れ

Ⓒ ビタミンE

前述のように，1920年代になるとネズミに対する制限給餌による疾患モデルが確立されるようになっていた．成熟したネズミの生存には必要でないが，不妊を引き起こす因子が1922年，エバンスにより報告された．追加検証が困難だったため，ほかの研究者から批判を受けながらもエバンスは研究を続け，1936年にビタミンEであるα-トコフェロールの同定に成功した．ビタミンEは官能基の組み合わせでα-，β-，γ-，δ-の誘導体があり，それぞれフリーラジカルを消去する抗酸化能（生物活性）の強さが異なる（図7·6）．ビタミンEは細胞膜に溶けた状態で存在しており，細胞膜のリン脂質の成分として存在する多価不飽和脂肪酸が酸化されて発生したフリーラジカルを消滅するラジカルスキャベンジャーとして機能する．自らラジカル化したビタミンEは，水溶性ビタミンであるビタミンCなどの抗酸化物質により再生される．近年，動脈硬化をはじめとした過酸化脂質による健康被害が多く報告されており，ビタミンEは摂取による機能性が注目されている．

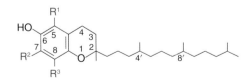

トコフェロール	R^1	R^2	R^3	生物活性
α-	CH_3	CH_3	CH_3	1.0
β-	CH_3	H	CH_3	1/2〜1/10
γ-	H	CH_3	CH_3	1/10
δ-	H	H	CH_3	1/100

図7·6 ビタミンE（トコフェロール）
生物活性とは生体試料を使って活性を測定したもの．

Ⓓ ビタミンK

　後にノーベル賞を受賞するダムは，学生時代にステロール代謝研究のためにニワトリの雛に脂質を含まない食事を給餌する実験を行っていたところ，出血が制御できなくなることをみつけた．当時知られていた脂溶性ビタミンA，D，Eのいずれの給餌でも回復できないことから，新たなビタミンとして探索し，1935年にブタの肝臓から新しい脂溶性ビタミンをみつけた．当時，ビタミンはアルファベット順で命名されていたが，このビタミンではじめて凝固Koagulationの頭文字をとりビタミンKと名づけられた．

　ビタミンKにはK$_1$（フィロキノン），K$_2$（メナキノン）とK$_3$（メナジオン）の3種類が存在するが（図7・7），ビタミンK$_3$は摂取された後代謝されてビタミンK$_2$となるため，機能するビタミンとしてはK$_1$とK$_2$の2種類である．ビタミンKは主に補酵素として使われている．たとえばプロトロンビン前駆体のグルタミン酸残基をカルボキシ化するγ-グルタミルカルボキシラーゼにはビタミンKが必要である．プロトロンビン前駆体はこの反応によりグルタミン酸残基がγ-カルボキシグルタミン酸残基になることでカルシウムと結合し，血液凝固を引き起こすことが可能になる．グルタミン酸残基をカルボキシ化する反応において，CO_2とO_2から水（H_2O）とカルボキシ基（COO—）がつくられるが，酸素原子が1つあまる．還元型ビタミンKはこの酸素と反応し，ビタミンKエポキシドとなる．ビタミンKエポキシドはビタミンKエポキシドレダクターゼにより還元されてビタミンKに戻される（図7・8）．ビタミンKはビタミンKサイクルによって再生され続けるために欠乏症になりにくい．プロトロンビン（第II因子）のほかにも，血液凝固にかかわる第VII因子，第IX因子，第X因子の生合成にビタミンKがかかわる．抗凝固剤であるワルファリンはビタミンKの再生にかかわるビタミンKエポキシドレダクターゼに結合することでビタミンKの再生を阻害し，凝固因子の生合成を抑制して抗凝固活性を示す．血液凝固にかかわるビタミンとして凝固因子の生合成を中心に研究が進められてきたが，2003年にマウスの核内受容体であるステロイド生体異物受容体/プレグナンX受容体 steroid and xenobiotic receptor/pregnane X receptor（SXR/PXR）がビタミンKにより活性化され，肝臓における薬物代謝酵素の発現調節にかかわることが報告された．このようにビタミンKもビタミンAやDと同様，ホルモン様の作用ももち，転写制御も行っていると考えられている．

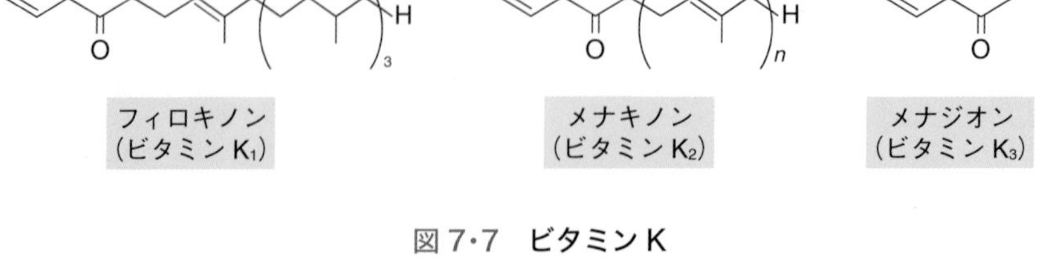

フィロキノン
（ビタミンK$_1$）

メナキノン
（ビタミンK$_2$）

メナジオン
（ビタミンK$_3$）

図7・7　ビタミンK

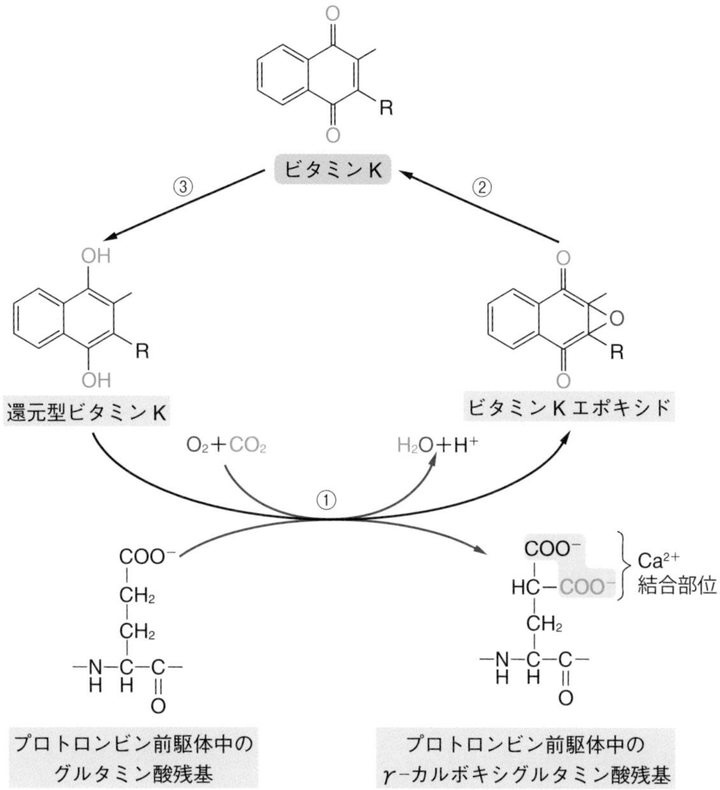

図 7・8　ビタミン K 依存性のプロトロンビン前駆体のグルタミン酸残基のカルボキシ化
① γ-グルタミルカルボキシラーゼ γ-glutamyl carboxylase
② ビタミン K エポキシドレダクターゼ vitamin K epoxide reductase（VKOR）：この反応には，ジチオール dithiol 系の補酵素から還元力が提供される．
③ この反応も VKOR によって触媒されると考えられているが明らかになっていない．
ビタミン K エポキシドが還元型ビタミン K に戻る反応（②＋③）は，抗凝固剤ワルファリンによって阻害される．

7-2　水溶性ビタミン

　水溶性ビタミンは，ビタミン B 群とビタミン C に分けられる．ビタミン B 群は体内に摂取された後，補酵素や補欠分子族の構成要素として取り込まれ，膨大な種類の代謝反応に関与する．ビタミン C は生体の抗酸化物質としての役割を果たしている一方で，特定の還元反応に還元力を提供している．水溶性ビタミンは大量に摂取しても過剰分は腎臓から排泄されるが，その代わり体内への蓄積はほとんどないため毎日摂取する必要がある．

Ⓐ ビタミン B₁　vitamin B₁

　抗神経炎因子として発見され，ビタミン B₁ と命名された．化学名はチアミン thiamin（図 7・9）である．チアミンはピロリン酸が転移され，チアミン二リン酸 thiamin diphosphate（図 7・10）

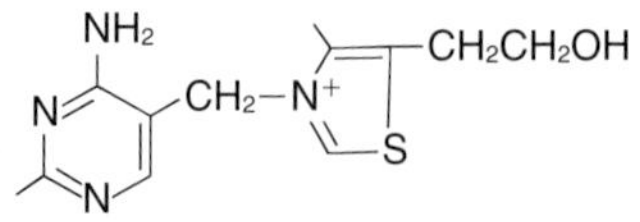

図7・9　ビタミン B₁（チアミン）

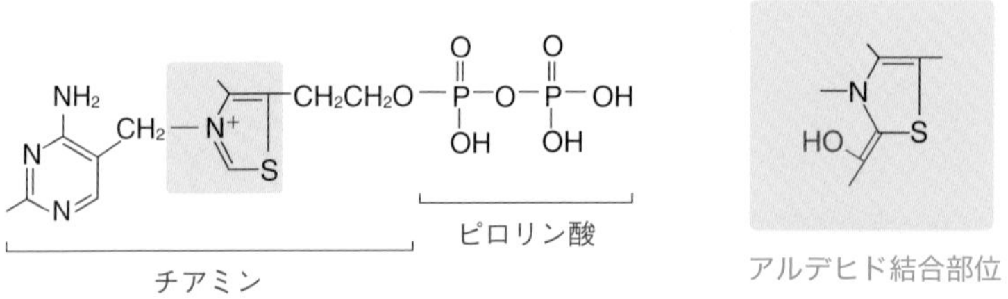

図7・10　チアミン二リン酸の構造とアルデヒド結合部位

としてアルデヒド基の転移反応にあずかる．チアミンを要求する酵素はピルビン酸デヒドロゲナーゼ，2-オキソグルタル酸デヒドロゲナーゼ，ペントースリン酸経路のトランスケトラーゼ，また分枝アミノ酸デヒドロゲナーゼである．これらの酵素はエネルギー産生に関して重要であるため，チアミン欠乏症状には，エネルギー需要の高い神経あるいは心臓の機能不全がある．末梢神経に異常が起こる多発性神経炎を特徴とする脚気 beriberi は，白米を食する地域に発症したことで有名であり，知覚鈍麻，腱反射消失などを示し，浮腫，循環障害などの症状も呈する．また中枢神経系に影響が及ぶとウェルニッケ Wernicke 脳症（トランスケトラーゼ活性低下）などを呈する．チアミンの必要量を凌駕する多量の糖質の摂取にて，ピルビン酸の利用障害を引き起こし，乳酸の蓄積から致死的な乳酸アシドーシスにいたることがある．

> [注]　「江戸の流行病（はやりやまい）は箱根の関を越せば治る」．江戸時代初期，精米技術が普及した頃，江戸市中の富裕層の間で脚気が流行した．精米によって米ぬかに多く含まれているビタミン B₁ が除かれた白米を食べる習慣が広まったためである．「箱根の関を越せば治る」とは，田舎に行って玄米を食べれば脚気が治るという意味である．

Ⓑ ビタミン B₂　vitamin B₂

　ビタミン B₂ は，フラビン flavin にリビトール（リボースのアルコール）が結合したものでリボフラビン riboflavin（図7・11）と呼ばれる．リボフラビンはリン酸の転移を受け，フラビンモノヌクレオチド flavin mononucleotide（FMN），さらにアデニル酸が結合したフラビンアデニンジヌクレオチド flavin adenine dinucleotide（FAD）となる（図7・12）．広義ではリボフラビン，FMN，FAD の 3 者を総称してビタミン B₂ と呼ぶ．FMN，FAD を補酵素とする酵素はフラビン酵素 flavoenzyme と呼ばれ，酸化還元反応を触媒し，広くエネルギー獲得，物質代謝に関与する．水素の運搬にあずかるのはフラビン骨格（イソアロキサジン骨格ともいう）である（図7・12右）．

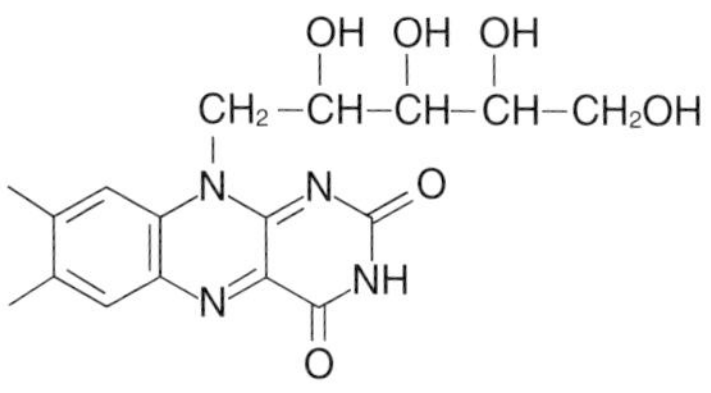

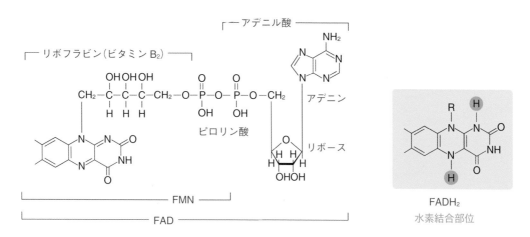

図7·11　ビタミンB$_2$(リボフラビン)

図7·12　フラビンヌクレオチドの構造と水素結合部位

　ビタミンB$_2$単独の欠乏は大きな病気にはつながらないが，ほかのビタミン（ビタミンB$_6$，ナイアシン，葉酸など）の欠乏を伴うことが多い．症状としては口内炎，脂漏性皮膚炎などがある（☞15章）.

Ⓒ ナイアシン　niacin

　ペラグラ pellagra の治療に必要な因子として発見されたニコチン酸 nicotinic acid とニコチンアミド nicotinamide の両者を合わせてナイアシンという（図7·13）．ナイアシンはニコチンアミドとして，ニコチンアミドアデニンジヌクレオチド nicotinamide adenine dinucleotide （NAD），ニコチンアミドアデニンジヌクレオチドリン酸 nicotinamide adenine dinucleotide phosphate （NADP）に取り込まれる．これらはピリジンヌクレオチド（図7·14）と呼ばれ脱水素酵素が触媒する酸化還元反応の補酵素となる（☞ 表15·3）．たとえばクエン酸回路のリンゴ酸デヒドロゲナーゼの反応では，リンゴ酸から離れた水素の1つはヒドリド（：H$^-$）として NAD$^+$ のニコチンアミドに移行して NADH（還元型）を生成させ，他の1つは水溶液中の水素イオン（H$^+$）となる．NAD$^+$ や NADP$^+$ が還元される際には，ヒドリドはニコチンアミドに前方あるいは後方から立体特異的に付加され（図7·14右），どちら側から付加されるかは酵素によって決まっている．なお，逆反応で NADH や NADPH が酸化される場合も，反応は同様に立体特異的に行

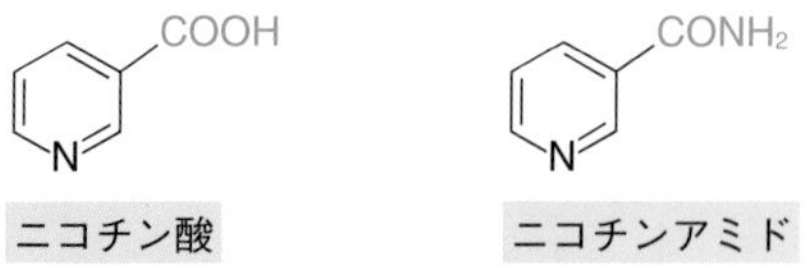

ニコチン酸　　　　　　　ニコチンアミド

図 7·13　ナイアシン

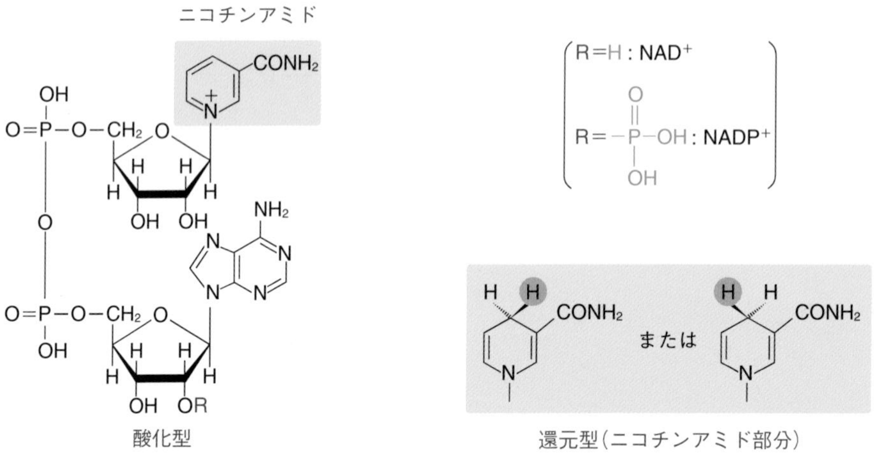

ニコチンアミド

酸化型　　　　　　　　　　　　還元型（ニコチンアミド部分）

$$\left(\begin{array}{l} R=H : NAD^+ \\ \\ R=-\overset{O}{\underset{OH}{\overset{\|}{P}}}-OH : NADP^+ \end{array} \right)$$

図 7·14　ピリジンヌクレオチドの構造

われる（☞ 15—3 Ⓐ）.

　　[注]　水素イオン種について：
　　水素イオン（プロトン proton）：H^+
　　水素原子 hydrogen atom：$H\cdot$
　　水素化物イオン（ヒドリド hydride）：H^-

　ナイアシンは体内で必須アミノ酸の1つであるトリプトファンから産生されるので，厳密には
ビタミンとはいえない．欠乏症は前述したペラグラである．ペラグラとはイタリア語で"粗い
（ペレ）肌（アグラ）"という意味に由来する．手の甲などの皮膚炎 dermatitis，下痢 diarrhea，
認知症 dementia を3徴候（three Ds）とし，トウモロコシを主食とする地域の貧困層に多い．
重度のナイアシン欠乏は致死的である（☞ 15章）.

　　[注]　トウモロコシのアミノ酸スコアは 49，第一制限アミノ酸はトリプトファンである（☞ 25章）．米
　　国の西部開拓時代，開拓民はトウモロコシを主食としていたために，ナイアシン欠乏症に悩まされたという．

Ⓓ **ビオチン**　biotin

　酵母増殖因子（bios）群の1つであるためビオチンと命名されたが，抗皮膚炎因子のビタミン
H（Haut：ドイツ語で「皮膚」）とも呼ばれた（図 7·15）．酵素タンパク質のリシン残基に結合
して，アセチル CoA カルボキシラーゼ，プロピオニル CoA カルボキシラーゼ，ピルビン酸カ

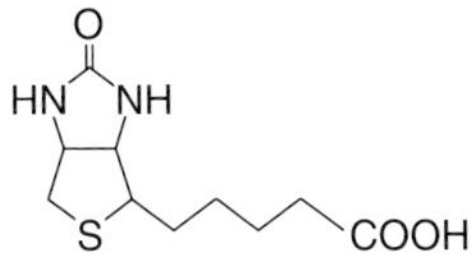

図7·15 ビオチン

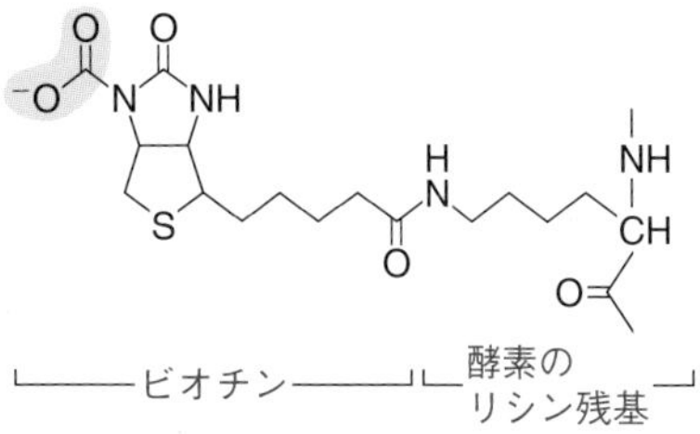

図7·16 ビオチンと CO_2 の結合部位

ルボキシラーゼなどの補欠分子族として，炭酸固定反応（カルボキシ化）にあずかる（図7·16）．脂肪酸の合成，糖新生，アミノ酸代謝で重要な役割を果たす．多くの食品に含まれており，ヒトでは腸内細菌が多量に産生するので欠乏症はまれであるが，長期間の中心静脈栄養下で腸管の使用のなかった場合にみられることもある．欠乏症状として，皮膚炎，脱毛，角膜炎，神経症状などが挙げられる．また生の卵白を多く摂取した場合など，卵白に含まれるアビジン avidin がビオチンと強力に結合し，その活性を低下させるため相対的に欠乏となる．また先天性ビオチン依存性酵素欠損児や未熟児に欠乏症状が起こる．

Ⓔ パントテン酸　pantothenic acid

　パントテン酸（図7·17）は補酵素A（コエンザイムA coenzyme A：CoA）の一部となる（図7·18）．CoA は末端に反応性に富むチオール基（―SH）をもっており，カルボン酸とチオエステル（アシル CoA acyl-CoA，酢酸であればアセチル CoA）を形成しアシル基の運搬体となる．

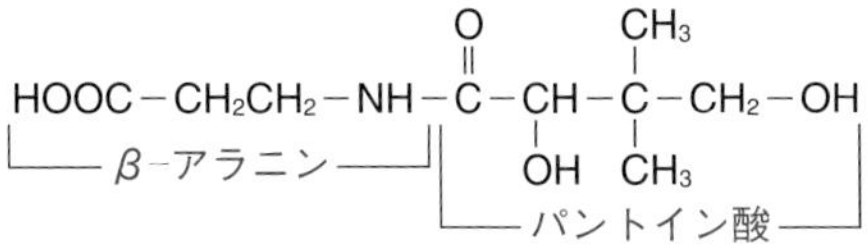

図7·17　パントテン酸

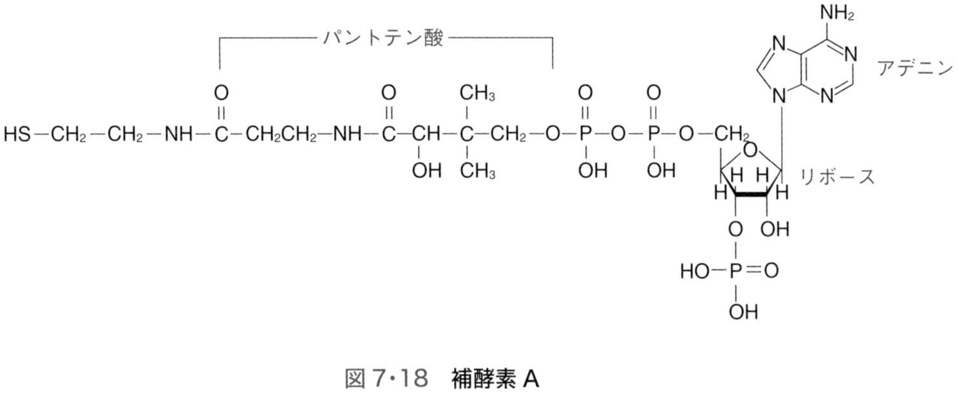

図7·18　補酵素A

脂肪酸の分解や合成, ピルビン酸からアセチル CoA の生成, クエン酸回路など多くの代謝に広くかかわっている.

広く (pan-) 分布する酸という意味でパントテン酸と呼ばれ, 多くの食品に含まれているだけでなく, ヒトでは腸内細菌が産生しているため欠乏症は起こりにくいが, 欠乏すると倦怠感などが起こる. 動物のパントテン酸欠乏症では副腎ホルモン異常, 消化管異常がみられる.

Ⓕ ビタミン B₆   vitamin B₆

ビタミン B_6 とはピリドキシン pyridoxine, ピリドキサール pyridoxal, ピリドキサミン pyridoxamine およびこれらのリン酸エステルの計 6 種類を総称する (図 7·19) 食物として摂取されたピリドキシンがリン酸化されてピリドキシンリン酸となり, 次いで酸化されてピリドキサールリン酸 pyridoxal phosphate となる. ピリドキサールリン酸がビタミン B_6 酵素の補酵素となり, 広くアミノ酸の代謝反応 (アミノ基転移, 加水分解, 脱炭酸, ラセミ化) などに関与する. アミノ酸はピリドキサールリン酸とシッフ Schiff 塩基をつくって結合し, 変化を受ける (図7·20).

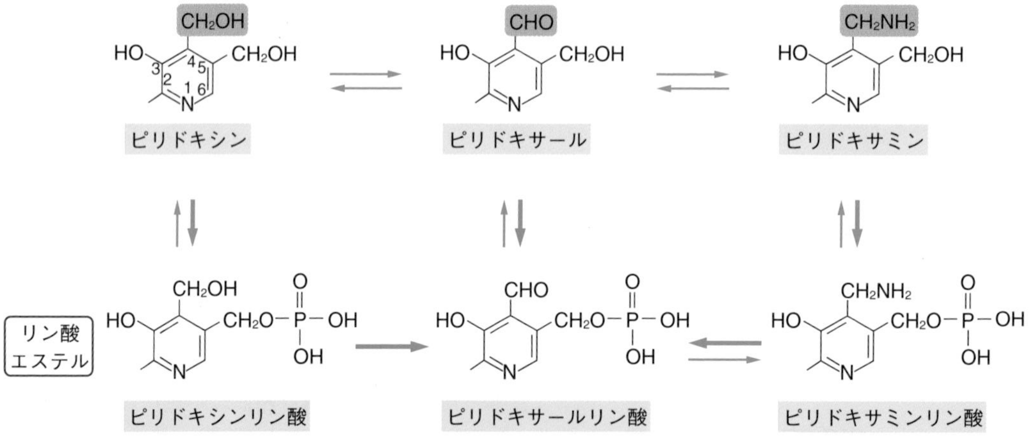

図 7·19　ビタミン B₆ の代謝

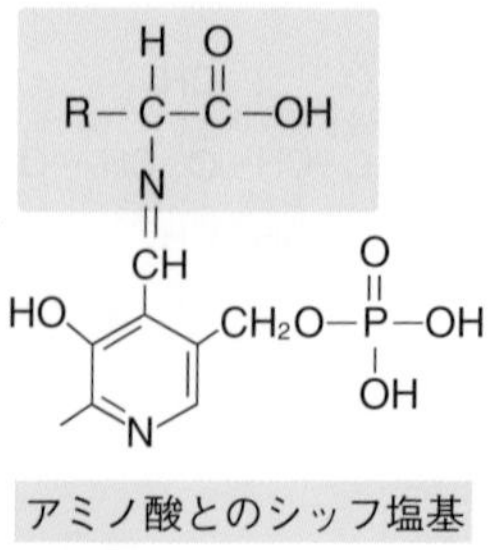

図 7·20　ピリドキサールリン酸とアミノ酸とのシッフ塩基

　ビタミン B_6 は抗皮膚炎因子として発見された．ビタミン B_6 の欠乏により，口角炎，口内炎，口唇炎，脂漏性湿疹，神経炎などをきたす．またエストロゲン，アンドロゲン，コルチゾールやビタミン D などのステロイドホルモンの作用にも関与し，ビタミン B_6 の欠乏は，これらホルモンの感受性を増す．抗結核剤のイソニアジドは，ピリドキサールリン酸を不活性化するため，結核治療中にビタミン B_6 欠乏症をきたすことがある．

Ⓖ 葉　酸　folic acid

　抗貧血作用があり，ホウレンソウから抽出されたので草（folium）にちなんで命名された（図 7·21）．天然では通常プテロイルグルタミン酸誘導体として存在する．

　体内に取り込まれてから還元され，7,8-ジヒドロ葉酸 dihydrofolic acid（FH_2）を経て，5,6,7,8-テトラヒドロ葉酸 tetrahydrofolic acid（FH_4）となる．FH_4 は，表 7·2 に示すように，ホルミル基，ホルムイミノ基，メテニル基，メチレン基，メチル基などを担い，一炭素単位 one carbon unit（C_1 単位）の運搬体となる．メチレン基を担った 5,10-メチレンテトラヒドロ葉酸を図 7·22 に示した．これらは，アミノ酸代謝（セリン，グリシン，ヒスチジンの分解），プリンヌクレオチド（AMP，GMP）の合成，ピリミジンヌクレオチド（TMP）の合成において補酵素として機能する．

　葉酸は，ビタミン B_{12} とともに，細胞増殖における核酸の円滑な合成に必須である．葉酸の欠乏症として巨赤芽球性貧血 megaloblastic anemia がある．胎児は母体から葉酸を得るため妊婦では欠乏しやすく，欠乏によって胎児の二分脊椎など神経管異常が発生する．妊娠初期の葉酸投与は二分脊椎予防効果が認められている．FH_2 を FH_4 に還元するジヒドロ葉酸レダクターゼの阻害剤（メトトレキサート）は抗がん剤として用いられる．

表 7·2　C_1 単位とその葉酸誘導体

C_1 単位	テトラヒドロ葉酸との結合部位	テトラヒドロ葉酸誘導体の名称とその略号
ホルミル formyl 基（CHO–）	5 または 10	5-または 10-ホルミルテトラヒドロ葉酸（5-CHO-H_4-葉酸または 10-CHO-H_4-葉酸）
ホルムイミノ formimino 基（HCNH–）	5	5-ホルムイミノテトラヒドロ葉酸（5-HCNH-H_4-葉酸）
メテニル methenyl 基（–CH=）	5, 10	5,10-メテニルテトラヒドロ葉酸（5,10-CH=H_4-葉酸）
メチレン methylene 基（–CH_2–）	5, 10	5,10-メチレンテトラヒドロ葉酸（5,10-CH_2-H_4-葉酸）
メチル methyl 基（CH_3–）	5	5-メチルテトラヒドロ葉酸（5-CH_3-H_4-葉酸）

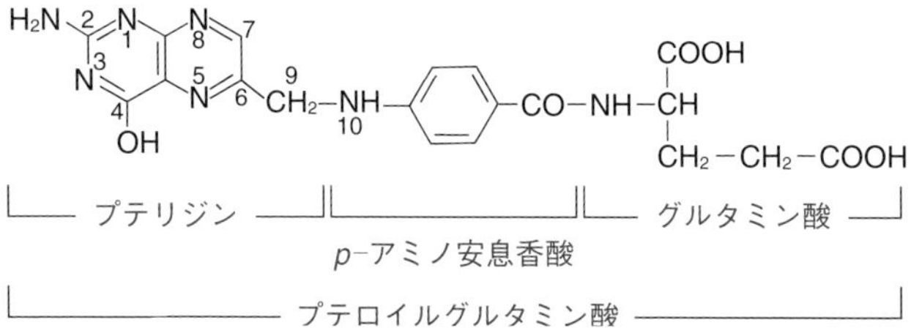

図 7·21　葉　酸

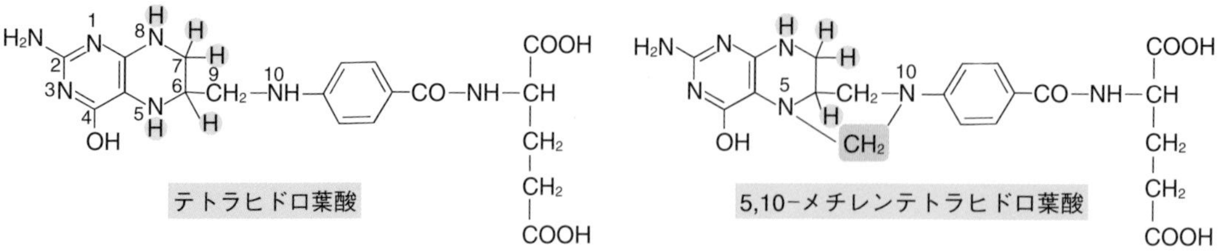

図 7·22 5,6,7,8-テトラヒドロ葉酸と 5,10-メチレンテトラヒドロ葉酸

Ⓗ ビタミン B₁₂ vitamin B₁₂

悪性貧血に有効な因子として肝臓より抽出された. コバラミン cobalamin と呼ばれ, 図 7·23 に示すようにコリン環の中心にコバルト原子をもつコバルト錯体で, 下方からジメチルベンゾイミダゾール誘導体が配位している. 上方からの配位子は, シアノ基, メチル基, 5′-デオキシアデノシル基などである. 哺乳類で補酵素として機能するのは, 5′-デオキシアデノシルコバラミンとメチルコバラミンである.

5′-デオキシアデノシルコバラミンは, L-メチルマロニル CoA からスクシニル CoA への異性化を触媒するメチルマロニル CoA ムターゼの補酵素として, 基質 L-メチルマロニル CoA からの水素の引き抜きを仲介する.

メチルコバラミンは, メチオニンシンターゼ (ホモシステインからメチオニンの再生反応を触媒する) の補酵素としてメチル基転移反応を仲介する. すなわちメチルコバラミンは, 活性メチル基の供給源である S-アデノシルメチオニンの再生回路 (メチオニン→ S-アデノシルメチオニン→ S-アデノシルホモシステイン→ホモシステイン→メチオニン) の一翼を担っている (☞ 12—1).

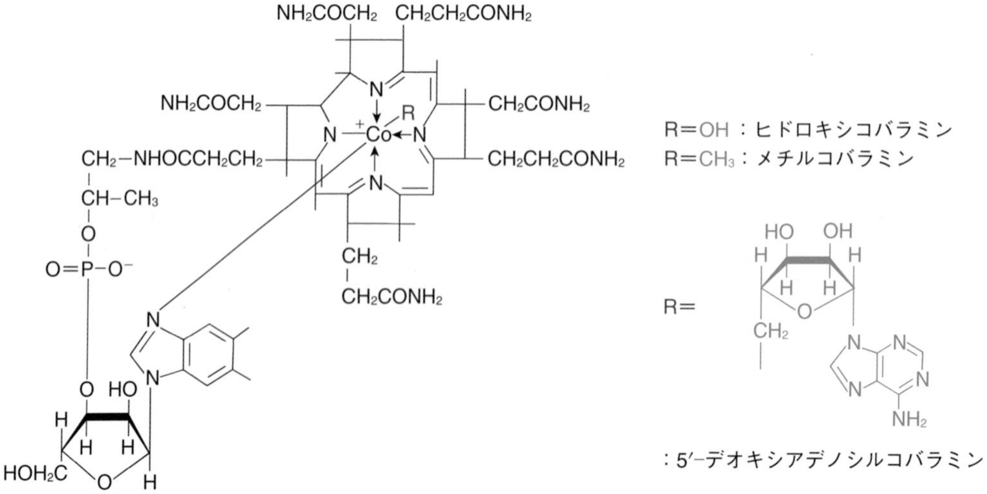

図 7·23 ビタミン B₁₂ とその補酵素型の構造

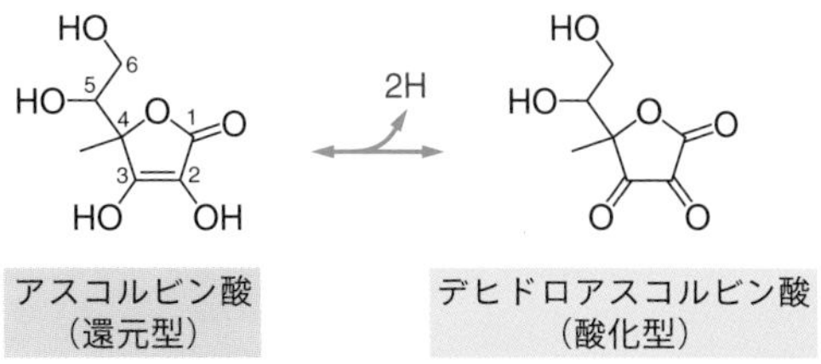

図 7·24　ビタミン C の酸化

アスコルビン酸（還元型）　デヒドロアスコルビン酸（酸化型）

　メチル基の供給は，核酸合成，アミノ酸代謝などに不可欠である．とりわけ赤芽球のように盛んに分裂を行う細胞では，ビタミン B_{12} が欠乏すると DNA 合成のためのヌクレオチド供給が不足し，巨赤芽球性貧血をきたす．ビタミン B_{12} の吸収には胃の壁細胞から分泌される分子量 50,000〜60,000 の糖タンパク質である内因子 intrinsic factor が必要で，この内因子との複合体が回腸から吸収される．先天性あるいは後天性（胃切除，胃粘膜萎縮）の内因子欠乏による巨赤芽球性貧血を悪性貧血 pernicious anemia という．ビタミン B_{12} は植物には含まれていないので菜食主義者にはビタミン B_{12} 欠乏が多い．

Ⓘ　ビタミン C　vitamin C

　壊血病 scurvy（ラテン語で *scorbutus*）を防ぐビタミン，つまり antiscorbutic という意味でアスコルビン酸 ascorbic acid と呼ばれるようになった（図 7·24）．植物に豊富で，ヒト，サル，モルモット以外の動物では生合成される（☞ 10−9）．

　強い還元力をもち，生体で抗酸化剤として働き，ストレスに対する抵抗性にも関与する．一方，特定の水酸化反応に還元力として関与する．特にコラーゲン合成に関与するプロリンヒドロキシラーゼやリシルヒドロキシラーゼにおいては，ビタミン C は酸化型酵素を活性な還元型酵素に戻す役割を果たしている．ビタミン C が欠乏するとコラーゲンの生成が障害され，組織の結合力が弱まり脆弱になるため，易出血性，骨・筋の脆弱化などの症状を呈する壊血病をきたす．ビタミン C は体内で特に副腎に多く含まれ，アドレナリン合成（ドーパミン β−ヒドロキシラーゼ）やチロシン分解（4−フェニルピルビン酸ジオキシゲナーゼ），さらに C 末端アミド化ペプチドの合成（ペプチジルグリシン α−アミド化酵素）においても電子供与体として機能している．ビタミン E の再生にもかかわる．

7−3　ビタミン様作用物質　vitamin-like active substance

　本章の冒頭で述べたように，ビタミンとは高等動物自身で生合成できず，微量ながら食物から摂取する必要があり，体内で補酵素活性を示す有機物をいう．これに対して，同じように微量ながら補酵素的役割を有し，高等動物自身で合成できる物質を総称してビタミン様作用物質という．リポ酸，カルニチン（☞ 11−2），ユビキノン（☞ 16 章）などがこれにあたる．

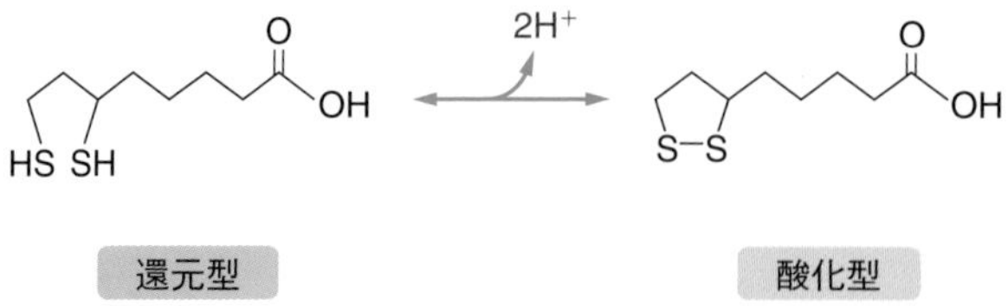

図7·25 リポ酸

　リポ酸 lipoic acid（図7·25）は，ピルビン酸，2-オキソグルタル酸，分枝ケト酸デヒドロゲナーゼ複合体のジヒドロリポアミドアシルトランスフェラーゼおよびグリシン開裂酵素のHタンパク質に補欠分子族として結合している．チオール（—SH）基の一方にアシル基，あるいはグリシン由来のアミノメチル基を結合し，それらの運搬体となる．

8　生体膜

　細胞を外界から隔てている閉じた膜を細胞膜 cell membrane という．細胞膜が形成されたことにより，細胞ははじめてその生を得た．細胞膜は特定のイオンや糖質，アミノ酸，ビタミンなどの栄養物を取り込み，一定の代謝産物を細胞外に放出する．細胞膜に存在する受容体 receptor もタンパク質であり，ホルモンや生理活性物質のシグナルを細胞に認識させ，代謝調節や遺伝子発現調節にかかわる．さらに真核細胞には，複雑な代謝機能を分担させ効率よく機能させるため，核，ミトコンドリア，小胞体などの細胞小器官が発達しているが，これらを形成している膜と細胞膜を合わせて生体膜 biomembrane と呼ぶ．

8-1　生体膜の構造

　生体膜の質量の大部分を占めるのは，脂質（25〜45%）とタンパク質（30〜70%）であり，糖タンパク質や糖脂質に由来する糖（10%以下）も含まれている．

　脂質は親水性の頭部が膜表面で水に接し，疎水性尾部が水を避けて内部に向かうように集まり，脂質二重層を形成する．これにタンパク質が埋め込まれたものが生体膜であり，水溶性物質が自由に通り抜けることのできない透過障壁となり，細胞に特有な細胞内外の組成の違いを維持している．1972年，シンガー Singer とニコルソン Nicolson によって生体膜の流動モザイクモデル fluid mosaic model が提唱された（図8·1）．このモデルによれば，膜タンパク質はこの脂質二重層に浮かびただよっており，脂質分子はその場で回転や側方移動ができる．つまり生体膜は二次元の流体のようにふるまうと考えられる．このモデルは，電子顕微鏡による膜の観察や物質透過性，化学組成，脂質やタンパク質の動きなどの研究から支持され，今日に至っている．

Ⓐ　脂質二重層を構成する脂質

　脂質二重層の主要な脂質は，リン脂質，スフィンゴ糖脂質，コレステロールである（表8·1，化学構造については3章参照）．

1）　リン脂質

　グリセロリン脂質 phosphoglyceride は最も豊富に存在しているリン脂質で，グリセロール3-リン酸の2つの水酸基にエステル結合した2本の長鎖脂肪酸からなる疎水性尾部と，リン酸基に結合した親水性頭部とから構成されている．親水性頭部の構造によってホスファチジルコリン，

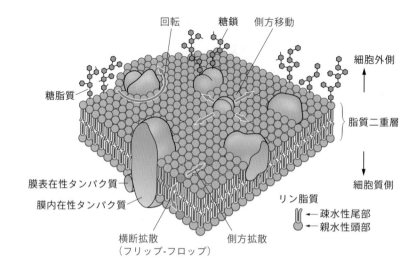

図8·1　**生体膜の流動モザイクモデル**（シンガーとニコルソンのモデル）

不飽和脂肪酸にはよじれがあるので，不飽和脂肪酸含量が高くなると，転移温度は低くなる．その平面構造ゆえに，転移温度以下では，脂肪酸アシル基の間に挿入されたコレステロールによって脂肪酸の規則的構造が乱されるために流動性を増す作用がある．逆に転移温度以上では，コレステロールの環構造によって脂肪酸アシル基炭素の回転が妨げられるので，流動性を減らす作用がある．さまざまな条件下で細胞は膜の流動性を一定に保つために，飽和脂肪酸・不飽和脂肪酸およびコレステロールの合成速度を調節している．

糖脂質や糖タンパク質の糖鎖は，細胞膜の外側にみられる．タンパク質も脂質二重層平面内で容易に回転運動や側方拡散する．しかし，内在性タンパク質が反転したり，表在性タンパク質が膜を横切って移動することはない．

表8·1　**生体膜の脂質組成**

脂　質	全脂質中の割合（%）		
	ヒト 赤血球膜	ヒト ミエリン	ウシ心臓 ミトコンドリア
リン脂質	65	48	73.5
ホスファチジン	1.5	0.5	0
ホスファチジルコリン	19	10	39
ホスファチジルエタノールアミン	18	20	27
ホスファチジルグリセロール	0	0	0
ホスファチジルイノシトール	1	1	7
ホスファチジルセリン	8.0	8.0	0.5
スフィンゴミエリン	17.5	8.5	0
糖脂質	10	26	0
コレステロール	25	26	3
その他	0	0	23.5

ホスファチジルエタノールアミン，ホスファチジルセリン，ホスファチジルイノシトールが区別される．グリセロリン脂質の仲間であるプラスマローゲンは脳や心臓に多く，カルジオリピン（ジホスファチジルグリセロール）は動物のミトコンドリア内膜に局在している．

第2のリン脂質は，スフィンゴリン脂質 sphingophospholipid である．スフィンゴシンのアミノ基に長鎖脂肪酸がアミド結合したセラミドを基本構造とし，セラミド末端の水酸基にリン酸が結合している．このリン酸基にコリンが結合したものがスフィンゴミエリンであり，脳神経系の細胞膜に多い．

2) スフィンゴ糖脂質　sphingoglycolipid

セラミド末端の水酸基に糖がついたものを総称する．リン脂質ではないことに注意する．ヘキソースが1分子ついたものをセレブロシドと呼び，グルコースがつけばグルコセレブロシド，ガラクトースがつけばガラクトセレブロシドとなる．シアル酸を含む分岐した糖鎖がセラミドに結合したものはガングリオシドと呼ばれる．スフィンゴ糖脂質は動物細胞膜の脂質の〜10%を占め，神経系に多く存在する．

3) コレステロール

コレステロールは組成からみるとほとんど炭化水素であるが，複数ある炭化水素環（ステロイド骨格）のうちの1つについている水酸基が親水性であるために両親媒性となる．コレステロールだけでは脂質二重層を形成することはできないが，コレステロールの水酸基と炭化水素環は，それぞれリン脂質の親水性頭部と疎水性尾部と相互作用するので，リン脂質やスフィンゴ糖脂質の間に入り込み脂質二重層の構成にかかわる．コレステロールは動物細胞の細胞膜に特に豊富に含まれており脂質の〜25%を占める．

Ⓑ 生体膜を構成する脂質の分布

生体膜は細胞自身を取り囲んだり細胞小器官をつくるので，内側を向いた面と外側に向いた面をもつことになる．細胞膜でいえば細胞内に面した細胞質側面と細胞外に面した細胞外側面であり，小胞体やゴルジ体でいえば，細胞質に面した細胞質側面と内腔 lumen に面した内腔側側面である．脂質二重層の両面それぞれの脂質単層を，細胞質側リーフレット cytosolic leaflet と反細胞質側リーフレット exoplasmic leaflet と呼ぶ．小胞体やゴルジ体では，細胞質側リーフレットは細胞質に面しており，反細胞質側リーフレットは内腔と接している（内腔は空間的に細胞外と等価である）．核，ミトコンドリア，葉緑体は，内膜と外膜が区別されるのでやや複雑であるが，表8·2をみれば，その位相空間的な関係が理解できるであろう．

脂質二重層のそれぞれのリーフレットでは脂質組成が非対称的になっている．流動性の低い二

表8·2　**生体膜リーフレットの配向**

	細胞膜	小胞体・ゴルジ体リソソーム・核*	ミトコンドリア 外膜	ミトコンドリア 内膜	葉緑体チラコイド膜
細胞質側リーフレット	細胞質側	細胞質側	細胞質側	マトリックス側	ストローマ側
反細胞質側リーフレット	細胞外側	内腔側	膜間腔側		内腔側

*核膜の場合，細胞質側リーフレットは核膜外膜の細胞質側と内膜の核質側に面し，反細胞質側リーフレットは，内外の核膜に囲まれた膜間腔側に面する．

重層をつくるホスファチジルコリンとスフィンゴミエリンはほとんどすべて反細胞質側リーフレットに存在する．流動性の高い二重層をつくるホスファチジルコリン以外のグリセロリン脂質（ホスファチジルエタノールアミン，ホスファチジルイノシトール，ホスファチジルセリン）は圧倒的に細胞質側リーフレットに多い．コレステロールは両方のリーフレットにほぼ等分に分布している．この理由の1つは，これらの脂質がどこで合成されるかによる．スフィンゴミエリンはゴルジ体の内腔側で合成される．ゴルジ体から出芽した小胞が細胞膜と癒合するので，空間的にゴルジ体の内腔側は細胞膜外側面になる．一方，グリセロリン脂質は小胞体の細胞質側面で合成される．この面は細胞膜の細胞質側面と等価である．このことはグリセロリン脂質であるホスファチジルコリンが細胞膜の反細胞質側リーフレットに偏在している事実と矛盾する．

　すでに述べたように脂質二重層は流動的であり，リン脂質やコレステロールは比較的自由に動き回っている（側方拡散）．しかし，一方のリーフレットから他方のリーフレットへの移動は，きわめて遅いことが知られている（数時間から数日）．ホスファチジルコリンなどのように特定の脂質が脂質二重層のリーフレット間で非対称に分布するために，それらの脂質をすみやかに横断反転するような輸送体（フリッパーゼ flippase）が存在している．現在，ABC 輸送体に属する一群のタンパクが，ATP 加水分解エネルギーを使って脂質を横断反転するフリッパーゼ活性を担っていることが知られている（☞ 8—2 Ⓑ）．

Ⓒ 膜タンパク質

　膜タンパク質は，脂質二重層との相互的位置関係により，膜内在性タンパク質，膜表在性タンパク質，脂質係留性膜タンパク質とに分けられる（図 8·1）．

1） 膜内在性タンパク質（膜貫通タンパク質）

　膜内在性タンパク質は脂質二重層を横切っており3つのドメインから構成されている．膜を貫通しているドメインは，多くの疎水性アミノ酸を含み，構成アミノ酸の疎水性側鎖が脂質二重層の疎水性領域と接している．脂質二重層から飛び出した内外のドメインの表面は親水性で水溶液と接している．膜内在性タンパク質を膜内で安定化させるには膜貫通 α ヘリックス1本だけで十分であるが，多くのタンパク質は複数もつ．また，通常膜に埋め込まれた α ヘリックスは20〜25残基の疎水性アミノ酸から構成されており，この長さ（〜37Å）は脂質二重層の疎水性部分を貫通するのに十分である．G タンパク質共役型受容体は，膜貫通 α ヘリックスを7本含んでいる膜内在性タンパク質（7回膜貫通型タンパク質）であり，重要なタンパク質ファミリーを形成している（☞ 19章）．膜貫通 α ヘリックスの存在様式を図 8·2 に示す．

　一方，ミトコンドリアの外膜に存在するポリン porin のように，膜貫通部位が複数の β シートからつくりあげられた樽状の構造になっているものもある．樽の外側は疎水性アミノ酸側鎖が膜脂質の脂肪酸炭化水素鎖と接し，内部が親水性側鎖で占められ水溶性分子の通路を形成している．

　すべての膜貫通タンパク質は，膜面に対して特定の空間配置をとる．つまりタンパク質のある部分は必ず細胞質側を向きほかの部分はその反対側を向いている．膜貫通タンパク質の膜面での配置は生合成の際に膜に埋め込まれるときに決まる．膜タンパク質は膜を横切って反転できない

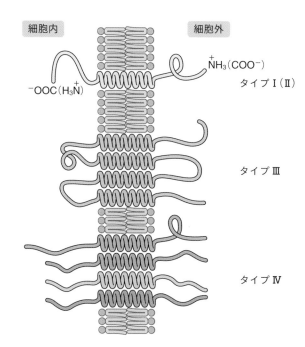

細胞内　　　　　　　　　　細胞外

$^+NH_3(COO^-)$

$^-OOC(H_3N)$
$^+$

タイプ I (II)

タイプ III

図8·2　膜内在性タンパク質の存在様式

タイプ I, II は 1 本の膜貫通 α ヘリックスしかもたない. タイプ I は細胞外に N 末, 細胞内に C 末が存在する. II はその逆. III は 1 本のポリペプチド中に複数の膜貫通 α ヘリックスをもっている. IV では異なるポリペプチドの膜貫通 α ヘリックスが寄り集まって, チャネルを形づくっている.

タイプ IV

ため, その配向はタンパク質の寿命が尽きるまで変わらない. 膜貫通型の糖タンパク質の糖鎖は必ず反細胞質側に付着する. この非対称性は糖鎖付加がゴルジ体内で行われるという生合成過程によってもたらされる.

2)　膜表在性タンパク質

　膜表在性タンパク質は脂質二重層の疎水性部分とは直接接しない. 膜内在性タンパク質や次に述べる脂質係留性膜タンパク質と相互作用して膜と間接的に結合するか, 脂質二重層の親水性頭部と直接作用して膜に結合する. 細胞膜の細胞質側に存在する膜表在性タンパク質には, 細胞骨格タンパクと連携して細胞の形や機械的強度の維持にかかわっているものもある. 細胞外に存在する膜表在性タンパク質は細胞外マトリックスに存在する物質との相互作用を通して細胞外部との接触部位を担っている.

3)　脂質係留性膜タンパク質

　タンパク質自身が膜に結合する疎水性領域をもたなくとも, 脂肪酸を介して膜に結合しているものをいう. 膜に係留するアンカー(錨)によって, 3 つのパターンが知られている (図8·3).
①・②アシル化:タンパク質 N 末のグリシン残基にミリスチン酸, あるいは C 末近くのシステイン残基あるいはセリン残基にパルミチン酸が結合して, 膜の細胞質側につなぎ止められているもの.
③プレニル化:タンパク質 C 末近くの 1 つあるいは 2 つのシステイン残基がプレニル基(炭素数 15 のファルネシル基あるいは炭素数 20 のゲラニルゲラニル基)とチオエステル結合して膜の細胞質側につなぎ止められているもの. プレニル基の 1 つがパルミチン酸に置き換わっていることもある(シグナル伝達にかかわる Ras など)(⟿22 章).

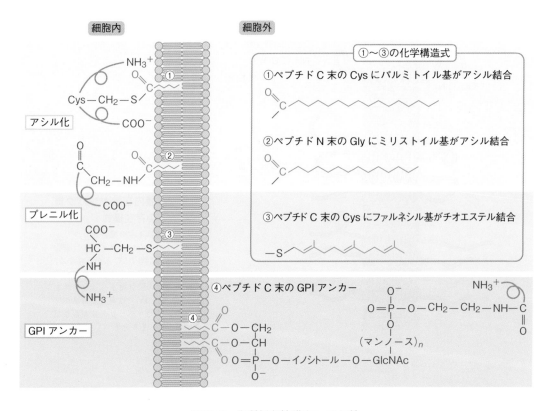

細胞内　　　　　　細胞外

①〜③の化学構造式

①ペプチドC末のCysにパルミトイル基がアシル結合

②ペプチドN末のGlyにミリストイル基がアシル結合

③ペプチドC末のCysにファルネシル基がチオエステル結合

④ペプチドC末のGPIアンカー

アシル化

プレニル化

GPIアンカー

図8·3　脂質係留性膜タンパク質

④グリコシルホスファチジルイノシトールアンカー（GPIアンカー）：高度にグリコシル化されたタンパク質で，複数のマンノースを含む糖鎖をもつアンカーで細胞膜外表面につなぎ止められている．GPIアンカーの糖鎖構造は細胞ごとに異なるようであるが，必ずホスファチジルイノシトールを含み，ホスファチジルイノシトールに結合している2本の脂肪酸炭化水素鎖が脂質二重層の中に入り込んでいる．

8−2　生体膜における輸送

Ⓐ　膜の融合を伴う物質の輸送

　生体膜はその構造を壊さずにほかの膜と融合できる．たとえば細胞分裂，卵子と精子の融合，ゴルジ体からの細胞内小顆粒の出芽など，膜の再組織化が起こるが，その基本は連続性を失うことなく，膜同士が融合・分離することである．細胞外から比較的大きな粒子や液体を取り込むことをエンドサイトーシス，逆に分泌顆粒の内容物を細胞外に放出することをエキソサイトーシスと呼ぶ．いずれも膜の融合と再編成が起こっている．特に白血球やマクロファージなどが細菌を取り込むことを食作用 phagocytosis，一般の細胞が比較的小さな粒子を少量の外液とともに取り

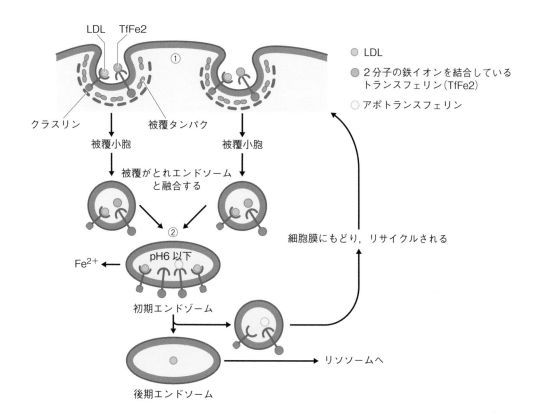

図8・4　低密度リポタンパク質（LDL）とトランスフェリンの受容体依存性エンドサイトーシス

鉄原子を結合したトランスフェリン（TfFe2）がトランスフェリン受容体に，あるいはLDLがLDL受容体に結合する．これらの結合体はアダプター分子と相互作用をすることによって，クラスリンに被覆された小胞に取り込まれる．被覆がとれた小胞は（初期）エンドソームと融合する．後期エンドソーム内はpHが低いため，鉄原子あるいはLDLは受容体から解離する．トランスフェリン受容体およびLDL受容体はアポトランスフェリンとともに細胞膜に戻り再利用される．

込むことを飲作用 pinocytosis という．トランスフェリン transferrin や低密度リポタンパク質（LDL）には特異的な受容体が存在し，クラスリンが関与する受容体依存性エンドサイトーシスによって取り込まれる（図8・4）．

Ⓑ 膜透過によるイオンや小分子の輸送

1）　単純拡散

　ある溶質が透過できる膜があり，その両側の溶質の濃度に差（正確には電気化学的ポテンシャルの差）があるとき，両側の濃度が等しくなるまで溶質の移動が起こる．これを単純拡散 simple diffusion という．生体膜は脂質で構成されているために，水溶性物質やイオンなどはほとんど単純拡散では通り抜けられない．単純拡散によって膜を通過できるのは，非極性の対称性気体分子（O_2, N_2, CO_2, CH_4）や電荷をもたない尿素，エタノールなどの小分子に限られている．

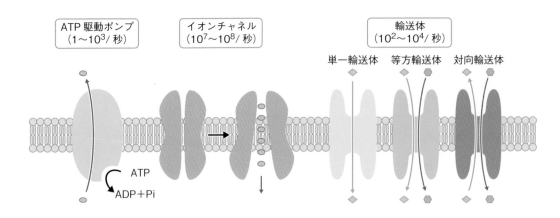

図 8·5　膜内在性輸送タンパク質の分類

2)　輸送体タンパク質による輸送

　イオンや小分子の輸送は生体膜に存在するそれぞれのイオンや小分子に特有な輸送体タンパク質によって行われる．輸送体タンパク質は ATP 駆動ポンプ，イオンチャネル，輸送体の 3 種類に分けられる（図 8·5）．

　a)　ATP 駆動ポンプ　ATP-powered pump

　ATP 駆動ポンプは，ATP の加水分解エネルギーを使い，電気化学的ポテンシャルの差（濃度勾配と電位勾配）に逆らって，膜の一方向に物質を輸送する．単に ATP アーゼ ATPase とも呼ばれる．この過程は，ATP の加水分解エネルギーが物質の勾配に逆らった輸送を後押ししているという意味で，第一次性能動輸送 primary active transport と呼ばれる．代表的な ATP 駆動ポンプは Na^+，K^+-ATP アーゼであり，1ATP あたり $3Na^+$ を細胞外に排出し，$2K^+$ を取り込む（図 8·6）．このポンプはすべての細胞膜に存在しており，この存在により細胞内外の Na^+ 濃度（12 mM と 145 mM）と K^+ 濃度（139 mM と 4 mM）が保たれている（表 8·3）．このポンプにより細胞で産生される大部分の ATP が消費されている．

　細胞膜のカルシウムポンプは，ATP 駆動性の Ca^{2+}-ATP アーゼであり，細胞内 Ca^{2+} 濃度を約 100 nM に保っている．これはカルモジュリンによって調節されている．細胞内 Ca^{2+} 濃度が上昇すると細胞内の Ca^{2+} とカルモジュリンが結合し Ca^{2+}-ATP アーゼを活性化する．

　小胞体には別のタイプの Ca^{2+}-ATP アーゼが存在する．たとえば筋小胞体の Ca^{2+}-ATP アーゼは，筋収縮時に小胞体から細胞質に放出された Ca^{2+} を急速に筋小胞体内に回収することにより筋を弛緩させる．

　胃の壁細胞には H^+ と K^+ を交換輸送して，H^+ を胃内腔に送り込むことにより胃液を酸性化している H^+，K^+-ATP アーゼが存在する．

　　［注］　4 種類の ATP 駆動ポンプ：
　　P 型イオンポンプ：上述した一群の ATP 駆動ポンプをいう．基本的に $\alpha_2\beta_2$ のサブユニット構造をもつ．α サブユニットが輸送の過程でリン酸化されるので P 型と呼ばれる．
　　V 型イオンポンプ：電気化学的勾配に逆らって H^+ を輸送する．動物細胞のエンドソームやリソソームな

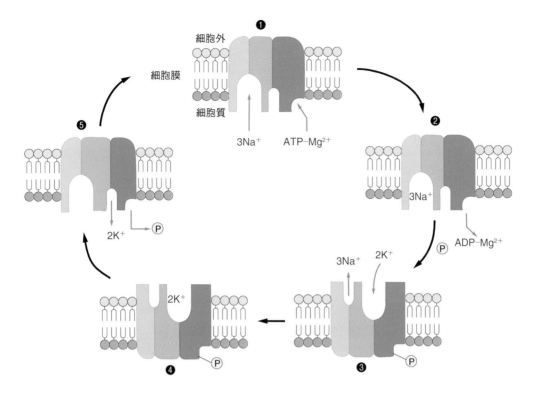

図 8·6 Na⁺, K⁺−ATP アーゼの作用機構モデル

細胞内の Na⁺ と ATP が酵素に結合し（❶），次いで酵素のリン酸化が起こると（❷），その立体構造が変化し，Na⁺ が細胞外へ排出される（❸）．細胞外の K⁺ が結合すると（❹），酵素は脱リン酸化されるとともに元の構造へ戻り，K⁺ は細胞内へ取り込まれる（❺）．ATP 1 分子の分解により，3 分子の Na⁺ が細胞外へ，2 分子の K⁺ が細胞内へ移動する．

表 8·3 哺乳動物の細胞内外の電解質組成

イオン	血漿中 (mM)	細胞内 (mM)
Na^+	145	12
K^+	4	139
Mg^{2+}	1.5	0.8
Ca^{2+}	1.8	<0.0002
Cl^-	116	4
HCO_3^-	29	12
KPO_4^{2-}	2	35
タンパク質⁻*	4	62
Mg^{2+}	1.5	0.8

*ほとんどのタンパク質は酸性（等電点が pH7 以下）であるため，血漿中や細胞内では負電荷を帯びている．

どの内腔に H^+ を輸送し，内腔を低い pH に保つ役割を果たしている．

F型イオンポンプ：ミトコンドリア内膜やチラコイド膜に存在する ATP 合成酵素がこの仲間である（☞ 16 章）．

ABC 輸送体：がん細胞で多剤耐性タンパク質として発見された（このタンパク質が過剰発現すると，がん細胞が抗がん剤を排出してしまい薬剤が効かなくなる）．その後，ABC 輸送体は細菌からヒトまで数百種類知られ，その輸送対象はイオン，糖，アミノ酸，リン脂質，コレステロールなど広範にわたることがわかった．ABC 輸送体は細胞膜に存在し，2個の膜貫通ドメインと細胞質側に存在する2個の ATP 結合ドメインを共通してもっている．ATP 結合ドメインは <u>A</u>TP–<u>b</u>inding <u>c</u>assette（ABC）とも呼ばれるため ABC 輸送体という呼称が定着した．前述したように，ATP 加水分解エネルギーを使って脂質を反転するフリッパーゼは ABC 輸送体の仲間である．

b) イオンチャネル ion channel

勾配に逆らってイオンを運ぶ ATP 駆動ポンプのほかに，全身の細胞膜には主要な生体イオン（Na^+，K^+，Ca^{2+}，Cl^-）を選択的かつ濃度勾配に従って受動的に輸送するイオンチャネルが存在する．このイオンチャネルによる輸送には飽和現象がみられず，その輸送速度は理論的拡散速度に近く，またエネルギーを必要としないため，促進輸送 facilitated transport とも呼ばれる．これらのイオンチャネルは開閉調節を受けないチャネル nongated channel である．

表8·3にみられるような動物細胞内外の電解質組成の差は，主として ATP 駆動性の Na^+，K^+–ATP アーゼの作用および細胞膜の開閉調節を受けない Na^+，K^+，Ca^{2+}，Cl^- のイオンチャネルの働きによってつくり出されている．静止状態の細胞では，Na^+，Ca^{2+}，Cl^- のイオンチャネルはほとんど閉じている．K^+ イオンチャネルの一部は開いており（静止 K^+ イオンチャネル resting K^+ ion channel），このイオンチャネルを通って K^+ が細胞の中から外へ流れ出ることにより，膜を挟んで〜 -70 mV という静止膜電位が形成される．

[注] 静止膜電位の形成：

図8·7で，左側（細胞外）の 145 mM NaCl/4 mM KCl の溶液と，右側（細胞内）の 12 mM NaCl/139 mM KCl の溶液が，膜を隔てて接しているとする．この膜がまったくイオンを通さないのなら，イオンの行き来はないから膜を挟んでの電位差は生じない．もし膜が Na^+，Cl^- は通さず K^+ だけを通すような K^+ イオンチャネルをもっている（K^+ について半透膜であることになる）とすれば，K^+ は濃度勾配に従って右から左に移動するだろう．そうすると右側では負の電荷をもつ Cl^- が K^+ より多くなり，左側では正の電荷をもつ K^+ が Cl^- より多くなり，膜を挟んで左側が正，右側が負の電荷分離が起こり電位差が生じる．さらに K^+ が移動すると電位差は増すが，左側に蓄積した正の電荷による反発と右側に蓄積した負電荷による引力により K^+ の移動はついには停止し，平衡状態となる．平衡になるまでに移動した K^+ の量は全体の濃度からみればごくわずかであるから，平衡状態における K^+ 濃度は最初の状態とほとんど変わらないと考えてよい．

ネルンストの式によって，平衡状態の膜電位（E_{eq}）を次のように求めることができる．

慣例に従って左側（細胞外）の電位を 0 とおけば，それに対する右側（細胞内）の電位は，

$$E_{eq} = \frac{RT}{ZF} \ln \frac{[K^+]_{left}}{[K^+]_{right}}$$

となる．ここに，気体定数 $R = 8.3145$ J/K・mol，絶対温度 $T = 298$ K（25℃），ファラデー定数 $F = 96,485$ J/V・mol，電荷数 $Z = +1$ である．ここで，$[K^+]_{left} = 4$ mM，$[K^+]_{right} = 139$ mM を入れて計算すれば，$E_{eq} = -90$ mV を得る．実測される静止電位 -70 mV は，計算値よりやや高い．これは少数の開いている Na^+ イオンチャネルがあるからで，このイオンチャネルを通って Na^+ が細胞内に流入するので，K^+ イオンチャネルだけが開いているとして計算した値より少し正の方向（負が減る方向）にずれることになる．

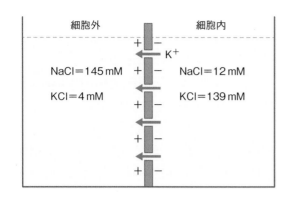

図 8·7　**K$^+$による静止膜電位の形成**

　電位の変化に応じて開閉するイオンチャネルを電位依存性チャネル voltage-gated channel という．神経細胞には，電位依存性の Na$^+$チャネルおよび K$^+$チャネルが存在する．神経細胞では，インパルス（活動電位）が隣接する細胞膜に到達すると，その部位の電位依存性の Na$^+$チャネルと K$^+$チャネルが次々と活性化されることによりインパルスが伝達される．さらに，神経シナプスの神経細胞膜には電位依存性 Ca^{2+}チャネルが存在し，シナプス小胞の細胞膜への融合にはこのチャネルによる Ca^{2+}の取り込みが必須である．

　神経伝達物質（アセチルコリン，アドレナリンなど）は，シナプス後膜や神経筋接合部の筋細胞膜のリガンド（神経伝達物質）受容体に結合し，受容体の一部であるリガンド依存性チャネル ligand-gated channel を開口して興奮を伝達する．アセチルコリン受容体は，それぞれが 4 回膜貫通ドメインをもつ 5 個のサブユニット α_2, β, γ, δ からなり，その中央にイオン通過孔が存在する．アセチルコリンが結合すると孔が開き，Na$^+$，Ca^{2+}，K$^+$だけを通過させる．

　イオンチャネルの開口時間はわずか数ミリ秒にすぎない．このような開閉システムは，神経インパルスのすみやかな伝達，筋肉の素早い収縮・弛緩に対応している．

　c)　**輸送体**　transporter

①**単一輸送体 uniporter による輸送**：グルコースや水などは単一輸送体と呼ばれる輸送体で輸送される．単一輸送体による輸送はエネルギーを必要としないので，現象的には促進輸送の一種である．輸送速度は輸送体の数に依存するので，上限（最大速度）があり，輸送の方向性は可逆的である．

　ヒトでは複数のグルコーストランスポーター glucose transporter（GLUT1〜GLUT14）が知られているが，よく解析されているのは GLUT1〜GLUT5 である．共通して 12 本の膜貫通 α ヘリックスをもつ．疎水性 α ヘリックスが膜貫通部位を形成し，その中央に極性アミノ酸残基に裏打ちされたグルコースの通過孔がある．

　血中のグルコースをすみやかに細胞内に取り込むために，各臓器には GLUT が存在している．ほとんどすべての細胞に発現しているのはグルコースの取り込み効率のよい GLUT1 で，特に赤血球では膜タンパク質の 2% を占める．グルコースの取り込み速度はミカエリス・メンテンの式に従う．輸送初速度 v_0 は次のように表される．

$$v_0 = \frac{V_{\max}[\mathrm{S}]}{[\mathrm{S}] + K_{\mathrm{m}}}$$

[S] は血中のグルコース濃度で通常は約 5 mM である．細胞内の初期濃度は 0 mM とする．GLUT1 のグルコースに対する K_{m} 値は 1.5 mM なので，通常濃度では最大速度の 80% 弱で稼働していることになる．神経細胞では GLUT1 とよく似た GLUT3（$K_{\mathrm{m}}=1.5$ mM）が発現していてグルコースを安定してすみやかに取り込む必要のある組織の要求性に応えている．肝細胞や膵臓のランゲルハンス島 B（β）細胞で発現している GLUT2 の K_{m} 値は約 20 mM である．これらの組織では食餌によって血中グルコース濃度が大きく上昇したときに，たくさんのグルコースを取り込むことができ，肝臓では大量のグルコースの処理，膵臓ではグルコース摂取に応じたインスリン insulin の分泌という生理的役割を果たすことにつながる．GLUT4 は脂肪組織と筋組織でのみ発現している．これらの臓器にはインスリン受容体が細胞膜に存在しており，この受容体にインスリンが結合すると，それまで細胞内に隔離されていた GLUT4 が細胞表面に動員されることにより，グルコースの取り込みが大幅に増加され，食後の高血糖状態をすみやかに平常値に戻すことに貢献している．GLUT5 はフルクトースに対する親和性が高く，小腸上皮細胞でフルクトースの取り込みにかかわっている（⇨9 章，17 章）．

　水はその濃度がきわめて高いために（55.6 M），極性物質でありながら単純拡散によってゆっくり細胞内に入ることができる．しかし，膜を介した素早い水の移動が必要とされる組織・細胞では，アクアポリン aquaporin（AQP）という水チャネルが存在する．ヒトには 11 種類のアクアポリンがある．赤血球は，体内循環において浸透圧の変化に絶えず曝されているので，それに応じて膨張・収縮を繰り返す．そのために赤血球には細胞あたり 2×10^5 個もの AQP-1 が存在する．また，腎臓の尿細管上皮には AQP-2 が発現しており，その活性はバソプレッシンによって調節されている．バソプレッシンが尿細管上皮のバソプレッシン受容体に結合すると，それまで細胞内に隔離されていた AQP-2 が細胞膜に動員され，尿管からの水の再吸収が促進される．その他，肺（AQP-1），中枢神経（AQP-4），唾液腺・涙腺（AQP-5）にも存在する．

②**等方輸送体 symporter と対向輸送体 antiporter による共輸送**：膜電位や第一次性能動輸送によって生じた濃度勾配（$\mathrm{Na^+}$ や $\mathrm{H^+}$）に蓄えられたエネルギーを使って，グルコースやアミノ酸のような有機分子あるいはさまざまなイオンを，濃度勾配に逆らって輸送することを共輸送 cotransport という．この意味で共輸送は第二次性能動輸送とも呼ばれる．輸送される分子と共役するイオンが同じ方向に移動する場合を等方輸送 symport，反対方向の場合を対向輸送 antiport という．

　動物細胞は，膜電位と $\mathrm{Na^+}$ 濃度勾配を利用して，さまざまな分子を濃度勾配に逆らって共輸送する臓器・組織に特化したシステムを発展させてきた．大方の体細胞はグルコーストランスポーターを使って血中グルコースを取り込んでいる．しかし，たとえば小腸粘膜細胞や尿細管上皮細胞では，グルコース濃度の低い消化物や原尿からグルコース濃度の高い細胞内にグルコースを取り込まなくてはならない．そのような細胞では，$2\mathrm{Na^+}/1$ グルコース等方輸送体が働いている．細胞内外の $\mathrm{Na^+}$ 濃度差（～140 mM）および静止膜電位（－70 mV）を考慮すると 2 モルの

Na^+ を共輸送することによって得られる自由エネルギー変化は 25 kJ と計算され，細胞内のグルコース濃度を腸管内腔や尿細管内腔の濃度の 30,000 倍に高めることができるので，効率よくグルコースを体内に回収できることになる.

これに類似したアミノ酸の輸送体として数多くの Na^+/アミノ酸等方輸送体が存在する. 中性，塩基性，酸性アミノ酸のグループごとに輸送体がある.

細胞内 pH の調節には 3 種の対向輸送体が働いている. pH が低下した場合，$Na^+HCO_3^-$/Cl^- 対向輸送体（塩基 HCO_3^- を取り込み H^+ を中和）と Na^+/H^+ 対向輸送体（H^+ の放出）が作動し，pH が上昇した場合は，Cl^-/HCO_3^- 対向輸送体（塩基 HCO_3^- の放出）が働く.

9 消化と吸収

消化とは，食物を容易に吸収，代謝されるような低分子の構成成分に分解することであり，その過程は以下の3つに分類される.

①**物理的消化**：咀嚼や胃腸管におけるかく拌，胆汁酸の関与による脂質のミセル化などによる物理的な分解・吸収の促進

②**化学的消化**：さまざまな酵素により触媒される加水分解反応による高分子の分解

③**生物学的消化**：腸内細菌による分解

本章では臓器や細胞レベルから消化を捉え，消化の調節と各栄養素の消化の過程を示す.

9−1 消化管における消化と吸収

表9・1の各臓器のうち膵臓と小腸は栄養素の消化と吸収に必須である．しかし，消化過程全体が円滑かつ効果的に行われるためには，胃の正常な働きが大いに役立っている．また，肝臓からの胆汁（胆汁酸）の分泌は脂質の効率的な消化と吸収にきわめて重要である．小腸は十分な吸収表面積が確保できるように，輪状ヒダ，絨毛，微絨毛といったいくつかの構造的特徴を有している（図9・1）．そのため小腸を単純な円筒形と仮定した場合に比較し，約600倍の表面積になると考えられている.

表9・1 消化器系各臓器レベルでの主な消化吸収機能

臓 器	主要な消化吸収機能
唾液腺	消化酵素（アミラーゼ，リパーゼ）を含む唾液の分泌
胃	塩酸と消化酵素（ペプシン，リパーゼ）の分泌
膵臓	炭酸水素イオンと管腔内消化のための各種酵素の分泌
肝臓	胆汁酸産生
胆囊	胆汁の貯蔵と濃縮
小腸	膵酵素による管腔内消化，刷子縁における膜消化，電解質および栄養素の吸収
大腸	水分と電解質の吸収，腸内細菌による分解

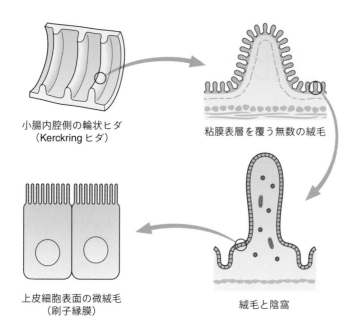

小腸内腔側の輪状ヒダ
（Kerckring ヒダ）

粘膜表層を覆う無数の絨毛

上皮細胞表面の微絨毛
（刷子縁膜）

絨毛と陰窩

図 9・1　小腸内腔表面の構造

9−2　消化管上皮細胞膜の物質輸送

　消化を消化管上皮細胞レベルから捉えると，栄養素の吸収，生体内への輸送そして消化酵素および電解質液の分泌という細胞膜を介した物質輸送と理解できる．

　表 9・2 に示す機序のうち，特に促進拡散（促通拡散，仲介拡散）は単糖類，アミノ酸，ミネラルなどの吸収において重要な役割を果たしている．これは特異的輸送体を介するが濃度勾配に依存した受動輸送の一種で，輸送のたびに基質結合部位の方向・極性を細胞内外へ切り替える特殊なチャネル輸送と考えられる．複数の物質を同じ方向に輸送する等方輸送や交換に輸送する対向輸送を行うものもある（☞ 8—2 Ⓑ）．

表 9・2　消化管上皮細胞膜における分泌および吸収の機序

種　類		輸送方法
膜動輸送	飲作用	細胞膜の陥入による液体の包み込み
	開口分泌	分泌顆粒が細胞膜と癒合・開口して内容物を放出
能動輸送		エネルギーを消費した濃度勾配に逆らう輸送
受動輸送	単純拡散	エネルギーを消費しない濃度勾配による拡散・浸透
	イオンチャネル	膜貫通タンパク質を通じた特定のイオンの透過
	促進拡散	膜に存在する特異的輸送体を介した受動輸送

9-3 消化の調節と消化管ホルモン

　消化には消化管ホルモンなどの液性と迷走神経などによる神経性の調節機構が存在する．消化管ホルモンとは消化器から分泌され，消化の液性調節を担うホルモンの総称で，その一部は中枢神経，末梢神経，消化管壁内神経叢にも存在し，脳腸ホルモンとも呼ばれて摂食，不安などの行動調節にも関与している（表9·3）．

　消化器の外分泌や運動の調節は頭相，胃相，腸相に分類される．

①**頭相**：味覚や口腔粘膜刺激などによる無条件反射と視覚などによる条件反射により中枢神経−迷走神経遠心性経路を介して胃酸分泌および，膵酵素と膵液分泌が亢進する．

②**胃相**：食物の流入による胃酸の希釈・緩衝と胃壁伸展刺激から中枢性および局所性反射を生じ，胃の壁細胞からのHCl分泌，主細胞からのペプシノーゲン分泌が亢進する．また食物中のアミノ酸などによっても胃酸および膵液の分泌が亢進する．胃酸分泌の約80%を胃相が占める．

表9·3　主な消化管ホルモン

ホルモン名	分泌細胞	主な作用
ガストリン	胃幽門腺G細胞	胃酸・ペプシン分泌亢進
コレシストキニン/パンクレオザイミン（CCK/PZ）	上部小腸I，M細胞	膵酵素分泌亢進，胆嚢収縮，オッディOddi括約筋弛緩
セクレチン	十二指腸，上部空腸のS細胞	膵重炭酸塩分泌亢進，ガストリン分泌抑制
胃抑制ポリペプチドgastric inhibitory polypeptide（GIP）	十二指腸，空腸のK細胞	インスリン分泌亢進，胃酸分泌抑制，胃運動抑制
グルカゴン様ペプチド−I glucagon−like peptide−I（GLP−I）	下部小腸，大腸L細胞	インスリン分泌亢進，消化管運動抑制，グルカゴン分泌抑制
血管腸管ポリペプチド vasoactive intestinal polypeptide（VIP）	十二指腸，膵臓D1細胞	平滑筋弛緩，血管拡張，唾液分泌亢進，膵重炭酸塩分泌亢進，インスリン分泌亢進
モチリン	上部小腸の腸クロム親和性（EC1）細胞	胃運動亢進，IMC誘発，ペプシン分泌亢進
P物質*	小腸EC細胞	血管拡張，腸管その他の平滑筋収縮，唾液腺の分泌促進，利尿作用
膵ポリペプチドpancreatic polypeptide（PP）	膵臓ランゲルハンス島PP（γ）細胞	膵外分泌抑制
ソマトスタチン	胃底腺，膵臓ランゲルハンス島D（δ）細胞	ガストリン，セクレチン，インスリン・グルカゴン，甲状腺刺激ホルモン，成長ホルモンの分泌抑制
グレリン	胃X/A様細胞	成長ホルモンの分泌亢進，食欲増進

*Pはpainの意味，痛覚の伝達にも関与している．

③**腸相**：十二指腸上部粘膜に輸送された酸性化内容物によりセクレチンが分泌され，また脂肪酸によって胃抑制ポリペプチド（GIP）（表9·3）が分泌される．これらによって胃の運動・分泌は抑制され，膵液の分泌が亢進される．膵液分泌の80％が腸相である．

　消化管の運動において，モチリンは空腹期伝播性収縮 interdigestive migrating contraction（IMC）を誘発し，胃から回腸末端まで蠕動運動様に伝播して腸管内容物を肛門側に移動させ，次の食物の受け入れ準備をする．また食後期運動においては分節運動などで食物と消化酵素の混和を促進している．

9−4　各栄養素の消化と吸収

Ⓐ タンパク質の消化と吸収

　タンパク質の消化は，胃酵素，膵酵素および刷子縁酵素によって行われる．タンパク質の内部でペプチド結合を断片に分解するエンドペプチダーゼ（プロテアーゼ）とタンパク質の末端からアミノ酸を1個ずつ切断するエキソペプチダーゼによる最終産物は遊離アミノ酸，ジペプチド，トリペプチドで，小腸上皮細胞により吸収される．

1)　胃におけるペプシンによる消化

　胃液は塩酸を含み pH 2 以下である．胃粘膜の壁細胞から主に血液中の炭酸ガスに由来する水素イオンが H^+，K^+-ATP アーゼによりカリウムイオンと対向輸送で胃内腔に分泌される．また炭酸水素イオンとの交換輸送によって塩素イオンが壁細胞内に取り込まれ，さらに胃内腔へ分泌される（図9·2）．主要なタンパク質分解酵素はペプシンファミリーのペプシンで（表9·4），プロ酵素（酵素の不活性前駆体）であるペプシノーゲンとして主細胞より分泌され，N 末端 46

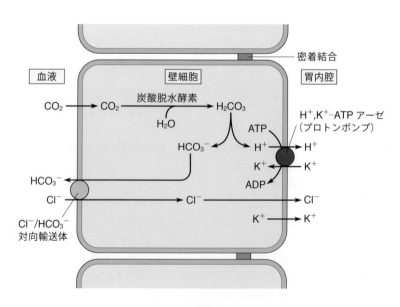

図9·2　胃酸の生成

アミノ酸が切断されて活性型のペプシンに変わる．この切断反応は pH 5 以下で自己触媒的に起こるが pH 2 以上では遊離したペプチド断片が結合したままで，酵素作用が阻害される．タンパク質はペプシンにより疎水性アミノ酸（Leu）残基や芳香族アミノ酸残基に隣接するペプチド結合が切断される．また塩酸はタンパク質を変性させ，消化酵素による分解を促進する．

2) 膵臓の酵素による消化

膵液中のタンパク質分解酵素を表 9·4 に示す．膵液の炭酸水素イオンにより酸性の胃液は中和され膵酵素の至適 pH となる．膵酵素もプロ酵素として分泌され，十二指腸上皮細胞刷子縁のエンテロペプチダーゼ（エンテロキナーゼ）によりトリプシノーゲンからトリプシン（N 末端から 6 アミノ酸残基ペプチド切断）への活性化が起こる．さらに，生じたトリプシンが，トリプシノーゲン→トリプシンの活性化を行うとともに，膵液中のほかのプロ酵素を活性化する．活性化したエンドペプチダーゼの作用により生じたペプチド断片は，カルボキシペプチダーゼ A とカルボキシペプチダーゼ B により C 末端側からさらに分解され，遊離アミノ酸（約 40%）と 2～8 アミノ酸残基のオリゴペプチド（約 60%）が生ずる．

3) 小腸上皮細胞の刷子縁と細胞質ペプチダーゼによる小さなペプチドの消化および吸収

オリゴペプチドのジペプチド，トリペプチドへの分解は小腸刷子縁のエンドペプチダーゼ，アミノペプチダーゼ，ジペプチダーゼによる（表 9·5）．

刷子縁酵素の作用によりタンパク質は最終的にアミノ酸，ジペプチドまたはトリペプチドにまで分解され，アミノ酸の各種輸送体やジペプチド，トリペプチドの輸送体であるペプチド輸送体 1 peptide transporter 1（PEPT 1）により促進拡散され上皮細胞に取り込まれる．取り込まれたペプチドは小腸粘膜上皮細胞内のペプチダーゼの作用でアミノ酸に分解される．基底膜側にも輸送体があり，血液中へのアミノ酸の輸送を行っている．

表 9·4 **胃・膵液中のタンパク質分解酵素**

消化酵素		分 類	活性化機序	作用部位	分泌部位
エンドペプチダーゼ*	ペプシン	アスパラギン酸プロテアーゼ	自己触媒作用ペプシン	Tyr Trp Phe Leu	胃
	トリプシン	セリンプロテアーゼ	エンテロペプチダーゼトリプシン	Arg Lys	膵臓
	キモトリプシン	セリンプロテアーゼ	トリプシン	Tyr Trp Phe Met Leu	膵臓
	エラスターゼ	セリンプロテアーゼ	トリプシン	Ala Gly Ser	膵臓
エキソペプチダーゼ*	カルボキシペプチダーゼ A	亜鉛ペプチダーゼ	トリプシン	Val Leu Ile Ala	膵臓
	カルボキシペプチダーゼ B	亜鉛ペプチダーゼ	トリプシン	Arg Lys	膵臓

*エンドペプチダーゼはポリペプチド鎖内を，エキソペプチダーゼはポリペプチド鎖端を消化する．

B 糖質の消化と吸収

唾液腺 α-アミラーゼ amylase はデンプンをマルトースまで分解しうるが，胃酸により失活するので実際の消化作用は小さい．デンプンやグリコーゲンは膵 α-アミラーゼの作用によってマルトトリオース，マルトース，α 限界デキストリンまで分解され，さらに微絨毛表面に結合している各種の酵素グルコシダーゼ群（表9·5）によりオリゴ糖類は単糖に分解される．小腸上皮細胞膜微絨毛上でグルコース，ガラクトースは Na^+-依存性グルコース共輸送体1 sodium-dependent glucose transporter 1（SGLT1）による二次性能動輸送によって，細胞内にナトリウムイオンと共輸送され，フルクトースはグルコーストランスポーター5（GLUT5）によるナト

表9·5　小腸粘膜表面の消化酵素（刷子縁酵素）

酵素名	基　質
マルターゼ	マルトース（アミロース, オリゴマルトースも）
スクラーゼ/イソマルターゼ	スクロース/α-限界デキストリン/ マルトース
グルコアミラーゼ	アミロース
トレハラーゼ	トレハロース
β-グルコシダーゼ	グルコシルセラミド
ラクターゼ	ラクトース
エンドペプチダーゼ	タンパク質（内部の疎水性アミノ酸残基）
アミノペプチダーゼA	オリゴペプチド（N末が酸性アミノ酸）
アミノペプチダーゼN	オリゴペプチド（N末が中性アミノ酸）
ジペプチジルアミノペプチダーゼⅣ	オリゴペプチド（N末が Pro または Ala）
ロイシンアミノペプチダーゼ	ペプチド（N末が中性アミノ酸）
γ-グルタミルトランスフェラーゼ	グルタチオンとアミノ酸
エンテロペプチダーゼ	トリプシノーゲン
アルカリホスファターゼ	有機リン酸化合物

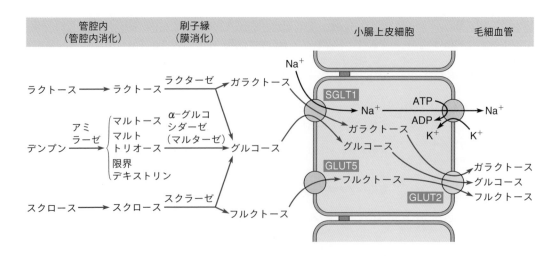

図9·3　糖質の消化と吸収

リウムイオンを必要としない促進拡散によってそれぞれ吸収される．細胞内に取り込まれた単糖は濃度依存性に GLUT2 によって毛細血管側へ輸送される．毛細血管側の上皮細胞膜にあるナトリウムポンプは共輸送されたナトリウムイオンの細胞外への汲み出しを担っている（図9・3）．

Ⓒ 脂質の消化と吸収

　食物から摂取した脂肪は胃の蠕動運動によって中性脂肪（トリアシルグリセロール：TG）が集まってできた油滴となり，十二指腸で胆汁によって乳化され，分解・吸収される．胆汁内に含まれる胆汁酸は，脂肪と結合できる疎水基と水と親和性の高い親水基の両方をもち，油滴の中に入り込む．多数の胆汁酸がその疎水基を TG と結合しながら取り囲んでミセル micelle を形成して乳化する（図9・4）．乳化されて小さくなった TG は，水溶性である膵液中のリパーゼの作用を受け，脂肪酸と 1,2-ジアシルグリセロールに分解される．さらにその一部はリパーゼにより脂肪酸と 2-モノアシルグリセロールに分解され，2-モノアシルグリセロールの一部は 2 位の脂肪酸がイソメラーゼによって第 1 エステル結合へと異性化され 1-モノアシルグリセロールとなる．1-モノアシルグリセロールはさらにリパーゼの作用で 1 分子のグリセロールと 3 分子の脂肪酸にまで分解される．モノアシルグリセロールと脂肪酸は，胆汁酸とともにミセルを形成し，さらにレシチンやコレステロールなどの別の脂質も含むさまざまな物質をミセル内に取り込み複合ミセルを形成，小腸上皮細胞の微絨毛膜より吸収される（図9・5左）．上皮細胞内で脂肪酸はアシル CoA シンテターゼによりアシル CoA となり，モノアシルグリセロールと結合して，ジアシルグリセロール，さらにアシル CoA と結合して TG に再合成され，アポリポタンパク質やリン脂質などとキロミクロン（カイロミクロン）chylomicron を形成する（図9・5中央）．キロミクロンは開口放出されてリンパ管に入り，その後に循環血液中に移行する．食物から摂取する TG の大部分が炭素数の多い長鎖脂肪酸からなるため，上述のように胆汁酸によりミセル化されて吸収され TG に再合成されるが，リパーゼの作用でできたグリセロールと炭素数が少ない中鎖・短鎖脂肪酸は小腸上皮にそのまま吸収され，TG に再合成されることなく直接門脈に移行し，肝臓で利用される（図9・5右）．

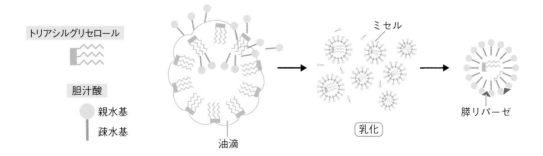

図9・4　中性脂肪の消化と吸収

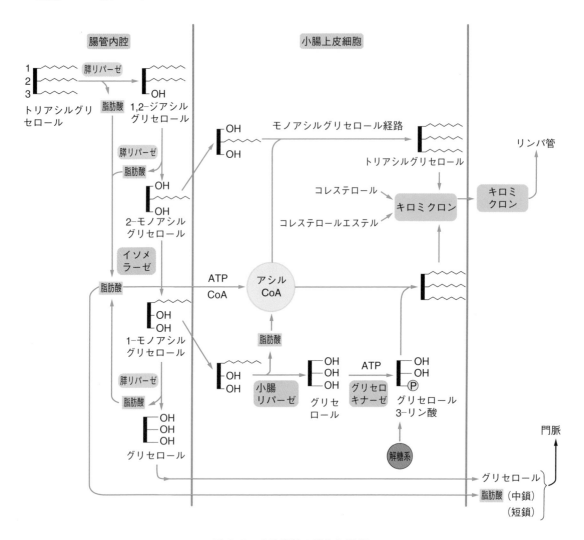

図9·5 中性脂肪の消化と吸収

Ⓓ その他の栄養素の消化と吸収

1) 核 酸

核酸は膵液のヌクレアーゼによってオリゴヌクレオチドに，さらに小腸粘膜のジエステラーゼによってモノヌクレオチドに分解される．モノヌクレオチドは小腸粘膜のヌクレオチダーゼによってヌクレオシドとリン酸に分解されて吸収される．

2) ミネラルやビタミンの吸収

a) ミネラルの吸収

ナトリウムは小腸では SGLT1 などの等方輸送で，また小腸から大腸までは水素との対向輸送で吸収される．腎では，アルドステロンにより活性化されるアミロライド感受性ナトリウムチャネルなどによって吸収される．カリウムは小腸で大部分が受動的に吸収される．血中カリウム濃

度はアルドステロンによる腎からの排出促進によって調節されている．塩素は回腸で炭酸水素イオンとの対向輸送で取り込まれる．カルシウムは小腸上部でビタミン D 依存性に能動的に輸送される．鉄はヘムや非ヘム鉄として摂取される．非ヘム鉄は酸性条件下で還元されて 2 価となり，十二指腸および空腸上部で吸収される．ビタミン C やアミノ酸，コハク酸，クエン酸も，非ヘム鉄の吸収を改善する．ヘム鉄は上皮細胞でヘムオキシゲナーゼにより分解されて鉄を遊離する．

b)　ビタミンの吸収

脂溶性ビタミンであるビタミン A，ビタミン D，ビタミン E，ビタミン K は脂質を含む食品を同時に摂取すると胆汁により吸収が促進される．β カロテンはビタミン A のプロビタミンで，吸収上皮細胞内でレチノールおよびレチナールに変換され小腸より吸収される．

水溶性ビタミンのビタミン B_1，ビタミン B_2，ビタミン B_6 は空腸において遊離型となり吸収される．ビタミン B_{12} は胃から分泌される内因子に結合し，複合体として回腸から吸収される．ビタミン C は小腸上部から吸収される．葉酸はポリグルタミン酸型として摂取され，小腸粘膜の葉酸コンジュガーゼによってモノグルタミン酸型にまで分解されて吸収される．葉酸の吸収や代謝は薬剤や飲酒によって妨げられる．

Ⓔ 大腸での消化と吸収

1 日に大腸では 1〜2 L の水分が吸収され，またナトリウム，塩素の吸収とカリウム，炭酸水素および有機陰イオンの分泌・生成も行われている．生物学的消化として，小腸で吸収されなかった食物は細菌により嫌気的に発酵され，酢酸，プロピオン酸，酪酸などの短鎖脂肪酸やアンモニア，メタン，水素ガス，インドール，スカトールなどのガスが産生される．

Ⓕ 胆汁酸

1)　胆汁の機能

①**中和作用**：胆汁は，セクレチンによって分泌される膵液中の重炭酸塩とともに胃から送り込まれる酸性の乳びを中和することによって，膵，腸管の消化酵素が作用しやすい条件をつくる．

②**乳化作用**：胆汁中の胆汁酸によって食物中の脂肪を乳化し，膵液中の酵素による消化を助ける．また消化された脂質の吸収や脂溶性ビタミンの吸収を容易にする．

③**排泄作用**：胆汁中にはコレステロールのほかに多くの薬品，毒素，胆汁色素，ミネラルなども排泄される．

2)　胆汁酸の代謝

胆汁酸 bile acid は肝臓においてコレステロールからつくられ，主に胆汁酸結合タンパク質と細胞小胞系とを介して肝細胞から胆道系に分泌される．これが一次胆汁酸で，コール酸，ケノデオキシコール酸などがある．胆汁酸の多くはグリシンまたはタウリンに結合して胆汁中に分泌される．

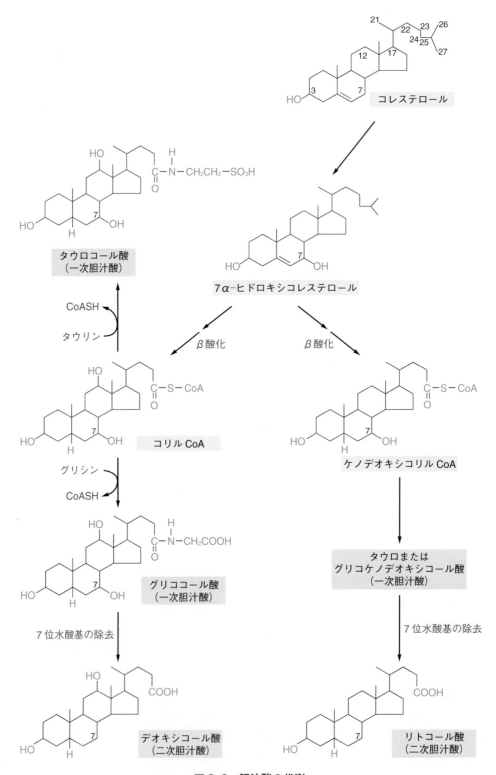

図9·6 胆汁酸の代謝

　腸内に入った胆汁酸の一部は腸内細菌によってグリシンやタウリンが離され，同時に7位の水酸基が除去されて脱水酸化反応が起こり二次胆汁酸のデオキシコール酸やリトコール酸となる（図9·6）．

　1日に12〜36 gの胆汁酸が分泌され，その95％以上は主として回腸で吸収されて門脈を経て再び肝臓に戻る．これは腸肝循環と呼ばれ，残りは吸収されずに糞便中に出る（図9·7）．

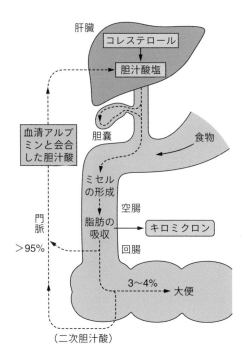

図9·7　胆汁酸の腸肝循環

10 糖質の代謝

10-1 代謝とは

　生体内における各種分子の合成と分解に関する一連の反応のことを代謝 metabolism と呼ぶ．生体内での合成を特に，化学合成と区別して生合成 biosynthesis と呼ぶこともある．単純な構造の分子から，より複雑な構造の分子が合成される作用を同化 anabolism，複雑な構造の分子からより単純な構造の分子に分解される作用を異化 catabolism と呼ぶ．生体内の代謝は互いに関連している（☞ 17章）．

　グリコーゲンのような多糖（高分子）が，グルコースのような単糖（低分子）に分解される反応や，タンパク質がペプチドやアミノ酸に分解される反応，グルコースやアミノ酸のような低分子化合物がさらに二酸化炭素と水にまで分解される反応は異化の例である．異化によって，化学エネルギーが放出され，アデノシン三リン酸 adenosine triphosphate（ATP）の形で蓄えられ，利用される．したがって，ATP の産生と利用に関する代謝を特に，エネルギー代謝 energy metabolism と呼ぶ（☞ 16章）．

　一方，同化の場合，ATP の形で蓄えられた化学エネルギーを利用して合成反応が進む．ATP の高エネルギーリン酸結合が加水分解されてエネルギーが供給される（☞ 図5・4，15—2）．

10-2 糖質の代謝

　食物として摂取された糖質（デンプン，スクロース，ラクトースなどの多糖やオリゴ糖）（☞ 図2・5）は，消化管内で消化酵素によりそれぞれの構成単糖にまで分解された後，小腸粘膜の刷子縁 brush border から吸収され，門脈を経て肝臓に運ばれる．グルコースは血糖として全身に運ばれるが，その他の単糖類は肝臓でその糖固有の代謝系で代謝された後，共通の代謝系である解糖系に導入される．

　糖質は代謝されて次のように利用される（図10・1）．

①**エネルギー源**：肝臓や全身の細胞に運ばれた単糖は個々の糖に特異的なヘキソキナーゼによりリン酸化され，その後解糖系に導入され，解糖系およびそれに続くクエン酸回路においてATP 産生のためのエネルギーが主に NADH の形で引き出される．解糖系の代謝中間体が過剰のときは，肝臓で解糖系をほぼ逆行する経路の糖新生により，グルコース 6-リン酸となり，

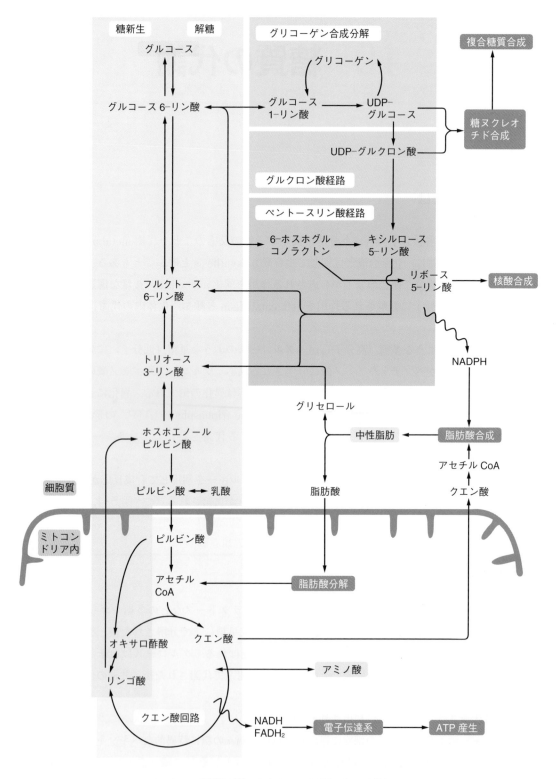

図 10・1　糖質代謝を中心とした物質の主な代謝経路

グリコーゲン合成系を経てグリコーゲン（⇨ 図2·5）として貯えられ，また必要に応じてグリコーゲン分解系を経てグルコースに転換する．

②**細胞・組織の構成成分**：全身に運ばれたグルコースは，グルコース6-リン酸またはフルクトース6-リン酸に転換された後，糖ヌクレオチド合成系を経て糖ヌクレオチドに合成され，これを供与体としてグリコシルトランスフェラーゼ群により，組織の構築物や生理活性物質である複合糖質（⇨2—5Ⓑ）の糖鎖に合成される．

③**核酸，アミノ酸，脂質の合成素材**：糖の一部はペントースリン酸経路に導入され，核酸の合成素材であるリボース5-リン酸と脂肪酸の合成に必須なNADPHを生成する．また，糖はアセチルCoAを経て脂肪酸合成系に導入され脂肪酸やコレステロールなどの合成に利用される．さらに，糖の一部は，2-オキソ酸に転換された後，アミノ基転移反応によりアミノ基の転移を受けてアミノ酸に転換される．

したがって糖質の代謝は解糖系とクエン酸回路を中心に成り立っているとみなすことができる（図10·1）．

10-3 解 糖 glycolysis

解糖は，1分子のグルコースが2分子のピルビン酸または乳酸にまで分解される代謝経路で，細胞質において行われる．糖代謝の中心的な経路で他の代謝系とも密接に関連した重要な代謝経路である（図10·2）．

Ⓐ 代謝経路

六炭糖のグルコース1分子がヘキソキナーゼ hexokinase（図10·2❶）（肝臓ではヘキソキナーゼのアイソザイムの1つであるヘキソキナーゼⅣすなわちグルコキナーゼ glucokinase）によりATPでリン酸化されグルコース6-リン酸 glucose 6-phosphate を生成する反応から始まる．グルコース6-リン酸はフルクトース6-リン酸 fructose 6-phosphate になり，さらにホスホフルクトキナーゼ-1 phosphofructo-kinase-1（❸）によりフルクトース1,6-ビスリン酸 fructose 1,6-bisphosphate となる．次いでフルクトース1,6-ビスリン酸はアルドラーゼ aldolase（❹）（フルクトースビスリン酸アルドラーゼ fructose-bisphosphate aldolase）の作用を受けて，2分子の三炭糖であるトリオースリン酸 triose phosphate（グリセルアルデヒド3-リン酸 glyceraldehyde 3-phosphate とジヒドロキシアセトンリン酸 dihy-droxyacetone phosphate）に開裂する．この2種類のトリオースリン酸は，容易に相互変換されるため（❺），両者をピルビン酸生成に利用できる．つまり，相互変換の結果生じた2分子のグリセルアルデヒド3-リン酸は，その後 NAD^+ を NADH に還元し（❻），直接 ATP を生成して（❼）ピルビン酸 pyruvic acid にいたる（❽〜❿）．

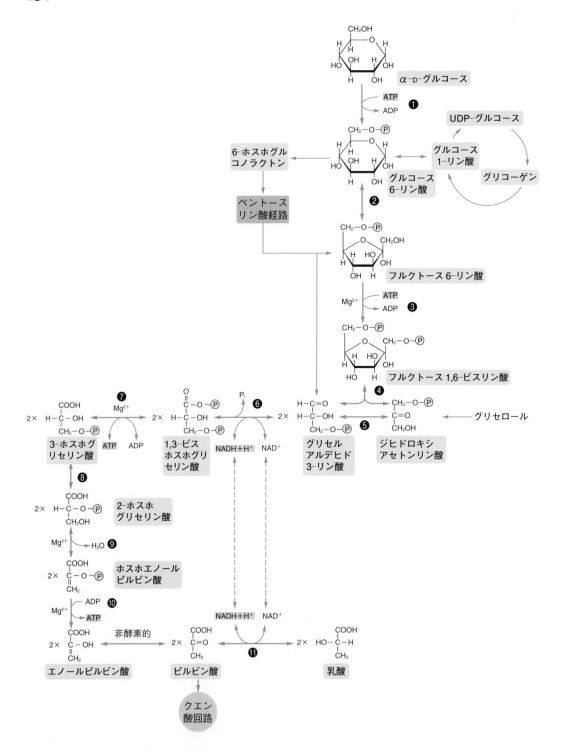

図 10·2 解 糖
❶ヘキソキナーゼ（肝グルコキナーゼ），❷グルコース-6-リン酸イソメラーゼ，❸ホスホフルクトキナーゼ-1，
❹アルドラーゼ，❺トリオースリン酸イソメラーゼ，❻グリセルアルデヒド-3-リン酸デヒドロゲナーゼ，
❼ホスホグリセリン酸キナーゼ，❽ホスホグリセロムターゼ，❾エノラーゼ，❿ピルビン酸キナーゼ，⓫乳酸
デヒドロゲナーゼ．Ⓟはリン酸基，〜Ⓟは高エネルギーリン酸結合を表す．

Ⓑ 嫌気的および好気的条件における ATP と NADH の生成

　この経路ではグルコース 1 モル当たり全体としてピルビン酸 2 モルと ATP 2 モルを生成し，また，NAD^+ 2 モルを還元して NADH 2 モルを生成する．嫌気的条件（酸素が不足する状態，たとえば激しい運動中の筋肉細胞の状態）下では，ピルビン酸は乳酸デヒドロゲナーゼ lactate dehydrogenase により乳酸 lactic acid に変わり，乳酸がこの経路の最終産物となる．1 モルのグルコースからピルビン酸は 2 モル生じるので，嫌気的条件ではこのとき乳酸への転換のために 2 モルの NADH が消費される．結局，嫌気的条件下では 1 モルのグルコースから 2 モルの ATP と 2 モルの乳酸が生成される．細胞内に蓄積した乳酸は，細胞外に放出され肝臓に運ばれ，糖新生系でグルコースが再生される（コリ回路，☞ 10—6 Ⓒ）．

　一方，好気的条件（酸素が十分にある状態）でのこの経路の最終産物はピルビン酸で，このピルビン酸は，ミトコンドリア膜を通過してミトコンドリア内に入り，クエン酸回路で代謝される．好気的条件下の解糖系ではグルコース 1 モルから 2 モルの ATP，2 モルの NADH と 2 モルのピルビン酸が生成される．

Ⓒ 解糖の調節

　この代謝経路を調節する酵素（律速酵素または調節酵素）はヘキソキナーゼ（図 10·2 ❶）（またはグルコキナーゼ），ホスホフルクトキナーゼ–1（❸）とピルビン酸キナーゼ pyruvate kinase（❿）である．

　ヘキソキナーゼは，この酵素の反応生成物であるグルコース 6–リン酸によって，アロステリックな阻害を受けるので，肝臓以外の細胞では仮に血液中に大量のグルコースがあっても無制限にそのグルコースを利用することはできない．一方，肝臓のヘキソキナーゼ（肝型のアイソザイムであるヘキソキナーゼ IV）を特にグルコキナーゼと呼び，この酵素はグルコース 6–リン酸によって阻害を受けない．したがって，血糖が高くなると肝臓は大量のグルコースを取り込み，グルコース 6–リン酸に転換し，グリコーゲンとして貯えることができる．

　ホスホフルクトキナーゼ–1 は，アロステリック酵素であり，ATP，クエン酸，長鎖の脂肪酸によって阻害される．特に，ATP によるフィードバック阻害は，ATP の消費に伴って ADP から生成される AMP により軽減，消失する．このことは細胞内で ATP のレベルが上昇する（ATP の消費が少ない）と解糖系が抑制され，一方，ATP が減少する（ATP の消費が高まる）とこの経路が活性化されることを意味している．

　ピルビン酸キナーゼも調節酵素である．この酵素は特に，ホスホグリセリン酸キナーゼ phosphoglycerate kinase（図 10·2 ❼）とともに，基質（代謝中間体）のもつ高エネルギーを ADP に移し，直接 ATP を生成する働きがある（この ATP 生成機構は，ミトコンドリア内膜で行われる ATP 生成機構である酸化的リン酸化機構に対して"基質レベルのリン酸化 substrate level phosphorylation"という．この機構による ATP の生成はこのほかにクエン酸回路中のスクシニル CoA シンテターゼによっても行われる）．

Ⓓ 解糖系代謝の不可逆反応

解糖系代謝の調節酵素である前述の3つの律速酵素は，いずれも反応が不可逆反応で逆行しない．しかし，3つの段階を逆行させる別の酵素が存在する．これらによって解糖系は全体として逆行することができ，この反応系を糖新生といい，肝臓と腎臓で活発である（☞ 10—6）．肝臓と腎臓以外の細胞，特に筋肉細胞，脂肪細胞は解糖系糖代謝が活発である．これらの細胞では肝臓の酵素とは性質の異なる酵素（アイソザイム）である調節酵素が働いている．

Ⓔ 解糖系の機能

解糖系は糖質代謝のみならず他の物質の代謝とも関連した重要な代謝系でその機能は次のように要約される．

① エネルギーを産生する酸化的代謝系であるが，好気的条件下では ATP，NADH とピルビン酸を生成し，嫌気的条件下では ATP と乳酸を生成する．

② 物質の最終酸化系であるクエン酸回路に基質としてのピルビン酸を供給する．

③ 物質代謝の中心的経路で，この系はグリコーゲンの合成と分解，糖新生，ペントースリン酸経路，グルクロン酸経路，フルクトースやガラクトースの代謝系，糖ヌクレオチドの合成系などと連結している（図 10·1）．

10—4 グリコーゲン合成と分解

摂食によって増加したグルコースの余剰分はグリコーゲンやトリアシルグリセロールの形で細胞に貯えられ，必要なときにこれらの分解によってエネルギーが供給される．グリコーゲンの合成と分解は別々の経路で行われており，関与する酵素のリン酸化と脱リン酸化で調節されている．

Ⓐ グリコーゲン合成　glycogenesis

細胞内のグルコース 6-リン酸のレベルが増加すると，グルコース 6-リン酸はグルコース 1-リン酸 glucose 1-phosphate を経て，UTP との反応により UDP-グルコース UDP-glucose となる（図 10·3, 図 10·4）．グリコーゲンシンターゼ glycogen synthase は，この UDP-グルコースからグルコースをグリコーゲンの前駆体に α1,4 結合で転移させる．グリコーゲンの前駆体はグリコゲニンと呼ばれるタンパク質がグリコシル化されてつくられる．すでに存在するグリコーゲン鎖に対し，グリコーゲンシンターゼと分枝酵素 branching enzyme［α1,6 結合による分枝をつくる酵素，アミロ（1,4→1,6）トランスグルコシダーゼともいう］が協調して，枝分かれをもったグリコーゲンが合成される．

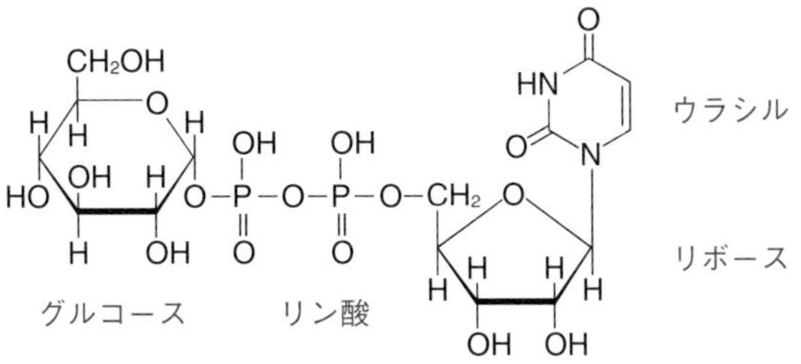

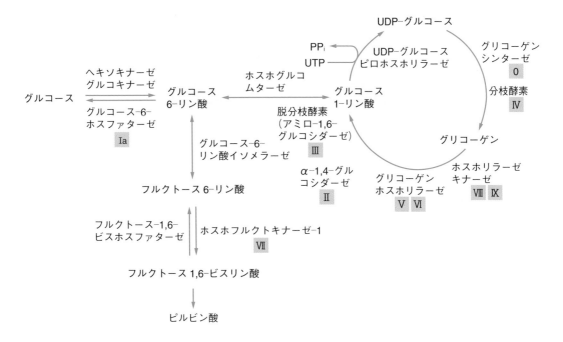

図10·3 **UDP-グルコースの構造**

図10·4 **グリコーゲンの代謝と糖原病**
ローマ数字は糖原病のタイプを表している（☞ 表10·1）.

Ⓑ グリコーゲン分解 glycogenolysis

　細胞内でグルコース（またはグルコース6-リン酸）の需要が高まるとグリコーゲンの分解が起こる（図10·4）. グリコーゲンはグリコーゲンホスホリラーゼ glycogen phosphorylase により α1,4 結合が加リン酸分解 phosphorolysis を受け, グルコース1-リン酸を生じる. これはグルコース6-リン酸となり, 筋肉ではそのまま解糖系へ導入され, 肝臓では主にグルコース-6-ホスファターゼ glucose-6-phosphatase により加水分解されてグルコースとなり血糖として細胞外へ放出される. このグリコーゲンの分解においてホスホリラーゼは α1,6 結合の枝分かれ部分には作用しないので, この部分に働く脱分枝酵素 debranching enzyme（アミロ-1,6-グルコシダー

ゼともいう）との共同作業によって分解が進行する．なお，グリコーゲン代謝異常により生じる糖原病については10—11参照．

Ⓒ グリコーゲン合成と分解の調節

　グリコーゲンの分解を調節するのはホスホリラーゼ（グリコーゲンホスホリラーゼ）である（図10·5）．グルカゴンやアドレナリンの下流で活性化されたアデニル酸シクラーゼ adenylate cyclase が，ATP を cAMP に転換させ，この cAMP がプロテインキナーゼ protein kinase を活性化させる．次いでプロテインキナーゼがホスホリラーゼキナーゼ phosphorylase kinase をリン酸化して活性化させる．この酵素が不活性型のホスホリラーゼ b をリン酸化して，活性型のホスホリラーゼ a に転換させ，グリコーゲンの加リン酸分解が進む．

　一方，グリコーゲンシンターゼもアドレナリンにより，ホスホリラーゼと同様のリン酸化を受ける．しかし，ホスホリラーゼとは逆に活性型の a 型から不活性型の b 型へと転換しグリコーゲンの合成が抑えられる．この結果，グリコーゲンの分解の促進と合成の抑制が同時に起こり，グリコーゲンの合成と分解の機構が同時に働かない仕組みになっている．一方，プロテインホスファターゼ protein phosphatase が働くことにより，グリコーゲン分解系のホスホリラーゼが不活性型に，グリコーゲンシンターゼが活性型になり，グリコーゲンの合成が促進される．

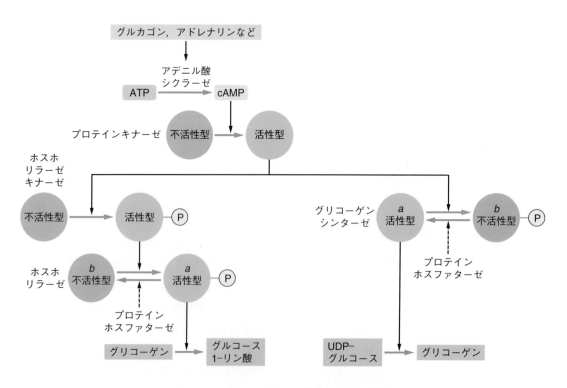

図 10·5　グリコーゲンの合成と分解の調節

10−5　クエン酸回路　citric acid cycle

　クエン酸回路はトリカルボン酸回路 tricarboxylic acid cycle（TCA サイクル），クレブス回路 Krebs cycle などとも呼ばれる最終的酸化反応で，ミトコンドリア内（ミトコンドリアのマトリックス）で行われる．①糖質をはじめとして脂質，アミノ酸の炭素部分を完全に酸化して，二酸化炭素とする，②酸化の過程で引き出される水素（電子）が電子伝達系へ移され ATP を生成する，③糖とアミノ酸相互，または，糖から脂質への転換をする，ための基本的経路である．

Ⓐ　代謝経路

　解糖系の好気的条件での最終産物であるピルビン酸がミトコンドリア内に入ると，ピルビン酸デヒドロゲナーゼ複合体 pyruvate dehydrogenase complex（図 10・6 ❶）により，脱水素と脱炭酸（酸化的脱炭酸）を受けてアセチル CoA acetyl−CoA に転換される．アセチル CoA はオキサロ酢酸 oxaloacetic acid と縮合してクエン酸 citric acid を生じ，*cis*−アコニット酸 *cis*−aconitic acid を経てイソクエン酸 isocitric acid となる．イソクエン酸は脱水素と脱炭酸を受けて 2−オキソグルタル酸 2−oxoglutaric acid（α−ケトグルタル酸 α−ketoglutaric acid）となり，さらに脱水素，脱炭酸と CoA との結合によりスクシニル CoA succinyl−CoA を生成する．スクシニル CoA は GTP の産生を伴って CoA を脱離し，コハク酸 succinic acid となる．コハク酸は脱水素によりフマル酸 fumaric acid に，次に加水によりリンゴ酸 malic acid となり，最後に脱水素によりオキサロ酢酸に戻り，回路を一巡する．

Ⓑ　エネルギー生成

　ピルビン酸からアセチル CoA にいたる過程では 1 分子の二酸化炭素が生じ，また，アセチル CoA からのクエン酸回路の一巡でアセチル基は完全に酸化されて 2 分子の二酸化炭素を生じる（図 10・6 ❶❹❺）．

　ピルビン酸デヒドロゲナーゼ複合体（❶）およびクエン酸回路のイソクエン酸デヒドロゲナーゼ（❹），2−オキソグルタル酸デヒドロゲナーゼ複合体（❺），リンゴ酸デヒドロゲナーゼ（❾）による反応で，NAD^+ が NADH に還元される．また，この回路のコハク酸デヒドロゲナーゼ（❼）による反応で FAD が $FADH_2$ に還元される．これらの補酵素によって捕捉された水素（電子）は，ミトコンドリア内膜の電子伝達系と酸化的リン酸化反応による ATP 産生に用いられる．電子伝達系と酸化的リン酸化によって 1 分子の NADH から 2.5 分子の ATP を，1 分子の $FADH_2$ から 1.5 分子の ATP が生成される（☞ 16−6）．

　スクシニル CoA シンテターゼ（❻）は基質レベルのリン酸化反応を伴い GDP を GTP に直接変換させる．GTP は ATP に転換されるので ATP を生成したのと同じ結果になる．

　結果として，クエン酸回路では，1 分子のピルビン酸からみると 12.5 分子の ATP を生成する

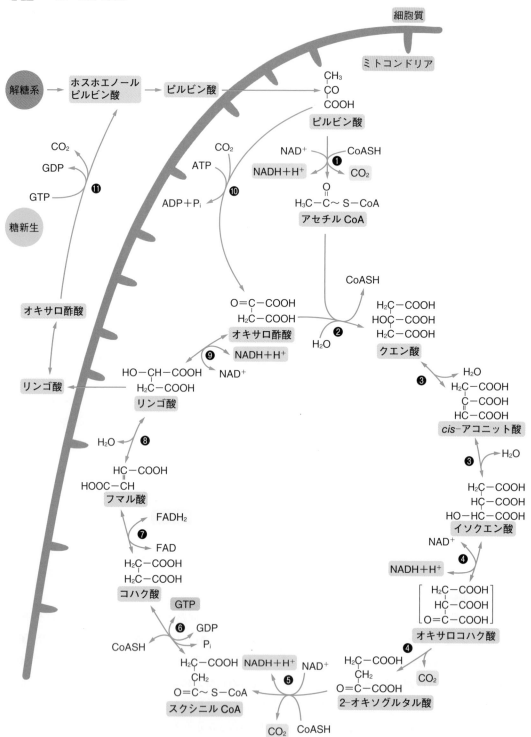

図 10·6 クエン酸回路

❶ピルビン酸デヒドロゲナーゼ複合体（酸化的脱炭酸），❷クエン酸シンターゼ（縮合），❸アコニターゼ（脱水，水和），❹イソクエン酸デヒドロゲナーゼ（酸化的脱炭酸，[ ] は中間体），❺2-オキソグルタル酸デヒドロゲナーゼ複合体（酸化的脱炭酸），❻スクシニル CoA シンテターゼ（基質レベルのリン酸化），❼コハク酸デヒドロゲナーゼ（酸化），❽フマラーゼ（フマル酸ヒドラターゼ）（水和），❾リンゴ酸デヒドロゲナーゼ（酸化），❿ピルビン酸カルボキシラーゼ（オキサロ酢酸供給），⓫ホスホエノールピルビン酸カルボキシキナーゼ（糖新生系）

ことになる．グルコースからみると1分子のグルコースから2分子のピルビン酸が生成されるので，この回路のみで25分子のATPを生成することになる．エネルギー生成の点からみると，解糖系よりこの回路のほうがきわめて効率のよい代謝系である．

Ⓒ クエン酸回路の調節

この回路では，ピルビン酸デヒドロゲナーゼ複合体（❶），クエン酸シンターゼ（❷），イソクエン酸デヒドロゲナーゼ（❹），および2-オキソグルタル酸デヒドロゲナーゼ複合体（❺）の各反応が不可逆的であり，これらの酵素自身がこの回路の代謝調節を行っている．

特に，ピルビン酸デヒドロゲナーゼ複合体は，ミトコンドリア内のATPレベルの上昇によって反応が阻害される．同時にクエン酸シンターゼも高レベルのATPにより阻害を受け，イソクエン酸デヒドロゲナーゼはNADHの上昇により阻害され，逆にADPの上昇により活性化される．これらのことは，この回路の調節がATPの上昇すなわちエネルギーの充足によって抑制され，ADPの上昇すなわちエネルギーの不足によって促進されることを意味する．

好気的条件下での解糖系において，その最終産物はピルビン酸で，そのピルビン酸はクエン酸回路に供給される．一方，クエン酸回路に連動している電子伝達系と酸化的リン酸化反応は酸素を必要とするので，結果として細胞内でクエン酸回路は酸素の存在下でATPが充足されるまで活発に反応することになる．

クエン酸回路は，脂肪酸合成にも寄与するが（図10·7），クエン酸シンターゼはアシルCoAによっても阻害される．これは，脂肪酸合成の生成物であるアシルCoAの充足時には，細胞質における脂肪酸合成の最初の中間基質であるクエン酸の生成が阻害されることによって脂肪酸の合成が抑制されることを意味する．

Ⓓ オキサロ酢酸の供給

アセチルCoAのクエン酸回路への導入にはオキサロ酢酸が必要である．一方，アミノ酸への転換のため，この回路の代謝中間体は絶えず減少する傾向にあり，結果としてオキサロ酢酸のレベルが低下する．これを補うため，ピルビン酸からピルビン酸カルボキシラーゼ pyruvate carboxylase（❿）（アセチルCoAで活性化される）による直接的な供給経路がある．この経路は，糖新生における解糖系の不可逆段階の酵素であるピルビン酸キナーゼの迂回路として重要である（☞10―6Ⓐ）．

Ⓔ 脂質代謝との関係

ミトコンドリア内でクエン酸の量が増加すると，クエン酸はミトコンドリア外（細胞質）へ放出される．細胞質へ移行したクエン酸は，①解糖系の調節酵素であるホスホフルクトキナーゼ-1（図10·7 ⓐ）をアロステリックに阻害し，解糖系の流れを抑制する．さらに②クエン酸は脂

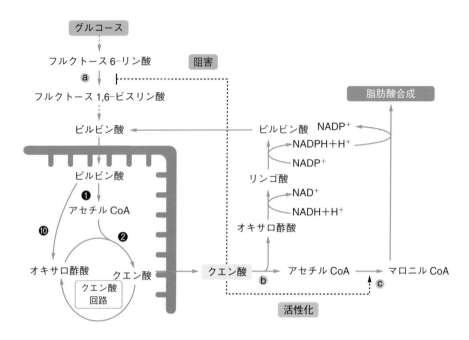

図 10·7　糖質代謝と脂肪酸合成の関係

細胞内でのグルコースの過剰はミトコンドリア内のクエン酸の過剰をまねく. このクエン酸はミトコンドリア外へ放出されて, 解糖系代謝を抑制しつつも, 脂肪酸合成の活性化を促し, 自ら脂肪酸合成の素材となる. ⓐホスホフルクトキナーゼ-1, ⓑ ATP-クエン酸リアーゼ, ⓒアセチル CoA カルボキシラーゼ, ❶ピルビン酸デヒドロゲナーゼ複合体, ❷クエン酸シンターゼ, ❿ピルビン酸カルボキシラーゼ

肪酸合成系の酵素 (アセチル CoA カルボキシラーゼ) (ⓒ) を活性化させ, 一方, ③クエン酸からは ATP-クエン酸リアーゼ ATP citrate-lyase (開裂酵素) (ⓑ) の作用でアセチル CoA を生じ, 脂肪酸の合成に利用される (図 10·7).

　飢餓や糖尿病で細胞内のグルコースレベルが低下する状態では当然解糖系の流れが低下し, それを補うため脂肪酸の β 酸化が亢進しミトコンドリア内のアセチル CoA が増加する. しかし, このアセチル CoA はピルビン酸デヒドロゲナーゼ複合体 (図 10·7 ❶) の反応が不可逆であるため, ピルビン酸には変化できない. その結果, 解糖系の低下によりピルビン酸が不足しオキサロ酢酸の直接的供給系 (❿) が働かないため, オキサロ酢酸の量が低下する. したがって, 脂肪酸の β 酸化で合成されたアセチル CoA がクエン酸回路に導入されない. このような状態のとき, アセチル CoA からケトン体の生成が亢進する. 糖質なしには脂質の代謝が行われがたい, すなわち, 糖質と脂質の代謝は共同しあっていることを示している (☞ 17—1).

Ⓕ 糖とアミノ酸の相互転換

　ヒト生体内のアミノ酸はほとんど α-アミノ酸である. このアミノ酸がアミノ基転移反応を受けると 2-オキソ酸 (α-ケト酸) になる. 2-オキソ酸とは C2 位にケトン基のある有機酸, たとえばピルビン酸, オキサロ酢酸, 2-オキソグルタル酸などで, これらはいずれもクエン酸回路

の直接の基質となる．多くのアミノ酸は2-オキソ酸を経てクエン酸回路で酸化されエネルギーを産生し，また糖新生系により糖に転換されうる．このように代謝されるアミノ酸を糖原性アミノ酸という．逆に，糖は2-オキソ酸を経てアミノ酸へ転換しうる（☞ 図12·3，図17·1）．

10-6　糖新生　gluconeogenesis

　解糖系最終産物（ピルビン酸や乳酸），クエン酸回路中間体，糖原性アミノ酸などからグルコースに転換する代謝系で，糖質以外の物質からグルコースが新しく新生されるので糖新生という．主に肝臓と腎臓でこの代謝が行われる．

　この経路はクエン酸回路の一部と解糖系の逆行によって行われるが，解糖系とクエン酸回路には不可逆段階があるので，その不可逆段階が迂回路によって補われる（図10·8）．

Ⓐ　解糖の迂回路

1）　ピルビン酸キナーゼの迂回路

　ミトコンドリア内のピルビン酸は，ピルビン酸カルボキシラーゼの作用でオキサロ酢酸となり次いでリンゴ酸となる．リンゴ酸は，ミトコンドリア膜の特別な膜輸送系を経てミトコンドリア外へ出て（オキサロ酢酸はミトコンドリア膜を通過できない），オキサロ酢酸に戻りホスホエノールピルビン酸カルボキシキナーゼ phosphoenolpyruvate carboxykinase によってホスホエノールピルビン酸に転換する．

2）　ホスホフルクトキナーゼ-1 の迂回路

　解糖を逆行し，フルクトース 1,6-ビスリン酸になると，フルクトース-1,6-ビスホスファターゼ fructose 1,6-bisphosphatase の働きでフルクトース 6-リン酸になる．

3）　ヘキソキナーゼの迂回路

　逆行して生成されたグルコース 6-リン酸はグルコース-6-ホスファターゼによりグルコースとなり血糖として細胞外へ放出される．

Ⓑ　糖新生の調節

　上記の解糖の 3 つの迂回路は糖新生の代謝を調節する．特に，解糖か糖新生かの方向を強く決定づけるのは，フルクトース-1,6-ビスホスファターゼ-1（FBPase-1）とホスホフルクトキナーゼ-1（PFK-1）（図10·8）で，いずれも共通の調節因子フルクトース 2,6-ビスリン酸 fructose 2,6-bisphosphate（図10·9）により活性が調節される．フルクトース 2,6-ビスリン酸は，フルクトース 6-リン酸に対する PFK-1 の親和性を高め，ATP によるアロステリック阻害効果を低減することによって解糖を促進する因子として，1980 年に同定された．この化合物は同時に FBPase-1 の強い阻害因子である．フルクトース 2,6-ビスリン酸の細胞内濃度は，55 kDa の 1 本のポリ

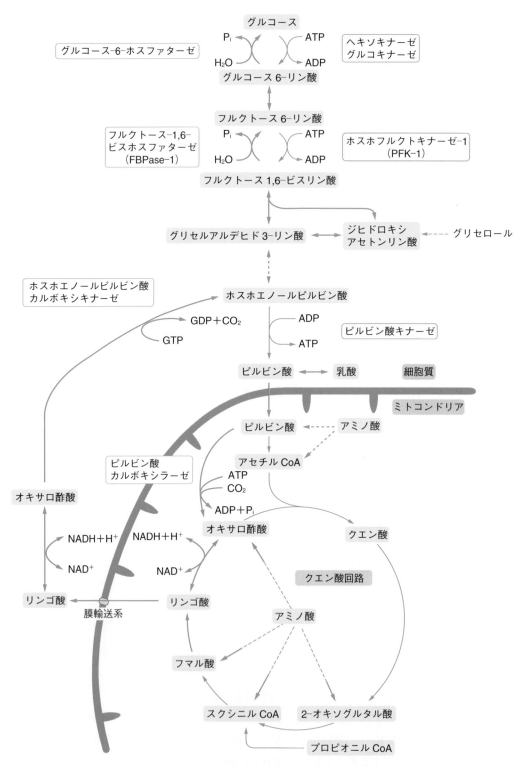

図10·8　糖新生経路

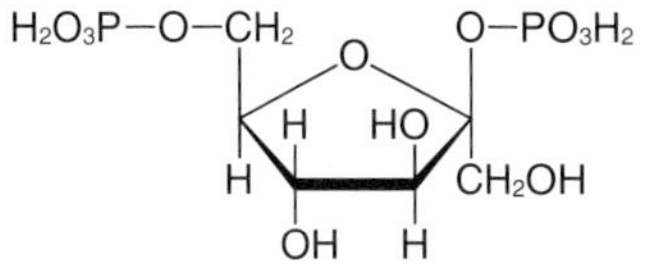

$$H_2O_3P-O-CH_2 \qquad O-PO_3H_2$$

図 10·9　フルクトース 2,6-ビスリン酸

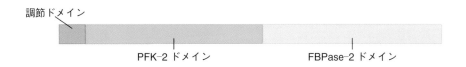

図 10·10　フルクトース 2,6-ビスリン酸の細胞内濃度を調節する二機能酵素の構造模式図
N 末側の調節ドメインは，リン酸化されるセリン残基をもつ.

ペプチド鎖内に，ホスホフルクトキナーゼ-2 phosphofructokinase-2（PFK-2）ドメインとフルクトース-2,6-ビスホスファターゼ fructose-2,6-bisphosphatase（FBPase-2）ドメインとを併せもつ，すなわちフルクトース 2,6-ビスリン酸の合成と分解の両活性を併せもつ二機能酵素 bifunctional enzyme（PFK-2/FBPase-2）によって調節されている．PFK-2 活性によりフルクトース 6-リン酸がリン酸化されてフルクトース 2,6-ビスリン酸が生じる．FBPase-2 活性によりフルクトース 2,6-ビスリン酸が脱リン酸化されてフルクトース 6-リン酸に戻る（図 10·10）.

　[注]　PFK-2/FBPase-2 の発見により，従来は単にホスホフルクトキナーゼ（PFK）とフルクトースビスホスファターゼ（FBPase）と呼ばれていた酵素は，それぞれホスホフルクトキナーゼ-1（PFK-1）およびフルクトース-1,6-ビスホスファターゼ-1（FBPase-1）と呼ばれるようになった.

　血糖値が上がると肝細胞ではフルクトース 6-リン酸の濃度が上がり，その結果フルクトース 2,6-ビスリン酸の濃度が上昇し，PFK-1 が活性化されるとともに FBPase-1 が阻害されて解糖が促進される（図 10·8）. 低血糖状態になると，グルカゴンが放出され，cAMP カスケードを介して，プロテインキナーゼ A によって，肝臓の PFK-2/FBPase-2 の N 末側の調節ドメインの 1 つの特定のセリン残基がリン酸化される．このリン酸化により，PFK-2 ドメインの活性が阻害され，一方で FBPase-2 ドメインは活性化されるので，解糖が抑制され，糖新生が優勢となる．結果として，グルカゴンにより血糖の補給がなされることになる.

Ⓒ　グルコースと乳酸の体内循環（コリ回路）

　筋肉細胞のような解糖の活発な細胞では，酸素の不足するような状態になると細胞内に乳酸が蓄積する．この乳酸は血液中に放出され体循環により糖新生の活発な肝臓に運ばれる．肝臓では糖新生系によりグルコースが再生され，再び血液中に放出される．これをコリ回路 Cori cycle または乳酸回路 lactic acid cycle という（図 10·11）. このほか全身で生じたアラニンも同時に肝臓に運ばれ，アミノ基転移反応を受けた後，糖新生系によりグルコースに転換される（アラニン回路）.

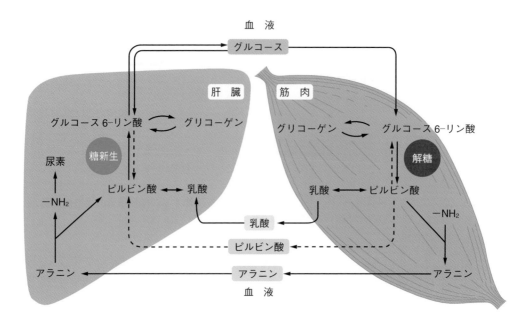

図 10·11　グルコースと乳酸の体内循環（コリ回路）

10－7　**ペントースリン酸経路**　pentose phosphate pathway

　ペントースリン酸経路は，グルコースの酸化経路の1つで肝臓，副腎，脂肪細胞，乳腺，赤血球などでの解糖の側路として存在する．別名，五炭糖リン酸回路，ヘキソース一リン酸経路，ホスホグルコン酸経路ともいう．この代謝系は細胞質で行われる（図10·12）.

Ⓐ **代謝経路**

　この代謝経路は2つの反応系に大別される．第1の反応系は，グルコース6-リン酸がグルコース-6-リン酸デヒドロゲナーゼ glucose-6-phosphate dehydrogenase（図10·12❶）による脱水素反応を受けてこの反応系に入り，酸化的脱炭酸反応を受けてリブロース5-リン酸 ribulose 5-phosphate にいたるまでで，この反応系は不可逆的である．この過程で1モルのグルコース6-リン酸は1モルの二酸化炭素を放出し，2モルの NADPH を生成する．

　第2の反応系は，リブロース5-リン酸からリボース5-リン酸 ribose 5-phosphate またはキシルロース5-リン酸 xylulose 5-phosphate を生じた後，トランスケトラーゼ transketolase（❻）とトランスアルドラーゼ transaldolase（❼）の働きで，セドヘプツロース7-リン酸 sedoheptulose 7-phosphate，エリトロース4-リン酸 erythrose 4-phosphate，グリセルアルデヒド3-リン酸 glyceraldehyde 3-phosphate，フルクトース6-リン酸が相互に転換する可逆的反応である．すなわち，以下のような相互転換が起こる（図10·12）.

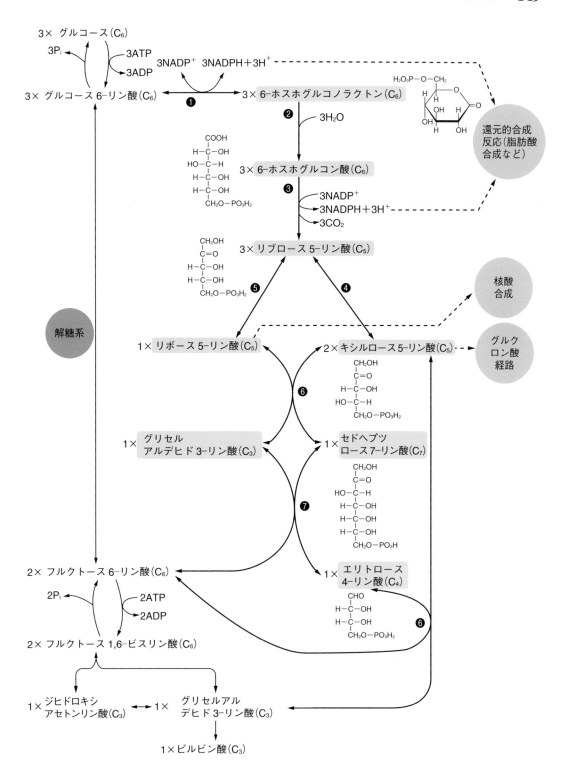

図 10·12　ペントースリン酸経路

❶グルコース−6−リン酸デヒドロゲナーゼ，❷グルコノラクトンヒドロラーゼ，❸6−ホスホグルコン酸デヒドロゲナーゼ，❹
リブロースリン酸 3−エピメラーゼ，❺リボース−5−リン酸イソメラーゼ，❻トランスケトラーゼ，❼トランスアルドラーゼ．
C_3：三炭糖，C_4：四炭糖，C_5：五炭糖，C_6：六炭糖，C_7：七炭糖（⇨ 2 章）．

$$C_5 + C_5 \overset{\textbf{⑥}}{\rightleftarrows} C_3 + C_7$$
$$C_3 + C_7 \overset{\textbf{⑦}}{\rightleftarrows} C_6 + C_4$$
$$C_4 + C_5 \overset{\textbf{⑥}}{\rightleftarrows} C_6 + C_3$$

フルクトース 6-リン酸とグリセルアルデヒド 3-リン酸は解糖系の代謝中間体であるので，この反応は解糖系に可逆的に連結していることになる．また，キシルロース 5-リン酸を介してグルクロン酸経路（ウロン酸経路）（☞ 10—9）にも連なっている．

Ⓑ 経路の機能

この経路の主な機能は，脂肪酸合成をはじめとする還元的合成反応や水素添加反応に必要な NADPH を生成することと，核酸合成に必要なリボース 5-リン酸を生成することである．

10−8 フルクトース，ガラクトースおよびマンノースの代謝

フルクトースとガラクトースはグルコースに次いで重要な栄養源として摂取される単糖である（図 10·13，☞ 2 章）．

Ⓐ フルクトース

フルクトースは，摂取されたスクロース（☞ 図 2·5）が腸管内でスクラーゼ sucrase による分解によって生じ，これが吸収されて肝臓にいたる．肝臓ではケトヘキソキナーゼ ketohexokinase（別名フルクト-1-キナーゼという，ヘキソキナーゼの一種，図 10·13❶）によってフルクトース 1-リン酸 fructose 1-phosphate になり，アルドラーゼ（❷）によりジヒドロキシアセトンリン酸とグリセルアルデヒド 3-リン酸に分割され解糖系に入る．

フルクトースの代謝の異常症にフルクト-1-キナーゼ（❶）の欠損症があり，これを本態性フルクトース尿症 essential fructosuria と呼ぶ．

Ⓑ ガラクトース

ガラクトースは主としてラクトース（☞ 図 2·5）として摂取され，β-ガラクトシダーゼ β-galactosidase（ラクターゼ lactase）の作用で分解された後，ガラクトースとして吸収され肝臓に捕捉される．

ガラクトースはまずガラクトキナーゼ galactokinase（❸）によりガラクトース 1-リン酸 galactose 1-phosphate に変わる．これと UDP-グルコースとの間にガラクトース-1-リン酸ウリジルトランスフェラーゼ galactose-1-phosphate uridyltransferase（❹）による変換反応が起

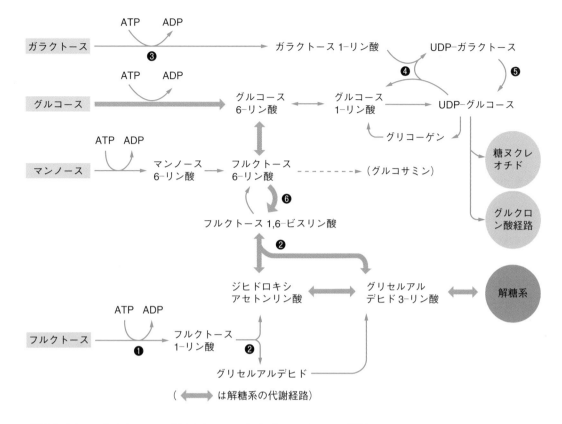

図 10・13　**フルクトース，ガラクトース，およびマンノースの代謝**
❶ケトヘキソキナーゼ（フルクト-1-キナーゼ），❷アルドラーゼ，❸ガラクトキナーゼ，❹ガラクトース-1-リン酸ウリジルトランスフェラーゼ，❺ UDP−ガラクトース 4-エピメラーゼ，❻ホスホフルクトキナーゼ-1

こって，UDP−ガラクトース UDP−galactose とグルコース 1−リン酸を生じる．グルコース 1−リン酸は，グルコース 6−リン酸に変換され，解糖系で代謝される．UDP−ガラクトースは，UDP−ガラクトース 4−エピメラーゼ UDP−galactose 4−epimerase（❺）（＝UDP−グルコース 4−エピメラーゼ）の作用により UDP−グルコースとなり，他の経路でも代謝される．

　血液中のガラクトースの異常増加をガラクトース血症 galactosemia といい，これは，❸❹❺のいずれかの酵素の先天的欠損症である．

Ⓒ マンノース

　マンノースは，食物中のマンノースを含む糖タンパク質（☞2−5 Ⓑ）に由来する．マンノースは，リン酸化された後，フルクトース 6−リン酸に転換され，解糖系に入る．

10−9 グルクロン酸経路 glucuronate pathway

ウロン酸経路ともいう．グルコースの代謝経路の1つであり，酸化的側路でATPを生成しないが，UDP−グルクロン酸 UDP-glucuronic acid を生成する経路として重要である（図10·14）．

Ⓐ 代謝経路

グルコースは，グルコース6−リン酸，グルコース1−リン酸を経てUDP−グルコースを生じる（この点までは図10·4のグリコーゲン合成系と同じである）．UDP−グルコースはC6位が酸化されてUDP−グルクロン酸を生じる．UDP−グルクロン酸はD−グルクロン酸（⇨表2·1）となり，順次代謝されてキシルロース5−リン酸 xylulose 5-phosphate となる．キシルロース5−リン酸はペントースリン酸経路を経て出発点であるグルコース6−リン酸に変換される．アスコルビン酸 ascorbic acid（ビタミンC）を合成することができる動物では，L−グロン酸がアスコルビン酸合成の前駆体となる．ヒトや他の霊長類，モルモットなどではこの経路を触媒する酵素の1つ（グロノラクトンオキシダーゼ）が欠如しているのでアスコルビン酸の合成が行われず，アスコルビン酸の摂取が必要となる．また，ヒトではUDP−グルクロン酸はすべてこの反応系で合成される．

ペントース尿症（五炭糖尿症）pentosuria はこの代謝系のL−キシルロースからキシリトールへの還元反応を触媒する酵素が欠損したもので，尿中にL−キシルロースが多量に排泄される．

Ⓑ UDP−グルクロン酸の役割

UDP−グルクロン酸は，グリコサミノグリカン糖鎖（⇨表2·2，図2·7）の生合成におけるグルクロン酸の供与体としての役割のほかに，薬物の解毒機構の1つであるグルクロン酸抱合 glucuronide conjugation においても，グルクロン酸の供与体として働く．肝臓でグルクロン酸抱合を受けた物質は，水溶性を増し，排泄されやすい形となる．ビリルビンもグルクロン酸抱合を受けて胆汁の成分として放出されやすくなる（⇨14−1Ⓓ）．

10−10 複合糖質の代謝

複合糖質は，細胞や細胞間質の構築物質として，また，生理活性物質としての作用をもつ．この複合糖質の糖鎖部分の合成は2段階の反応系に分けられる．すなわち，①単糖からの糖の供与体としての糖ヌクレオチドの合成，②グリコシルトランスフェラーゼによる糖ヌクレオチドからの糖鎖の合成，である．

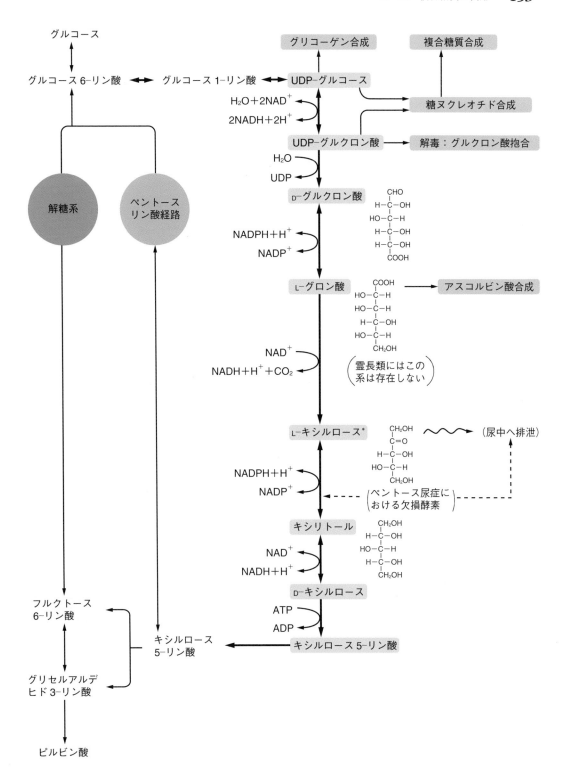

図 10·14　グルクロン酸経路

*L-キシルロースの鏡像が D-キシルロース.

　一方，糖鎖の分解は，糖の結合様式（糖の種類と α-アノマー，β-アノマー構造，☞2—3 Ⓑ）を厳密に読みとるグリコシダーゼにより行われる．

Ⓐ　糖ヌクレオチドの合成

　糖ヌクレオチド sugar nucleotide は，ヌクレオチド（ヌクレオシドリン酸）の末端リン酸基に，糖の C1 位が結合したもので，ヒトでは糖ヌクレオチドのヌクレオチド部分は UDP，GDP と CMP の3種のみである［CMP にはシアル酸（☞表2·1）のみが結合］．

　この糖ヌクレオチドは，糖の活性化状態であり，次のような働きがある．

　①糖ヌクレオチドを介して糖相互の変換が起こる．

　②オリゴ糖や多糖の生合成における糖の供与体として働く．

　③ UDP-グルクロン酸は解毒機構のグルクロン酸抱合のグルクロン酸供与体となる（☞10—9）．

　糖ヌクレオチドの生合成は2つの経路によって行われる（図10·15）．

　①細胞内の単糖が，その糖に固有のヘキソキナーゼ（❶）によってリン酸化された後，それぞれ固有のピロホスホリラーゼ pyrophosphorylase（❷）の作用でヌクレオシド三リン酸と次のように反応する．

> 単糖–1–P$^{\triangle}$ + ヌクレオシド–P*–P–P ⟶ ヌクレオシド–P*–P$^{\triangle}$–単糖 + PPi（ピロリン酸）

　UDP-グルコースはこの経路で合成される．ほかの遊離の単糖（グルクロン酸を除く）もこの経路で糖ヌクレオチドに合成される．UDP–N-アセチルグルコサミンおよび GDP-マンノースはグルコースからフルクトース6-リン酸を経てそれぞれの糖1-リン酸に転換した後，前述のヌクレオシド三リン酸との反応❷でそれぞれの糖ヌクレオチドになる．ただし，CMP-シアル酸の場合は N-アセチルノイラミン酸に CTP から CMP が移される．

　②糖ヌクレオチドの糖部分がヌクレオチドに結合したままほかの糖へ変換する反応．UDP-グルコース↔UDP-ガラクトース（❸），UDP–N-アセチルグルコサミン↔UDP–N-アセチルガラクトサミン（❹），UDP-グルコース→UDP-グルクロン酸（❺）→UDP-キシロース（❻），GDP-マンノース→GDP-ʟ-フコース（❼）．

Ⓑ　複合糖質の生合成

　複合糖質（☞2—5 Ⓑ）のタンパク質部分はほかのタンパク質と同様の機構によって粗面小胞体で合成される（ここでは糖タンパク質とプロテオグリカンについて述べる）．タンパク質に結合する糖の根元の部分（結合部位）の合成はペプチドの合成完了直後に粗面小胞体内腔で起こり，糖鎖の大部分の合成はゴルジ体で行われる．糖鎖の合成は糖ヌクレオチドを糖の供与体としてグリコシルトランスフェラーゼ glycosyltransferase（糖転移酵素）によって1糖ずつ非還元末端に結合しつつ伸びていく．この際，酵素のもつ特異性によって，糖の配列順序，α-アノマー，β-

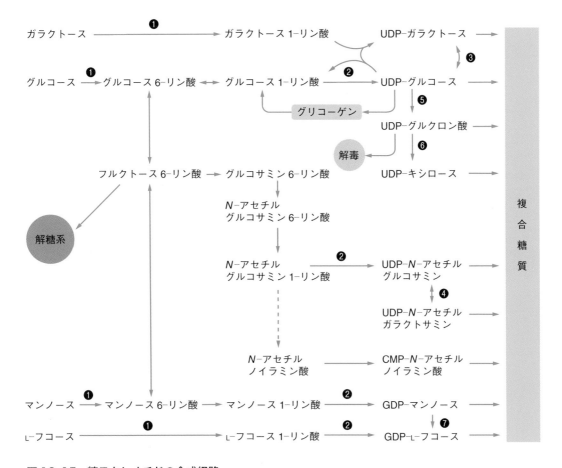

図 10・15　糖ヌクレオチドの合成経路
❶はヘキソキナーゼによるリン酸化,
❷はピロホスホリラーゼによるヌクレオシド三リン酸との反応,
❸〜❼は糖ヌクレオチドの糖部分がヌクレオチドに結合したまま他の糖へ変換する反応を示す.

アノマー構造（☞2—3Ⓑ），結合を受ける側の糖の炭素の位置などが決定される. さらに，グ
リコシルトランスフェラーゼそのものが遺伝子の制御の下で合成されたものなので，ヒト ABO
式血液型の糖鎖は，A 型のヒトには A 型の糖鎖，B 型のヒトには B 型の糖鎖しか合成されない
（☞図2・6）. なお，N−グリコシド型糖タンパク質の生合成の際には，小胞体膜のドリコール
リン酸 dolichol phosphate（長鎖のイソプレン重合体，☞3—5Ⓑ）に糖ヌクレオチドから糖が
転移されてオリゴ糖を含む中間体が形成され，このオリゴ糖が直接タンパク質に移される. その
後，さらに糖鎖の修飾が起こり糖鎖の合成が完了する.

Ⓒ 複合糖質の分解

　複合糖質の糖鎖は多数のグリコシダーゼ glycosidase によって分解され低分子化される. グリ
コシダーゼは，グリコシド結合を加水分解する酵素で，グリコシド結合をしている糖の種類と α−

アノマー，β-アノマー（☞2—3Ⓑ）を厳密に読みとって作用する．また，グリコシダーゼには長い糖鎖の途中のグリコシド結合（☞2—3）を加水分解するエンド endo 型のグリコシダーゼ（例：ヒアルロニダーゼ hyaluronidase）と糖鎖の非還元末端側の一糖にのみ作用するエキソ exo 型のグリコシダーゼ（例：β-ガラクトシダーゼ，β-グルクロニダーゼ β-glucuronidase，シアリダーゼ sialidase など）に大別される．

　分解された結果生じた単糖の運命は，①ヘキソキナーゼによりリン酸化され糖鎖合成のために再利用される，②その糖に固有のデヒドロゲナーゼによる酸化や固有のヘキソキナーゼによるリン酸化の後に代謝されて解糖系に入り，酸化分解されエネルギー源として利用される，③一部の単糖や未分解のオリゴ糖は尿中にそのまま排泄される，などである．

10—11　糖質代謝異常症

　糖質代謝異常症は，単糖や二糖類の消化吸収，膜の通過輸送や細胞内での糖質代謝，複合糖質の分解に関与するリソソーム系の酵素などの異常に基づく代謝疾患である．先天性と後天性に分けられる．先天性の場合その遺伝子の異常が次々と明らかにされている（☞23—5）．代謝系の1つの酵素の障害はその酵素の基質または他の代謝中間体の蓄積を引き起こし，その蓄積物により組織の機能的，器質的な障害が起こされる．また，その蓄積物などが血中濃度を高め，尿中排泄量の増加をもたらす．

Ⓐ　単糖類・二糖類の代謝異常症

1)　糖質吸収障害
a)　糖質の消化酵素の異常
　小腸粘膜上皮細胞の刷子縁に二糖類を単糖類に分解する消化酵素（二糖分解酵素）が存在する（☞2—4）．これらの酵素の障害のため，未分解の二糖類により，腸管内の浸透圧の上昇，腸内細菌の異常増殖や栄養障害などが起こり，下痢，アシドーシス，脱水などの種々の症状を呈する．β-ガラクトシダーゼ（ラクターゼ）の欠損によるラクトース不耐症 lactose intolerance，スクラーゼの欠損による先天性スクロース不耐症 sucrose intolerance などがある．

b)　粘膜透過機構障害
　先天性スクロース尿症 congenital sucrosuria のように小腸粘膜の透過性亢進のため糖質が分解されずに吸収され，その結果尿中に排泄される疾患などがある．

2)　糖質代謝系の酵素異常
a)　キナーゼ欠損症
　糖質の代謝において，固有のキナーゼによる糖質のリン酸化が重要である（図10·1）．キナーゼの欠損による異常症として，フルクト-1-キナーゼの欠損による本態性フルクトース尿症 essential fructosuria などがある．

b）代謝系の中間に位置する酵素の欠損

　解糖系のアルドラーゼ（図 10·2 ❹）が欠損したフルクトース不耐症の人がフルクトースやスクロースの摂取を続けた場合や，糖新生のフルクトース–1,6–ビスホスファターゼの欠損症の人は，低血糖を起こし，死に至ることもある．ペントースリン酸経路の酵素（図 10·12 ❶）の欠損症であるグルコース–6–リン酸デヒドロゲナーゼ欠損症では，特定の薬剤投与によって溶血性貧血が引き起こされる．一方で，この欠損症はマラリア蔓延地域に多く，マラリア原虫に抵抗性をもつ．ガラクトース血症 galactosemia は，ガラクトースの代謝（図 10·13）における酵素，ガラクトキナーゼ（図 10·13 ❸），ガラクトース–1–リン酸ウリジルトランスフェラーゼ（図 10·13 ❹），UDP–ガラクトース 4–エピメラーゼ（図 10·13 ❺）のいずれかの欠損によるものであり，血中ガラクトース濃度の上昇をきたす．また，それに伴い尿中ガラクトース濃度の増加もみられる．ガラクトースの代謝物が水晶体に沈着し，白内障の原因となる．

Ⓑ 糖原病（グリコーゲン病）　glycogen storage disease/glycogenosis

　グリコーゲン代謝に関与する酵素あるいは解糖系の酵素の遺伝子異常により，肝臓や筋肉などで正常あるいは異常なグリコーゲンが蓄積する．欠損する酵素により表 10·1 のように分類され，肝肥大，血糖異常，筋肉運動障害を伴う（図 10·4）．

Ⓒ 複合糖質の代謝異常症

　糖タンパク質（☞ 図 2·6）やグリコサミノグリカン（☞ 表 2·2，図 2·7）の糖鎖の分解過程でリソソーム系の分解酵素（グリコシダーゼやスルファターゼ）の欠損のために，分解過程にあ

表 10·1　糖原病の種類

型	病　名	欠損酵素	蓄積臓器	グリコーゲン
Ia	フォン ギール ケ von Gierke 病	グルコース–6–ホスファターゼ	肝臓，腎臓	正常（増量）
Ib		グルコース 6–リン酸輸送タンパク質	肝臓	正常（増量）
Ⅱ	ポンペ Pompe 病	α–1,4–グルコシダーゼ	全器官	正常（増量）
Ⅲ	コリ Cori 病	脱分枝酵素 （アミロ–1,6–グルコシダーゼ）	肝臓，筋肉	短鎖グリコーゲン（増量）
Ⅳ	アンダーソン Andersen 病	分枝酵素 ［アミロ（1,4→1,6）トランスグルコシダーゼ］	肝臓，筋肉，脾臓	長鎖のグリコーゲン（量変化なし）
Ⅴ	マッカードル McArdle 病	筋ホスホリラーゼ	筋肉	正常（増量）
Ⅵ	エルス Hers 病	肝ホスホリラーゼ	肝臓	正常（増量）
Ⅶ	垂井病	筋ホスホフルクトキナーゼ–1	筋肉	正常（増量）
Ⅷ		肝ホスホリラーゼキナーゼ–1	肝臓	正常（増量）
Ⅸ		ホスホリラーゼキナーゼ	全器官	正常（増量）
0		肝グリコーゲンシンターゼ	肝臓	正常（減量）

図 10·4 参照．

表10·2　ムコ多糖代謝異常症

型	病名	欠損酵素	代謝障害物質*	主な臨床症状
I	ハーラー Hurler 症候群（H型） および シャイエ Scheie 症候群（S型）	α-L-イズロニダーゼ	デルマタン硫酸 ヘパラン硫酸	骨変化，角膜混濁，知能障害
II	ハンター Hunter 症候群 重症型（A型） および軽症型（B型）	L-イズロン酸-2-スルファターゼ	デルマタン硫酸 ヘパラン硫酸	骨変化，知能障害
IIIA	サンフィリッポ Sanfilippo 症候群 A 型	ヘパラン硫酸-N-スルファターゼ	ヘパラン硫酸	知能障害，関節拘縮
IIIB	サンフィリッポ症候群 B 型	α-N-アセチルグルコサミニダーゼ	ヘパラン硫酸	知能障害，関節拘縮
IIIC	サンフィリッポ症候群 C 型	アセチル CoA：α-グルコサミニド N-アセチルトランスフェラーゼ	ヘパラン硫酸	知能障害，関節拘縮
IIID	サンフィリッポ症候群 D 型	N-アセチルグルコサミン-6-硫酸スルファターゼ	ヘパラン硫酸	知能障害，関節拘縮
IVA	モルキオ Morquio 症候群 A 型	N-アセチルガラクトサミン-6-硫酸スルファターゼ	ケラタン硫酸 コンドロイチン硫酸	骨変化，低身長
IVB	モルキオ症候群 B 型	β-ガラクトシダーゼ	ケラタン硫酸	骨変化，低身長
VI	マロトー・ラミー Maroteaux-Lamy 症候群 重症型（A型） および軽症型（B型）	N-アセチルガラクトサミン-4-硫酸スルファターゼ	デルマタン硫酸 コンドロイチン硫酸	骨変化，角膜混濁，低身長
VII	β-グルクロニダーゼ欠損症 （スライ Sly 症候群）	β-グルクロニダーゼ	デルマタン硫酸 ヘパラン硫酸 コンドロイチン硫酸	知能障害，骨変化，肝脾腫

*代謝障害物質が体内に異常蓄積し尿中に排泄増加する.

る糖鎖が組織に蓄積し，また，尿中に多量に排泄される一群の代謝異常症がある.

a）糖タンパク質代謝異常症

　糖タンパク質を分解するグリコシダーゼの欠損症は，酵素名の語幹に"ドーシス dosis"を付して呼ぶ. α-マンノシドーシス α-mannosidosis（α-マンノシダーゼの欠損症），シアリドーシス sialidosis（シアリダーゼ＝N-アセチルノイラミニダーゼの欠損症），α-L-フコシドーシス α-L-fucosidosis（α-L-フコシダーゼの欠損症）などがあり，リソソーム病（ライソゾーム病）に分類される. これらの疾患は，精神発達遅延や神経学的異常を呈するのが特徴である.

b）ムコ多糖代謝異常症（ムコ多糖症，ムコポリサッカリドーシス mucopolysaccharidosis）

　細胞間質や細胞表面に存在するグリコサミノグリカン（酸性ムコ多糖，本症は旧名である酸性ムコ多糖の略称が習慣的に用いられている）の分解酵素であるグリコシダーゼとスルファターゼ sulfatase（硫酸基を遊離させる酵素）の欠損症である（表10·2）.

Ⓓ **複合脂質の代謝異常症との関係**

　スフィンゴ脂質蓄積症（スフィンゴリピドーシス，☞ 11—7）の原因の多くが，分解酵素の欠損によるものである．

11 脂質の代謝

　本章では，各種脂質の分解（異化）とその生合成（同化）について述べる．体内での過剰のエネルギー源は主としてトリアシルグリセロール（TG）の形で脂肪組織に貯えられる．体内でエネルギーが必要なときには TG が分解され，遊離した脂肪酸が代謝され，β酸化—クエン酸回路—電子伝達系—酸化的リン酸化系を経て ATP の形でエネルギーが産生される．

11-1 脂肪酸の貯蔵と動員

Ⓐ 貯　蔵

　食物から摂取される脂肪の大部分を占める TG は，小腸内腔で胆汁酸と膵リパーゼの作用により，脂肪酸とモノアシルグリセロール（MG）に消化分解され，これらは胆汁酸とミセルを形成し小腸上皮細胞中に吸収される．その小胞体中で脂肪酸と MG はアシル CoA シンテターゼ（図11・1❶），アシルグリセロールアシルトランスフェラーゼ（❷）およびジアシルグリセロールアシルトランスフェラーゼ（❸）の作用を受けて再び TG に変換される．こうしてできた TG はほかのリン脂質，コレステロール，タンパク質などとともにキロミクロン chylomicron を形成するが，その大部分（80～90%）は TG で占められている．キロミクロンはリンパ管へ入り，胸管を経由して左鎖骨下静脈より血流中に入って各組織（器官）へ運ばれる．

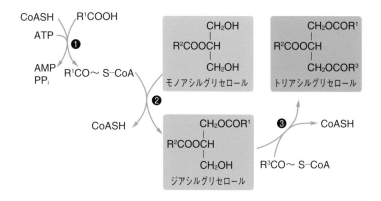

図11・1　小腸上皮細胞におけるトリアシルグリセロールの再合成
❶アシル CoA シンテターゼ
❷アシルグリセロールアシルトランスフェラーゼ
❸ジアシルグリセロールアシルトランスフェラーゼ

　食物摂取時，糖質は脂質より優先してエネルギーとして利用される．脂肪性食物を摂取し，キロミクロンが入ったばかりの血液では血清が乳濁しているが，キロミクロンは半減期約10分で消失して血清は透明になる．その透明化に関与している主要な因子はリポタンパク質リパーゼ lipoprotein lipase（LPL）でクリアリングファクター clearing factor とも呼ばれる．LPL は筋細胞や脂肪細胞から細胞外マトリックスに分泌された後，毛細血管内皮細胞の膜タンパク質の1つによって内皮細胞の内腔側表面に移動し，キロミクロンに作用すると考えられている．通常 LPL は血液中には存在しないが，ヘパリン注射により組織から血中へただちに放出される．活性発現にはリン脂質とアポリポタンパク質 C-II が補助因子として必要である．

　また，糖質代謝が活発でエネルギー供給が過剰な場合には，後述のように肝臓で解糖系により生じるアセチル CoA から脂肪酸が生合成される．生じた脂肪酸は肝臓内で TG に変換され，超低密度リポタンパク質（VLDL，プレ β リポタンパク質）を形成（TG 含量 50〜60％）し，血中に入り脂肪組織に運ばれる．以下，キロミクロンの TG の場合と同様，LPL による加水分解と TG への再合成の過程を経て脂肪細胞中に貯えられる．

Ⓑ　脂肪酸の動員

　食事由来の脂肪酸は TG に取り込まれ，細胞質脂肪滴として貯蔵される．白色脂肪組織の脂肪は，哺乳動物における主たる貯蔵エネルギーである．一方，空腹時などエネルギーの供給が不十分な場合には，エネルギー源として脂肪酸が利用される．血中グルコース濃度が低下すると，インスリン分泌の低下とグルカゴンの上昇が起こり，TG はグリセロールと遊離脂肪酸に分解される．血液中に放出された脂肪酸はアルブミンなどと結合して運ばれ，各組織（赤血球と脳を除く）で利用されるようになる．この TG が脂肪酸とグリセロールになる加水分解反応は，脂肪分解 lypolysis と呼ばれ，完全な脂肪分解には3つのリパーゼ［脂肪細胞特異的トリアシルグリセロールリパーゼ adipose triacylglycerol lipase（ATGL），ホルモン感受性リパーゼ hormone-sensitive lipase（HSL），モノアシルグリセロールリパーゼ monoacylglycerol lipase（MGL）］が関与する（図 11・2）．

　アドレナリン，ノルアドレナリン，グルカゴン，副腎皮質刺激ホルモン（ACTH），メラニン細胞刺激ホルモン（MSH），成長ホルモン，甲状腺刺激ホルモン，バソプレッシンなどのホルモンは，貯蔵 TG の分解を増加させることが知られている．カテコールアミンなどが脂肪細胞表面の受容体に結合すると，その情報が細胞内に伝わり，最終的にプロテインキナーゼ A（PKA）を活性化する．活性化されたプロテインキナーゼ A によってリン酸化された HSL は，脂肪滴に作用できるようになり，脂肪分解が促進される．また，脂肪滴表面に結合しているタンパク質の1つであるペリリピン perilipin は，通常，HSL が脂肪滴に作用することを妨害するが，リン酸化されると一転して HSL の作用を促進する．

　コリパーゼである CGI-58（comparative gene identification-58）は，ペリリピンと相互作用して脂肪滴表面に結合している．ペリリピンがリン酸化されると CGI-58 はペリリピンから離れ，ATGL を活性化し，脂肪分解を開始させる．

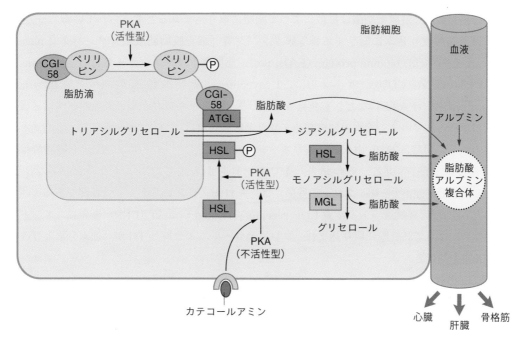

図 11・2　脂肪酸の動員
ATGL：脂肪細胞特異的トリアシルグリセロールリパーゼ，HSL：ホルモン感受性リパーゼ，MGL：モノアシルグリセ
ロールリパーゼ，PKA：プロテインキナーゼ A

　なお，脂肪組織で遊離した脂肪酸は血中に放出され，血漿アルブミンと結合して可溶化された
状態で各組織（器官）に運ばれる．血漿 100 mL につき 1 時間当たり 25 g もの脂肪酸が移動可能
である．
　一方，食物の TG で形成されたキロミクロンは，前述のように糖質代謝によるエネルギー供給
が十分な場合には脂肪組織に運ばれるが，エネルギー供給が不十分な場合には，肝臓，心筋，骨
格筋などの LPL 活性が上昇してキロミクロンの TG から脂肪酸を遊離させ，その組織（器官）
での脂肪酸の消費を促進させる．このようなとき，脂肪組織の LPL 活性は低下している．

Ⓒ　リポタンパク質と血清脂質の代謝

　リポタンパク質のうち，可溶性リポタンパク質である血漿（血清）リポタンパク質は，その組
成からキロミクロン，VLDL，IDL，LDL，HDL に分画される（⟹ 表3・3）．一般的に遊離脂
肪酸-血漿（血清）アルブミン複合体はリポタンパク質には含めない．

1)　キロミクロンの代謝

　糖質のエネルギー量が十分な場合には，小腸で生成したアポリポタンパク質 B（B-48）を含
むキロミクロンは脂肪組織に運ばれ，その毛細血管壁に局在する LPL の触媒作用により，キロ
ミクロンを構成する TG から脂肪酸が遊離され，大部分が血清アルブミンと結合する．血清アル
ブミンに結合した遊離脂肪酸が細胞に取り込まれるためには，遊離脂肪酸と血清アルブミンとの

解離が必要である．遊離脂肪酸は拡散によって細胞に取り込まれると考えられている．一方で，遊離長鎖脂肪酸取り込みに関与する細胞膜タンパク質［細胞膜脂肪酸結合タンパク質 plasma membrane fatty acid-binding protein（FABPpm），脂肪酸トランスロカーゼ fatty acid translocase（FAT：別名，CD36），カベオリン-1 caveolin-1，脂肪酸輸送タンパク質 fatty acid transport protein（FATP）など］も発見されており，タンパク質介在型の遊離脂肪酸輸送機構の解明が進められている．細胞内に取り込まれた遊離脂肪酸は，TG に再合成され，脂肪滴として蓄えられる．同時に HDL 由来のアポリポタンパク質 C（C-I，C-II，C-III）も脂肪酸輸送を終えた後に HDL へ戻る．その結果，キロミクロンから生じたキロミクロンレムナント chylomicron remnant（キロミクロンの残骸）は，キロミクロンレムナント受容体であるアポ E 受容体と LDL 受容体関連タンパク質 LDL receptor-related protein（LRP）を介し，エンドサイトーシスによって肝細胞に取り込まれ，コレステロールエステルと TG が，加水分解と TG 再合成の代謝を受ける．

2）VLDL の代謝

　肝臓で生成したアポリポタンパク質 B（B-100）を含む VLDL は，血中に入り脂肪組織へ運ばれる．以下，キロミクロンの TG の場合と同様，LPL による加水分解と TG への再合成の過程を経て，脂肪細胞中に蓄えられる．VLDL から生じた VLDL レムナントは，IDL を経て LDL へ変形する．アポ B-100 タンパク質の 1 分子がこれらの粒子に保たれている．

3）IDL の代謝

　IDL は，肝臓の LDL 受容体を介して取り込まれ代謝を受けるか，あるいは LDL まで変形される．

4）LDL の代謝

　LDL は，LDL 受容体を介して肝臓や肝外組織に取り込まれ，リソソームで破壊され，アポリポタンパク質とコレステロールエステルが加水分解される．こうして細胞にはコレステロールが流入する．家族性高コレステロール血症患者では，LDL 受容体が欠損していることが知られている．

5）HDL の代謝

　HDL は肝臓と小腸で合成され，分泌される．小腸で合成された未完成 HDL にはアポリポタンパク質 A（A-I，A-II）だけで，C（C-I，C-II，C-III）と E は含まれない．小腸由来の HDL のアポリポタンパク質 C と E は，肝臓由来の HDL から転移されていると考えられている．

　HDL 上のアポリポタンパク質 A-I と C-I によって活性化された血漿レシチン-コレステロールアシルトランスフェラーゼ（LCAT）の触媒作用により，リポタンパク質や組織の遊離コレステロールはエステル化され，コレステロールエステルとなり，大部分は HDL の疎水性内部に移動し，密度の低い HDL_2 となる．一方，リン脂質はリゾレシチンとなり血漿アルブミンに渡される．HDL_2 は肝性トリアシルグリセロールリパーゼ hepatic TGL（HTGL）により加水分解され，コレステロールエステルは肝臓に取り込まれ，残りの粒子は密度の高い HDL_3 となり，HDL サイクルへ戻る．各組織由来のコレステロールが，HDL を介して，逆行性に肝臓へ輸送されることをコレステロール逆輸送系と呼んでいる．すなわち，リポタンパク質や末梢組織で余

剰となったコレステロールを除去できることになる.

　コレステロールの摂取が多く続く場合，LDL コレステロールが末梢組織にたまり，やがて動脈硬化をもたらすことになる．一方，前述したように，HDL コレステロールは末梢組織で余剰となっているコレステロールを回収し，肝臓に運び，動脈硬化を防ぐ．そのため，血管に対して悪い作用がある LDL コレステロールを"悪玉"コレステロール，よい作用をする HDL コレステロールを"善玉"コレステロールと呼ぶことがある．動脈硬化を予防するうえで LDL コレステロールを減らし，HDL コレステロールを増やすことは重要であると考えられている.

　また，HDL 中のコレステロールエステルの一部は，コレステロールエステル転移タンパク質 cholesteryl ester transfer protein（CETP）の触媒作用により，VLDL，LDL，IDL などへ転送される.

6) 遊離脂肪酸の代謝

　血清アルブミンと結合した遊離脂肪酸（0.1〜0.8 mEq/L）は，非常に速く代謝される．食物を吸収した直後の血漿中遊離脂肪酸濃度は低く（約 0.3〜0.5 mEq/L），飢餓状態では高くなる（0.7〜0.8 mEq/L）．比較的容易に細胞に取り込まれた遊離長鎖脂肪酸は，細胞内の脂肪酸結合タンパク質 fatty acid binding protein（FABP）と結合している.

11−2 脂肪酸の分解

　TG がリパーゼによって加水分解されて生じる脂肪酸とグリセロールのうち，グリセロールはグリセロールキナーゼでリン酸化された後，グリセロール-3-リン酸デヒドロゲナーゼによりジヒドロキシアセトンリン酸に酸化され解糖系に入り代謝される.

$$
\begin{array}{c}
CH_2OH \\
| \\
HOCH \\
| \\
CH_2OH
\end{array}
\quad
\xrightarrow[\substack{Mg^{2+} \\ \text{グリセロール} \\ \text{キナーゼ}}]{ATP \quad ADP}
\quad
\begin{array}{c}
CH_2OH \\
| \\
HOCH \\
| \\
CH_2OPO_3H_2
\end{array}
\quad
\xrightarrow[\substack{\text{グリセロール-3-リン酸} \\ \text{デヒドロゲナーゼ}}]{NAD^+ \quad NADH+H^+}
\quad
\begin{array}{c}
CH_2OH \\
| \\
C=O \\
| \\
CH_2OPO_3H_2
\end{array}
$$

　一方，脂肪酸は β 酸化によりアセチル CoA となり，これはクエン酸回路で水と二酸化炭素に分解される.

Ⓐ 脂肪酸の活性化

　次の β 酸化を含めて，脂肪酸が体内で利用される場合には，脂肪酸はアシル CoA シンテターゼの作用により高エネルギー結合をもつ CoA エステルに変えられ，活性化される.

$$
\underset{\text{脂肪酸}}{RCOOH} + CoASH + ATP \xrightarrow[\substack{\text{アシル CoA} \\ \text{シンテターゼ}}]{} \underset{\text{アシル CoA}}{RCO{\sim}SCoA} + AMP + PPi
$$

生じた脂肪酸の CoA エステルはアシル CoA と呼ばれる．この反応を触媒する酵素，アシル CoA シンテターゼは，ミトコンドリアの外膜，ペルオキシソーム膜や小胞体膜に存在する．

Ⓑ アシル CoA のミトコンドリア内への透過

アシル CoA はそのままではミトコンドリアの内膜を透過することができず，CoA より分子量の小さいカルニチン carnitine $(CH_3)_3N^+CH_2CH(OH)CH_2COO^-$ の（水酸基との）エステル（アシルカルニチン）に変えられて膜を通過し，そこで再び CoA エステルに変換される（図 11·3）．この過程には外膜と内膜に存在している 2 種類のカルニチンアシルトランスフェラーゼ carnitine acyltransferase（カルニチンパルミトイルトランスフェラーゼ carnitine palmitoyl transferase：CPT-I，CPT-II）およびカルニチン-アシルカルニチントランスロカーゼ carnitine-acylcarnitine translocase（CACT）が関与している．

Ⓒ β酸化（飽和脂肪酸）

脂肪酸の β 酸化は，従来ミトコンドリアでのみ進行するものと考えられてきたが，最近ペルオキシソームでも進行することが証明された．

1） ミトコンドリアにおけるβ酸化

ミトコンドリアのマトリックスでは図 11·4 に示すように，アシル CoA デヒドロゲナーゼ（脂

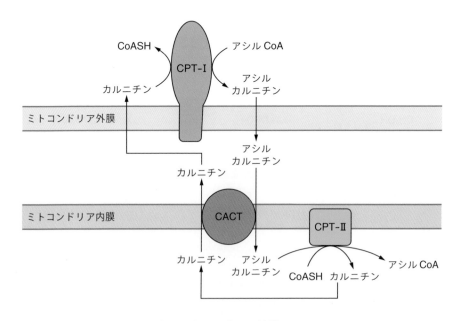

図 11·3 アシル CoA のミトコンドリア内への輸送
CPT-I：カルニチンパルミトイルトランスフェラーゼ I
CPT-II：カルニチンパルミトイルトランスフェラーゼ II
CACT：カルニチン-アシルカルニチントランスロカーゼ

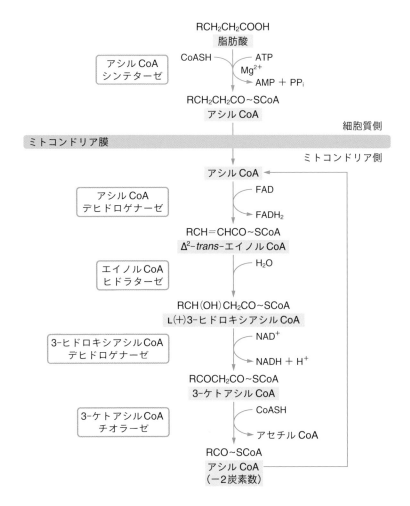

図 11・4 脂肪酸の β 酸化
アシル CoA デヒドロゲナーゼから 3-ケトアシル CoA チオラーゼまでの反応を 1 サイクル
として循環し，各サイクルから 1 分子のアセチル CoA が生じる．

肪酸-CoA 脱水素酵素），エノイル CoA ヒドラターゼ，3-ヒドロキシアシル CoA デヒドロゲナー
ゼ，および 3-ケトアシル CoA チオラーゼの 4 種類の酵素が β 酸化サイクルを構成している．
このサイクルが 1 回転することによりアシル CoA はアセチル CoA を 1 個放出して炭素数の 2
個少ないアシル CoA となる．このサイクルを繰り返すことによりアシル CoA はすべてアセチ
ル CoA となる．このアセチル CoA は引き続きクエン酸回路に入り水と二酸化炭素に分解される．
　なお脂肪酸の β 位すなわち 3 位の炭素（メチレン基）が酸化されていくことから，この反応が
β 酸化と呼ばれている．

$$
\begin{array}{ccc}
\gamma & \beta & \alpha \\
4 & 3 & 2 \quad 1
\end{array}
\qquad
\begin{array}{l}
\leftarrow\ \alpha,\beta\cdots \text{による位置の表示} \\
\leftarrow\ 1,2\cdots \text{による位置の表示}
\end{array}
$$
$$\mathrm{CH_3CH_2(CH_2)_{\mathit{n}}CH_2CH_2CH_2CO{\sim}SCoA}$$

生体内に最も多く存在する飽和脂肪酸であるパルミチン酸（炭素数 16）がパルミトイル CoA

palmitoyl CoA に変換されて基質となり，7 回 β 酸化を受けると，8 分子のアセチル CoA が生じる．

$$C_{15}H_{31}COOH + 8CoASH + ATP + 7FAD + 7NAD^+ + 7H_2O \longrightarrow$$
$$8CH_3CO{\sim}SCoA + AMP + PP_i + 7FADH_2 + 7NADH + 7H^+$$

このうち，$FADH_2$ と NADH は電子伝達系に入り，各 1 分子当たり ATP を 1.5 分子と 2.5 分子生成する（☞ 16 章）ので，パルミチン酸 1 分子当たり $1.5 \times 7 + 2.5 \times 7 = 28$ 分子の ATP が産生されることになる．

続いて，アセチル CoA はクエン酸回路で酸化分解される．

$$8CH_3CO{\sim}SCoA + 16O_2 \longrightarrow 16CO_2 + 8H_2O + 8CoASH$$

アセチル CoA 1 分子がクエン酸回路で酸化されると ATP 10 分子が生成する（☞ 10—5）ので，1 分子のパルミチン酸からはここで $10 \times 8 = 80$ 分子の ATP が産生されることになり，β 酸化系の 28 分子と合わせて，合計 108 分子の ATP が産生されることになる．しかし，その際生じた AMP を ATP に戻すためには，2 分子の ATP が必要なので，正味 $108 - 2 = 106$ 分子の ATP が産生されたことになる．

> [注] パルミチン酸をパルミトイル CoA に活性化するときに，ATP は AMP とピロリン酸に分解される（図 11・4）．ピロリン酸はさらに 2 個の無機リン酸に分解されるため，ATP 2 個分のエネルギーを消費することになる．

奇数炭素鎖脂肪酸は，プロピオニル CoA になるまで β 酸化され，アセチル CoA を生成する．プロピオニル CoA は，プロピオニル CoA カルボキシラーゼにより D-メチルマロニル CoA となり，L-メチルマロニル CoA を経て，最終的にスクシニル CoA になる．

2) ペルオキシソームにおける β 酸化

ペルオキシソームではアシル CoA がそのまま膜を通過するので，カルニチンを必要としない．アシル CoA が β 酸化サイクルで代謝される形式はミトコンドリアの場合と同じであるが，アシル CoA デヒドロゲナーゼの代わりにアシル CoA オキシダーゼが関与する．またほかの酵素もペルオキシソーム独自のものである．ペルオキシソームにはクエン酸回路，電子伝達系や酸化的リン酸化系はないので，生成物はミトコンドリアに移されて ATP 産生を行う．炭素数 20 以上の超長鎖脂肪酸，胆汁酸の側鎖，ジカルボン酸などミトコンドリアでは酸化されがたいものを分解するのがペルオキシソームの β 酸化の役割と考えられている．

なお，動物では高脂血症治療剤やプラスチック可塑剤などの投与によりペルオキシソームの増加が起こり，β 酸化能が亢進することが知られている．

Ⓓ 不飽和脂肪酸の β 酸化

天然に存在する不飽和脂肪酸は，9 位や 12 位などにシス二重結合をもっているので，β 酸化の

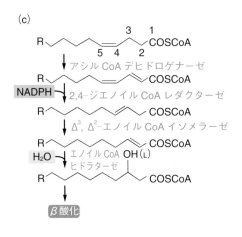

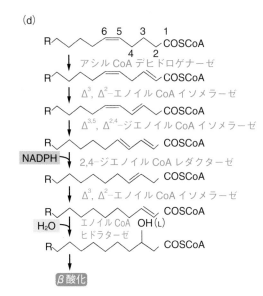

図 11·5　不飽和脂肪酸の β 酸化
(a, b) 古典的経路. (c, d) NADPH を必要とする経路

進行に伴い，2 位や 3 位などにシス二重結合をもつ中間体が生成する．不飽和脂肪酸の β 酸化は，ミトコンドリアとペルオキシソームで，次の 2 つの経路で行われるが，NADPH を必要とする経路のほうが主要である．

1)　NADPH を必要としない経路（古典的経路）

①偶数位の二重結合に由来する 2-*cis* 体は，β 酸化系のエノイル CoA ヒドラターゼにより D (－)-3-ヒドロキシ体となる．しかし，これは次のデヒドロゲナーゼの基質とはなりえないため，D-3-ヒドロキシアシル CoA デヒドラターゼによりトランス体となり，エノイル CoA ヒドラターゼの作用により，L(＋)-3-ヒドロキシ体に変換されて通常の β 酸化系の基質となる（図 11·5a）．D-3-ヒドロキシアシル CoA デヒドラターゼはミトコンドリアには

みつかっていない.

②奇数位の二重結合に由来する 3-*cis* 体は,Δ^3, Δ^2-エノイル CoA イソメラーゼの作用により 2-*trans* 体に変換されて,通常の β 酸化系に入る(図 11·5b).

2) NADPH を必要とする経路

①偶数位の二重結合の場合は,まず,通常の β 酸化の第 1 段階の反応と同様に,アシル CoA デヒドロゲナーゼ(ペルオキシソームにおいてはアシル CoA オキシダーゼ)の作用により 4-*cis*, 2-*trans*-ジエノイル CoA 体に変換される.これは,NADPH を補酵素とする 2,4-ジエノイル CoA レダクターゼの作用を受けて 3-*trans* 体となり,上述の Δ^3, Δ^2-エノイル CoA イソメラーゼ(本酵素は 3-*trans* 体にも作用する)の作用で 2-*trans* 体に変換されて通常の β 酸化系に入る(図 11·5c).

②奇数位の二重結合の場合は,通常の β 酸化の第 1 段階の反応と同様に,アシル CoA デヒドロゲナーゼ(ペルオキシソームにおいてはアシル CoA オキシダーゼ)の作用により 5-*cis*, 2-*trans*-ジエノイル CoA 体に変換され,上述の Δ^3, Δ^2-エノイル CoA イソメラーゼの作用により 5-*cis*, 3-*trans*-ジエノイル CoA 体に変換される.これは $\Delta^{3,5}$, $\Delta^{2,4}$-ジエノイル CoA イソメラーゼという新しい異性化酵素の作用を受けて,4-*trans*, 2-*trans*-ジエノイル CoA 体となり,NADPH を補酵素とする 2,4-ジエノイル CoA レダクターゼの作用を受けて 3-*trans* 体となり,Δ^3, Δ^2-エノイル CoA イソメラーゼの作用で 2-*trans* 体に変換されて通常の β 酸化系に入る(図 11·5d).

11−3 ケトン体の生成と利用

脂肪酸酸化が活発に行われて生じるアセチル CoA が余剰になるとき,アセチル CoA はケトン体 ketone body の合成に使われる.ケトン体は,主に肝臓や腎臓でつくられ,アセト酢酸 acetoacetic acid(図 11·6❶),❶よりデヒドロゲナーゼの作用で生じる D-3-ヒドロキシ酪酸 D-3-hydroxybutyric acid(❷),および❶の非酵素的脱炭酸により生じるアセトン acetone(❸)の

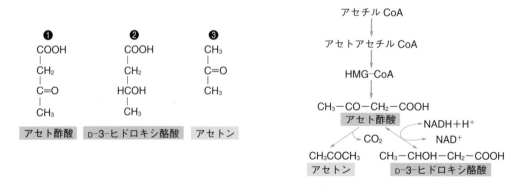

図 11·6 ケトン体の生成反応

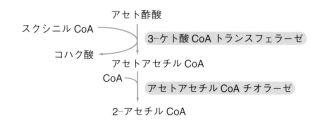

図 11・7　ケトン体の代謝

ことをいう．ケトン体の生成に関与する酵素は，主にミトコンドリアに局在している．中間体の1つである 3-ヒドロキシ-3-メチルグルタリル CoA 3-hydroxy-3-methylglutaryl-CoA (HMG-CoA) は，HMG-CoA シンターゼの作用によりアセトアセチル CoA とアセチル CoA より生じる．肝臓では，ケトン体を利用する酵素系の活性が低いため，アセト酢酸と D-3-ヒドロキシ酪酸は肝臓以外の臓器・組織（心筋，骨格筋，脳，腎臓）に運ばれ，再びアセチル CoA に変換されクエン酸回路で代謝される（図 11・7）．ケトン体は，特に筋肉や脳では重要なエネルギー源となっている．アセトンは尿中へ排泄されるほかに呼気中へも排泄され，ほとんど体内で利用されない．

　空腹（飢餓）時あるいは糖尿病では，肝臓での糖分解が不活発になりクエン酸回路の中間体の量が十分でなくなる一方，脂肪組織から大量の脂肪酸が動員されるため，アセチル CoA が過剰になってケトン体生成が増加する．血中あるいは尿中のケトン体の量が正常より多いことをケトン症 ketosis と総称し，それぞれケトン血症 hyperketonemia あるいはケトン尿症 ketouria という．

11-4 脂肪酸の生合成

Ⓐ 脂肪酸合成反応

　すでに述べたように，動物では過剰に摂取された糖質などはアセチル CoA を経て脂肪酸に変換され，TG の形で脂肪組織に貯えられる．この反応は肝臓，脂肪組織，乳腺で特に活発である．アセチル CoA からの脂肪酸の全合成（新生経路）は細胞質で行われるが，熱力学的に不利な β 酸化系の逆反応とは異なる形で反応が進行する．

　すなわち，まずアセチル CoA カルボキシラーゼ（ACC）の触媒作用により，アセチル CoA からマロニル CoA が生成する．この反応には補酵素としてビオチンが必要である．

$$CH_3CO{\sim}SCoA + HCO_3^- + ATP \xrightarrow{Mg^{2+}} {}^-OOCCH_2CO{\sim}SCoA + ADP + Pi$$

　次いで動物では脂肪酸合成酵素複合体（脂肪酸シンターゼ系）が作用し，①アセチル CoA の酵素への転移，②マロニル CoA の酵素への転移，③アセチル基とマロニル基の縮合（アセトアセチル体の生成），④ D(−)-3-ヒドロキシブチリル体への還元，⑤ 2-*trans* 体への脱水，⑥ブチリル体への還元の各反応が進行し，合成反応の 1 サイクルが完了する（図 11・8）．活性型の脂肪酸合成酵素複合体は分子量約 25 万のポリペプチドサブユニット 2 つ（二量体）で構成され

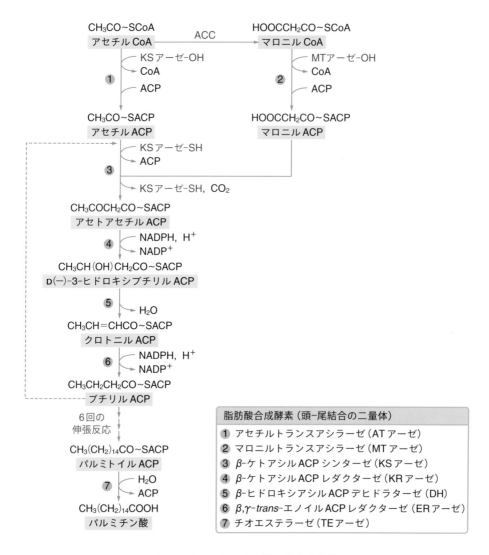

図11·8 パルミチン酸の生合成経路

ており，各サブユニット上にアシルキャリヤータンパク質（ACP）を中心に①〜⑥の酵素部分が分布し，2つのサブユニットは逆向きに，すなわち head-to-tail に向きあって触媒機能を発揮している．一連の反応で必要とされる NADPH は，主にペントースリン酸経路およびリンゴ酸デヒドロゲナーゼ（リンゴ酸を $NADP^+$ 存在下に脱炭酸してピルビン酸と NADPH を生成する酸化還元酵素）による反応などから供給される．さらに，ブチリル基とマロニル基の縮合へと続き，サイクルがさらに6回転して炭素数16のパルミトイル酵素が生成すると，⑦パルミトイルヒドロラーゼが作用してパルミチン酸が遊離する．この反応は，

アセチル CoA ＋ 7 マロニル CoA ＋ 14NADPH ＋ $14H^+$ ⟶

パルミチン酸 ＋ 8CoA ＋ $7CO_2$ ＋ $14NADP^+$ ＋ $6H_2O$

と記されるが，これは式のうえでのことで，CoA エステルの形で反応が進むわけではないこと

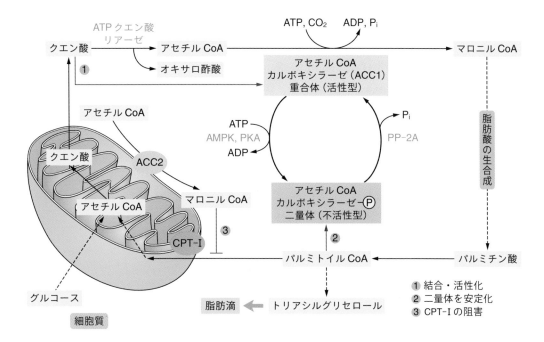

図11·9 ACCによる脂肪酸生合成調節
AMPK：AMP活性化タンパク質キナーゼ
PKA：cAMP依存性タンパク質キナーゼ
PP-2A：ホスホプロテインホスファターゼ2A

は前述のとおりである．またパルミチン酸のメチル末端の炭素2個はアセチル基由来であるが，残りはすべてマロニル基由来である．

CH₃CH₂	CH₂CH₂	CH₂CH₂	CH₂CH₂	CH₂CH₂	CH₂CH₂	CH₂CH₂	CH₂COOH

1×アセチル   7×マロニル

　アセチルCoAカルボキシラーゼ（ACC）の反応は脂肪酸生合成の主要な律速段階となっている（図11·9）.

1) リン酸化/脱リン酸化による調節

　ACCはAMP活性化タンパク質キナーゼ（AMPK）やcAMP依存性タンパク質キナーゼ（PKA）によってリン酸化され，二量体型（不活性型）になるが，ホスホプロテインホスファターゼ2A（PP-2A）によって脱リン酸化され，二量体が凝集し高分子重合体を形成し，活性型となる（図11·9）.リン酸化反応はAMP濃度の上昇，グルカゴン刺激（cAMP濃度の上昇），パルミトイルCoAの蓄積により引き起こされる．AMPKは，AMPKキナーゼ（AMPKK）によってリン酸化されることにより活性化される．AMPKKは，アシルCoAとPKAによって活性化される．一方，PP-2Aはインスリン濃度の上昇によって活性化され，グルカゴン濃度の上昇やアドレナリンによって不活性化される．

2)　アロステリック調節

　細胞質のクエン酸濃度が高まると，ACC にクエン酸が結合して重合体を安定化させ，活性化を誘導し，脂肪酸合成能を上げる（図11·9 ❶）．一方，ACC の二量体型はパルミトイル CoA によって安定化するため，ACC 活性は減少し，脂肪酸合成は下がる（❷）．

3)　転写レベルでの調節

　SREBP-1c（sterol regulatory element-binding protein-1c），ChREBP（carbohydrate response element-binding protein），LXRs（liver X receptors）によって ACC 転写が調節されている．すなわち，LXR は SREBP-1c mRNA の転写を誘導する．SREBP-1c は ACC のほか，脂肪酸生合成にかかわる酵素と NADPH 合成にかかわる酵素の転写を促進する．グルカゴンと長鎖脂肪酸は SREBP-1c を抑制する．それとは別に ChREBP はグルコースによって活性化され，脂肪酸生合成にかかわる酵素の転写を促進する．

4)　その他

　ACC には，細胞質型の ACC1 とミトコンドリア型の ACC2 の 2 つの型が知られている．ACC1 は肝臓，脂肪組織，授乳中乳腺など，ACC2 は心筋や骨格筋などに発現している．ACC によって生じるマロニル CoA はカルニチンパルミトイルトランスフェラーゼ-I（CPT-I）を阻害する（図11·9 ❸）．

　また，炭素数 16 の脂肪酸から 18 の脂肪酸へ，18 の脂肪酸から 20 の脂肪酸へというように炭素鎖が 2 個ずつ多くなる反応を炭素鎖伸長反応というが，この活性はミトコンドリアと小胞体に

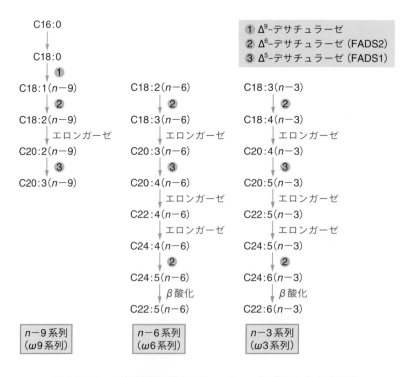

図 11·10　不飽和脂肪酸のω9，ω6，ω3 系列の生合成経路

存在する．なお，この伸長反応においてミトコンドリアではアセチル CoA が，小胞体ではマロニル CoA が 2 個の炭素の供与体として働く．

Ⓑ 不飽和脂肪酸の生成

不飽和脂肪酸には n-9（ω9），n-6（ω6），n-3（ω3）系列があるが，それらは不飽和化酵素である脂肪酸デサチュラーゼ fatty acid desaturase（FADS）によって生合成される（図 11・10，☞ 3—2 Ⓑ）．FADS は，O_2，NADPH 合成あるいは NADH の存在下でアシル CoA の不飽和化反応を触媒するモノオキシゲナーゼ（酸素添加酵素）であるが，生成する二重結合はいずれもシス立体配置をとる．ヒトには，Δ^9-デサチュラーゼ，Δ^6-デサチュラーゼおよび Δ^5-デサチュラーゼがある．植物や微生物などでは，Δ^{15}-デサチュラーゼ，Δ^{12}-デサチュラーゼ，Δ^8-デサチュラーゼ，あるいは Δ^4-デサチュラーゼをもっていることがある．ω3 デサチュラーゼ（Δ^{12}-デサチュラーゼや Δ^{15}-デサチュラーゼ）をもっている生物では，オレイン酸からリノール酸や α-リノレン酸を生合成することができる．

オレイン酸 18：1（n-9）は食事から摂取することができるが，Δ^9-デサチュラーゼ（ステアロイル CoA デサチュラーゼ stearoyl-CoA desaturase：SCD）によってステアリン酸から生合成することもできる．必須脂肪酸の摂取が不十分であるとき，この ω9 系の生合成が進み，血中においてミード酸 20：3（n-9）が増加することが知られている．ミード酸は，オレイン酸から Δ^6-デサチュラーゼ，エロンガーゼ，Δ^5-デサチュラーゼによって生じる．

食事より摂取したリノール酸 18：2（n-6）は，ジホモ-γ-リノレン酸 20：3（n-6）を経てアラキドン酸 20：4（n-6）になる．また α-リノレン酸 18：3（n-3）は，エイコサペンタエン酸 20：5（n-3）やドコサヘキサエン酸 22：6（n-3）に変換される．したがって，ヒトはリノール酸と α-リノレン酸を必須脂肪酸として食事から摂取しなければならない．

11—5 リン脂質の代謝

リン脂質は生体膜の重要な構成成分であり，その機能のうえでも重要な役割を果たしている．

Ⓐ リン脂質の分解

グリセロリン脂質（ホスファチジルコリンやホスファチジルエタノールアミンなど）はホスホリパーゼにより加水分解されるが，図 11・11 のようにその作用する位置により，A_1，A_2，C，D と分類されている．

動物組織の細胞小器官膜にはホスホリパーゼ A_1 および A_2 が存在しており，ホスファチジルコリンやホスファチジルエタノールアミンは主としてこれらによって分解される．ホスホリパーゼ C については細胞における情報伝達に関与するホスファチジルイノシトールの代謝との関連

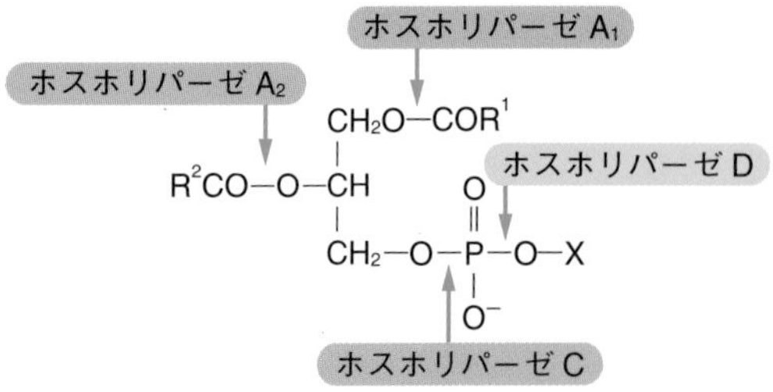

図11·11 ホスホリパーゼの種類
X はコリン, エタノールアミンまたはセリン.

性が注目されている.

　肝臓や脳のリソソームには, スフィンゴミエリナーゼが存在し, スフィンゴリン脂質として重要なスフィンゴミエリンのグリセロールとリン酸のエステル部分 (ホスホリパーゼ C の場合と同じ所) を加水分解する.

Ⓑ エイコサノイドの生合成

　炭素数 20 個であるエイコサトリエン酸, アラキドン酸, エイコサペンタエン酸からはエイコサノイドが生じる. リン脂質が細胞膜の重要な構成成分であることは前に述べたが, そのリン脂質の 2 位のアシル基は高度不飽和脂肪酸であるアラキドン酸で占められていることが多い. 細胞膜に機械的あるいは化学的刺激が与えられると, 膜に存在するホスホリパーゼ A_2 が活性化され, グリセロリン脂質中の 2 位のエステル結合が加水分解され, アラキドン酸など高度不飽和脂肪酸を遊離する. アラキドン酸は, 2 分子の酸素とシクロオキシゲナーゼ cyclooxygenase (COX) の作用を受けて, プロスタノイド [プロスタグランジン類 prostaglandins (PGs) とトロンボキサン thromboxane (TX)] に変換される, あるいは 1 分子の酸素とリポキシゲナーゼ lipoxygenase の作用を介してロイコトリエン leukotriene (LT) とリポキシン lipoxin (LX) に変換される. アラキドン酸を出発点として種々の生理活性物質が系統的に生成するので, この一連の流れをアラキドン酸カスケードと呼んでいる (図11·12).

　　[注]　プロスタノイドの命名法:
　　プロスタグランジンは 2 本の長い側鎖を有する五員環の構造と側鎖の二重結合の数によって命名される. たとえば, PGE_2 は "E" の五員環構造をもち, 側鎖に 2 つの二重結合をもつ. 二重結合の数は下付きで表す.

　COX は, アラキドン酸からプロスタグランジン G_2 をつくる酸素添加酵素活性 (シクロオキシゲナーゼ活性) と, プロスタグランジン G_2 の 15-ヒドロペルオキシドを還元して水酸基をもつプロスタグランジン H_2 を生成するペルオキシダーゼ活性の両方をもっている. シクロオキシゲナーゼ反応は, 内部の疎水性チャネルの中で起こり, ペルオキシダーゼ反応は, タンパク質表面近くに位置するヘムを含む部位で起こる. 近年, COX の新しいアイソザイムが発見され, 従来の COX を COX-1, 新しく発見された酵素を COX-2 と呼んでいる.

　COX-1 は, 常時広く全身に分布し (常時発現), 各組織の生体機能維持に関与している. 一方, COX-2 は, ふだんは発現しておらず, 発がんプロモーター, 成長因子, サイトカインなどで誘

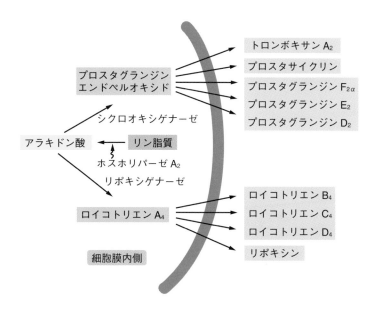

図 11・12　アラキドン酸カスケード

導される（要時誘導）という特徴をもつ．また，COX-2 の選択的阻害剤は，消化管障害作用などの副作用のない理想的な抗炎症剤になりうると考えられている．

　さて，生成するプロスタグランジンの種類は，それを産生する細胞によって大略決まっており，その細胞の機能を調節しているとみなされる．たとえば，プロスタグランジン $F_{2\alpha}$ や E_2 は子宮でつくられ，子宮筋を収縮させる．血小板ではトロンボキサン A_2 がつくられ，血小板の凝集を惹起するのに対し，血管内皮細胞ではプロスタグランジン I_2（プロスタサイクリン）がつくられ，血管壁に血小板が凝集するのを抑制する（したがって人工透析や人工心肺利用時に使用される）とともに，血管拡張作用をもっているので，炎症時のはれや痛みを増強させる．また，白血球や肥満細胞ではリポキシゲナーゼ系によってロイコトリエン C_4，D_4 といった誘導体が合成されるが，これらは強い気管支収縮作用をもっており，アレルギー反応の一種である気管支喘息発作の起因物質と考えられている．

　なお，非ステロイド性消炎鎮痛薬 non-steroidal anti-inflammatory drugs（NSAIDs）は，シクロオキシゲナーゼ活性を抑制してプロスタグランジンの生合成を阻害することによって，その作用を発揮する．アスピリンは COX-1 と COX-2 のセリン残基をアセチル化し，シクロオキシゲナーゼ活性を抑制する．

Ⓒ リン脂質の合成（図 11・13）

　グリセロリン脂質 glycerophospholipid は，ホスファチジン酸を前駆体とする．ホスファチジン酸の合成は，グリセロール-3-リン酸アシルトランスフェラーゼ glycerol-3-phosphate acyltransferase（GPAT）によりグリセロール-3-リン酸の *sn*1 位へのアシル化によってリゾホ

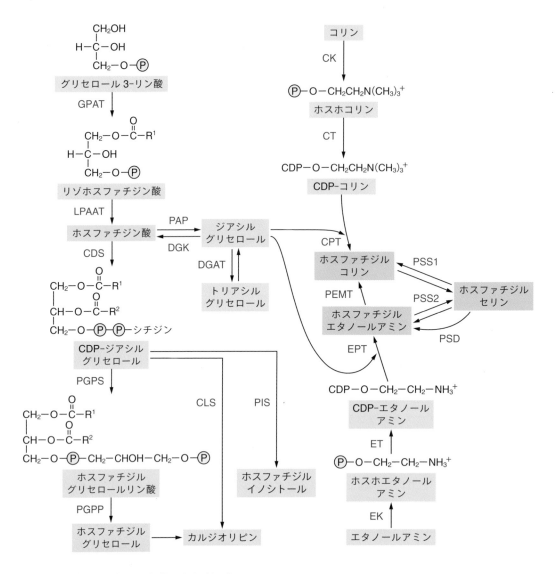

図 11・13　グリセロリン脂質の生合成経路

PGPS：phosphatidylglycerol phosphate synthase（ホスファチジルグリセロールリン酸シンターゼ）
PGPP：phosphatidylglycerol phosphate phosphatase（ホスファチジルグリセロールリン酸ホスファターゼ）
PIS：phosphatidylinositol synthase（ホスファチジルイノシトールシンターゼ）
CLS：cardiolipin synthase（カルジオリピンシンターゼ）
DGAT：diacylglycerol acyltransferase（ジアシルグリセロールアシルトランスフェラーゼ）
CPT：CDP-choline: 1,2-diacylglycerol cholinephosphotransferase（CDP-コリン：ジアシルグリセロールコリンホスホトランスフェラーゼ）
EPT：ethanolamine phosphotransferase（エタノールアミンホスホトランスフェラーゼ）
PSD：phosphatidylserine decarboxylase（ホスホファチジルセリンデカルボキシラーゼ）
ET：CTP: phosphoethanolamine cytidylyltransferase（CTP：ホスホエタノールアミンシチジリルトランスフェラーゼ）
EK：ethanolamine kinase（エタノールアミンキナーゼ）

スファチジン酸（LPA）が生成することからはじまる．小胞体膜とミトコンドリア外膜に局在する膜貫通型タンパク質としてそれぞれ4つのGPATが同定されている．続いて，LPAがリゾホスファチジン酸アシルトランスフェラーゼ lysophosphatidic acid acyltransferase（LPAAT）

によりアシル化されホスファチジン酸を生じる．また，ホスファチジン酸は，ジアシルグリセロール（DG）がジアシルグリセロールキナーゼ diacylglycerol kinase（DGK）によりリン酸化されることによっても生じる．ホスファチジン酸は，CDP–ジアシルグリセロールシンターゼ CDP-diacylglycerol synthase（CDS）によって CTP と反応し，CDP–ジアシルグリセロール（CDP–DG）を生じる．これをもとに，ホスファチジルイノシトール（PI），ホスファチジルグリセロール（PG），カルジオリピン（CL）が合成される．

　一方，ホスファチジン酸はホスファチジン酸ホスファターゼ phosphatidic acid phosphatase（PAP）によって脱リン酸化を受け DG に変換され，ホスファチジルコリン（PC），ホスファチジルエタノールアミン（PE），ホスファチジルセリン（PS），トリアシルグリセロール（TG）の合成に使われる．

a) ホスファチジルコリン（PC）の合成

PC は，DG と CDP–コリンから CDP–コリン–ジアシルグリセロールコリンホスホトランスフェラーゼによって合成される．なお，CDP–コリンは，コリンがコリンキナーゼ choline kinase（CK）によってリン酸化されホスホコリンとなり，続いて CTP：ホスホコリンシチジリルトランスフェラーゼ CTP：phosphocholine cytidylyltransferase（CT）によって生じる．また，PE がホスファチジルエタノールアミン–*N*–メチルトランスフェラーゼ phosphatidylethanolamine *N*-methyltransferase（PEMT）によって PC に変換される経路もある．このときのメチル基供与体は *S*–アデノシルメチオニンである．

b) ホスファチジルエタノールアミン（PE）の合成

PE は，2 つの独立する経路から生成する．すなわち，CDP–エタノールアミン経路と，PS の脱カルボキシル経路である．

c) ホスファチジルセリン（PS）の合成

PS は，PC と PE から極性基を交換する反応（base-exchange reaction）によって生成する．ホスファチジルセリンシンターゼ 1 phosphatidylserine synthase 1（PSS1）が PC から，ホスファチジルセリンシンターゼ 2（PSS2）が PE からの反応をそれぞれ触媒する．

Ⓓ スフィンゴ糖脂質の合成

　スフィンゴ糖脂質はアミノアルコール骨格をもち，セラミドを由来として生成する．最も単純なスフィンゴ糖脂質にはスフィンゴシンがある．セラミドは，パルミトイル CoA とセリンの縮合反応を出発点として，3–ケトスフィンガニン（デヒドロスフィンゴシン），スフィンガニン（ジヒドロスフィンゴシン），*N*–アシルスフィンガニン（ジヒドロセラミド）を経て生じる新生経路と，取り込まれたスフィンゴ糖脂質に由来するサルベージ経路から供給される（図 11·14）．セラミドの合成を調節しているセラミドシンターゼ（CerS）は小胞体に局在し，CerS1 から CerS6 までのアイソフォームがある．各アイソフォームにはアシル CoA の炭素鎖長による基質特異性があり，また組織における選択的発現調節を介して，スフィンゴ糖脂質のアシル側鎖構成，スフィンゴ糖脂質の代謝あるいはシグナリングを制御していると考えられている．

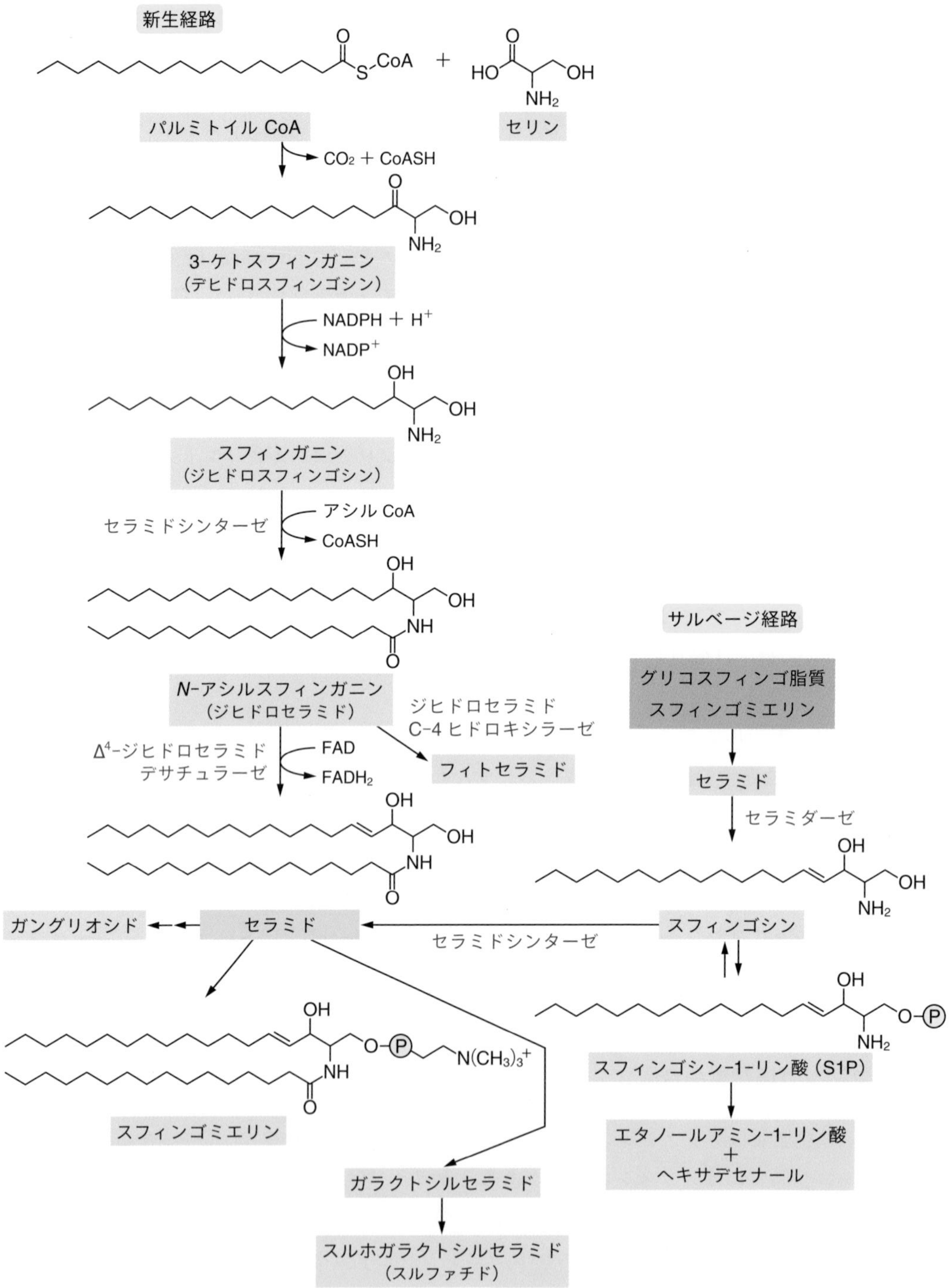

図 11・14 スフィンゴ脂質の生合成経路

スフィンゴミエリンは，セラミドがセラミド輸送タンパク質 ceramide-transfer protein（CERT）などによりゴルジ体に転送された後，セラミドとホスファチジルコリンとの反応をスフィンゴミエリンシンターゼが触媒して生じる．スルホガラクトシルセラミド（スルファチド）は，ガラクトシルセラミドと硫酸基供与体である 3′-ホスホアデノシン 5′-ホスホ硫酸（PAPS，活性化硫酸）が反応して生じる．この PAPS はほかの硫脂質や硫酸ステロイドの生成にも関与する．セラミドの活性化された糖とシアル酸が次々と結合し，ガングリオシドが生じる．なお，この糖を転移する酵素のほとんどがゴルジ体に存在している．

Ⓔ 糖脂質の代謝

糖脂質は先天性代謝異常症との関連で重要なのでその代謝については 11—7 で述べる．

11—6 ステロイド化合物の代謝

Ⓐ コレステロールの生合成

コレステロールは生体膜構成成分として重要な中性脂質であり，同時に胆汁酸やステロイドホルモンへの前駆体でもある．コレステロールの生合成は主として肝臓で行われ，出発物質は脂肪酸生合成のときと同じくアセチル CoA である．その過程は図 11·15 に示すように，アセチル CoA とアセトアセチル CoA から 3-ヒドロキシ-3-メチルグルタリル CoA（HMG-CoA）が生じ，これ以降がコレステロール合成独自の経路となる．HMG-CoA からメバロン酸が生じるが，この反応を触媒する HMG-CoA 還元酵素がコレステロール合成の律速酵素となり，最終生成物であるコレステロールによりフィードバック調節を受ける．すなわち，HMG-CoA 還元酵素の mRNA 量が，コレステロールによって制御されている（表 11·1，☞ 17—3）．また，HMG-CoA 還元酵素は，リン酸化により不活性型となる．グルカゴンは，このリン酸化を促進し，インスリンは脱リン酸化を促進することにより，コレステロール生合成を調節する．

メバロン酸から生じたイソペンテニル二リン酸（C_5）が 6 分子縮合してスクアレン（C_{30}）が生じ，ラノステロールを経てコレステロール（C_{27}）が生成する．

プラバスタチンなどの HMG-CoA 還元酵素阻害剤は，高コレステロール血症治療剤として臨床に供されている．

なお，ファルネシル二リン酸は，ドリコールとユビキノン合成の中間体でもある．

Ⓑ 胆汁酸の生合成

コレステロールはまず 7α 位に水酸化を受けて 7α-ヒドロキシコレステロールとなる（図 11·16，☞ 図 9·6）．この反応は，分子状酸素と NADPH を要求する一原子酸素添加酵素，コレステロール 7α-ヒドロキシラーゼによって触媒され，胆汁酸生合成系の律速段階でもある．次の

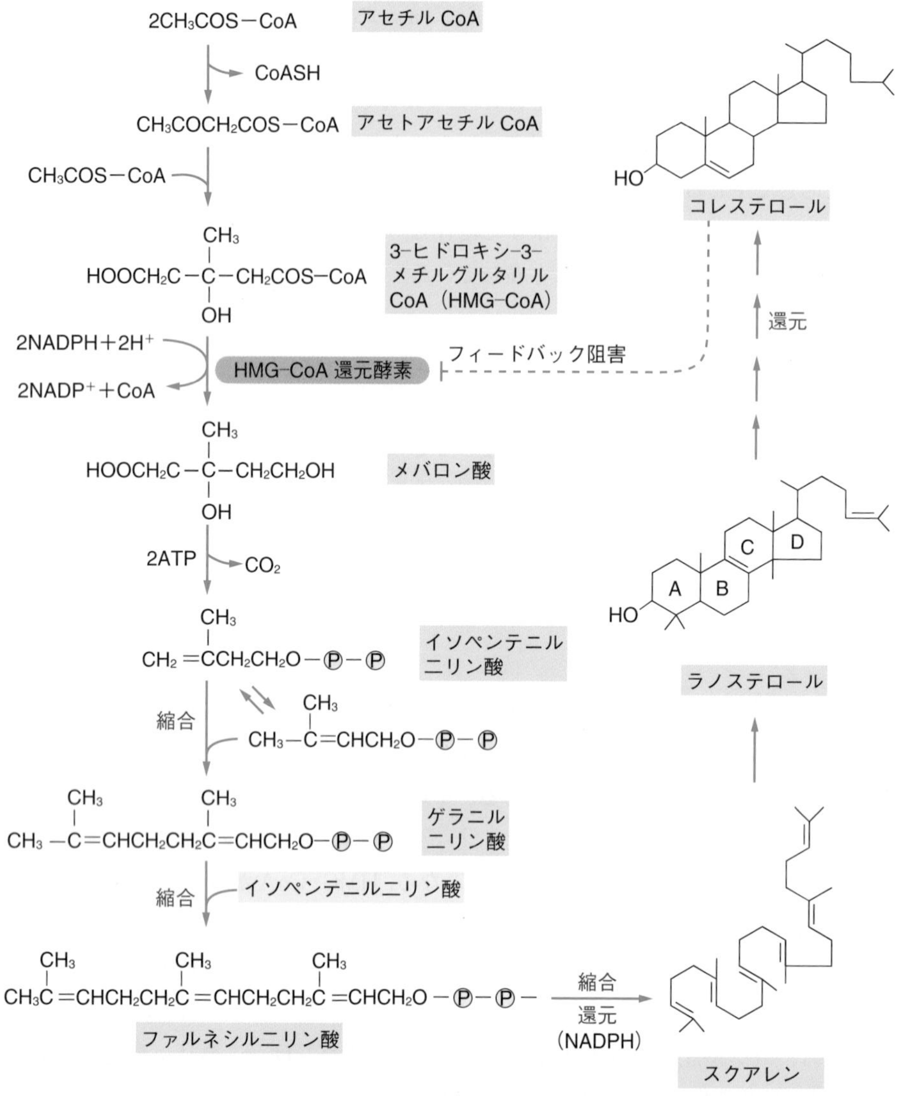

図 11・15　コレステロール生合成の概略

表 11・1　種々のホルモンによる HMG-CoA
還元酵素 mRNA 段階での調節

インスリン	転写↑
グルカゴン	転写↓
甲状腺ホルモン	転写↑，安定性↑
グルココルチコイド	安定性↓
エストロゲン	安定性↑
コレステロール	転写↓，翻訳↓

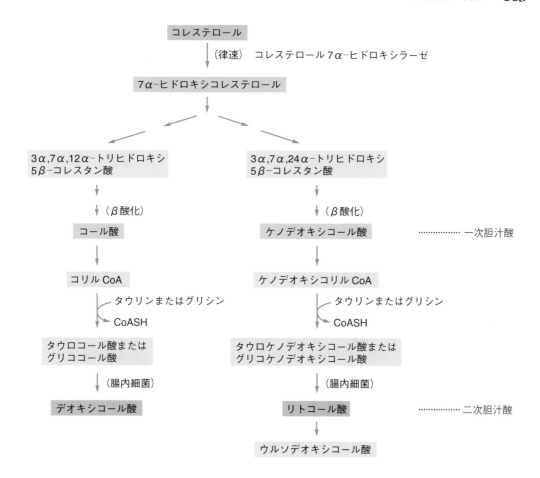

図 11·16　胆汁酸の生合成経路

段階で，コール酸生成系とケノデオキシコール酸生成系に分かれ，おのおのコレスタン酸誘導体となり，β 酸化により側鎖が短縮されて，コール酸とケノデオキシコール酸が生成する．これらは通常タウリンやグリシンなどとの抱合体として胆汁中に分泌される．これらは，腸内細菌により変換され，デオキシコール酸やリトコール酸などの二次胆汁酸になる．胆汁酸は界面活性剤として脂肪の消化吸収に重要な役割を果たしている．また，ケノデオキシコール酸から生じるウルソデオキシコール酸は熊の胆汁中に多量に含まれており，利胆剤および胆石溶解剤などとして利用されている．

　なお，胆汁酸は過剰になると，胆汁酸生合成の律速酵素であるコレステロール 7α-ヒドロキシラーゼ反応をフィードバック調節し，活性を下げる．この調節によりコレステロールが蓄積すると，コレステロール生合成の律速酵素である HMG-CoA 還元酵素を同様にフィードバック調節し，その活性を下げる 2 つのフィードバック調節が組み合わさることで，コレステロール合成と胆汁酸合成のバランスが保たれる．これらの調節は，転写される mRNA 量の変化によるものであると考えられている．

Ⓒ ステロイドホルモンの生合成

　コレステロールは，副腎細胞のミトコンドリアあるいはミクロソームにおいてコレステロール側鎖切断酵素（P450$_{scc}$）の一連の水酸化反応によって側鎖が切断され，プレグネノロンに転換される．続いて各種ステロイドホルモンが生合成されていく（図 11·17，☞ 図 19·8）．ステロイドホルモン生合成では，このプレグネノロンへの転換が律速段階となる．

　コルチゾールなどグルココルチコイド（糖質コルチコイド）の生合成と分泌は，副腎皮質束状層から分泌され，副腎皮質刺激ホルモン（ACTH）により促進される．産生されたコルチゾールによって ACTH 産生に対するフィードバック阻害がかかる．アルドステロンなどのミネラルコルチコイド（鉱質コルチコイド）は，副腎皮質球状層から分泌され，アンギオテンシン II により促進される．副腎皮質束状層と網状層からは男性ホルモンおよび卵胞ホルモンの前駆体（デヒドロエピアンドロステロンとアンドロステンジオン）がつくられる．副腎皮質ホルモンの分泌低下により，アジソン Addison 病（疲労，低血糖，低血圧，食欲減退，体重減少，皮膚の色素沈着），分泌過剰によりクッシング Cushing 症候群（特異な脂肪沈着，高血圧，高血糖，易炎症性，月経異常，骨粗鬆症）や副腎性器症候群（男性化，早熟）を呈する．

　男性ホルモンは，精巣の間質細胞（ライディヒ Leydig 細胞）でつくられ，黄体形成ホルモン（LH）の刺激により生合成と分泌が促進される．女性ホルモンである卵胞ホルモン（エストロン，エストラジオール，エストリオール）は卵巣でつくられ，卵胞刺激ホルモン（FSH）の刺激により生合成と分泌が促進される．副腎や睾丸からも少量分泌され，妊娠中は胎盤からも分泌される．このように臓器特異性がはっきりしているのが特徴で，関与する酵素の局在性による．たとえば，

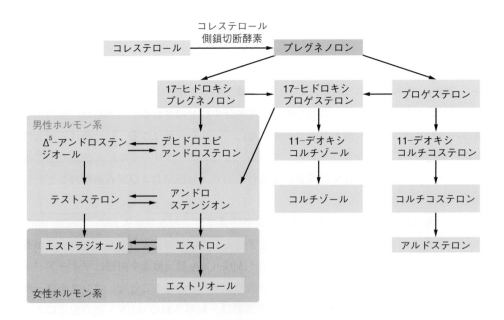

図 11·17　ステロイドホルモンの生合成

アルドステロン合成に必要な 18-ヒドロキシラーゼと 18-ヒドロキシステロイドデヒドロゲナーゼは副腎皮質球状層の細胞にのみ見いだされる.

テストステロンは,標的細胞内で 5α-ジヒドロテストステロン dihydrotestosteron(DHT)となって作用する.アンドロステンジオンは,アンドロステロンやエチオコラノロンに代謝される.

11-7 脂質代謝異常症

脂質代謝に関連した疾病は数多く知られている.代謝反応を触媒する酵素の機能が低下したり,欠けたり,あるいは調節機構に異常が起こったりすると,生体の恒常性が維持できなくなり病的状態に陥る.ある酵素が先天的に欠損しているために代謝異常が起こる例が多い.

先天性代謝異常症は,酵素活性や異常代謝物を測定する(phenotyping)ことによって確定診断がされてきた.最近では遺伝子診断(genotyping)により,出生前診断,発症前診断,保因者診断が可能になってきている. 一塩基多型 single nucleotide polymorphisms(SNPs)など,遺伝子多型と疾患との関連性が注目されている.

Ⓐ 中性脂質代謝異常

まず,血清が TG のため白濁する高脂血症 hyperlipidemia は I～V 型に分類される.I 型(高キロミクロン血症)はリポタンパク質リパーゼの活性が低下したために起こるもので,劣性遺伝を示す.IIa 型(高 β リポタンパク質血症)は β リポタンパク質(LDL)およびコレステロールの濃度が増加するもので,細胞膜の LDL 受容体の欠損や異常などによりコレステロール合成のフィードバック調節機構が欠如している(優性遺伝).IIb 型(高 β・プレ β リポタンパク質血症)では β およびプレ β リポタンパク質(LDL および VLDL)や TG も増加する(優性遺伝).III型(異常リポタンパク質血症)ではコレステロール,リン脂質,TG が異常高値を示す(劣性遺伝).IV 型(高プレ β リポタンパク質血症)では内因性 TG とプレ β リポタンパク質(VLDL)が増加しており,肝臓における TG 合成亢進とその代謝障害によるものと考えられている.V 型(高キロミクロン・プレ β リポタンパク質血症)は I 型と IV 型の成因が関与しているとされている(劣性遺伝).その他の高脂血症として,高密度リポタンパク質欠損症であるタンジェール Tangier病や,レシチン-コレステロールアシルトランスフェラーゼ(LCAT)欠損症などがある.なおLCAT は血清中で遊離コレステロールのエステル化反応を触媒するもので,ホスファチジルコリン(レシチン)の 2 位のアシル基がコレステロールの 3 位の水酸基へ転移する.

ホスファチジルコリン(レシチン) + コレステロール ——

リゾホスファチジルコリン + コレステロールエステル

Ⓑ スフィンゴ脂質代謝異常

先天性脂質代謝異常の結果，特定の組織に大量の脂質が蓄積する病気を脂質蓄積症（リピドーシス lipidosis）と呼ぶが，頻度の高いものは，スフィンゴ脂質蓄積症（スフィンゴリピドーシス sphingolipidosis）である．スフィンゴリン脂質であるスフィンゴミエリンからセラミドを経てスフィンゴシンへと変化する代謝は次の通りである．

$$
\text{スフィンゴミエリン} \xrightarrow[\text{H}_2\text{O} \quad \text{ホスホコリン}]{\text{スフィンゴミエリナーゼ}} \text{セラミド} \xrightarrow[\text{H}_2\text{O} \quad \text{脂肪酸}]{\text{セラミダーゼ}} \text{スフィンゴシン}
$$

スフィンゴミエリナーゼ欠損によりニーマン・ピック Niemann–Pick 病が生じ，脾臓肥大にはじまり，神経系細胞などにスフィンゴミエリンが蓄積する．また，セラミダーゼ欠損症としてファーバー Farber 病があり，セラミドが蓄積する（図11·18）．

スフィンゴ糖脂質はセラミドにヘキソース，ヘキソサミンやシアル酸がついたものである．スフィンゴ糖脂質の分解に際しては，リソソームに存在するグリコシダーゼにより糖鎖が末端から1分子ずつはずれていく．その分解過程の大略を図11·18に示してあるが，▬ 印をつけた酵素の欠損により，その直前の糖脂質が蓄積する．

G_{M1} ガングリオシドーシス G_{M1} gangliosidosis では脳や肝臓などに G_{M1} ガングリオシドやアシアロ G_{M1} ガングリオシド（G_{A1}）が蓄積する．I型（新生児）とII型（1～2歳児）があり，前者では β-ガラクトシダーゼ A，B，C が欠損し，後者では同酵素の B，C が欠損している．

G_{M2} ガングリオシドーシスは脳に G_{M2} ガングリオシドが蓄積する疾病で，テイ・サックス Tay–Sachs 病，サンドホフ Sandhoff 病，若年性 G_{M2} ガングリオシドーシスが含まれる．テイ・サックス病ではヘキソサミニダーゼ A が欠損している．サンドホフ病では同酵素 A のほかに B も欠損しているのでグロボシドも蓄積する．

ファブリー Fabry 病は α-ガラクトシダーゼの欠損症でトリヘキソシルセラミドが神経系や末梢血管に蓄積する．発症は男子のみである．

ゴーシェ Gaucher 病は網内系にグルコシルセラミドが蓄積するもので，β-グルコシダーゼの欠損による．臨床的には慢性非神経型（成人型），急性神経型（乳児型），亜急性神経型（若年型）の3型に分けられる．

メタクロマチックロイコジストロフィー metachromatic leukodystrophy（MLD）は，セレブロシドの硫酸エステルが蓄積する疾病で，アリルスルファターゼ A の活性低下，アリルスルファターゼ A とセレブロシドスルファターゼの欠損，アリルスルファターゼ A，B，C の全欠損の3つの型に分類される．

クラッベ Krabbe 病では，ガラクトシルセラミド β-ガラクトシダーゼが欠損している．

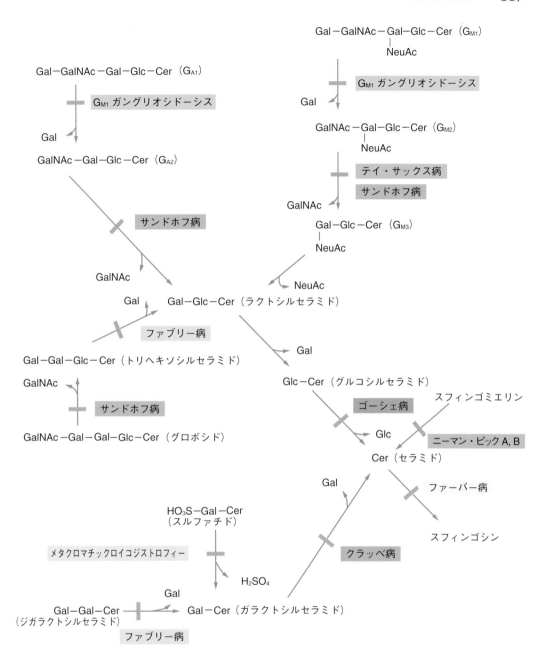

図11・18　スフィンゴ糖脂質の分解経路と欠損症

Ⓒ 脂肪酸代謝異常

　中鎖アシルCoA脱水素酵素 medium-chain acyl-CoA dehydrogenase（MCAD）欠損症は，空腹時の低血糖性意識障害を繰り返し，ケトン体の産生欠如を示す．白人に多く（1～1.5万人に1人），生後2歳までに発症した場合50％を超える死亡率があり，80％以上の患者がMCAD酵素遺伝子の同一の変異のホモ接合体であることが報告されている．

Ⓓ その他の異常

ツェルベーガー Zellweger 症候群で，ペルオキシソームの膜欠損症の例がかなり報告されている．ペルオキシソームの膜が形成されないので，その内容物が細胞質に分散し，ペルオキシソームでの β 酸化が進行しない．そのため，炭素数 27 の胆汁酸や，炭素数 26 といった超長鎖脂肪酸などが異常に蓄積し尿中に検出される．

12 アミノ酸の代謝

　アミノ酸はペプチド結合により直鎖状につながることによりタンパク質を構成するほかに，タンパク質以外の生体成分の合成にも利用される．生体成分として利用されないアミノ酸は，分解され糖や脂肪酸の合成に用いられたり，エネルギー源として利用される．本章では，はじめにアミノ酸の分解過程について述べる．ついで，アミノ酸を材料にして合成される生体物質およびアミノ酸の生合成について解説する．さらに，アミノ酸の代謝にかかわる酵素の先天的欠損症，すなわち先天代謝異常症について解説する．

12-1 アミノ酸の分解

　ここでは，アミノ酸の分解を，①アミノ基窒素の代謝，②炭素骨格の代謝に分けて考える．さらにアミノ酸が分解されて，③グルコースや脂肪酸を合成する過程を解説する．

> ［注］　大部分のアミノ酸は，次に述べるアミノ基転移反応が代謝過程の最初の反応となるが，グリシン，プロリン，トレオニン，トリプトファン，リシン，ヒスチジン，メチオニンの7つのアミノ酸は，アミノ基転移反応が初発反応とならない．また厳密な意味では，フェニルアラニン，アルギニン，アスパラギンもそうであるが，それぞれの最初の反応で生成される生成物がチロシン，オルニチン，アスパラギン酸であり，これらがアミノ基転移反応を受けて代謝されるので，上に述べた7つのアミノ酸の仲間には入れない．

Ⓐ アミノ基窒素の代謝

1) アミノ基転移反応

　アミノ酸に含まれるアミノ基の代謝過程で，生体に有害なアンモニアが生成される．哺乳類では，このアンモニアを無毒な尿素に変換し，尿中へ排出する機構が備わっている．末梢組織においては，アミノ酸から離脱したアミノ基をグルタミン酸へ集約する反応や，グルタミン酸の代謝的分解により遊離したアンモニアをグルタミンやアラニンに取り込む反応が働く．生成したグルタミンやアラニンは肝臓に運ばれ，その代謝過程で発生したアンモニアから尿素が生成される．

　大部分のアミノ酸の分解は，α-アミノ基が脱アミノ化されるアミノ基転移反応 transamination から始まる（図 12・1）．このアミノ基転移反応は，可逆的で，個々のアミノ酸に特有なトランスアミナーゼ transaminase によって触媒される．この酵素はピリドキサールリン酸（ビタミン B_6）を補酵素とする．脱アミノされた炭素骨格を 2-オキソ酸 2-oxoacid と総称する．たとえば，グルタミン酸からは 2-オキソグルタル酸，アスパラギン酸からはオキサロ酢酸，アラニンから

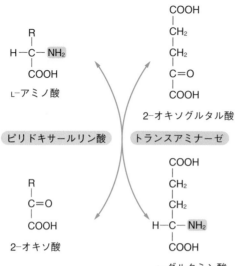

図12・1　アミノ基転移反応

はピルビン酸が生成される.

　哺乳動物の組織に広く存在するのは，アラニントランスアミナーゼ alanine transaminase（ALT）とアスパラギン酸トランスアミナーゼ aspartate transaminase（AST）である.

　ALT は，肝臓で活性が高く，次の反応を触媒する.

アラニン＋2-オキソグルタル酸 ⇌ ピルビン酸＋グルタミン酸

　筋などの組織では解糖系の活性が強いため，その産物であるピルビン酸にアミノ基が転移され，アラニンが生じる．この場合，グルタミン酸から2-オキソグルタル酸が生成される．産生されたアラニンは血流を介して肝臓に運ばれ，再びピルビン酸に分解されピルビン酸とグルタミン酸が生成する．筋・肝におけるアラニンの合成と分解はいずれも ALT により触媒されている．アラニン由来のピルビン酸は糖新生に用いられ，グルコースとなり再び筋や脳などの組織に運ばれる.

　アスパラギン酸トランスアミナーゼ（AST）は哺乳類の肝臓や心臓で酵素活性が高く，次の反応を触媒する.

アスパラギン酸＋2-オキソグルタル酸 ⟶ オキサロ酢酸＋グルタミン酸

　血中 AST 活性は比較的容易に測定できるため，肝炎や心筋梗塞などが疑われる場合などに臨床検査として頻繁に利用される．AST は肝細胞や心筋細胞中に多量に含まれ，細胞破壊が生じた際，血中へ AST が逸脱し，血中酵素活性が高値を示すためである．ALT も肝臓に多く含まれるため，同様の目的で利用される.

　多くの組織では，ALT，AST および種々のアミノ酸に特異的なトランスアミナーゼの作用によって，アミノ酸からのアミノ基は最終的にグルタミン酸に集められることになる.

［注］2-オキソ酸は，α-ケト酸 α-keto acid と呼ばれるが，正式な化学名称である 2-オキソ酸と記載されることが多くなった．また最近まで，ALT は GPT（グルタミン酸-ピルビン酸トランスアミナーゼ glutamic-pyruvic transaminase），AST は GOT（グルタミン酸-オキサロ酢酸トランスアミナーゼ glutamic-oxaloacetic transaminase）と呼ばれていた．

2)　末梢組織におけるグルタミン酸からのアンモニアの生成

種々のアミノ酸からアミノ基を受け取ったグルタミン酸は，ミトコンドリアにてグルタミン酸デヒドロゲナーゼ glutamate dehydrogenase の作用でアンモニアを生じる．

$$\text{グルタミン酸} + H_2O + NAD(P)^+ \rightleftharpoons \text{2-オキソグルタル酸} + NH_3 + NAD(P)H + H^+$$

この反応は可逆的で，同化反応としてはアンモニアによる 2-オキソグルタル酸のアミノ化を触媒する．グルタミン酸デヒドロゲナーゼの酵素活性は，ATP，GTP，NADH，ADP などにより調節されており，アミノ酸の異化あるいは同化の方向づけがなされている．

末梢組織や腸内細菌では，常に有害なアンモニアが生成されているため，アンモニアの無毒化は生命の維持にとって重要な機構である．

3)　末梢組織から肝臓へのアンモニアの運搬

哺乳動物においてアンモニアは，中性，水溶性で無毒な尿素に最終的に転換される．この転換は肝臓でのみ行われる．末梢で生成したアンモニアは毒性が強いため，速やかにグルタミンの形に変えられ，血流を介して肝臓に運搬される．グルタミンへの変換は，脳を含んで広く組織に分布するグルタミンシンテターゼ glutamine synthetase（別名，グルタミン酸アンモニアリガーゼ）によって触媒される．

$$\text{グルタミン酸} + NH_3 + ATP \longrightarrow \text{グルタミン} + ADP + Pi$$

中枢神経系においては，アストログリア細胞にグルタミンシンテターゼ活性が強く，中枢神経系をアンモニア毒性から保護する重要なシステムとなっている．

肝臓に運ばれたグルタミンは，ミトコンドリア内に存在するグルタミナーゼ glutaminase により再び遊離アンモニアとなる．

$$\text{グルタミン} + H_2O \longrightarrow \text{グルタミン酸} + NH_3$$

前述のように，アミノ基転移反応により生じたアラニンは，肝臓へ運ばれた後，グルタミン酸へ転換されミトコンドリア内でグルタミン酸デヒドロゲナーゼにより遊離アンモニアとなる．以上のように，アミノ窒素に由来するアンモニアは，最終的に肝臓のミトコンドリアに集められることになる．

4)　尿素の生成（尿素回路）

肝臓ミトコンドリア内のアンモニアを材料にして尿素が合成される．この反応は肝臓に特異的で，尿素回路 urea cycle と呼ばれる（図 12·2）．生成された尿素は血行性に腎臓に送られ，尿中へ排泄される．尿素は，各 1 分子のアンモニア，二酸化炭素（実際には HCO_3^-），アスパラギン酸のアミノ窒素から合成され，ATP が 3 分子消費される．尿素回路は，5 つの酵素および 5

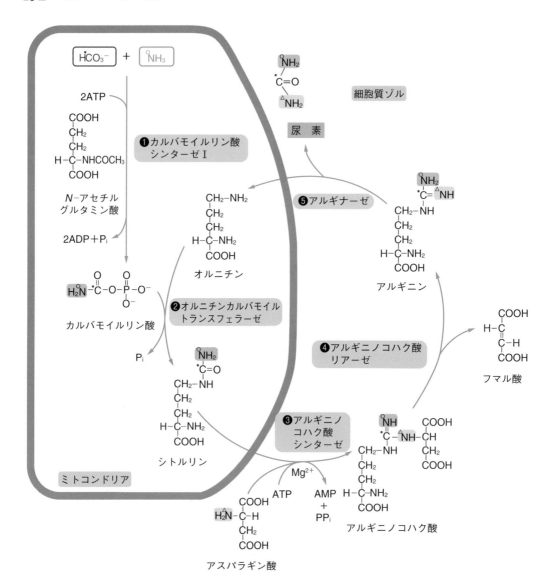

図 12・2 尿素回路

つの中間体, シトルリン, アスパラギン酸, アルギニノコハク酸, アルギニン, オルニチンから構成されている. これらの中間体は, 尿素となる原子の担体として働く. アスパラギン酸とアルギニンは, ペプチド結合によりタンパク質を構成するが, シトルリン, アルギニノコハク酸, オルニチンの3つのアミノ酸は, タンパク質の構成成分とはならず, その主な働きは尿素合成にある. 以下に, 尿素回路の酵素反応を図12・2に従って説明する.

①**カルバモイルリン酸シンターゼI** carbamoyl–phosphate synthase I：ミトコンドリアに存在し, アンモニア, HCO_3^-, ATP 由来のリン酸を基質として, カルバモイルリン酸 carbamoyl phosphate を合成する. この反応には, 基質となる ATP とは別にもう1つの ATP を要求する. 末梢組織でのタンパク質分解が亢進しアンモニア生成が増加すると, 尿素回路が加速され, 増

加したアンモニアの処理を行う．尿素回路の律速段階は，カルバモイルリン酸シンターゼⅠであり，活性発現にはアロステリック因子である，*N*-アセチルグルタミン酸が必須である．これは，*N*-アセチルグルタミン酸シンターゼに触媒される反応によって合成される．

$$グルタミン酸＋アセチル CoA \rightleftarrows N\text{-}アセチルグルタミン酸＋CoASH$$

②**オルニチンカルバモイルトランスフェラーゼ** ornitine carbamoyltransferase：ミトコンドリアに存在し，カルバモイルリン酸とオルニチンを基質として，シトルリンを合成する．シトルリンは細胞質に移動し，以下の3つ（③〜⑤）の酵素反応は細胞質で行われる．

③**アルギニノコハク酸シンターゼ** argininosuccinate synthase：細胞質に存在し，シトルリンとアスパラギン酸から，ATPとMg^{2+}の存在下にアルギニノコハク酸を合成する．この反応ではAMPとピロリン酸（PPi）が生成する．

④**アルギニノコハク酸リアーゼ** argininosuccinate lyase：細胞質に存在し，アルギニノコハク酸をフマル酸とアルギニンに分解する．アスパラギン酸の炭素骨格はフマル酸に保存される．生成したフマル酸はフマラーゼの働きでリンゴ酸となり，ミトコンドリア膜に存在するリンゴ酸-2-オキソグルタル酸輸送体を介してミトコンドリア内に入る．ミトコンドリア内でリンゴ酸はクエン酸回路によりオキサロ酢酸となり，アミノ基が付加され，③で消費されたアスパラギン酸が再生される．

⑤**アルギナーゼ** arginase：細胞質に存在し，加水分解によりアルギニンのグアニジノ基を切断し，尿素とオルニチンを生成する．オルニチンはミトコンドリア内に入り，再びシトルリン合成の基質となる．

Ⓑ アミノ酸の炭素骨格の代謝

　アミノ基がはずれたアミノ酸炭素骨格の代謝は多様であるが，最終的にクエン酸回路に流入し，エネルギー産生に利用されるものが多い．クエン酸回路への流入地点をまとめたのが，図12·3である．多くのアミノ酸はアセチルCoAに転換後，クエン酸としてクエン酸回路に入る．このほか，2-オキソグルタル酸，スクシニルCoA，フマル酸，オキサロ酢酸としてクエン酸回路に入るアミノ酸がある．以下，クエン酸回路への入り方により分類し，代謝経路の概略を解説する．

1）　アセチル CoA を経てクエン酸回路に入るアミノ酸

a）　ピルビン酸からアセチル CoA となるアミノ酸

①**アラニン**：アラニントランスアミナーゼ（ALT）により直接ピルビン酸になる．

②**システイン**：2通りの経路でピルビン酸になる．①トランスアミナーゼにより3-メルカプトピルビン酸になり，3-メルカプトピルビン酸サルファートランスフェラーゼによりメルカプト基（チオール基）が除かれてピルビン酸となる．②システインジオキシゲナーゼの作用でシステインスルフィン酸に転換され，トランスアミナーゼによりβ-スルフィニルピルビン酸を経てピルビン酸となる．シスチンはシスチンレダクターゼによりシステインへ変換され，上述の経路でピルビン酸に至る．

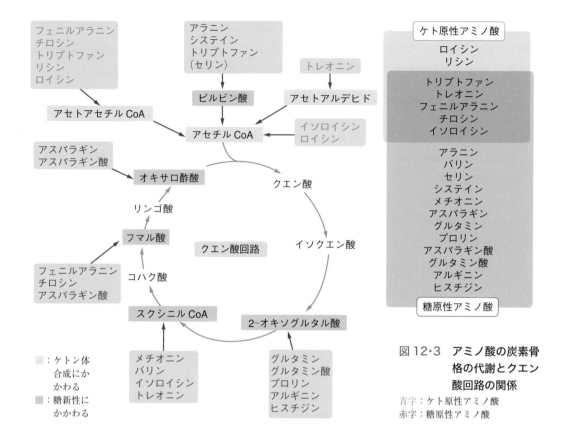

図12·3 アミノ酸の炭素骨格の代謝とクエン酸回路の関係

青字：ケト原性アミノ酸
赤字：糖原性アミノ酸

b) アセトアルデヒドを経てアセチルCoAとなるアミノ酸

①**トレオニン**：2通りの経路がある．①トレオニンアルドラーゼの作用でアセトアルデヒドとグリシンに分解され，アセトアルデヒドは酢酸を経てアセチルCoAとなる．②トレオニンデヒドラターゼの作用で，エナミン中間体を経て2-オキソ酪酸となり，脱炭酸されてプロピオニルCoAとなる（図12·4）．

> [注] 多くのほ乳類におけるトレオニンの代謝経路は上述のようである．ただし，ヒトでは，トレオニンアルドラーゼおよびトレオニンデヒドラターゼの遺伝子が存在しないので，前者についてはグリシン（セリン）ヒドロキシルメチルトランスフェラーゼが，後者についてはセリンデヒドラターゼがその役割を果たしていると考えられている．

c) アセトアセチルCoAを経てアセチルCoAとなるアミノ酸

①**フェニルアラニン**：電子供与体であるテトラヒドロビオプテリンtetrahydrobiopterinを補酵素とするフェニルアラニン-4-モノオキシゲナーゼphenylalanine-4-monooxygenaseの作用でチロシンに転換される．テトラヒドロビオプテリンは4a-ヒドロキシテトラヒドロビオプテリンを経てジヒドロビオプテリン（キノイド型）に酸化されるが，ジヒドロプテリジンレダクターゼによって再還元される（図12·5）．

②**チロシン**：チロシントランスアミナーゼにより4-ヒドロキシフェニルピルビン酸4-hydroxyphenylpyruvic acidに転換され，その後ホモゲンチジン酸，マレイルアセト酢酸，フ

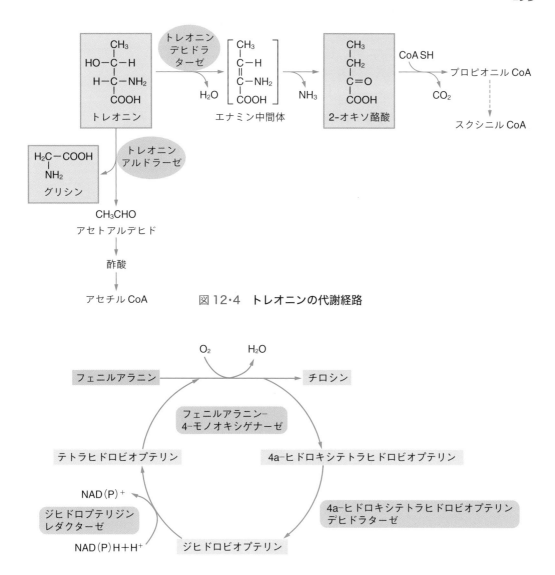

図 12・4　トレオニンの代謝経路

図 12・5　フェニルアラニンからチロシンの生成

マリルアセト酢酸を経て，フマル酸とアセト酢酸とに分解される．フマル酸はクエン酸回路に入り，アセト酢酸はアセトアセチル CoA を経て 2 分子のアセチル CoA となる（図 12・6）．

③ **ロイシン**：分枝アミノ酸トランスアミナーゼにより 2-オキソイソカプロン酸となり，分枝 2-オキソ酸デヒドロゲナーゼ複合体 branched chain 2-oxoacid dehydrogenase complex の作用でイソバレリル CoA となる．その後アセト酢酸を経てアセチル CoA となる．分枝アミノ酸のうちロイシンのみは，その炭素骨格がすべてアセチル CoA になり，3 分子のアセチル CoA を与える．他の分枝アミノ酸であるバリン，イソロイシンの最初 2 つの異化反応も，ロイシンの場合と同じ 2 つの酵素で触媒される（図 12・7）．ミトコンドリアに存在する分枝 2-オキソ酸デヒドロゲナーゼ複合体は，3 つの構成酵素（E1, E2, E3）からなり，この構成と反応機構は，

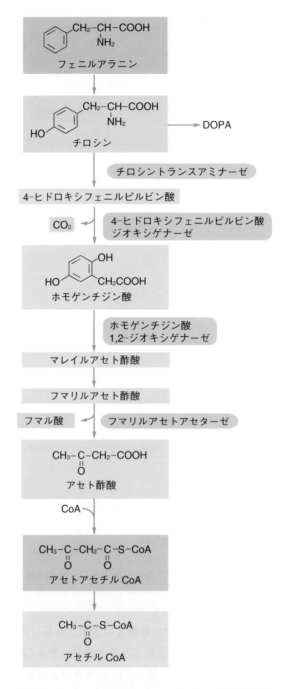

図 12·6 フェニルアラニン，チロシンの代謝経路

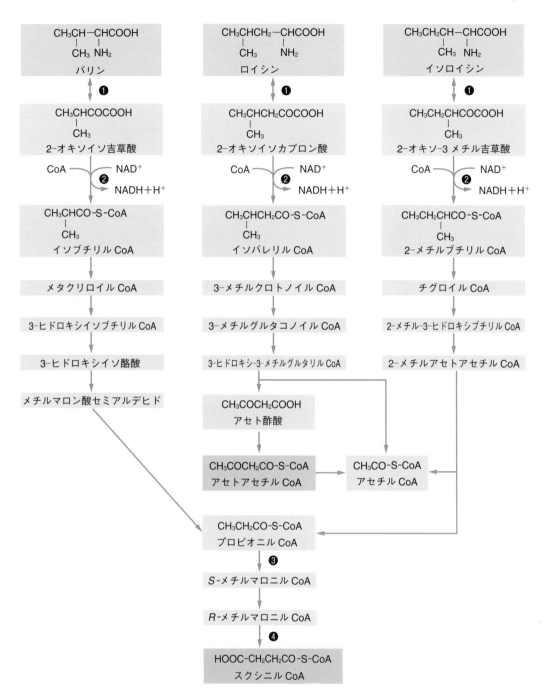

図 12・7 分枝アミノ酸の代謝経路
❶分枝アミノ酸トランスアミナーゼ, ❷分枝 2-オキソ酸デヒドロゲナーゼ複合体, ❸プロピオニル CoA カルボキシラーゼ,
❹メチルマロニル CoA ムターゼ

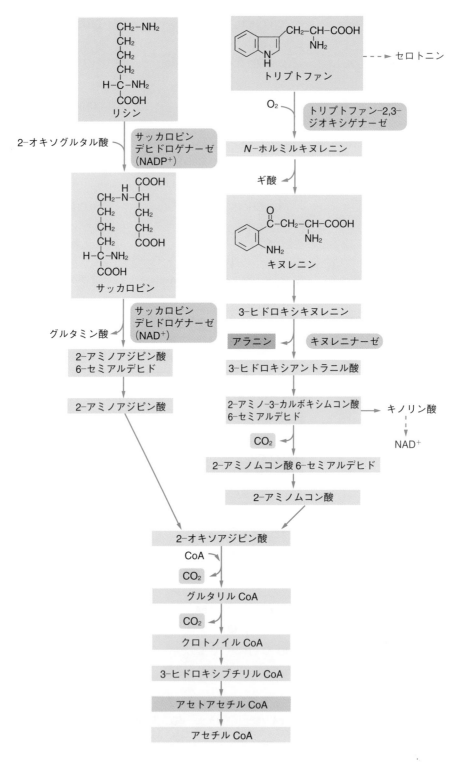

図 12·8 トリプトファン，リシンの代謝経路

ピルビン酸デヒドロゲナーゼ複合体と類似している.

④**トリプトファン**：キヌレニンに転換された後，アラニンが分離され，2-アミノムコン酸，グ
ルタリル CoA を経てアセトアセチル CoA となる（図 12·8）.

⑤**リシン**：2-オキソグルタル酸と結合しサッカロピンとなり，さらにグルタリル CoA を経てア
セトアセチル CoA となる．リシンのいずれのアミノ基もトランスアミナーゼによるアミノ基
転移反応を受けない点が特徴的である（図 12·8）.

2) 2-オキソグルタル酸を経てクエン酸回路に入るアミノ酸

①**グルタミン酸**：グルタミン酸デヒドロゲナーゼの作用で 2-オキソグルタル酸とアンモニアへ
分解される．または，前述の AST や ALT により 2-オキソグルタル酸となる.

②**グルタミン**：グルタミナーゼによりアミド窒素がはずされ，グルタミン酸とアンモニアとなり，
さらに 2-オキソグルタル酸となる.

③**プロリン**：イミノ酸であるプロリンはアミノ基転移反応を受けずに，はじめにプロリンデヒド
ロゲナーゼの作用により 1-ピロリン 5-カルボン酸に転換される．その後，グルタミン酸に転
換されて，2-オキソグルタル酸になる経路と，グルタミン酸 γ-セミアルデヒドを経てオルニ
チンとなり尿素回路に入る経路がある（図 12·9）.

④**アルギニン**：尿素回路のアルギナーゼによってオルニチンとなる．オルニチンがグルタミン酸
γ-セミアルデヒドに転換されればプロリンと同様に 2-オキソグルタル酸となる（図 12·9）.

⑤**ヒスチジン**：ヒスチジンのアミノ基はアミノ基転移反応を受けず，ヒスチジンアンモニアリ

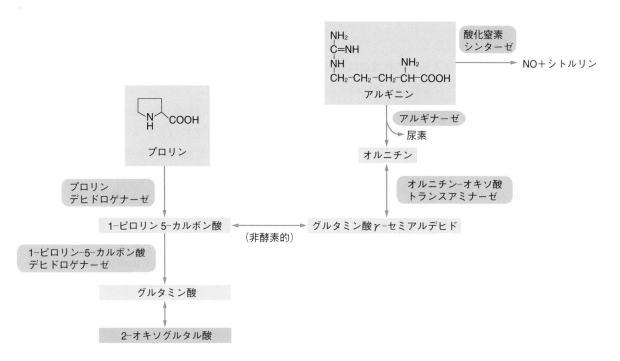

図 12·9　プロリンとアルギニンの代謝経路

アーゼ（ヒスチダーゼ）の作用でウロカニン酸となり，その後グルタミン酸となって2-オキソグルタル酸に至る（図12·10）.

3) スクシニルCoAを経てクエン酸回路に入るアミノ酸

①**メチオニン**：メチオニンアデノシルトランスフェラーゼ methionine adenosyltransferase の作用でATPからアデノシンを受け取り *S*-アデノシルメチオニン *S*-adenosylmethionine となる（図12·11）. *S*-アデノシルメチオニンはメチル基の供与体としてDNAやタンパク質を含む種々のメチル化反応に働いている. メチル基のはずれた *S*-アデノシルメチオニンは *S*-アデノシルホモシステインとなり，さらにアデノシンがはずれホモシステインとなる. その後シスタチオニン，2-オキソ酪酸を経て，プロピオニルCoAとなり，スクシニルCoAに転換される. メチオニンの硫黄原子 (S) は，シスタチオニンの分解により生じたシステインに受け継がれる.

②**バリン**：ロイシン，イソロイシンと同様に，分枝アミノ酸トランスアミナーゼと分枝2-オキソ酸デヒドロゲナーゼ複合体の作用でイソブチリルCoAとなる. イソブチリルCoAは，プロピオニルCoAを経て，スクシニルCoAとなる（図12·7）.

③**イソロイシン**：ロイシンやバリンと同様に，アミノ基転移，脱水素反応を経て，2-メチルブチリルCoAが生じる. その後，チグロイルCoAなどを経て，プロピオニルCoAとアセチルCoAに分解される（図12·7）.

4) オキサロ酢酸を経てクエン酸回路に入るアミノ酸

以下の2つのアミノ酸が該当する.

①**アスパラギン酸**：アスパラギン酸トランスアミナーゼ（AST）によりオキサロ酢酸に変換される. あるいは尿素回路に利用されアルギニノコハク酸を経てフマル酸になる（図12·2）.

②**アスパラギン**：アスパラギナーゼ asparaginase の作用でアミド窒素がはずされ，アンモニアとアスパラギン酸となる.

5) クエン酸回路には入らずに代謝されるアミノ酸

①**グリシン**：グリシンは多様な代謝経路をもつが，ヒトでの主経路となるのはグリシンを直接二酸化炭素，アンモニア，メチル基に分解するグリシン開裂酵素系 glycine cleavage enzyme system による反応である. グリシン開裂酵素系はミトコンドリアに存在する複合酵素で，3種類の酵素とリポ酸をもつ運搬タンパク質からなる. その遺伝的欠損により新生児期に重篤な中枢神経障害症状を示す，高グリシン血症という先天性代謝異常症が生じる.

$$グリシン＋テトラヒドロ葉酸＋NAD^+ \rightleftharpoons$$
$$CO_2＋NH_3＋メチレンテトラヒドロ葉酸＋NADH＋H^+$$

②**セリン**：ヒトでは ⓐセリンヒドロキシルメチルトランスフェラーゼ serine hydroxylmethyltransferase の作用でグリシンとなり，グリシン開裂酵素によって分解される.

$$セリン＋テトラヒドロ葉酸 \rightleftharpoons グリシン＋メチレンテトラヒドロ葉酸$$

ⓑセリン-ピルビン酸トランスアミナーゼの作用でヒドロキシピルビン酸となる. ヒドロキシピルビン酸は糖新生に利用される.

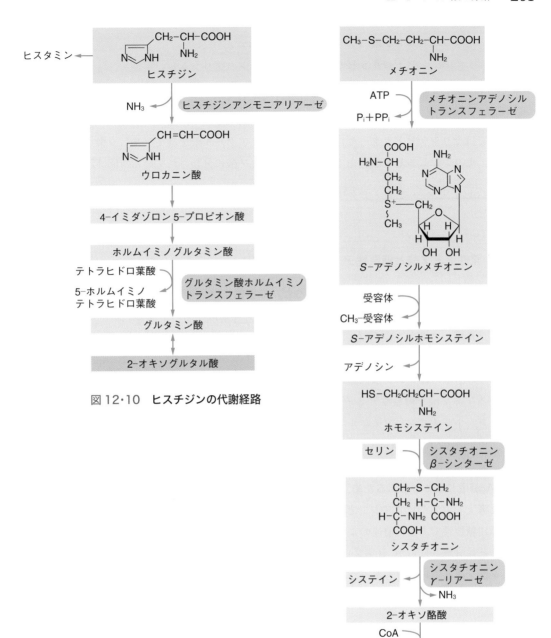

図 12·10 ヒスチジンの代謝経路

図 12·11 メチオニンの代謝経路

セリン＋ピルビン酸（グリオキシル酸）⇌

ヒドロキシピルビン酸＋アラニン（グリシン）

ⓒメチオニンの代謝で述べたように，セリンはホモシステインと縮合してシスタチオニンとなり，加水分解されて，セリン部分からシステインが生成される（図12·11）．

ラットではセリンデヒドラターゼによって，アミノアクリル酸を経てピルビン酸となる．このことから，セリンはピルビン酸経由で分解されるアミノ酸に分類されている（図12·3）．

セリン ⟶ アミノアクリル酸 $[NH_2—C(=CH_2)—COOH]$ ⟶ ピルビン酸

ⓒ ケト原性アミノ酸と糖原性アミノ酸 （図12·3）

アミノ酸の炭素骨格が代謝的に分解されると，最終的には，①アセチルCoA（アセトアルデヒド，アセトアセチルCoA）か，②解糖系あるいはクエン酸回路の中間体（ピルビン酸，2-オキソグルタル酸，スクシニルCoA，フマル酸，オキサロ酢酸）を与える．アセチルCoAはケトン体を生ずる可能性があるので，①に属するアミノ酸を ケト原性アミノ酸 ketogenic amino acid，解糖系あるいはクエン酸回路の中間体は糖新生によってグルコースに転換されうるので，②に属するアミノ酸を 糖原性アミノ酸 glucogenic amino acid という．ロイシン，リシン，トリプトファン，トレオニン，フェニルアラニン，チロシン，イソロイシンの7種のアミノ酸は，最終的にアセチルCoAを与えるのでケト原性である．この中で，トリプトファンからはピルビン酸が，フェニルアラニンとチロシンからはフマル酸が，イソロイシンとトレオニンからはスクシニルCoAが生じることもあるため，ケト原性であると同時に糖原性でもある．純粋にケト原性であると考えられるのはロイシンとリシンの2種である．グリシンを除いた残り12種のアミノ酸は純粋に糖原性である．前述のようにグリシンの大部分はグリシン開裂酵素系により直接二酸化炭素などに分解されるが，セリンヒドロキシメチルトランスフェラーゼによりセリンに転換後，ピルビン酸を生じる可能性もあるため，糖原性に分類されていることもある．

12-2 アミノ酸から合成される代表的な生体物質

アミノ酸はタンパク質合成に用いられるほか，多くの生理活性物質の前駆体となる．ここでは，その生合成の概略を解説する．

①メラニン：色素細胞中でチロシンから合成される色素であり，紫外線からの保護に重要．チロシンが，チロシナーゼの作用でジヒドロキシフェニルアラニン（DOPA）からドーパキノンを経て合成される（図12·12）．

②アドレナリン，ノルアドレナリン：両者ともにチロシンから合成される．副腎髄質ホルモンであり，神経伝達物質でもある．上述のDOPAから芳香族アミノ酸デカルボキシラーゼにより

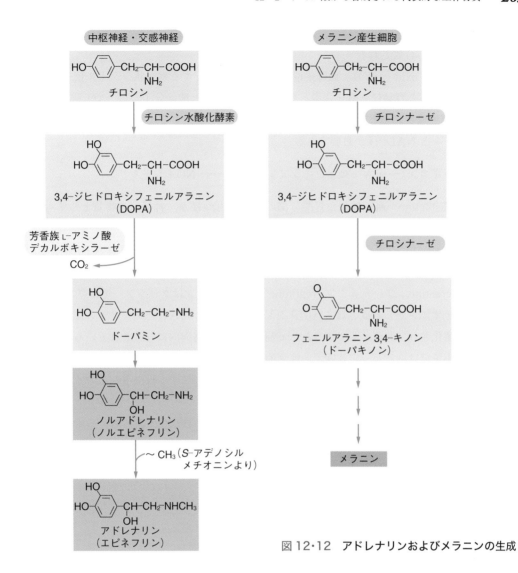

図12·12　アドレナリンおよびメラニンの生成

ドーパミンとなり，ノルアドレナリンが合成される．さらに，ノルアドレナリンが S-アデノ
シルメチオニンからメチル基を受けとり，アドレナリンとなる（図12·12）．

③**甲状腺ホルモン**：トリヨードチロニン triiodothyronine（T_3）とチロキシン thyroxine（T_4）の
2種類があり，チロシンから合成される．この合成には，遊離チロシンではなくチログロブリ
ンという巨大糖タンパク質内のヨウ素化されたチロシン残基の2分子が縮合して合成される．

④**セロトニン**（5-ヒドロキシトリプタミン 5-hydroxytryptamine）：トリプトファンから合成さ
れる神経伝達物質の1つで，ヒトの精神活動に重要．トリプトファンが，トリプトファン5-
モノオキシゲナーゼにより5-ヒドロキシトリプトファンとなり，その後，芳香族アミノ酸
デカルボキシラーゼの作用でセロトニンとなる．なお，トリプトファンの代謝過程の分岐路で，
キノリン酸から NAD^+ が合成される（図12·8）．

⑤**γ-アミノ酪酸** γ-aminobutyric acid（GABA）：中枢神経系で生成され抑制性神経伝達物質と

して働くほか，腎臓や膵頭細胞でも合成される．グルタミン酸デカルボキシラーゼの作用でグルタミン酸から合成される．

⑥**一酸化窒素** nitric oxide（NO）：血管平滑筋の弛緩作用を有するガス状シグナル伝達物質であり，酸素に触れると容易に二酸化窒素となる．アルギニンと酸素分子から，NO シンターゼの作用で NO が生成されると，アルギニンはシトルリンに変化する．補酵素としてテトラヒドロビオプテリンと NADPH が必要である．

$$\text{アルギニン} \longrightarrow N^G\text{-ヒドロキシアルギニン} \longrightarrow \text{NO}+\text{シトルリン}$$

⑦**ヒスタミン** histamine：血管拡張や胃酸分泌の作用をもつほか，神経伝達物質としても働く．ヒスチジンデカルボキシラーゼの作用で，ヒスチジンから合成される．

⑧**ヘム** heme：ヘムは，ヘモグロビン，ミオグロビン，カタラーゼ，シトクロム P450 などの補欠分子となる重要な物質で，グリシンとスクシニル CoA とから合成される（☞ 14—1）．

⑨**クレアチン** creatine，**クレアチニン** creatinine：クレアチニンはグリシン，アルギニン，S-アデノシルメチオニンから合成される（図 12·13）．肝臓で合成されたクレアチンは，筋肉へ運ばれてリン酸化され，貯蔵エネルギーとして利用される．筋肉内に貯蔵されているクレアチンリン酸は，小量ではあるが一定速度で非酵素的にクレアチニンに変化し血中へ放出される．血中クレアチニンは腎糸球体で濾過された後，再吸収されずに尿中へ排出されるので腎機能の評価に用いられる．

⑩**ポリアミン** polyamine：アミノ基を 2 個以上もつ直鎖の脂肪族炭化水素のこと．オルニチンからオルニチンデカルボキシラーゼ ornithine decarboxylase によってプトレッシンが生じ，S-アデノシルメチオニン由来のプロピオニルアミン基が結合し，スペルミジン，スペルミンが生成される．ポリアミンは細胞増殖に関与する．S-アデノシルメチオニンはメチルチオアデノシンとなって代謝される．

$$\text{オルニチン}[\text{NH}_2\text{-}(\text{CH}_2)_3\text{-CH}(\text{NH}_2)\text{-COOH}]$$
$$\longrightarrow \text{プトレッシン}[\text{NH}_2\text{-}(\text{CH}_2)_4\text{-NH}_2]$$
$$\text{プトレッシン}+\text{NH}_2\text{-}(\text{CH}_2)_3\text{-S}(\text{CH}_3)\text{-アデノシン}$$
$$\longrightarrow \text{スペルミジン}[\text{NH}_2\text{-}(\text{CH}_2)_4\text{-NH-}(\text{CH}_2)_3\text{-NH}_2]+\text{CH}_3\text{-S-アデノシン}$$
$$\text{スペルミジン}+\text{NH}_2\text{-}(\text{CH}_2)_3\text{-S}(\text{CH}_3)\text{-アデノシン}$$
$$\longrightarrow \text{スペルミン}[\text{NH}_2\text{-}(\text{CH}_2)_3\text{-NH-}(\text{CH}_2)_4\text{-NH-}(\text{CH}_2)_3\text{-NH}_2]+\text{CH}_3\text{-S-アデノシン}$$

⑪**グルタチオン** glutathione（GSH）：トリペプチド，γ-グルタミルシステイニルグリシン（γ-Glu-Cys-Gly）のこと．細胞内の濃度（約 5 mM）も高く，システインの SH 基によって細胞内の酸化還元（レドックス）状態を調節するとともに，グルタチオンペルオキシダーゼの基質として過酸化物の除去に働く．この過程でグルタチオンは，酸化型グルタチオン（glutatione-S-S′-glutation：GSSG）に変換される．

$$2\text{GSH}+\text{R-OOH}（過酸化物）\longrightarrow \text{GSSG}+\text{ROH}+\text{H}_2\text{O}$$

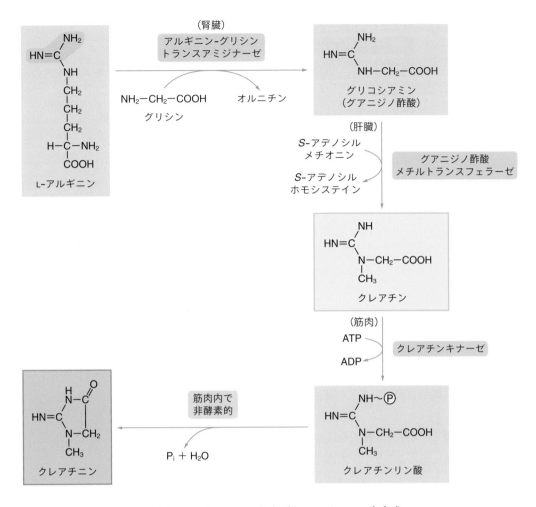

図 12·13　クレアチンおよびクレアチニンの生合成

12-3 アミノ酸の生合成

　ヒトが健康に生活していくためには，タンパク質を構成する 20 種類のアミノ酸をバランスよく摂取していく必要がある．したがって，20 種類のすべてのアミノ酸は生物学的に「必須アミノ酸」といえる．しかしながら，代謝経路からみると，ヒトには体内で合成可能なアミノ酸が 11 種類存在し，これらを栄養学的非必須アミノ酸と呼んでいる．これに対し，体内で合成ができない 9 種類のアミノ酸を栄養学的必須アミノ酸と呼ぶ（ただしそのうち 2 種は準必須アミノ酸と呼ばれる）（表 12·1）．仮に栄養学的必須アミノ酸を体内で生合成しようとすると，多くの酵素が必要となり生合成経路が長くなることが知られている．このようなアミノ酸は自ら合成するよりも，栄養としてほかから摂取したほうが効率よく，生存上有利と考えられる．

　11 種類の栄養学的非必須アミノ酸のうち，システインとチロシンはそれぞれ，栄養学的必須

表 12・1　栄養学的必須アミノ酸と非必須アミノ酸

栄養学的必須アミノ酸		栄養学的非必須アミノ酸	
メチオニン	(Met)	システイン	(Cys)
フェニルアラニン	(Phe)	チロシン	(Tyr)
ヒスチジン*	(His)	グリシン	(Gly)
ロイシン	(Leu)	アラニン	(Ala)
イソロイシン	(Ile)	アスパラギン	(Asn)
リシン	(Lys)	アスパラギン酸	(Asp)
トレオニン	(Thr)	グルタミン	(Gln)
トリプトファン	(Trp)	グルタミン酸	(Glu)
バリン	(Val)	セリン	(Ser)
		プロリン	(Pro)
		アルギニン*	(Arg)

*アルギニンとヒスチジンは準必須アミノ酸とも呼ばれることがある.
これは,体内合成系は存在するが小児期の成長を維持するには十分で
なく,小児期には栄養学的必須アミノ酸と考えられるためである.

アミノ酸であるメチオニンとフェニルアラニンから合成されるため,これらの栄養学的必須アミノ酸がないと「非必須」にはならない.一方,その他の栄養学的非必須アミノ酸は,糖代謝などの中間代謝産物から合成される.以下,栄養学的非必須アミノ酸の合成経路について解説する.

　非必須アミノ酸の材料は,多くの場合 2-オキソ酸であり,クエン酸回路の中間体から供給される.

①**グルタミン酸**：グルタミン酸を合成する経路は,グルタミン酸デヒドロゲナーゼによる反応とアミノ基転移反応による 2 つがある(前述).

②**グルタミン**：グルタミンシンテターゼの作用で,グルタミン酸,アンモニア,ATP から合成される(前述).

③**プロリン**：グルタミン酸から,グルタミン酸 γ-セミアルデヒド,1-ピロリン 5-カルボン酸を経て合成される.

④**ヒドロキシプロリン,ヒドロキシリシン**：コラーゲンの中に多く見出されるアミノ酸である.この 2 つのアミノ酸はプロリンやリシンがタンパク質に組み込まれた後,ジオキシゲナーゼであるプロリルヒドロキシラーゼとリシシルヒドロキシラーゼの作用による水酸化を受けて生成される.

⑤**アルギニン**：グルタミン酸からグルタミン酸 γ-セミアルデヒドとなり,アミノ基転移反応でオルニチンとなる(図 12・9).オルニチンは尿素回路でアルギニンとなる.この体内でのアルギニン合成量は,乳幼児期の高い需要を満たすことができないためアルギニンが不足しやすい.そのためアルギニンは準必須アミノ酸と呼ばれることがある.尿素回路のない鳥類などでは,アルギニンは必須アミノ酸となる.

⑥**ヒスチジン**：アデニル酸,グルタミン,リボース 5-リン酸から合成されるが,急速な発育をする乳幼児の食事に欠かせないため,必須アミノ酸と呼ばれている.

⑦**アスパラギン酸**：アスパラギン酸トランスアミナーゼの作用で,オキサロ酢酸にアミノ基が付

加されて合成される.

⑧**アスパラギン**：アスパラギンシンテターゼの作用で，グルタミンのアミノ基がアスパラギン酸へ付加され，アスパラギンとグルタミン酸が生成する.

$$\text{グルタミン＋アスパラギン酸＋ATP＋H}_2\text{O}$$
$$\rightleftharpoons \text{グルタミン酸＋アスパラギン＋AMP＋PPi}$$

⑨**アラニン**：ピルビン酸にグルタミン酸から，ALT の作用でアミノ基が転移され，合成される．この反応は解糖系の活性が高い筋で活発で，筋で発生したアンモニアはこの反応でアラニンとして肝臓へ運ばれる.

⑩**チロシン**：フェニルアラニンヒドロキシラーゼの作用で，フェニルアラニンを基質として生成される.

⑪**セリン**：2つの合成系があり，1つは解糖系の中間代謝物である 3-ホスホグリセリン酸より合成される経路であり，もう1つはセリンヒドロキシメチルトランスフェラーゼによりグリシンとメチレンテトラヒドロ葉酸から合成される経路である.

⑫**グリシン**：セリンヒドロキシメチルトランスフェラーゼによりセリンから合成される.

⑬**システイン**：メチオニンとセリンから合成される（図 12·11）.

12-4 アミノ酸代謝経路の異常

Ⓐ アミノ酸代謝異常症と有機酸代謝異常症

ヒトにおいてアミノ酸代謝経路上の酵素欠損による代謝異常症が多く存在し，アミノ酸代謝異常症，または有機酸代謝異常症と呼ばれている．アミノ酸代謝異常症は，アミノ酸を直接の基質とする，ないしはそのすぐ下流の酵素の遺伝的欠損により，特定のアミノ酸の血中濃度の上昇を引き起こす疾患群をさす．一方，アミノ酸からアミノ基が除去された（脱アミノされた）化合物を有機酸と呼び，その代謝経路の障害を有機酸代謝異常症と呼ぶ（図 12·14）．有機酸代謝異常症は，アミノ酸代謝異常症よりもさらに下流の酵素の欠損により生じるため，血中アミノ酸濃度の変化を伴わないものも存在する.

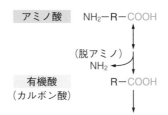

図 12·14 **アミノ酸と有機酸**

Ⓑ アミノ酸代謝異常症と有機酸代謝異常症の化学診断

　アミノ酸および有機酸代謝異常症の検査として，血中や尿中の代謝産物の濃度を測定する化学診断，責任酵素の活性を測定する酵素診断，欠損酵素をコードする遺伝子の変異を検出する遺伝子診断の3種類がある．この中で，化学診断は分析が容易で重症度や治療効果の判定が可能という特徴があり，アミノ酸および有機酸代謝異常症の診断には特に有用である．アミノ酸濃度を測定する化学診断法にはアミノ酸分析計，有機酸濃度を測定する化学診断法にはガスクロマトグラフィー・質量分析計（GC/MS）が用いられる．

1）アミノ酸分析計

　アミノ酸を高速液体クロマトグラフィー（HPLC）で分離し，分離された分画中のアミノ酸を特異的に結合する色素であるニンヒドリンで検出する分析装置である（図12・15）．アミノ酸分析は一般に血液を検体として用いるが，腎臓における再吸収の障害によるアミノ酸代謝異常症も知られており，その場合には尿のアミノ酸分析が有用となる．

2）ガスクロマトグラフィー・質量分析計（GC/MS）

　ガスクロマトグラフフィーは，気化させた試料を細長いカラムを通すことにより分離させる技術で，カラム壁（シリカ）と相互作用しやすい有機酸はカラムから出てくる時間が遅くなる性質を利用して分離している．分離された有機酸は質量分析計に導かれ，化合物の同定を行う．有機酸代謝異常の診断においては尿の分析が一般的で，特に発作時の尿には大量の有機酸が含まれるため，診断的価値が高い．

Ⓒ 新生児スクリーニング

　先天代謝異常症の効果的な治療のためには，早期診断が必要な疾患が多い．わが国では，生後5日目に新生児の足底を穿刺し，血液を濾紙に染み込ませた検体を分析し，新生児スクリーニングが行われている．従来,新生児スクリーニングの対象となっていたアミノ酸代謝異常症は,フェニルケトン尿症，ホモシスチン尿症，メープルシロップ尿症（楓糖尿症）の3疾患であり，血液濾紙中のアミノ酸の定量はガスリーGuthrie法と呼ばれる細菌の栄養要求性をもとにした方法で行われていた．最近では，質量分析計（MS）を2つ連結した，タンデム・マススペクトロメトリー（MS/MS）が開発され,多種類の代謝産物を一斉に分析可能となった(タンデムマス試験).わが国ではタンデムマス試験による新生児スクリーニングが全国で開始されており，アミノ酸代

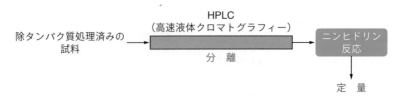

図12・15　アミノ酸分析計

謝異常症だけでなく，ほかの多くの先天代謝異常症を発症前に診断することが可能となっている．

Ⓓ　主なアミノ酸代謝異常症

　ここではわが国で新生児スクリーニングの対象疾患となっている代表的なアミノ酸代謝異常症である，フェニルケトン尿症，メープルシロップ尿症，ホモシスチン尿症の 3 疾患について解説する．

1）　フェニルケトン尿症　phenylketonuria（PKU）

　フェニルアラニンをチロシンに転換するフェニルアラニン水酸化酵素の遺伝的欠損により発症する代表的なアミノ酸代謝異常症で，常染色体劣性遺伝形式をとる（図 12・5）．血中フェニルアラニン濃度が上昇し，尿中にはその代謝産物であるフェニルケトン（フェニル酢酸やフェニル乳酸など）が大量に排泄される．無治療の場合，精神発達遅滞，色素異常などの症状を呈する．色素異常の原因は，チロシン合成低下によるメラニン欠乏による．精神発達遅滞の原因は，脳内のアミノ酸の不均衡の結果と推定されている．新生児スクリーニングで血中フェニルアラニンの高値で発見され，わが国における発症頻度は軽症型も含め約 7 万出生に 1 例である．治療は，タンパク質摂取制限とフェニルアラニン以外のアミノ酸を補充する食事療法により血中フェニルアラニン濃度を目標範囲に維持する．この治療により正常知能を獲得できる．

2）　メープルシロップ尿症　maple syrup urine disease

　分枝アミノ酸である，ロイシン，イソロイシン，バリンは，分枝アミノ酸トランスアミナーゼにより，対応する 2-オキソ酸となる（図 12・7）．本疾患は，この 3 種類の 2-オキソ酸を基質とする分枝 2-オキソ酸デヒドロゲナーゼ複合体の遺伝的欠損により発生する．常染色体劣性遺伝形式をとる．新生児スクリーニングで，血中ロイシン濃度の高値として発見される．わが国における頻度は，約 100 万出生に 1 例である．無治療の場合，嘔吐，意識障害，呼吸障害などの急性発作を呈し知的障害を伴う．治療は，自然タンパク質摂取を中止し，ロイシン，イソロイシン，バリン除去の治療用ミルクにより，体タンパク質の分解を抑え，血中分枝アミノ酸濃度を低下させる．

3）　ホモシスチン尿症　homocystinuria

　血中ホモシステイン濃度が上昇した結果，尿中へのホモシスチン排泄が二次的に増加する状態が，ホモシスチン尿症である．ホモシスチン尿症は，シスタチオニン β-シンターゼの遺伝的欠損症であり（図 12・11），常染色体劣性遺伝形式をとる．新生児スクリーニングで血中メチオニン濃度の高値により発見され，わが国における発生頻度は約 35 万出生に 1 例である．出生時にはほとんどが無症状である．無治療の場合，1 歳過ぎから知能障害，3 歳頃から骨格異常による高身長，四肢指伸長，水晶体脱臼などの症状を呈する．また，血管系の合併症として，血栓症・塞栓症による脳梗塞，心筋梗塞，肺塞栓を伴う．シスタチオニン β-シンターゼはビタミン B_6 を補酵素としており，ビタミン B_6 を投与することで酵素活性が回復するビタミン B_6 反応型があり，治療予後がよい．治療は，低メチオニン，高シスチン食により血中メチオニン濃度を低く保つ．

Ⓔ 主な有機酸代謝異常症

代表的有機酸代謝異常症である，プロピオン酸血症とメチルマロン酸血症について解説する．この2つの疾患は，最近開始されたタンデムマス試験による新生児スクリーニングの対象疾患となっている．

1） プロピオン酸血症

プロピオニルCoAをメチルマロニルCoAへと転換するプロピオニルCoAカルボキシラーゼの遺伝的欠損により発症する（図12·7）．基質であるプロピオニルCoAの代謝産物であるプロピオン酸が体内に蓄積し，代謝性アシドーシスや高アンモニア血症を引き起こし，新生児期に死に至る例もある．軽症例も含めるとわが国における発生頻度は，約3万出生に1例である．プロピオニルCoAは，バリン，イソロイシン，トレオニン，メチオニンなどのアミノ酸の分解により主に生じるが，ほかに脂肪酸や腸内細菌によっても産生される．治療は，タンパク質摂取の制限によりプロピオニルCoAの生成を低く保つ．

2） メチルマロン酸血症

メチルマロニルCoAをスクシニルCoAへ転換するメチルマロニルCoAムターゼの遺伝的欠損により発症する（図12·7）．基質であるメチルマロニルCoAの代謝産物であるメチルマロン酸が体内に蓄積し，代謝性アシドーシス，発達遅滞，筋緊張低下を呈する．治療は，プロピオン酸血症と同様にタンパク質の摂取制限である．

Ⓕ 尿素回路代謝異常症

尿素回路に存在する5種類の酵素すべてに遺伝的欠損症が知られている（図12·2）．そのいずれも高アンモニア血症を示し中枢神経障害を伴う．ここでは代表的尿素回路異常症であるオルニチンカルバモイルトランスフェラーゼ（OTC）欠損症について説明する．

①**オルニチンカルバモイルトランスフェラーゼ欠損症**：カルバモイルリン酸からシトルリンを生成する酵素であるオルニチンカルバモイルトランスフェラーゼをコードする*OTC*遺伝子は，ヒトX染色体に存在し，この欠損症はX連鎖性を示す．男児の多くは，新生児期に著明なアンモニア血症による意識障害などの重篤な症状を呈し，死亡する例もある．女子の場合，無症状の保因者とはならずに発症することがある．男性患者に比べ，女性患者は発症が遅く，症状が軽い傾向がある．尿素回路異常症の中では最も多く，わが国では約8万出生に1例の発生頻度である．治療として血液透析，タンパク質制限，アルギニンや安息香酸ナトリウムの投与などが行われている．

13 モノヌクレオチドの代謝

　食物中の核酸は膵液および腸液中の種々の酵素で糖と塩基に分解され，塩基はさらに酸化，分解される．プリン塩基は尿酸として腸管から吸収されるものもあるが（外因性尿酸），これは尿中に排泄される．したがって，食物中の核酸が生体内でそのまま利用されることはほとんどなく，ヌクレオチドは生体内の種々の代謝産物から合成される（非経口的に与えれば利用される）．

　ヒトなどの場合，体内のヌクレオチドが分解されるとプリン塩基は環状構造が保たれたまま最終的に尿酸となって（内因性尿酸）尿中に排泄されるが，ピリミジン塩基は環状構造が解かれてβ-アラニンやβ-アミノイソ酪酸となり，その一部は炭酸ガスとアンモニアにまで分解される．

　ヌクレオチドの生合成には，糖やアミノ酸などを基材として新たに合成する経路（新生経路 *de novo* pathway）と，核酸の代謝分解過程で生成するヌクレオシドや塩基を再利用して合成する経路（再生経路 salvage pathway）とがある．新生経路は，増殖中の細胞にとって DNA や RNA の構成因子の産生経路としてきわめて重要な同化反応である．がん関連因子が核酸の新生経路を活性化することも明らかにされている．再生経路は特にプリンヌクレオチドの代謝で重要であり，この経路の異常で高尿酸血症，痛風，レッシュ・ナイハン症候群などが起こる．

13−1　新生経路によるヌクレオチドの合成

Ⓐ プリンヌクレオチドの新生経路

　図 13·1 に示したように，プリンヌクレオチドの新生経路はペントースリン酸経路から供給される α-D-リボース 5--リン酸を出発物質とする．これと ATP とからつくられるホスホリボシルピロリン酸 phosphoribosyl pyrophosphate（PRPP）は，プリンヌクレオチドだけでなくピリミジンヌクレオチドの合成や再生経路にも利用されるので，その量がヌクレオチド全体の合成速度に影響を与える．プリン骨格は PRPP に他の化合物に由来する原子が結合して形成される．すなわち，PRPP のピロリン酸結合部位に 3 個の N，2 個の C，グリシンおよび CO_2 が付加される反応を経て，最初のプリンヌクレオチド中間体であるイノシン 5′--リン酸 inosine 5′-monophosphate（IMP）が完成する．付加される 3 個の N は 2 個がグルタミンのアミド基，1 個がアスパラギン酸のアミノ基に，また 2 個の C はいずれもテトラヒドロ葉酸（H_4葉酸）が関与する活性 C_1 化合物に由来する．図 13·2 にプリン塩基の各原子の由来を示した．IMP からは二段階の反応によってそれぞれグアノシン 5′--リン酸 guanosine 5′-monophosphate（GMP）と

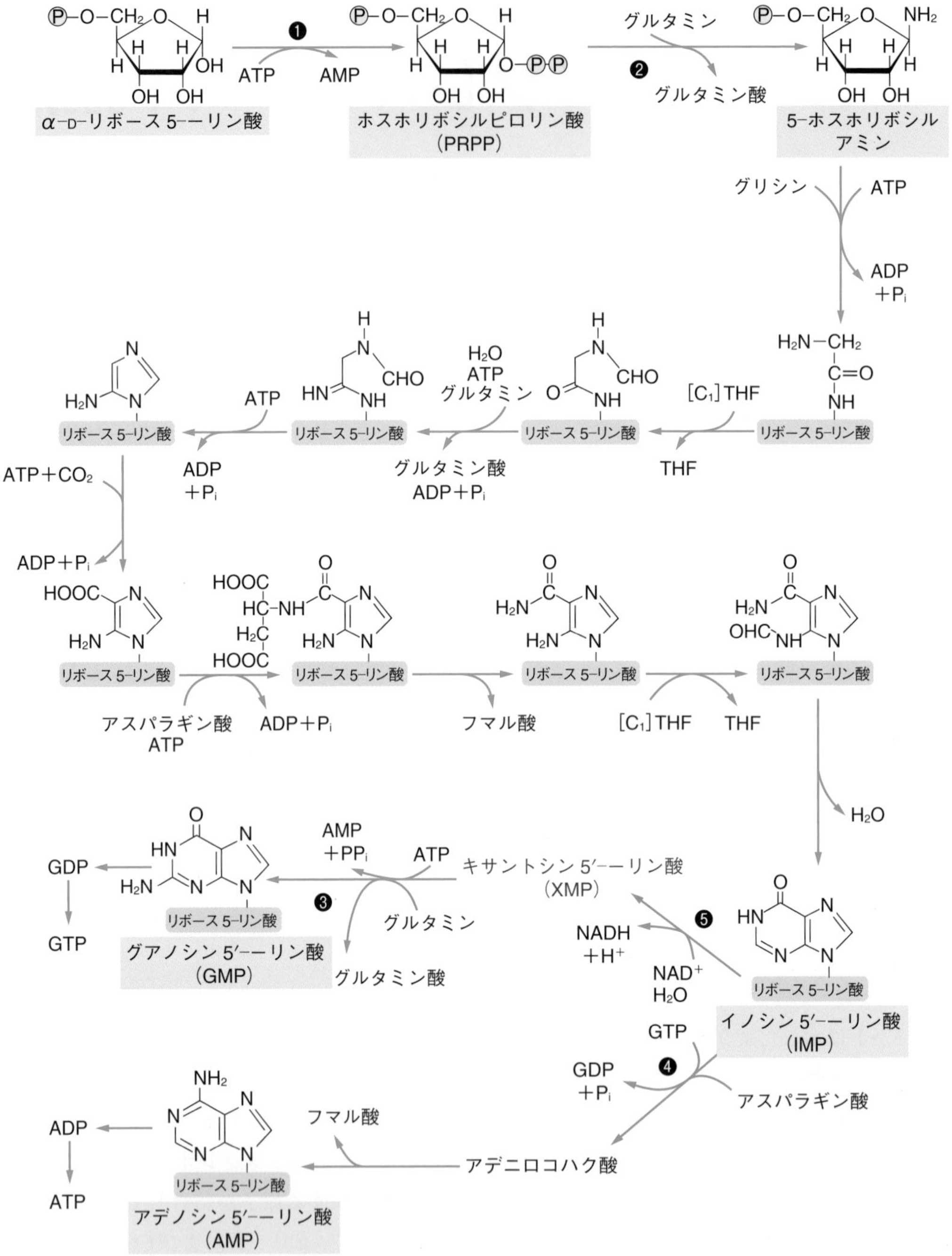

α-D-リボース 5-リン酸　　❶　ATP　AMP　ホスホリボシルピロリン酸（PRPP）　グルタミン　❷　グルタミン酸　5-ホスホリボシルアミン

グリシン　ATP　ADP＋Pi

リボース 5-リン酸　ATP　ADP＋Pi　リボース 5-リン酸　H_2O ATP グルタミン　グルタミン酸 ADP＋Pi　リボース 5-リン酸　[C₁]THF　THF　リボース 5-リン酸

H_2N–CH_2　C=O

$ATP+CO_2$

$ADP+P_i$

HOOC　H_2N　リボース 5-リン酸　アスパラギン酸 ATP　ADP＋Pi　HOOC HC–NH H₂C HOOC リボース 5-リン酸　フマル酸　H_2N リボース 5-リン酸　[C₁]THF　THF　OHC NH リボース 5-リン酸

H_2O

GDP　HN　H_2N リボース 5-リン酸　グアノシン 5′-リン酸（GMP）　❸　AMP＋PP_i　ATP　グルタミン　グルタミン酸　キサントシン 5′-リン酸（XMP）　NADH＋H⁺　NAD⁺ H_2O　❺　HN リボース 5-リン酸　イノシン 5′-リン酸（IMP）

GTP

GTP　GDP＋P_i　❹　アスパラギン酸

NH₂　ADP　リボース 5-リン酸　アデノシン 5′-リン酸（AMP）　ATP　フマル酸　アデニロコハク酸

図13·1　プリンヌクレオチドの新生（*de novo*）経路

THF：H₄葉酸，[C₁]THF：メチレンまたはホルミル THF.
PRPP にさまざまな原子が導入されてプリン環が合成されていく過程を示した．反応❶および反応❷が経路の主な律速部位である．IMP から GMP を生成するときには反応❸に ATP が，また AMP を生成するときには反応❹に GTP が必要である．
プリンヌクレオチドの新生経路の調節点を担う酵素：❶ PRPP シンテターゼ，❷アミドホスホリボシルトランスフェラーゼ，❸ GMP シンテターゼ，❹アデニロコハク酸シンテターゼ，❺ IMP デヒドロゲナーゼ．
❶は ADP，GDP により，❷は ATP，ADP，AMT，GTP，GDP，GMP により，❹は AMP により，❺は GMP によりフィードバック阻害を受ける．

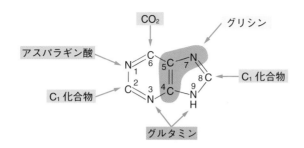

図13·2　プリン核を構成する原子の由来

アデノシン 5′—一リン酸 adenosine 5′-monophosphate（AMP）になるが，その過程で ATP に依存して C2 位にグルタミン由来のアミノ基が導入されると GMP が，また GTP に依存して C6 位にアスパラギン酸由来のアミノ基が導入されると AMP が生成する．GMP 生成に ATP を（図 13·1 反応❸），AMP 生成に GTP を（反応❹）必要とすることがこれら両ヌクレオチド間の相互の合成調節に関係している．また，IMP 合成の最初の 2 反応，PRPP の合成（反応❶）と 5-ホスホリボシルアミンの合成（反応❷）の段階が，いずれも，アデニンヌクレオチドとグアニンヌクレオチドによりフィードバック阻害を受け，プリンヌクレオチドの合成量を調節している．

B ピリミジンヌクレオチドの新生経路

　プリンヌクレオチドが PRPP に順次さまざまな物質が結合して合成されるのに対して，ピリミジンヌクレオチドはまずピリミジン環が合成され，これに PRPP が付加される（図 13·3）．ピリミジン環の合成は CO_2，グルタミンのアミノ基および ATP からカルバモイルリン酸ができる反応（反応❶）で開始される．この反応を触媒する酵素は哺乳動物ではカルバモイルリン酸シンテターゼ II で，尿素合成の際に働く I 型（肝ミトコンドリアに存在）とは，①細胞質に存在すること，②窒素供与体がグルタミンのアミノ基であること，③ウリジン 5′-三リン酸 uridine 5′-triphosphate（UTP）によってフィードバック阻害を受けること，④活性に N-アセチルグルタミン酸を必要としないこと，などの点で異なる．次いでカルバモイルリン酸とアスパラギン酸が縮合し，これが閉環するとジヒドロオロト酸 dihydroorotic acid，さらに脱水素されてオロト酸 orotic acid となる．生成したオロト酸にはじめて PRPP が付加され，脱炭酸反応後ウリジン 5′—一リン酸 uridine 5′-monophosphate（UMP）が生成する．この UMP が ATP によってリン酸化されるとウリジン 5′-二リン酸 uridine 5′-diphosphate（UDP），UTP となり，グルタミンのアミノ基が付加されてシチジン 5′-三リン酸 cytidine 5′-triphosphate（CTP）ができる．もう 1 つのピリミジンヌクレオチドであるチミンヌクレオチドは UDP からできるが，これについては 13—2 にまとめて記載する．

　以上の合成経路のうち，動物では，反応❶を触媒するカルバモイルリン酸シンテターゼ II が第一の制御ポイントであり，PRPP と ATP により活性化され，UDP と UTP により阻害される．

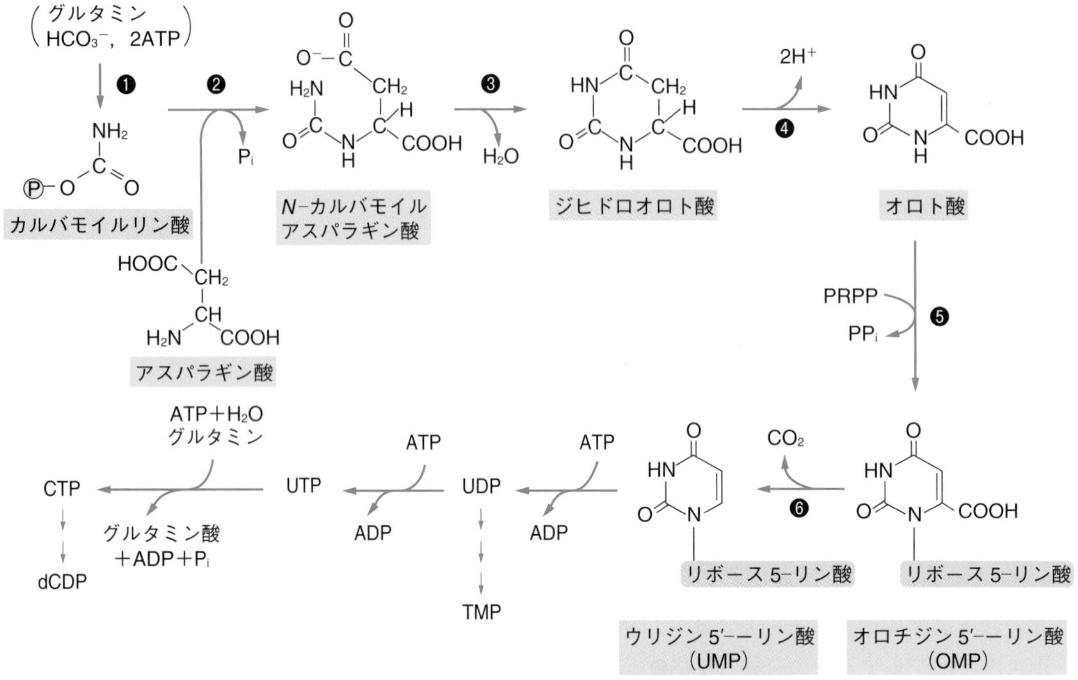

図13·3 ピリミジンヌクレオチドの新生（*de novo*）経路
プリンヌクレオチド合成と異なり，ピリミジン環が完成した後にリボース5-リン酸と結合する．
ピリミジンヌクレオチドの新生経路の調節点を担う酵素：❶カルバモイルリン酸シンテターゼII，❻OMPデカルボキシラーゼ

　第二の制御ポイントは，反応❻を触媒するオロチジン酸5′-一リン酸 orotidine 5′-monophosphate（OMP）デカルボキシラーゼであり，これはUMPにより阻害される．動物では，反応❹を触媒する脱水素酵素がミトコンドリア内膜の外側に存在する以外，すべての酵素が細胞質にあり，また，反応❶〜❸，反応❺〜❻はそれぞれ単一のポリペプチドである多機能酵素タンパク質によって触媒される．なお，プリンヌクレオチド，ピリミジンヌクレオチドの合成速度は，共通の基質であるPRPPの供給量により決定される．

13−2 デオキシリボヌクレオチドの合成

　デオキシリボヌクレオチドは鉄依存性酵素であるリボヌクレオチドレダクターゼによってリボヌクレオチドから生成される．反応にはフリーラジカルが関与する．自然界には数種のリボヌクレオチドレダクターゼが存在するが，哺乳類では単一の酵素がリボヌクレオシド二リン酸（ADP，GDP，CDP，UDP）をデオキシリボヌクレオシド二リン酸（dNDP）にする（図13·4反応❶）．反応にはFe^{3+}と酸素との結合を介して産生するラジカルが関与する．チミンヌクレオチドはUDPが還元されてできたdUDPが一度dUMPに変わってから，チミジル酸シンテターゼ thymidylate synthetase でメチル基が付加されチミジル酸〔TMP（dTMP）〕となる（なお，チ

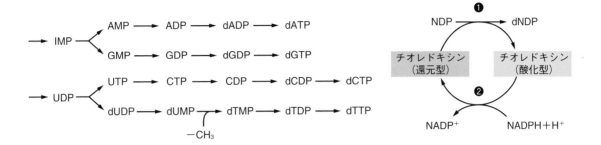

図 13・4　デオキシヌクレオチドの合成経路とその反応
❶リボヌクレオチドレダクターゼによって，リボヌクレオシド二リン酸（NDP）からデオキシリボヌクレオシド
二リン酸（dNDP）が生成するが，反応に直接用いられる還元当量は還元型チオレドキシン thioredoxin（フラビン
タンパク質）から供給される．酸化型となったチオレドキシンは，❷チオレドキシンレダクターゼ thioredoxin
reductase によって再び還元型となる.

図 13・5　チミジル酸（TMP）の生成
反応は❶チミジル酸シンテターゼで触媒され
るが，生じたジヒドロ葉酸（H_2 葉酸）は
NADPH と❷ジヒドロ葉酸レダクターゼで再
びテトラヒドロ葉酸（H_4 葉酸）に還元されて
用いられる.

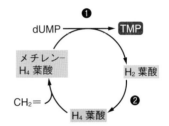

ミジル酸はデオキシ体であり，本来 dTMP と表記すべきところであるが，オキシ型チミジル酸
は生体において存在しないため，デオキシ（d）を省略して TMP と表記している）．ピリミジン
ヌクレオチド合成系ではこの反応にだけテトラヒドロ葉酸が関与し，メトトレキサート
methotrexate など葉酸拮抗物質はジヒドロ葉酸レダクターゼ dihydrofolate reductase を強く阻
害するので DNA 合成阻害剤となる（図 13・5）．また，デオキシシチジンは，CTP がいったん
CDP になってからリボースが還元されて生成する.

13-3　プリンおよびピリミジン合成の阻害剤

　グルタミンと構造が類似するアザセリン azaserine はグルタミンアミドトランスフェラーゼ（図
13・1 反応❷❸などを触媒）を阻害し，また，6-メルカプトプリンのようなプリン構造類似体も
プリンヌクレオチド合成を阻害する.

　ピリミジン構造類似体の 5-フルオロウラシル 5-fluorouracil はチミジル酸シンテターゼ（図
13・5 反応❶を触媒）を阻害し，また，アミノプテリン，メトトレキサートなど葉酸構造類似体
はジヒドロ葉酸レダクターゼ（図 13・5 反応❷を触媒）を阻害することによって TMP 合成反応
を阻害する．したがって，これらの薬物は DNA 合成をも阻害するので，抗がん剤として用いら

れる.

[注] ソリブジン sorivudine はウラシル誘導体で,水痘・帯状疱疹ウイルスおよび単純ヘルペスウイルス (DNA ウイルス) の複製を阻害する.したがって,これらに対する抗ウイルス剤として用いられる.5-フルオロウラシル投与中の患者にソリブジンを投与し,患者が死亡した例が知られている(ソリブジン薬害).これは,ソリブジンが5-フルオロウラシルの代謝分解に関与するジヒドロピリミジンデヒドロゲナーゼを抑制することによって起こるものと考えられている.

13–4 ヌクレオチドの代謝分解と再生経路

代謝分解と再生経路は相互に関連するので,これらの概略をまとめて図 13·6 に示した.

Ⓐ ヌクレオチドの代謝分解

プリン,ピリミジンいずれのヌクレオチドも脱リン酸化されヌクレオシドとなる.生じたヌクレオシドは加リン酸分解によって五炭糖がはずされてヒポキサンチン,グアニン,チミン,ウラ

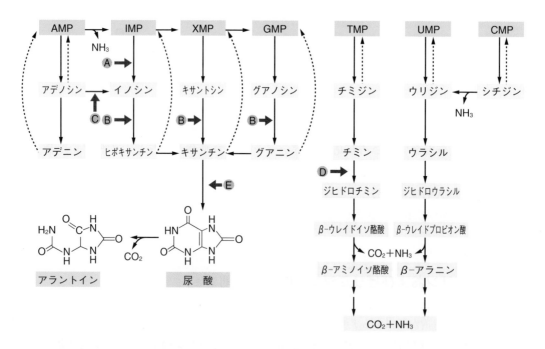

図 13·6 ヌクレオチドの分解過程と哺乳動物の主な再生経路
実線は分解過程,点線は哺乳動物の主な再生経路を示す.分解過程のⒶの反応様式は〔ヌクレオチド+H₂O→ヌクレオシド+Pi〕であり,またⒷはプリンヌクレオシドホスホリラーゼ(PNP)による加リン酸分解で,〔ヌクレオシド+Pi→塩基+(デオキシ)リボース 1-リン酸〕である.再生経路の反応様式は,塩基からヌクレオチドが合成される場合は〔塩基+PRPP→ヌクレオチド+PPi〕であり,ヌクレオシドからヌクレオチドが合成されるときは〔ヌクレオシド+ATP→ヌクレオチド+ADP〕である.Ⓒの反応はアデノシンデアミナーゼ(ADA)によって,またⒹの反応はジヒドロピリミジンデヒドロゲナーゼによって触媒される.Ⓔの反応を触媒する酵素はキサンチンオキシダーゼであり,痛風の治療薬の標的になっている.

シルなどの塩基となる.

　プリン塩基の場合はその後キサンチンを経て尿酸となり，ヒトなど哺乳類，トリなどではこれがプリン代謝分解の最終産物として尿中に排泄される．なお，その他の多くの動物では尿酸はさらに分解され，アラントインやアラントイン酸となる．尿酸は中性で水溶性が低く，尿酸が過剰になると関節や腎などに尿酸ナトリウムの結晶を生じ，痛風や腎障害を起こす．ヒポキサンチンの構造類似体であるアロプリノール allopurinol はヒポキサンチンやキサンチンが尿酸になる反応を触媒するキサンチンオキシダーゼ xanthine oxidase を阻害するため，痛風の治療薬として用いられる.

　一方，ピリミジン塩基のチミン，ウラシルはピリミジン環が開環されて代謝され，それぞれ β-アミノイソ酪酸と β-アラニンとなる．前者はそのまま尿中に出される部分もあるが，さらにスクシニル CoA に代謝される部分もある．また，後者は一部尿中に出されるが，アセチル CoA に変わるものもある.

Ⓑ 再生経路によるヌクレオチドの合成

　ヌクレオチドの分解過程で生じる代謝中間体を再利用してヌクレオチドを合成する経路で，ヌクレオシドから合成される場合と塩基から合成される場合がある（図13·6）.

1）ヌクレオシドからのヌクレオチド合成

　アデノシン，デオキシアデノシンおよびすべてのピリミジンヌクレオシド（チミジン，ウリジン，シチジン）は ATP を用い容易に AMP，dAMP，TMP，UMP，CMP に変換される（図13·6）．しかし，アデニンヌクレオシド以外のプリンヌクレオシドではこの反応はほとんど起こらない.

2）塩基からのヌクレオチド合成

　プリン塩基のアデニン，ヒポキサンチン，キサンチン，グアニンは PRPP を利用して AMP，IMP，XMP，GMP に変換される．このうち，ヒポキサンチン，キサンチンおよびグアニンは同一の酵素（ヒポキサンチン-グアニンホスホリボシルトランスフェラーゼ hypoxanthine-guanine phosphoribosyltransferase：HGPRT）によって利用され，この再生経路がプリンヌクレオチド合成に生理的に重要な役割を果たしている．一方，アデニン→AMP の経路の活性は弱く，AMP から生じたアデノシンはアデノシンデアミナーゼ（ADA）（図13·6Ⓒ）により，イノシンに変わる（☞13—5Ⓒ）．なお，抗がん剤として用いられる 6-メルカプトプリンなどは再生経路に取り込まれて DNA や RNA の合成を阻害する．哺乳類の場合ピリミジン塩基を再利用したヌクレオチド合成はほとんどない.

13−5 酵素異常と疾患

　プリンおよびピリミジン代謝に関係する酵素の欠損あるいは異常によってさまざまな疾患が起こる．それらのうち，主要なものを以下に挙げる．

Ⓐ レッシュ・ナイハン Lesch-Nyhan 症候群

　HGPRT の欠損による先天性代謝障害（伴性劣性遺伝）である．生化学的には再生経路が機能しないためにプリンヌクレオチドの新生経路が著しく亢進し，高尿酸血症（痛風），高尿酸尿症となる．臨床的には自傷行為，知能障害，脳性小児麻痺などの症状がみられる．プリンヌクレオチド代謝障害以外にも，さまざまな理由によって尿酸の生成過剰または排泄障害があるときに高尿酸血症が起こる．

Ⓑ 高尿酸血症

　HGPRT の障害により，プリン再生経路で PRPP の利用が減少したり，グルコース-6-ホスファターゼ欠損症（糖原病 Ia 型）のように PRPP 合成が異常に高まると，二次的にプリンヌクレオチド合成が亢進して尿酸生成が増加する．

Ⓒ 免疫不全症

1)　アデノシンデアミナーゼ adenosine deaminase（**ADA**）欠損症（図 13·6）
　アデノシンデアミナーゼの欠損で，T 細胞内に蓄積した dATP がリボヌクレオチドレダクターゼを阻害し，DNA 前駆体が減少し，T 細胞と B 細胞増殖が低下すると考えられる．したがって，免疫学的には細胞性免疫と体液性免疫の両者が損なわれる（重症複合型免疫不全症）．免疫疾患の中で最も重症で，最初に遺伝子治療の対象となった疾患である．

2)　プリンヌクレオシドホスホリラーゼ purine nucleoside phosphorylase（**PNP**）欠損症（図 13·6）
　生化学的にはイノシン，グアノシンが尿中に出る．免疫学的には T 細胞の機能は障害されるが，B 細胞はほぼ正常に機能するので細胞性免疫不全となる．

14 ポルフィリンとその代謝産物

14−1 ヘムの生合成と分解

Ⓐ ポルフィリンとヘム

ポルフィリンは4個のピロール環が4個のメチレン基（—CH$_2$—）またはメテン基（—CH＝）によって結合，閉環したものの誘導体であり，側鎖の違いによっていくつかのポルフィリンに分けられる．自然界で最も大切なポルフィリンはプロトポルフィリン protoporphyrin であり，そのポルフィリン環の中に鉄が配位したものがプロトヘムである（図14·1）．プロトヘムは単にヘム heme とも呼ばれる．ヘムはヘモグロビン（Hb），ミオグロビン，カタラーゼ，トリプトファンピロラーゼ，シトクロム b 群やシトクロム P450 などの補欠分子族として機能しており，酸素の運搬やその分子種の代謝，活性酸素や薬物の代謝，さらにはミトコンドリア内の電子伝達系などにおいて重要な働きをしている．

ポルフィリンやヘムは一般に赤色を呈し，またポルフィリンは赤い蛍光を発するが，鉄が結合したヘムでは蛍光は失われる．赤血球が赤いのは，Hbとして大量にヘムを含んでいるためである．

Ⓑ ヘムの生合成

プロトポルフィリンはアミノ酸のグリシンとクエン酸回路の基質であるスクシニル CoA を素材として合成され，最後に鉄が挿入されてヘムになり全過程が終了する（図14·1）．生合成に関与する諸酵素の活性はすべての組織に認められるが，特に赤芽球などの幼若赤血球や肝細胞で高い．合成されたヘムは幼若赤血球では Hb 合成に，肝細胞ではシトクロム P450 をはじめとするヘムタンパク質の補欠分子族として利用される．中でもシトクロム P450 による薬物などの異物の代謝（解毒）は肝臓の重要な役割の1つである．シトクロム P450 は肝臓における異物代謝の最初の段階を触媒し，さまざまな異物を水酸化（ヒドロキシ化）することにより親水性を高めて排泄しやすくする．シトクロム P450 には CYP（Cytochrome P450）という略称で総称されるアイソフォームが多数存在するが，薬物の代謝を行ういくつかのアイソフォームを含め多数の CYP が肝臓で発現しており，それらに供給するためにも肝臓ではヘムが盛んに合成される．ヘムの合成は図14·1のように進行するが，反応の初段階と終期はミトコンドリア内で行われ，中間過程は細胞質で行われる．成熟赤血球はミトコンドリアを欠くのでヘムを合成することはできない．

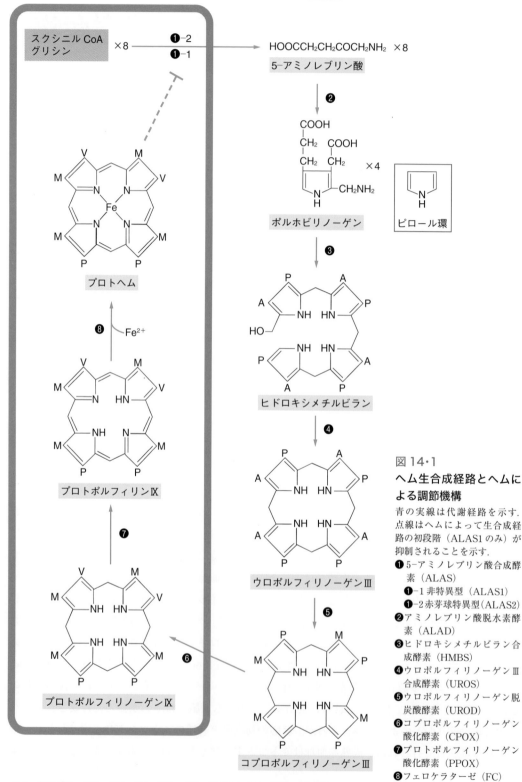

ミトコンドリア　　　　　　　　　　　　　　細胞質

スクシニル CoA
グリシン　×8

5-アミノレブリン酸

ポルホビリノーゲン

ピロール環

ヒドロキシメチルビラン

ウロポルフィリノーゲンⅢ

コプロポルフィリノーゲンⅢ

プロトヘム

プロトポルフィリンⅨ

プロトポルフィリノーゲンⅨ

図 14・1
**ヘム生合成経路とヘムに
よる調節機構**
青の実線は代謝経路を示す.
点線はヘムによって生合成経
路の初段階（ALAS1 のみ）が
抑制されることを示す.
❶5-アミノレブリン酸合成酵
　　素（ALAS）
　❶-1 非特異型（ALAS1）
　❶-2 赤芽球特異型（ALAS2）
❷アミノレブリン酸脱水素酵
　　素（ALAD）
❸ヒドロキシメチルビラン合
　　成酵素（HMBS）
❹ウロポルフィリノーゲンⅢ
　　合成酵素（UROS）
❺ウロポルフィリノーゲン脱
　　炭酸酵素（UROD）
❻コプロポルフィリノーゲン
　　酸化酵素（CPOX）
❼プロトポルフィリノーゲン
　　酸化酵素（PPOX）
❽フェロケラターゼ（FC）

V：$-CH=CH_2$, M：$-CH_3$, P：$-CH_2-CH_2-COOH$, A：$-CH_2-COOH$

　ヘム生合成の律速段階はグリシンとスクシニル CoA から 5-アミノレブリン酸を合成する段階である．この反応を触媒する 5-アミノレブリン酸合成酵素 5-aminolevulinate synthase（ALAS）には，すべての細胞で発現する ALAS1 と赤芽球でのみ発現する ALAS2 の 2 つのアイソザイムが存在する．赤芽球以外の細胞では，タンパク質と結合していないヘムが増加すると ALAS1 の合成が阻害され，ミトコンドリア内のこの酵素タンパク質の量が減少する．このフィードバック制御により正常では細胞内のヘムの量は一定のレベルに保たれる．一方，赤芽球においては，ヘムにより発現が抑制されない ALAS2 が機能しているので，赤血球への分化に伴って Hb の合成が急激に増加する場合にもヘムの供給が不足することはない．

ⓒ ヘムの分解とビリルビンの生成

　ヒトの赤血球の寿命は約 120 日であるので，全赤血球のおよそ 0.8% 強が毎日壊されている．このことは Hb として約 8 g，ヘムとして約 300 mg が 1 日に分解されていることになる．ヘムは分解されると緑色のビリベルジン biliverdin を経て，黄色のビリルビン bilirubin となって胆汁中に排泄される．それゆえこれらの色素を胆汁色素と呼ぶ．老朽化した赤血球は細網内皮系細胞に取り込まれて崩壊し，Hb はグロビンとヘムに分かれ，ヘム部分は以下に述べるヘムオキシゲナーゼ heme oxygenase（HO）によってビリベルジン，鉄，一酸化炭素（CO）に分解される（図14・2）．グロビン部分もその細胞内で分解される．

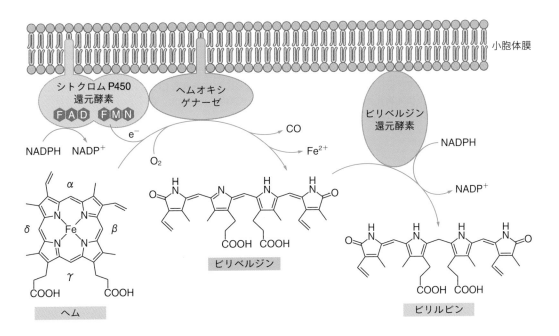

図 14・2　ヘム代謝系

> ［注］ 成人の鉄含量は 3～4 g. 70％強が Hb などの機能鉄, 30％弱がフェリチンなどの貯蔵鉄として分布する. 上述のように 1 日にヘムが約 300 mg 分解されると, 約 27 mg［300 mg×鉄原子量(56)≒ヘム分子量(616)］もの大量の鉄が離される. しかし 1 日の鉄の出納（腸管からの吸収 1～1.5 mg, 表皮や腸管細胞の脱落による損失 1 mg）を考慮すると, 遊離したヘム鉄はほとんどすべて Hb, ミオグロビン, ヘム酵素に再利用されるか, フェリチンとして貯蔵される.

　Hb の主たる代謝の場は, 骨髄, 脾臓, 肝臓のクッパー Kupffer 細胞などの細網内皮系であるが, 他の臓器でも細胞内のさまざまなヘムタンパク質のヘム分解反応が起こっている. 毎日生成されるビリルビンの約 3/4 が Hb のヘム由来で, 残りの大部分は他のヘムタンパク質のヘムの分解産物である. 皮下出血の治癒過程では, ヘムはマクロファージ系の細胞によって代謝される. 出血斑の色調が赤, 青紫, 淡黄色を経て退色していくのは, ヘムからビリベルジンそしてビリルビンに至る代謝過程を反映している.

　HO は小胞体の細胞質側に存在する膜酵素である. 所在を同じくするシトクロム P450 還元酵素から電子の供給を受け, 酸素を利用した 3 段階の一原子酸素添加反応 monooxygenase reaction によって, ヘムを α 部位特異的に開裂し, ビリベルジンを生成する. α 炭素は CO として遊離する. 生体内で CO を生成する酵素反応は HO だけである. CO は最終的には呼気中に呼出されるが, 循環血流中の Hb の約 1.5％が CO 結合型（CO—Hb）となっている. HO 反応は, 基質であるヘムが酸素を活性化して自身の分解をもたらす自己触媒的な反応である. 生成されたビリベルジンは, 細胞質に存在するビリベルジン還元酵素 biliverdin reductase によってビリルビンとなり血中に放出され, アルブミンとの結合体として肝臓に取り込まれる. 鳥類, 両生類では, ヘムの代謝はビリベルジンで終わる. 哺乳類は, ビリベルジンが胎盤を通過できないので, それが可能なビリルビンに還元する系を獲得した. ビリルビンには抗酸化作用（活性酸素のスカベンジャー）があり, 内因性抗酸化剤として注目されている.

> ［注］ HO には, HO-1 と HO-2 のアイソザイムがある. HO-1 は誘導型の酵素で, 肝臓, 脾臓, 細網内皮系で発現しており, ヘム分解が主たる役割である. 一方, HO-2 は構成型の酵素で, 特に心血管内皮, 肝脈管系内皮, 脳神経系に発現している. HO 反応によって生成される CO が一酸化窒素（NO）と同様のガス状シグナル伝達物質として機能している可能性が示唆されており, HO-2 の役割は局所におけるCO の産生にあると考えられている.

Ⓓ ビリルビンの胆管への排泄

　ビリルビンは不溶性であるため血中ではアルブミンとの結合体として運搬され, 肝臓に取り込まれる. ビリルビンは UDP–グルクロノシルトランスフェラーゼによってグルクロン酸抱合され, ビリルビンジグルクロニド bilirubin diglucuronide として胆汁中に分泌される（図 14·3, ☞ 10—9）.

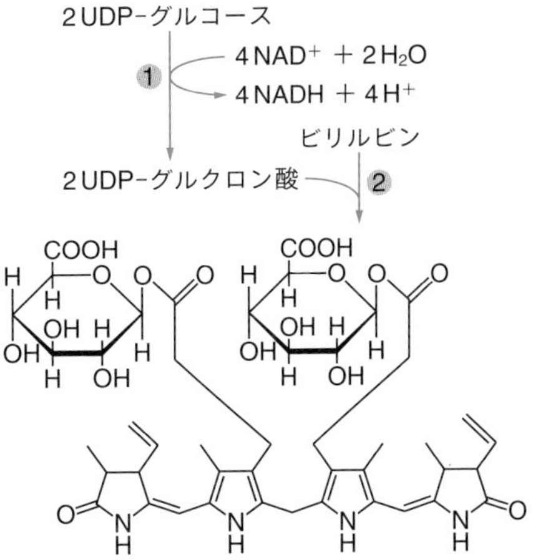

図14·3 ビリルビンジグルクロニドの生合成
❶ UDP-グルコースデヒドロゲナーゼ
❷ UDP-グルクロノシルトランスフェラーゼ

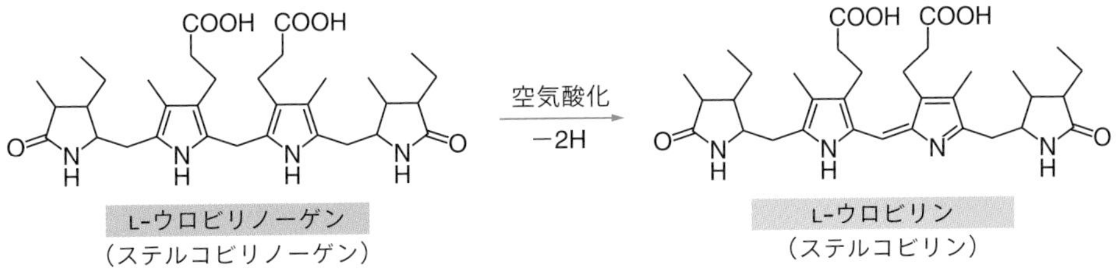

図14·4 ウロビリン体の構造

[注] UDP-グルクロノシルトランスフェラーゼには，ビリルビンのほかにステロイドホルモンの代謝産物や外因性のフェノールなどを基質にするアイソザイムが存在する．しかし，この酵素の遺伝子は1つしか存在せず，基質結合領域をコードする基質結合エキソン群と UDP-グルクロン酸結合領域をコードする共通エキソンとから構成されている．スプライシングの際，複数存在する基質結合エキソン群からただ1つのエキソンが選ばれ共通エキソンと連結される．その結果，固有の基質特異性を示す酵素の mRNA が生じる．

Ⓔ ウロビリン体

　ビリルビン-グルクロン酸抱合体は回腸末端と大腸に達すると腸内細菌の β-グルクロニダーゼの作用により，グルクロニドが除去される．ビリルビンは腸内細菌によってさらに還元され無色のウロビリノーゲン urobilinogen（ステルコビリノーゲン stercoblinogen）となり，糞便（ごく一部は尿）に排泄される．またウロビリノーゲンの一部は腸管から吸収されて血流中に入り，肝臓を経て再び胆汁中へ排泄される．これを腸肝循環という．糞便(尿)に排泄されたウロビリノーゲンは空気酸化を受けて黄橙色のウロビリン urobilin（ステルコビリン stercoblin）となる．糞尿の色調はこれによる（図14·4）．

［注］　さまざまな原因あるいは疾患で，血管内溶血 intravascular hemolysis が起こることがある．その結果，遊離の Hb，ヘムおよび鉄が腎から大量に失われる可能性がある．それを回避するために，Hb は酸素化型 α, β-ダイマーに解離し，ハプトグロビン haptoglobin と結合して細網内皮系細胞に運ばれる．遊離のヘムはヘモペキシン hemopexin と結合して肝臓に運ばれる．鉄はトランスフェリンによって輸送され再利用される．

14−2　ポルフィリンおよびビリルビンの代謝異常

Ⓐ ポルフィリン症　porphyria

　ポルフィリン症とは，尿中や糞便中へのポルフィリン体（プロトポルフィリンおよびその前駆体物質の総称）の排泄が異常に高まっている疾患の総称である．ポルフィリン体の発する特有の蛍光がポルフィリン症の診断には有用である．また，皮膚に蓄積したポルフィリン体は多くのポルフィリン症患者で日光皮膚炎を引き起こす．この疾患の多くはヘム合成経路の酵素の遺伝的異常により発症するが，鉛やアルコール中毒などにより後天的に発症するものもある．

　遺伝的な異常によるポルフィリン症では，異常酵素がヘムの生合成経路のどの反応を触媒しているかにより，さまざまなポルフィリン症が出現する．また，このような場合，その異常はすべての細胞にみられる．しかし，ヘム生合成が活発に行われている組織は肝臓と骨髄（赤血球造血）なので，各酵素の活性低下の影響はこれらの組織で顕著となる．したがって，臨床症状や検査所見によって肝性ポルフィリン症と骨髄性ポルフィリン症とに区別されるのが通例である．

　ヘムはいくつかの酵素の連続した働きでつくられるが（図 14・1），そのうち 1 つの酵素に活性低下が起こるとヘムの生成量が減少する．このような場合には非特異型 5-アミノレブリン酸合成酵素の段階でヘムによって調節されていた制御機構が解除される．その結果，肝性ポルフィリン症の患者ではポルフィリン体の合成が活発になり，ヘム生合成経路において異常酵素が触媒すべき反応よりも前の段階までのポルフィリン体が主に蓄積するようになる．一方，骨髄性ポルフィリン症では，貧血などにより赤血球造血が刺激されると赤芽球特異型 5-アミノレブリン酸合成酵素の発現が亢進し症状が増悪する場合が多い．

Ⓑ 高ビリルビン血症

　血清中の総ビリルビン量は通常 1 mg/dL 以下であるが，種々の疾患の際，血中ビリルビン濃度が異常に上昇し，皮膚などが黄色を呈することがある（黄疸）．このような疾患を高ビリルビン血症というが，そのビリルビンがグルクロン酸と結合した抱合型か否かを鑑別するのは，発症の原因を考えるうえで特に重要である．

　ビリルビンはスルファニル酸のジアゾ化合物と反応すると赤紫色を呈する（ファンデンベルグ van den Bergh 反応）．試薬を加えただけで発色するビリルビンを直接型ビリルビンといい，抱合型ビリルビンがこれに相当する．胆管閉塞や肝障害で抱合型ビリルビンが血中へ逆流すると，

血清中の直接型ビリルビンが増加する．一方，非抱合型ビリルビンの場合には発色にはジアゾ試薬のほかにアルコールの添加が必要なので，これを間接型ビリルビンといい，溶血性黄疸やグルクロン酸抱合酵素異常による黄疸の際に増加する．

　新生児では肝細胞のグルクロン酸抱合能が未発達なためビリルビンを処理しきれず，血中の非抱合型ビリルビン濃度が異常に高まってくる．このため新生児の約9割に黄疸を認める（新生児黄疸）．この黄疸は通常1〜2週間で消退するが，遷延した場合には，非抱合型ビリルビンは脂溶性なので比較的簡単に脳へ移行し，核黄疸といわれる脳障害を起こすことがある．

　その他に遺伝的な異常によって起こる抱合型および非抱合型高ビリルビン血症の例が，いくつか存在する．前者の例としてデュビン・ジョンソン Dubin-Johnson 症候群やローター Rotor 症候群があり，ビリルビンジグルクロニドの胆管への輸送機構に異常がある．この疾患はそれほど多くはない．後者にはクリグラー・ナジャー Crigler-Najjar 症候群やジルベール Gilbert 症候群があり，いずれもビリルビン・グルクロン酸抱合酵素に異常がある．このうちジルベール症候群は人種を問わず，その2〜7%に発症するとされるが，症状が軽度であるために本人は自覚していない場合も多く，また，その予後も良好であるとされる．

15 生体と酸素

　動物の生命活動の主たるエネルギー源は食物に含まれる栄養素（糖質，脂質，タンパク質）である．これらは動物の体内の異化過程により酸化され，最終的に H_2O と CO_2 にまで分解される．栄養素の酸化過程で放出された電子は段階的に NADH あるいは $FADH_2$ の形で捕捉され，これらがミトコンドリア内膜に存在する電子伝達系で再酸化されるとき ATP が合成される．このように，栄養素の酸化では一連の酸化還元反応 redox reaction が連係している．ヒトのような好気性生物では，この酸化過程で放出された電子が最終的に酸素に渡され H_2O を生じる．本章では，生体酸化還元反応の本質を考察するとともに，好気性生物にとって宿命的ともいえる O_2 分子とのかかわり合いを学ぶ．

15−1　生物学的酸化還元反応

Ⓐ 還元電位　reduction potential

個々の酸化あるいは還元反応には固有の標準還元電位が定義される．

$$Cu^+ \longrightarrow Cu^{2+} + e^- \tag{1}$$
$$Fe^{3+} + e^- \longrightarrow Fe^{2+} \tag{2}$$
$$Cu^+ + Fe^{3+} \longrightarrow Cu^{2+} + Fe^{2+} \tag{3}$$

(1)では1価銅イオンから電子が奪われるので酸化反応 oxidation であり，(2)では3価鉄イオンが電子を獲得するので還元反応 reduction である．(1)，(2)式にはそれぞれ電子の受容体と供与体が示されていないので，半反応 half reaction と呼ばれる．半反応だけが独立して起こることはなく，実際は(3)のように両反応は共役して起こる．この場合，銅が電子供与体（還元剤 reductant）で，鉄が電子受容体（酸化剤 oxidant）であるので，銅は鉄より強い還元剤，鉄は銅より強い酸化剤であるという．ある物質が電子を授受する能力を定量的に表すために，基準となる半反応電極として，1気圧の水素ガス（H_2）に接触している1Mの H^+ 溶液（参照半電池）を選び，それに，たとえばそれぞれ1Mの Fe^{3+} と Fe^{2+} を含む溶液（試料半電池）をつなぐ．このとき，参照半電池で H_2 の酸化が起こり，放出された電子は試料半電池に流れ，Fe^{3+} は Fe^{2+} に還元される．つまり，電子は参照半電池から試料半電池に流れたわけであるから，参照半電池が陰極，試料半電池が陽極となり，このとき両半電池の間に電位差すなわち起電力が観測される．物理化学では，1気圧 H_2 ガス/1M H^+ 半電池（水素電極）を基準電極にとり，いかなる温度にお

いても，pH 0ではその起電力を0とする．試料電極（各酸化・還元成分が1 M）が25℃におい
て水素電極に対して示す起電力をその電極の物理化学的標準還元電位（E_0）という．上述の例で
は，1 M Fe^{3+}/1 M Fe^{2+}を含む試料電極は陽極であるから正の標準還元電位をもつ．逆に，ある
酸化還元対を含む試料電極から水素電極へ電子が流れれば，その試料電極は陰極となり負の還元
電位をもつことになる．ある酸化還元対の標準還元電位が大きい正の値であるほど，電子に対し
て親和性が高く還元されやすく，大きい負の値であるほど電子に対して親和性が低く酸化されや
すい．生化学においては，通常25℃，pH 7.0を生化学的標準状態とする．この条件で測定され
た還元電位を生化学的標準還元電位（E_0'）という．このE_0'とE_0の関係を以下に説明する．次
のような2電子酸化還元反応を考えてみよう．

$$AH_2 + NAD^+ \longrightarrow A + NADH + H^+ \tag{4}$$

この反応の自由エネルギー変化（ΔG）は，

$$\Delta G = \Delta G^\circ + RT \ln[A][NADH][H^+]/[AH_2][NAD^+] \tag{5}$$

という式で表すことができる．ΔG°は25℃における物理化学的標準自由エネルギー変化である．
（5）式から25℃，pH 7.0における自由エネルギー変化，すなわち生化学的標準自由エネルギー
変化（$\Delta G^{\circ\prime}$）は次のように求められる．（5）式において，自然対数を常用対数に変換し（ln a =
2.303 log a），$R = 8.315 \times 10^{-3}$ kJ/(K・mol)，$T = 298$ K を代入して整理すると，

$$\begin{aligned}
\Delta G &= \Delta G^\circ + (8.315 \times 10^{-3})(298)(2.303)\log[A][NADH][H^+]/[AH_2][NAD^+] \\
&= \Delta G^\circ - (5.706)\,pH + (5.706)\log[A][NADH]/[AH_2][NADH^+] \quad (kJ/mol)
\end{aligned} \tag{6}$$

が得られる．ここで pH = 7.0，[A] = [AH_2] = [NADH] = [$NADH^+$] = 1 M を代入すると，$\Delta G^{\circ\prime}$
が得られる．

$$\Delta G^{\circ\prime} = \Delta G^\circ - (5.706)\,pH = \Delta G^\circ - 39.95 \quad (kJ/mol) \tag{7}$$

つまり（4）の反応の生化学的標準自由エネルギー変化（$\Delta G^{\circ\prime}$）は，物理化学的標準自由エネルギー
変化（ΔG°）よりも 39.95 kJ/mol 低い値となる．

> [注] 熱力学においては，すべての反応物・生成物が1 Mであるときを標準状態として，標準自由エネル
> ギー変化を求める．ただし，生化学反応は水溶液中で起こるので，水素イオンと水は例外的に扱われる．
> 水素イオンについては，上述のように [H^+] = 10^{-7} M として，$\Delta G^{\circ\prime}$ に繰り込む．水が反応にかかわる場
> 合は，[H_2O] = 55.6 M として，$\Delta G^{\circ\prime}$ に繰り込まれていると考えればよい．ATP，ADP，ピロリン酸など
> は，Mg^{2+}結合型として反応に関与している．Mg^{2+} はATPなどのリン酸基に結合し，陰電荷による反発
> を軽減している．よって [Mg^{2+}] が変化すると，ATPなどの加水分解のエネルギー変化の絶対値は大き
> く変化する．生化学の成書では，ATPの標準自由エネルギー変化として，細胞内の Mg^{2+} 濃度（[Mg^{2+}]
> ≈ 1 mM）における自由エネルギー変化（$\Delta G^{\circ\prime}$ = −30.5 kJ/mol）を与えている．

物理化学的標準自由エネルギー変化（ΔG°）とそれに対応する標準還元電位（ΔE_0）の間には
ネルンスト Nernst の式が成立する．

$$\Delta G^{\circ} = -nF\Delta E_0 \tag{8}$$

F はファラデー定数 $(96.48\,\mathrm{kJ/(V \cdot mol)})$，$n$ は移動する電子の数である．ΔE_0 は，(4) 式でいえば A と $\mathrm{NAD^+}$ の標準還元電位の差 $(E^{\mathrm{NAD^+}}_0 - E^{\mathrm{A}}_0)$ である．(8) 式は生化学的標準状態にも成立するので，

$$\Delta G^{\circ\prime} = -nF\Delta E_0{}' \tag{9}$$

$$\Delta E_0{}' = -\Delta G^{\circ\prime}/nF \tag{10}$$

$\Delta E_0'$ がわかれば $\Delta G^{\circ\prime}$ は (9) 式からただちに求めることができる．一方，(7) 式より $\Delta G^{\circ\prime} = \Delta G^{\circ} - (5.706)\mathrm{pH}$ であるから，(10) 式から，

$$\Delta E_0{}' = -\Delta G^{\circ}/nF - (5.706)\mathrm{pH}/nF \tag{11}$$

を得る．これに $n=2$，$F=96.48\,\mathrm{kJ/(V \cdot mol)}$，$\mathrm{pH}=7.0$ を代入すると，

$$\Delta E_0{}' = \Delta E_0 - (29.57)\mathrm{pH} = \Delta E_0 - 0.207\ (\mathrm{V}) \tag{12}$$

を得る．(4) のような $\mathrm{H^+}$ の放出を伴うような 2 電子酸化還元反応では，$\Delta E_0'$ は ΔE_0 よりも $207\,\mathrm{mV}$ 高くなる．(11) に $n=1$ を代入すれば，

$$\Delta E_0{}' = \Delta E_0 - (59.15)\mathrm{pH} = \Delta E_0 - 0.414\ (\mathrm{V}) \tag{13}$$

となる．$\mathrm{H^+}$ の放出を伴うような 1 電子酸化還元反応では，$\Delta E_0'$ は ΔE_0 よりも $414\,\mathrm{mV}$ 高くなる．(11) 式が意味することは，還元電位の実測値の pH 依存性を調べることによって反応に関与する電子の数を決めることができるということである．$n=1$，2 のとき，pH に対する勾配がそれぞれ約 60，$30\,\mathrm{mV}$ となる．表 15·1 に生化学的に重要な酸化還元反応の E_0' を挙げた．

平衡状態では $\Delta G^{\circ\prime} = -RT \ln K_{\mathrm{eq}}'$ なので（K_{eq}' は生化学的標準状態における平衡定数），

$$\Delta E_0{}' = (RT/nF)\ln K_{\mathrm{eq}}{}' = \{(8.315\times10^{-3})(298)(2.303)\div(96.48\times n)\}\log K_{\mathrm{eq}}{}'$$
$$= (59.15\times10^{-3}/n)\log K_{\mathrm{eq}}{}' \tag{14}$$

となる．この式を用いれば，表 15·1 の E_0' から酸化還元反応の平衡定数を求めることができる．

ピルビン酸が NADH によって乳酸に還元される反応を考える．この反応は次のような半反応からなる（半反応は常に還元反応として書き示すことに注意）．

ピルビン酸 $+ 2\mathrm{H^+} + 2e^- \longrightarrow$ 乳酸　$E_0' = -0.185\ (\mathrm{V})$

$\mathrm{NAD^+} + 2\mathrm{H^+} + 2e^- \longrightarrow \mathrm{NADH} + \mathrm{H^+}$　$E_0' = -0.320\ (\mathrm{V})$

上式から下式を引けば，

ピルビン酸 $+ \mathrm{NADH} + \mathrm{H^+} \longrightarrow$ 乳酸 $+ \mathrm{NAD^+}$　$\Delta E_0' = 0.135\ (\mathrm{V})$

が得られ，この反応の $\Delta G^{\circ\prime}$ と K_{eq}' は次のように求められる．

表15·1 生化学的に重要な半反応の標準還元電位

半 反 応	E_0'(V)
$1/2\ O_2+2H^++2e^- \longrightarrow H_2O$	0.816
$Fe^{3+}+e^- \longrightarrow Fe^{2+}$	0.771
$O_2+2H^++2e^- \longrightarrow H_2O_2$	0.295
シトクロム a(Fe^{3+})+e$^- \longrightarrow$ シトクロム a(Fe^{2+})	0.29
シトクロム c(Fe^{3+})+e$^- \longrightarrow$ シトクロム c(Fe^{2+})	0.254
シトクロム c_1(Fe^{3+})+e$^- \longrightarrow$ シトクロム c_1(Fe^{2+})	0.22
ユビキノン+2H$^+$+2e$^- \longrightarrow$ ユビキノール	0.045
シトクロム b(Fe^{3+})+e$^- \longrightarrow$ シトクロム b(Fe^{2+})	0.077
フマル酸+2H$^+$+2e$^- \longrightarrow$ コハク酸	0.031
$2H^++2e^- \longrightarrow H_2$ (pH0)	0.000
オキサロ酢酸+2H$^+$+2e$^- \longrightarrow$ リンゴ酸	−0.166
ピルビン酸+2H$^+$+2e$^- \longrightarrow$ 乳酸	−0.185
アセトアルデヒド+2H$^+$+2e$^- \longrightarrow$ エタノール	−0.197
FAD+2H$^+$+2e$^- \longrightarrow$ FADH$_2$	−0.219
グルタチオン+2H$^+$+2e$^- \longrightarrow$ 還元型グルタチオン	−0.23
リポ酸+2H$^+$+2e$^- \longrightarrow$ ジヒドロリポ酸	−0.29
NAD$^+$+H$^+$+2e$^- \longrightarrow$ NADH	−0.320
NADP$^+$+H$^+$+2e$^- \longrightarrow$ NADPH	−0.324
アセト酢酸+2H$^+$+2e$^- \longrightarrow$ β−ヒドロキシ酪酸	−0.346
2−オキソグルタル酸+CO$_2$+2H$^+$+2e$^- \longrightarrow$ イソクエン酸	−0.38
$2H^++2e^- \longrightarrow H_2$ (pH7)	−0.414

$$\Delta G^{\circ\prime} = -nF\Delta E_0' = -(2)(96480)(0.135) = -26.0\ (\text{kJ/mol})$$

$$\log K_{\text{eq}}' = (2)(0.135)/(59.15\times10^{-3}) = 4.56$$

$$K_{\text{eq}}' = 3.6\times10^4$$

15−2 ATPと高エネルギーリン酸化合物

ATPは生体のエネルギー通貨とも称され，その化学エネルギーの一部を供給して，代謝中間体や生体高分子の合成，能動輸送，筋肉などの機械的仕事を駆動している．その結果ATPはADP+Pi（無機リン酸）またはAMP+PPi（ピロリン酸）に分解される．ATPの加水分解は，$\Delta G^{\circ\prime} = -30.5$ kJ/molという高い標準自由エネルギー変化を伴うが，それは，ATP末端の3個の負に荷電した無水リン酸結合が，リン酸を分離することにより安定するからである．さらにPPiはピロリン酸ホスファターゼによって，2Piに分解されるためにATP→AMP+PPiの反応はより大きな自由エネルギーの放出を伴う．しかし，ATPは中性pHでは安定であり，その分解は酵素によって触媒されたときにしか起こらない．細胞内のATP，ADP，PiおよびMg^{2+}の濃度を考慮すると，生体における実際のATPの自由エネルギー変化（$\Delta G'$）は$-50\sim-65$ kJ/molである．ATPはエネルギー供給系としてほかの反応と共役するだけでなく，リン酸基［ヌクレオシド2-リン酸キナーゼ反応：ATP+(d)NDP$\longrightarrow$(d)NTP］，ピロリン酸（5′-ホスホリ

ボース1-二リン酸の合成），アデニル基（脂肪酸の活性化）などの供与体としても機能している．

［注］　共役とは，緊密に結び付いていて，相互に転化しあうまたは補完しあう2つの実体，事象，概念を示す言葉である．英語の conjugate の訳語と考えれば，結合，連結の意味合いが濃くなる．化学の分野では広く使われている．
①共役二重結合：単結合と二重結合が交互に連続して存在するとき，その二重結合全体を指す．
②酸と共役塩基または塩基とその共役酸：
$$HA（酸）+ :B（塩基）\rightleftarrows A^-（共役塩基）+HB（共役酸）$$
③エネルギーに関する共役反応：
エネルギーを供給する反応　　$ATP \rightleftarrows ADP+Pi$
エネルギーを必要とする反応　ピルビン酸$+CO_2 \rightleftarrows$オキサロ酢酸
ATPの加水分解エネルギーを利用して，ピルビン酸からオキサロ酢酸が生成される．

ATP以外にも，生体には表15・2に示すような高エネルギーリン酸化合物が存在する．ホスホエノールピルビン酸と1,3-ビスホスホグリセリン酸は解糖系の基質レベルのリン酸化反応においてリン酸基を供給する．筋肉に貯蔵されているホスホクレアチンは，ATP欠乏時に，ADPからATPを再生する役割を果たしている（図15・1）．よって，これらの高エネルギーリン酸化合物の加水分解の$\Delta G^{\circ\prime}$はATPのそれよりも低い．また，表15・2からATPによってリン酸

表15・2　高エネルギーリン酸化合物の加水分解の標準自由エネルギー

高エネルギーリン酸化合物	$\Delta G^{\circ\prime}$(kJ/mol)
ホスホエノールピルビン酸	−61.9
1,3-ビスホスホグリセリン酸(3-ホスホグリセリン酸+Pi)	−49.3
ホスホクレアチン	−43.0
ATP(ADP+Pi)	−30.5
ATP(AMP+PPi)	−45.6
PPi(2Pi)	−19
グルコース1-リン酸	−20.9
フルクトース6-リン酸	−15.9
グルコース6-リン酸	−13.8
グリセロール1-リン酸	−9.2
アセチルCoA	−31.4

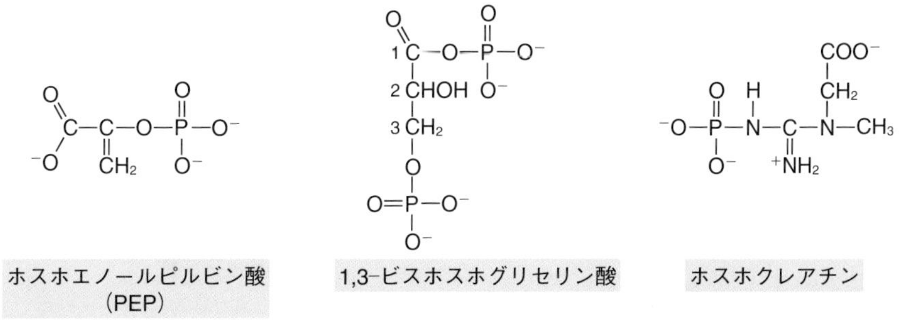

図15・1　ATP以外の代表的高エネルギーリン酸化合物

化されるグルコース 6‑リン酸, フルクトース 6‑リン酸などの加水分解の $\Delta G^{\circ\prime}$ が ATP のそれよりも高いことも理解される.

チオエステル結合の加水分解も, 大きな負の自由エネルギー変化を伴う. アセチル CoA を代表とするアシル CoA は活性アシル基として代謝上重要な反応中間体として機能している.

15−3 酸化還元酵素の種類と性質

酸化還元酵素は触媒する反応の形式によって, 脱水素酵素 (デヒドロゲナーゼ dehydrogenase), 還元酵素 (レダクターゼ reductase), 酸化酵素 (オキシダーゼ oxidase), オキシゲナーゼ oxygenase に分類される. これらの反応においては, 電子, 水素原子あるいは酸素原子の受け渡しが行われるので, それを仲介するための特定の補酵素を必要とする (図 15・2).

Ⓐ ピリジンヌクレオチド酵素

ニコチンアミドアデニンジヌクレオチドの酸化型を NAD^+, 還元型を NADH と略し, 両者を総称する場合は単に NAD と記す. ニコチンアミドアデニンジヌクレオチドリン酸についても同様である (酸化型は $NADP^+$, 還元型は NADPH, 総称して NADP). 両者ともニコチンアミド環がピリジンに似ているので, ピリジンヌクレオチドと呼ばれる. NAD(P)H は 340 nm に特徴

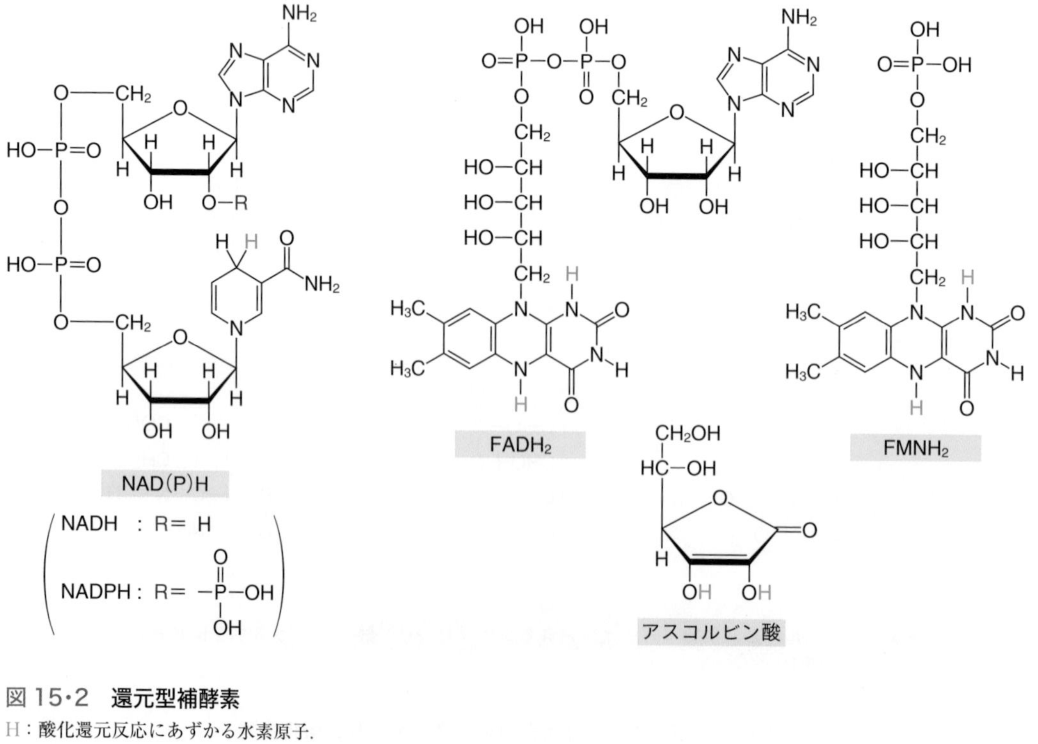

図 15・2 還元型補酵素
H：酸化還元反応にあずかる水素原子.

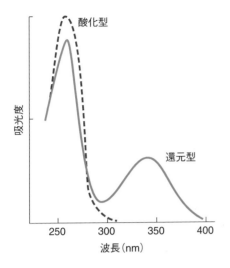

図15・3　NAD⁺とNADHの吸収像

表15・3　反応にNAD(P)⁺を要求する酵素

NAD⁺要求酵素	ピルビン酸デヒドロゲナーゼ，アルコールデヒドロゲナーゼ，乳酸デヒドロゲナーゼ，イソクエン酸デヒドロゲナーゼ（ミトコンドリア型），リンゴ酸デヒドロゲナーゼ，2-オキソグルタル酸デヒドロゲナーゼ
NADP⁺要求酵素	グルコース-6-リン酸デヒドロゲナーゼ イソクエン酸デヒドロゲナーゼ（細胞質型）
NAD⁺あるいはNADP⁺要求酵素	グルタミン酸デヒドロゲナーゼ

的な吸収を示すので，定量や酵素反応の測定に利用される（図15・3）．NAD(P)は可逆的な2電子酸化還元反応にあずかる．酸化型のニコチンアミド環が基質から水素化物イオン hydride ion（：H⁻，H⁺+2e⁻と当価）を受け取ると還元型になる．基質からはもう1つH⁺が奪われ，周囲の水中に放出される．よって，NAD(P)が関与する酸化還元反応は次のように書かれる．

$$NAD(P)^+ + 2e^- + 2H^+ = NAD(P)H + H^+ \qquad (NAD(P)に関する半反応)$$
$$-)\underline{A(酸化型基質) + 2e^- + 2H^+ = AH_2(還元型基質)} \quad (基質に関する半反応)$$
$$AH_2 + NAD(P)^+ = A + NAD(P)H + H^+ \qquad (全反応)$$

　ピリジンヌクレオチド酵素は，200以上知られているが，その大半が脱水素酵素である（表15・3）．細胞内のNAD濃度はおよそ10 μM，NADP濃度はその10分の1である．しかもNADは酸化型に偏っており，NADPは還元型に偏っている．このことから，NAD⁺が栄養素の酸化過程において還元当量の受け取り手として，一方NADPHが生体高分子の還元的合成過程において還元当量の供給系として機能していることがよく理解される．

［注］　① NAD$^+$を還元当量の受け取り手として用いる例

アルコールデヒドロゲナーゼ

$$CH_3CH_2OH + NAD^+ \longrightarrow CH_3CHO + NADH + H^+$$

エチルアルコール　　　　　　アセトアルデヒド

ピルビン酸ヒドロゲナーゼ複合体

$$CH_3COCOOH + NAD^+ + CoA-SH \longrightarrow CH_3CO-S-CoA + NADH + H^+ + CO_2$$

ピルビン酸　　　　　　　　　　　　　　　アセチル CoA

② NADPH を還元当量の供給系として用いる例

3-ヒドロキシ-3-メチルグルタリル CoA（HMG-CoA）還元酵素

$$\underset{\text{HMG-CoA}}{HOOCCH_2-\overset{\displaystyle CH_3}{\underset{\displaystyle OH}{C}}-CH_2CO-S-CoA} + 2NADPH + 2H^+ \longrightarrow \underset{\text{メバロン酸}}{HOOCCH_2-\overset{\displaystyle CH_3}{\underset{\displaystyle OH}{C}}-CH_2CH_2OH} + CoA$$

脂肪酸合成酵素複合体の部分反応（ACP：アシルキャリヤータンパク質）

$$CH_3COCH_2CO-S-ACP + 2NADPH + 2H^+ \longrightarrow CH_3CH_2CH_2CO-S-ACP + 2NADP + H_2O$$

アセトアセチル ACP　　　　　　　　　　　ブチリル ACP

　また，NAD(P)と酵素の結合はそれほど強くなく，容易に酵素から離れて別の酵素に移る．このようにして，NAD(P)は還元当量運搬体としての役割を果たしている．

Ⓑ フラビン酵素

　フラビンモノヌクレオチドの酸化型を FMN，還元型を FMNH$_2$ と略す．フラビンアデニンジヌクレオチドについても同様である（酸化型は FAD，還元型は FADH$_2$）．酸化型，還元型を問わず FMN，FAD を総称するときは，単にフラビンヌクレオチドと呼ばれる．フラビンヌクレオチドのイソアロキサジン環（N 原子を含む融合複素環）は基質から 2 還元当量（2H$^+$ + 2e$^-$）を受け取って還元型になるが，1 電子還元されたセミキノンラジカル（FMNH・，FADH・）状態をとることができるので，1 電子および 2 電子酸化還元反応に関与することができる．これが，フラビン酵素が脱水素酵素，還元酵素，酸化酵素として多彩な触媒作用を発揮できる基盤である（表 15・4）．FAD，FMN は 570 nm 付近に吸収極大をもっており，還元されると 450 nm にシフトする．フラビンヌクレオチドは一般に酵素に固く結合しており，コハク酸デヒドロゲナーゼ

表 15・4　**フラビンを補酵素とする酵素**

脱水素酵素	NADH デヒドロゲナーゼ（FMN）
	コハク酸デヒドロゲナーゼ（FAD）
還元酵素	NADH-シトクロム b_5 還元酵素（FAD）
	NADPH-シトクロム P450 還元酵素（FAD, FMN）
酸化酵素	モノアミンオキシダーゼ（FAD）
	キサンチンオキシダーゼ（FAD）

ではFADが酵素に共有結合している．このため精製されたフラビン酵素は黄色調を帯びている．

Ⓒ ヘム酵素

ヘムはポルフィリン環の側鎖の違いによってヘム a，ヘム b，ヘム c などに分類されている．ヘムタンパク質としては，O_2 分子の運搬や貯蔵にあずかっているヘモグロビンやミオグロビンのように，ヘム b を補酵素とするヘムタンパク質がなじみ深いが，実際 b 型ヘムタンパク質の種類が最も多い．ヘムを結合したタンパク質をシトクロム cytochrome（細胞色素の意味）と呼ぶこともある．ミトコンドリアには，シトクロム a, b, c を構成要素とする電子伝達系が存在していて，これらのシトクロムはヘム鉄の酸化還元により電子の授受を行っている（⇨ 16章）．その他のヘム酵素は，次に述べるように，シトクロム P450 に代表されるオキシゲナーゼとして機能している例が多い．

Ⓓ オキシゲナーゼ

オキシゲナーゼは，O_2 分子から基質に直接酸素原子を取り込ませて，水酸基やカルボニル基を形成する反応を触媒する．ジオキシゲナーゼ dioxygenase 反応では，O_2 分子の 2 つの酸素原子とも基質に取り込まれる．

$$S + O_2 \longrightarrow SO_2$$

代表的な例はトリプトファン-2,3-ジオキシゲナーゼであり，トリプトファンから N-ホルミルキヌレニンを生成する．モノオキシゲナーゼ monooxygenase 反応では，O_2 分子の 2 つの酸素原子のうち一方の酸素原子は基質に取り込まれるが，もう一方の酸素原子は H_2O に還元される．

$$SH + AH_2 + O_2 \longrightarrow SOH + A + H_2O$$

SH は酸素添加される基質，AH_2 は還元剤である．モノオキシゲナーゼは水酸基を導入することが多いので，しばしば水酸化酵素 hydroxylase と呼ばれる．モノオキシゲナーゼは，O_2 分子を活性化するための補欠分子として，ヘム，フラビン，金属イオン（Fe, Cu）などをもっている．一方，反応にあずかる還元剤も多彩である．大部分のモノオキシゲナーゼは，$NAD(P)H$，$FADH_2$，$FMNH_2$ が還元剤として利用される．しかし，アスコルビン酸を利用するドーパミン-β-水酸化酵素やペプチジルグリシン-α-アミド化酵素（いずれも銅酵素），テトラヒドロビオプテリンを利用するチロシン水酸化酵素なども知られている．

シトクロム P450 cytochrome P450 は，異物の代謝（肝臓の小胞体）やステロイドホルモンの合成（副腎皮質）などに主要な役割を果たしている．触媒する反応は，NADPH を還元力として利用する典型的なモノオキシゲナーゼ反応である．

$$SH + O_2 + NADPH + H^+ \longrightarrow SOH + H_2O + NADP^+$$

　シトクロム P450 は補酵素としてヘム b をもつヘム酵素であるが，その還元型の CO 結合体が 450 nm に吸収極大を示すので，シトクロム P450（P は色素 pigment を意味する）と名づけられた．シトクロム P450 の反応では，NADPH の電子が直接シトクロム P450 に渡されるのではなく，次のような電子伝達系によって行われる．

　小胞体には，① NADPH/NADPH−シトクロム P450 還元酵素/シトクロム P450 系が存在する．この系の主たる役割はシトクロム P450 が触媒する異物の酸化反応に電子を伝達することである．シトクロム P450 還元酵素は FMN と FAD を補酵素としてもつ電子伝達酵素であり，シトクロム P450 のほかにも，ヘム分解酵素であるヘムオキシゲナーゼや脂質過酸化反応に対しても電子の供与体となる．さらに小胞体には，② NADH/NADH−シトクロム b_5 還元酵素/シトクロム b_5 系も存在している．この系の主たる生理機能は，脂肪酸の不飽和化反応に電子を供給することである．この反応を触媒する脂肪酸不飽和化酵素は鉄−硫黄タンパク質（☞ 16 章）であり，CN⁻ によって阻害されるので青酸感受性因子とも呼ばれる．シトクロム b_5 還元酵素は補酵素として FAD をもっている．シトクロム b_5 はヘム b をもつヘムタンパク質である．シトクロム b_5 からシトクロム P450 に電子が流れる系も知られている．ステロイドホルモンの生合成（ステロイド骨格の水酸化反応）に関与している一連のシトクロム P450 が存在する副腎皮質のミトコンドリアには，③ NADPH−アドレノドキシン還元酵素/アドレノドキシン系によってシトクロム P450 に電子が渡される．アドレノドキシン還元酵素，アドレノドキシンはそれぞれ FAD，鉄−硫黄クラスターを補酵素としてもっている．

15−4　活性酸素

　細胞に取り込まれたグルコースが，解糖系を経てクエン酸回路で分解される過程で生成した高エネルギー電子は，電子受容体である NAD⁺ や FAD⁺ に渡され，最終的に電子伝達複合体 Ⅳ（シトクロム c オキシダーゼ）によって O_2 分子および H⁺ と反応して水になる．電子のもつエネルギーはミトコンドリア内膜を隔てた H⁺ 濃度勾配の形成に利用され，蓄積した電気化学的ポテンシャルが電子伝達複合体 Ⅴ（F_1F_0 複合体 ATP 合成酵素）による ATP 合成に利用される．この有機化合物を酸化して ATP を合成する反応は，生体分子を酸化傷害する活性酸素種 reactive oxygen species（ROS）を生成する危険な過程でもある．

Ⓐ　ROS とその生成経路

　空気中に最も多い O_2 分子は，$^3O_2$ と表す三重項状態の電子配置をとる（通常は左肩書きの 3 を省略し O_2 と表す）（図 15・4）．ROS はこの三重項状態の O_2 分子よりも反応性の高い酸素化合物と定義される．一方，不対電子を有する化合物の中で酸素を有する分子は，ラジカルと称され，反応性の高さから ROS に分類されるものが多い．またオゾンや過酸化水素などラジカルではない酸素化合物の中にも反応性の高いものがあり，ROS に分類する．

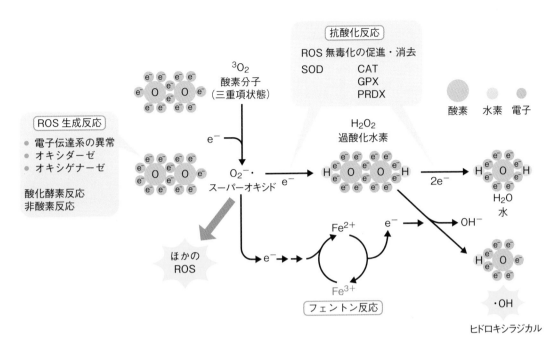

図 15・4　スーパーオキシドを経て生じる ROS と関連分子の最外殻電子の配置
酸素分子から生じるスーパーオキシド（$O_2^-\cdot$）から伝わる電子によって，過酸化水素を経て最も有害なヒドロキシラジカル（・OH）が生じる．

1）　電子の授受によって生成する ROS

　多くの場合，ROS は O_2 分子が一電子還元されたスーパーオキシド superoxide（$O_2^-\cdot$）からの連鎖反応によって生成する．ミトコンドリアに何らかの機能障害がある場合や，炎症細胞が活性化される病態ではスーパーオキシドの産生が亢進する．過酸化水素の反応性はそれほど高くはないが，一電子還元されて生じるヒドロキシラジカルの反応性は ROS の中で最も高く有害である．この反応は遷移金属イオンが触媒し，フェントン Fenton 反応と称される．微量金属の中でも鉄はヘモグロビン合成などに大量に必要とされ，その多くはフェリチンに結合して肝細胞内に貯蔵され，細胞外ではトランスフェリンに結合した無害な状態で血液中を運ばれる．フェントン反応で生じたヒドロキシラジカルは脂質過酸化を促進し，鉄依存性で非アポトーシス性細胞死であるフェロトーシスにかかわる．

2）　光エネルギーの吸収によって生成する ROS

　電子の授受に伴って生成する ROS のほかに，光によって励起されたフラビンなどの色素化合物を介して酸素分子がエネルギーを受け取ると一重項酸素（$^1O_2$）が生成する（図 15・5）．光により皮膚の老化が促進する反応は光老化と呼ばれ，その過程で一重項酸素が主要な役割を果たしている．

3）　ROS を生成する酵素系

　ミトコンドリアの電子伝達系は呼吸した酸素の約 90％以上を消費するが，障害が起こった場合に，漏れ出た電子がスーパーオキシド生成をもたらすことが多い．その他にも酸素を利用する

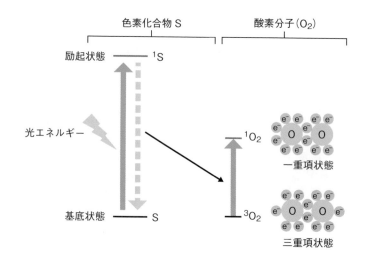

図 15・5　一重項酸素の生成
色素化合物（S）が光エネルギーを吸収して励起（¹S）し，そのエネルギーを酸素分子（³O₂）の電子が受け取ることで一重項酸素（¹O₂）が生成する．

酵素反応の過程で ROS が生成することがあり，シトクロム P450 のかかわる反応，虚血・再灌流障害の原因となるキサンチンオキシダーゼ，エイコサノイド合成にかかわるシクロオキシゲナーゼ，また好中球による殺細菌作用に働く NADPH オキシダーゼなどが知られている．

Ⓑ ROS の消去に働く抗酸化系

ROS はさまざまな生体分子を酸化し機能障害をもたらすため，低分子の抗酸化物や抗酸化酵素が，常時体内で生じる ROS を除去し，酸化還元（レドックス）バランスを保っている．こうした抗酸化系に対して ROS のほうが優位になると酸化ストレス状態となり，がんをはじめとする各種疾患の原因や増悪要因として，老化を促進する．

1）抗酸化化合物

抗酸化ビタミンとして知られるビタミン A，C，E に加えて（☞ 7 章），体内で合成されるグルタチオン（還元型 GSH，酸化型 GSSG）は，ROS と反応してその消去に働く代表的な抗酸化化合物である．その他にもポリフェノールやリコピンといった抗酸化に働く食品成分が多数知られている．抗酸化化合物は ROS と化学量論的に反応するため，反応に伴い減少し，それだけでは過剰に生成した ROS を十分に消去できない．一方，グルタチオンによる ROS の消去活性は高くないが，グルタチオンペルオキシダーゼ glutathione peroxidase（GPX）に電子を供給することで，効率よく過酸化物を消去する．

増殖刺激を受けた細胞では過酸化水素が情報伝達に働くなど，ROS は有用な酸化還元反応にもかかわるため，過度の抗酸化化合物の摂取は細胞内情報伝達を乱し，むしろ健康を害する可能性もあり，食事からバランスよく摂取することが推奨されている．

2) 抗酸化酵素

大量に生成するROSを効率よく消去し，酸化ストレスから身体を守っている酵素は抗酸化酵素と称し，それぞれ遺伝子ファミリーを形成している．代表的な酵素に，スーパーオキシドを不均化するスーパーオキシドジスムターゼ superoxide dismutase（SOD），過酸化水素の消去に働くGPXやカタラーゼ catalase（CAT）などがあり，以下の反応を触媒する．

$$\text{SOD} : 2O_2^- \cdot + 2H^+ \longrightarrow H_2O_2 + O_2$$

$$\text{GPX} : H_2O_2 + 2GSH \longrightarrow 2H_2O + GSSG$$

$$LOOH + 2GSH \longrightarrow LOH + 2H_2O + GSSG$$

$$\text{CAT} : 2H_2O_2 \longrightarrow 2H_2O + O_2$$

スーパーオキシドは自然に過酸化水素になるが，SODが存在することでその速度は数千倍にも加速される．また，すみやかに過酸化水素に変換することで，スーパーオキシドのラジカル性電子を消去し，連鎖反応を断ち切る役割がある．GPXのメンバーであるGPX4は脂質過酸化物（LOOH）を基質とし，フェロトーシス（鉄により惹起される細胞死）を抑制する作用がある．

16 エネルギー代謝

本章では，摂取された食物が異化反応により酸化的に分解される過程で生成された NADH や FADH$_2$ の還元当量がどのようにミトコンドリアの電子伝達系に受け渡されるのか，そしてそれに共役する ATP 生合成（酸化的リン酸化）機構について学ぶ.

16-1 ミトコンドリアの構造

ミトコンドリア mitochondria は異なった特徴と機能をもつ 2 つの閉じた膜からなる（☞1章）. 外膜 outer membrane はリン脂質とコレステロールからできている膜で，ポリンという膜貫通型のタンパク質が多く存在し，分子量 1 万以下の水溶性物質は，ポリンを通って外膜を出入りする. 内膜 inner membrane はタンパク質含量の多い膜で，外膜と異なり極性分子に対して不透過であり，これらの分子は特異的な輸送タンパク質によってミトコンドリアに取り込まれる. 外膜と内膜の間の空間を膜間腔 intermembrane space という. 膜間腔のイオン組成は細胞質とほぼ同じである. 内膜はひだ状の構造をしており，内側につきだしている部分をクリステ cristae と呼び，内膜で囲まれた空間をマトリックス matrix という. クエン酸回路，脂肪酸酸化にかかわる酵素の大部分はマトリックスに存在するが，電子伝達系，酸化的リン酸化系は内膜（クリステ）に膜タンパク質として組み込まれている.

16-2 電子伝達系　electron transport system

Ⓐ 構　成

電子伝達系は，内膜に組み込まれた鉄-硫黄クラスターあるいはヘム分子を結合している 4 つの複合体酵素（表 16・1, 図 16・1）と 2 つの可動性コンポーネント（ユビキノンとシトクロム c）からなる.

1） ユビキノン　ubiquinone

コエンザイム Q とも呼ばれる. 脂溶性のベンゾキノンで，長いイソプレノイド側鎖がついている. ユビキノンはセミキノンラジカルを経る 2 段階反応で 2 電子の授受に関与する（図 16・2）. 酸化型をユビキノン (UQ), 還元型をユビキノール ubiquinol (UQH$_2$) という. UQ, UQH$_2$ のプー

表16・1 電子伝達系の複合体の構成

複合体	サブユニット数	複合体の分子量	コファクター およびシトクロム
NADH–ユビキノン還元酵素 (複合体 I)	≧42	890,000	FMN 複数の Fe–S
コハク酸–ユビキノン還元酵素 (複合体 II)	4	140,000	FAD 複数の Fe–S
ユビキノン–シトクロム c 還元酵素 (複合体 III)	10	250,000	複数の Fe–S シトクロム b_{560} (b_H) シトクロム b_{566} (b_L) シトクロム c_1
シトクロム c 酸化酵素 (複合体 IV)	13	200,000	シトクロム a シトクロム a_3 Cu_A/Cu_A, Cu_B

図16・1 ミトコンドリア内膜における電子伝達複合体と ATP 合成酵素

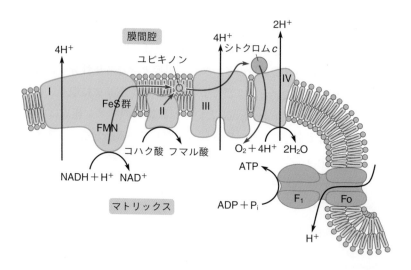

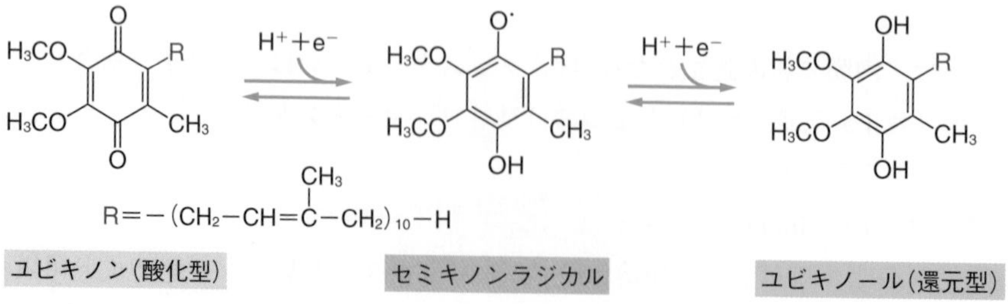

R = −$(CH_2-CH=C-CH_2)_{10}-H$ (with CH_3 substituent)

ユビキノン（酸化型） セミキノンラジカル ユビキノール（還元型）

図16・2 ユビキノンの構造

ルがミトコンドリア内膜疎水性部位に存在し，脂質二重層の中を自由に拡散し，複合体酵素間の電子運搬体として機能している．

2)　鉄-硫黄タンパク質　iron-sulfur protein

　鉄原子と無機硫黄あるいはタンパク質のシステイン残基の硫黄原子が結合している構造を鉄-硫黄クラスター iron-sulfur cluster と呼び，無機硫黄の数が異なる 1Fe-0S 型から 4Fe-4S 型まで知られている（図16・3）．S は無機硫黄である．これらのクラスターを含んでいるタンパク質を鉄-硫黄タンパク質と呼び，その活性中心はしばしば鉄-硫黄中心と呼ばれる．個々のクラスターは，いずれも 1 電子の授受に関与している．

3)　シトクロム　cytochrome

　ヘムを補欠分子としてもつタンパク質をヘムタンパク質というが，電子伝達系やミクロソームに存在するヘムタンパク質を特にシトクロムと呼ぶ．4 つのピロールが縮合したポルフィリン環 porphyrin ring の中央に鉄原子が配位しており，この鉄原子の酸化還元（$Fe^{3+} + e^- \rightarrow Fe^{2+}$）により 1 電子の授受を行う．ポルフィリン環の側鎖の違いにより，ヘム a, b, c が区別され（図16・4），ミトコンドリアの電子伝達系に存在するシトクロムとして，シトクロム a, a_3, b_{560}, b_{566}, c, c_1 がある．シトクロムは還元状態（Fe^{2+}）で可視部に特異的な吸収帯を示し，長波長側から α, β, γ 吸収帯という．図16・5 の吸収像から各シトクロムを分光学的に同定できる．シトクロムに添えられた添え字は，同じヘムをもっているが，ポリペプチド内での環境の差により異なった吸収像を与える異なるシトクロムを意味する．シトクロム b_{560} の例では，添え字 560 は α 帯の吸収波長を表している．シトクロム c は，側鎖のビニル基がタンパク質部分のシステイン残基とチオエーテル結合をしている．シトクロム a, a_3 では，C3 位のビニル基にイソプレノイドが結合し，C18 位のメチル基がホルミル基（—CHO）で置換されている．

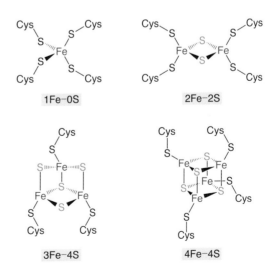

図16・3　鉄-硫黄クラスター

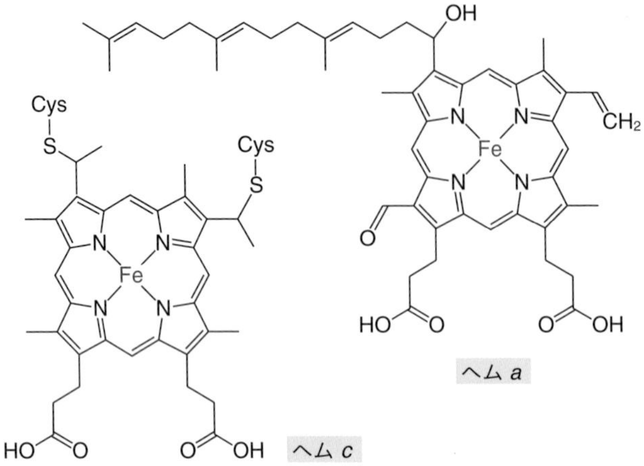

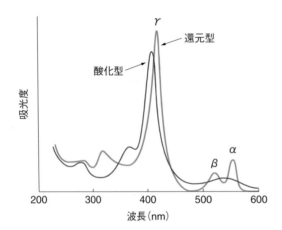

ヘム *a*

ヘム *b*
（鉄プロトポルフィリン IX）

ヘム *c*

図16·4 ヘムの構造

図16·5 シトクロム *c* の吸収像

Ⓑ 電子伝達系

1) NADH からユビキノンまで

　真核細胞の NADH-ユビキノン還元酵素 NADH-ubiquinone reductase（複合体 I）は，中心的サブユニット 14，付随的サブユニット 26〜32 からなり，分子量 1,000 kDa にも及ぶ電子伝達系の中で最も大きい複合酵素である．最近 X 線結晶解析により，その構造が明らかにされた（図 16·1）．膜に平行な腕状の疎水性部分と膜に垂直な親水性部分からなり，逆 L 字状の形態をしている．NADH からの電子は，はじめにマトリックス側において FMN に渡され，次いで内部に存在する [2Fe-2S]，[4Fe-4S] からなる一連の鉄-硫黄クラスターを経てユビキノンに渡る．

　この複合体は，NADH の酸化（NADH→NAD$^+$＋H$^+$＋2e$^-$），ユビキノンの還元（UQ＋2H$^+$＋2e$^-$→UQH$_2$），および腕状の疎水性部分を横切ってマトリックスから膜間腔への 4H$^+$ の輸送（4H$^+_{マトリックス}$→＋4H$^+_{膜間腔}$）という 3 つの反応を触媒する．まとめて整理すれば，以下の式となる．

$$\text{NADH} + \text{UQ} + 5\text{H}^+_{\text{マトリックス}} \longrightarrow \text{NAD}^+ + \text{UQH}_2 + 4\text{H}^+_{\text{膜間腔}}$$
$$\Delta E_0' = 0.365\ \text{V}\ (\Delta G^{\circ\prime} = -67.07\ \text{kJ/2e}^-)$$

この自由エネルギー変化を利用して 4H^+ がマトリックスから膜間腔に輸送される（プロトンポンプ活性）．この複合体の基質になる NADH はクエン酸回路からのみではなく，脂肪酸の β 酸化（⇨ 11 章）からも供給される．呼吸阻害剤であるロテノン，アミタールは鉄–硫黄クラスターからユビキノンへの電子伝達を阻害する．

2) コハク酸からユビキノンまで

クエン酸回路でコハク酸デヒドロゲナーゼによってコハク酸がフマル酸に酸化されるとき FADH_2 が生成されるが，コハク酸デヒドロゲナーゼ自身がコハク酸–ユビキノン還元酵素 succinate–ubiquinone reductase（複合体 II，図 16·1）の一部である．FAD はコハク酸デヒドロゲナーゼに共有結合している補欠分子族である．この複合体は，少なくとも 4 サブユニットからなり，分子量 140 kDa で，FAD と鉄–硫黄クラスターをもち，次の反応を触媒する．

$$\text{コハク酸} + \text{UQ} \longrightarrow \text{フマル酸} + \text{UQH}_2$$
$$\Delta E_0' = 0.014\ \text{V}\ (\Delta G^{\circ\prime} = -2.72\ \text{kJ/2e}^-)$$

コハク酸からの電子は，FADH_2，一連の鉄–硫黄クラスターを経て，ユビキノンに渡る．ここで放出される自由エネルギーは H^+ を汲み出すには不十分である．つまり，この複合体にはプロトンポンプ活性がない．

なお，アシル CoA デヒドロゲナーゼおよびミトコンドリア型グリセロール–3–リン酸脱水素酵素（⇨ 16—5）によっても FADH_2 が生成される．この FADH_2 の電子もユビキノンに渡され，電子伝達系で酸化される．

3) ユビキノールからシトクロム c まで

ユビキノン–シトクロム c 還元酵素 ubiquinone–cytochrome c reductase（複合体 III，図 16·1）は，少なくとも 10 のサブユニットからなり，分子量約 250 kDa で，同一のサブユニットに存在するシトクロム b_{560} とシトクロム b_{566}，シトクロム c_1，リースケ鉄–硫黄中心 Rieske iron–sulfur center と呼ばれる特殊な鉄–硫黄クラスターなどの電子伝達体を含む．

[注] 電子親和性が高いシトクロム b_{560} と電子親和性が低いシトクロム b_{566} は，それぞれシトクロム b_{H}（$E_0' = 40\ \text{mV}$）とシトクロム b_{L}（$E_0' = -90\ \text{mV}$）とも呼ばれる．リースケ鉄–硫黄中心は ［2Fe-2S］ クラスターであるが，片方の鉄原子に結合しているのはシステイン残基ではなく 2 つのヒスチジン残基である．

これらの酸化還元中心の配置は，X 線結晶解析により，図 16·6 のように推定されている．これに基づいて複合体 III 内部における電子の流れとプロトンの動きが提唱されており，Q サイクル Q cycle と呼ばれている．

Q サイクルに従えば，ユビキノン–シトクロム c 還元酵素が触媒する反応は次の通りである．

$$\text{UQH}_2 + 2\,\text{シトクロム}\ c^{3+} + 2\text{H}^+_{\text{マトリックス}} \longrightarrow \text{UQ} + 2\,\text{シトクロム}\ c^{2+} + 4\text{H}^+_{\text{膜間腔}}$$
$$\Delta E_0' = 0.209\ \text{V}\ (\Delta G^{\circ\prime} = -40.33\ \text{kJ/2e}^-)$$

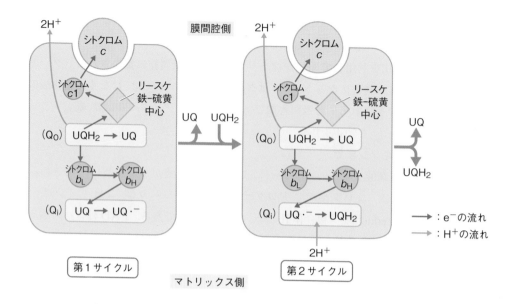

図 16・6　Q サイクル

第1サイクル：最初の UQH_2 が膜間腔（外側）よりのユビキノン結合部位（Q_o）に結合すると，UQH_2 は，$2H^+$ と $2e^-$ を遊離する．$2H^+$ は膜間腔に放出されるが，2つの e^- は異なる運命をたどる．1つはリースケ鉄–硫黄中心を経てシトクロム c_1 に至り，最後に，複合体の膜間腔側に結合しているシトクロム c を還元する．もう1つの e^- はシトクロム b_L，シトクロム b_H のヘムを経て，マトリックス（内側）よりのユビキノン結合部位（Q_i）に至り，すでに結合している UQ を1電子還元してセミキノンラジカル（$UQ\cdot^-$）を生成する．最初に Q_o に結合した UQH_2 は酸化されて UQ としてその部位から離れる．

第2サイクル：新たな UQH_2 が空いた Q_o に結合し，第1サイクルと同じ反応をする．$2H^+$ が膜間腔に放出され，1つ目の e^- はもう1分子の新たなシトクロム c を還元し，2つ目の e^- は Q_i 部位に流れ，$UQ\cdot^-$ に至る．もう1電子還元された $UQ\cdot^-$ は，$2H^+$ をマトリックスから取り込んで UQH_2 となる．最後に Q_o，Q_i 部位から酸化型および還元型のユビキノンが離れる．

第1，第2サイクルの反応を書くと次のようになる．

$$UQH_2(Q_o) + シトクロム\ c^{3+} + UQ(Q_i) \longrightarrow UQ(Q_o) + シトクロム\ c^{2+} + UQ\cdot^-(Q_i) + 2H^+_{膜間腔} \qquad (1)$$

$$UQH_2(Q_o) + シトクロム\ c^{3+} + UQ\cdot^-(Q_i) + 2H^+_{マトリックス}$$
$$\longrightarrow UQ(Q_o) + シトクロム\ c^{2+} + UQH_2(Q_i) + 2H^+_{膜間腔} \qquad (2)$$

(1) 式と (2) 式をまとめると，以下の式となる．

$$2UQH_2(Q_o) + 2\ シトクロム\ c^{3+} + UQ(Q_i) + 2H^+_{マトリックス}$$
$$\longrightarrow 2UQ(Q_o) + 2\ シトクロム\ c^{2+} + UQH_2(Q_i) + 4H^+_{膜間腔} \qquad (3)$$

1サイクルの間に，Q_o で2分子の UQH_2 が酸化され，2分子の UQ となる．Q_i ではその間にマトリックスから $2H^+$ が取り込まれ，1分子の UQ が UQH_2 に還元される．この間に2分子のシトクロム c が還元され，膜間腔には $4H^+$ が放出される．このように Q サイクルでは，2分子の UQH_2 の酸化によって $4H^+$ が放出されるが，2電子あたりに換算すれば $2H^+$ の放出ということになる．

　この複合体のプロトンポンプ活性が $2H^+/2e^-$ であることは，この反応の標準自由エネルギー変化に見合っている．呼吸阻害剤であるアンチマイシン，ミキソチアゾールは Q サイクルの反応を阻害する．

4)　シトクロム c から酸素まで

　シトクロムオキシダーゼ cytochrome oxidase（複合体 IV，図 16・1）は，13のサブユニットからなり，分子量約 200 kDa で，内膜では二量体として存在している．電子伝達のための金属中心としてシトクロム a，a_3，銅イオン（Cu_A/Cu_A，Cu_B）が存在する．Cu_A/Cu_A ではシステイン残基によって2原子の銅イオンがつながれている．シトクロム a と a_3 は同一サブユニットに存在し，さらにシトクロム a_3 のヘム鉄と Cu_B は磁気的に相互作用していて複核中心を形成して

いる．シトクロム a_3 と Cu_B を省略し，複核中心を $[Cu^{2+}\cdots Fe^{3+}]$ と書く．

O_2 が実際に還元される部位は複核中心である．シトクロム c からの電子は最初 Cu_A/Cu_A に渡され，シトクロム a を経由して複核中心に流れ込む．2電子還元された複核中心（$[Cu^+\cdots Fe^{2+}]$）に O_2 がとらえられると，過酸化物（O_2^{2-}）と架橋結合（$[Cu^{2+}-O_2^{2-}-Fe^{3+}]$）が形成される．さらにこれに2電子が渡り，$2H^+$ が付加すると酸素結合が切断され，$[Cu^{2+}-OH，HO-Fe^{3+}]$ が形成される．次いで $2H^+$ が取り込まれると2分子の H_2O が生成されて遊離し，酸化型の複核中心（$[Cu^{2+}\cdots Fe^{3+}]$）が再生される．O_2 の H_2O への還元に必要とされる $4H^+$ はマトリックスから汲み上げられるので，この $4H^+$ はプロトン勾配の形成に寄与している．また，実際のシトクロムオキシダーゼによる酸素の還元過程では，まだその詳細は不明であるが，さらに $4H^+$ がマトリックスから膜間腔に汲み上げられている．

$$O_2 + 4\text{ シトクロム } c^{2+} + 8H^+_{\text{マトリックス}} \longrightarrow 2H_2O + 4\text{ シトクロム } c^{3+} + 4H^+_{\text{膜間腔}}$$
$$\Delta E_0' = 0.562 \text{ V }（\Delta G^{\circ\prime} = -108.4 \text{ kJ/2e}^-）$$

結局，シトクロムオキシダーゼは，2電子あたり $4H^+$ のプロトン勾配の形成に寄与していることになる．

シトクロムオキシダーゼによる O_2 の還元過程では，$O_2^-\cdot$ や H_2O_2 のような不完全還元分子が生成される可能性があるが，複核中心の構造がこのような反応中間体が途中で脱離することを阻止している．青酸イオン（CN$^-$）や一酸化炭素 (CO) はシトクロム a_3 のヘム鉄に結合して反応を阻害する．

16-3 酸化的リン酸化の機構

電子伝達系に酸化的リン酸化機構がどのように共役しているのだろうか．まず電子伝達系で実際どのくらいの自由エネルギーが放出されるのかをみてみよう．① NADH から酸素，②コハク酸から酸素，に分けて計算すると次のようになる．

①　$(1/2)O_2 + NADH + H^+ \longrightarrow H_2O + NAD^+$
　　　$\Delta E_0' = 1.14 \text{ V }（\Delta G^{\circ\prime} = -220.1 \text{ kJ/2e}^-）$
②　$(1/2)O_2 + \text{コハク酸} \longrightarrow H_2O + \text{フマル酸}$
　　　$\Delta E_0' = 0.785 \text{ V }（\Delta G^{\circ\prime} = -151.05 \text{ kJ/2e}^-）$

実際に呼吸しているミトコンドリアにおける自由エネルギー変化は，もちろん標準自由エネルギー変化と同じではない．しかし上述の標準自由エネルギー変化は，ATP合成の標準自由エネルギー（30.5 kJ/mol）あるいは実際の細胞内でのATP合成のための自由エネルギー（50〜65 kJ/mol）をはるかに上回っており，NADH やコハク酸の酸化によって放出されるエネルギーがATPの合成に十分な大きさであることがわかる．

Ⓐ 化学浸透圧説　chemiosmotic theory

　ATP の合成を触媒する酵素を ATP 合成酵素 ATP synthase という．この酵素はマトリックスにつきだした F_1 部分と内膜に埋め込まれていてプロトンチャネルをもつ F_0 部分からなる（図 16・7）．F_1 は F_0 から簡単に解離する．解離した F_1 にみられた活性が ATP の加水分解活性であったので F_1 は当初 ATP アーゼ ATPase と呼ばれた．しかし F_1 を取り除いたミトコンドリアの反転小胞（これは電子伝達系と F_0 を含んでいる）を調製し，これに単離した F_1 を加えると ATP 合成能が回復される．このような実験から，F_1F_0 複合体の生理的役割が ATP の合成にあることが確立された．

　電子伝達系で放出されたエネルギーがどのような形で保存され，どのように ATP 合成に利用されるのかについて，はじめて正しい洞察をしたのはミッチェル Mitchell（1961）であった．呼吸鎖の複合体 I，III，IV の部位で H^+ ポンプ活性によりマトリックスから膜間腔に H^+ が輸送される．これは，内膜をはさんで膜間腔側が高 $[H^+]$，マトリックス側が低 $[H^+]$ であるような H^+ の濃度勾配が形成されることを意味する．ミッチェルはこの H^+ 勾配を前提として，化学浸透圧説を提唱した．この説の骨子は，① ミトコンドリア内膜における電子伝達によって H^+ が内膜を横切って外側に汲み出される，その結果内膜をはさんで H^+ 濃度差と電荷の分離に基づく電気化学的ポテンシャルが生ずる（プロトン駆動力 proton-motive force），② ATP 合成酵素はこのプロトン駆動力を利用して ATP の合成を行う．③ 何らかの理由でプロトン駆動力が消失する（たとえば内膜がこわされる）と ATP 合成は起こらない，である．この仮説は 20 年以上にも及ぶ検証と理論の精密化を経て，現在では，酸化的リン酸化のみならず，生物界のさまざまな分野における一般的なエネルギー転換機構に応用されている．化学浸透圧説はさまざまな角度から実験的支持を得ている．たとえば，ある種の化学物質は内膜を破壊することなく膜をはさんだ H^+ 勾配を消失させる．2,4-ジニトロフェノールは H^+ 解離性の水酸基をもっていて，分子自身が脂溶性であるため自由に内膜を横切って，外から内へ H^+ を運び込み H^+ 勾配を消失させる．その結果，電子伝達と酸化的リン酸化が脱共役 uncoupling される．

　ATP 合成酵素はどのようにしてこのプロトン駆動力を利用して ATP の合成を行うのであろうか．換言すれば，膜間腔の高ポテンシャル状態にある H^+ が，F_1F_0 複合体を通って再びマトリックスに戻るとき，いかなるメカニズムでそのエネルギーを ATP 合成のエネルギーに転換しているのだろうか．以下にその概要を解説する．

Ⓑ ATP 合成酵素（F_1F_0 複合体）の構造

　図 16・7 に示すように，ATP 合成部位である F_1 は 5 種類のペプチド α, β, γ, δ, ε から構成されている（分子量 380 kDa）．その組成比は $\alpha_3\beta_3\gamma\delta\varepsilon$ である．α サブユニットと β サブユニットは交互に配列して六量体 $(\alpha\beta)_3$ の球状構造を形成し，それに γ, δ, ε の各サブユニットが結合している．$(\alpha\beta)_3$ 六量体に ATP 合成活性があり，β サブユニットが触媒作用を担っている．中心の軸部分は ε と γ 鎖からなり，棒状の γ サブユニットは $(\alpha\beta)_3$ 六量体の中心部に伸びている．

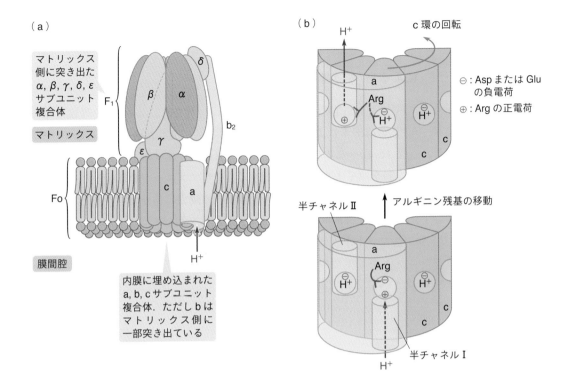

（a）

マトリックス
側に突き出た
$\alpha, \beta, \gamma, \delta, \varepsilon$
サブユニット
複合体

F_1

マトリックス

δ

β　α

b_2

γ

ε

F_0

c　a

膜間腔

H^+

内膜に埋め込まれた
a, b, c サブユニット
複合体. ただし b は
マトリックス側に
一部突き出ている

（b）

H^+

c 環の回転

a

Arg

H^+

H^+

c

⊖ : Asp または Glu
の負電荷

⊕ : Arg の正電荷

c

半チャネル II

a

Arg

H^+　H^+

c

アルギニン残基の移動

c

半チャネル I

H^+

図 16・7　ATP 合成酵素（F_1F_0 複合体）の構造（a）と F_0 による H^+ 輸送機構（b）

（b）個々の c サブユニットは 1 本のポリペプチドで，これが 2 つに折りたたまれ，重なり合った 1 対の α ヘリックスを形成して内膜を貫通している．この α ヘリックスの内膜貫通部の中間部分に，アスパラギン酸（Asp）または種によってはグルタミン酸（Glu）残基が存在する．この酸性アミノ酸残基が，H^+ が膜を通過する際の拠点となる．a サブユニットには膜を貫通していない 2 つの親水性半チャネル構造があり，H^+ はこれらのチャネルに入ることはできるが，両者の位置がずれているので，そのままでは膜を通過できない．進入した H^+ の到達点は c サブユニットの Asp（Glu）残基のある膜の中ほどまでである．膜間腔側に開口している半チャネルを半チャネル I，マトリックス側に開口している半チャネルを半チャネル II とする．通常 c サブユニットの Asp（Glu）は疎水性環境にあるのでプロトン化されている．しかし，チャネル I に H^+ が入ってくる前の状態では，チャネル I に向かい合った c サブユニットの Asp（Glu）のカルボキシ基だけは 脱プロトン化されており，a サブユニットの塩基性アミノ酸残基であるアルギニン（Arg）残基によって中和されている．H^+ 濃度の高い膜間腔側から半チャネル I に H^+ が入ると，Arg の側鎖が追い出され，半チャネル II に対面する隣りの c サブユニットに移動する．その結果，それまでその c サブユニットに結合していた H^+ が追い出され，半チャネル II を通り H^+ 濃度の低いマトリックス側に抜ける．また，同時に最初に半チャネル I に対面していた c サブユニットの Asp（Glu）がプロトン化される．プロトン化された c サブユニットは疎水性環境を求めて，矢印の方向に回転する．

δ サブユニットは α サブユニットの 1 つと結合している．

　プロトンチャネルである F_0 のサブユニット組成は $ab_2c_{10\sim12}$ である．膜に埋め込まれた 10～12 の c サブユニットは環状に配列し（c 環　c ring），a サブユニットは c 環の外側に寄り添うように結合する．

　F_1, F_0 間の連結は次のようになっている．F_1 の中心部に伸びている γ サブユニットは ε サブユニットとともに c 環との中央部に強く結合している．F_0 の 2 本の b サブユニットは a サブユニットと結合すると同時に，F_1 の δ サブユニットを介して F_1 と結合している．この結果，c 環が回転すると γ サブユニットも回転するが，棒状の b サブユニットに固定されている $(\alpha\beta)_3$ 六量体は，γ サブユニットと一緒に回転しない．このことにより，各 β サブユニットが γ サブユニットの 3

つの異なった面と接触することが保証される.

Ⓒ 交代結合説と F_0 による H^+ 輸送機構

ボイヤー Boyer らは,F_1 による ATP の加水分解反応,F_1F_0 複合体による ATP 合成反応を詳細に検討した結果,ATP 合成酵素による ATP 合成機構として交代結合説 binding–change mechanism を提唱した(図 16·8).この説によれば,おのおのの β サブユニットが T(tight)・L(loose)・O(open)の役割を順序よく平等に交代する.γ サブユニットの回転がこの 3 状態を相互変換する原動力となる.問題は γ サブユニット回転の原動力は何かということである.これについては,分子生物学的に再構成された $(\alpha\beta)_3\gamma$ 複合体を用いたシンプルな実験系で,ATP の加水分解で γ サブユニットが回転すること,もっと正確にいえば,1 分子の ATP の加水分解ごとに γ サブユニットが 120° づつ回転することが示され,ATP 加水分解のエネルギーが回転運動に変換されるということが実証された.この反応が反対に進めば ATP が合成されることになる.

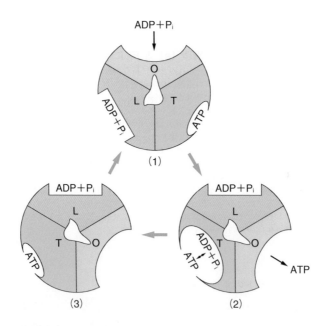

図 16·8　交代結合説

触媒活性のある β サブユニットは形態的に同じであるが,γ サブユニットの異なった面と相互作用することにより機能的に異なるようになる.O(open)状態は基質(ADP+Pi)に対して親和性が低い.L(loose)状態では基質をゆるく結合するが不活性である.T(tight)状態は基質を強く結合し ATP 合成活性を発現する.今,(1)のように T に ATP が強く,L に(ADP+Pi)がゆるく結合しているとする.この状態に高エネルギーの H^+ が流れ込むと,γ サブユニットが時計方向に 120° 回転し,T が O に変わって ATP を離し,L は T に変化して ATP を合成,保持している状態になり,O は L となって基質を取り込んだ状態となる.(2),(3)を経て,さらに γ サブユニットが 120° 回転すると 3 つの β サブユニットの T → O → L 変化が起こる.
[P. D. Boyer:A perspective of the binding change mechanism for ATP synthesis, FASEB Journal 3(10), p.2164, 1989 より引用]

　F_0 を通る H^+ がどのようにして γ サブユニットの回転（上述の再構成実証とは逆の回転）を駆動するのかというのが，最後に残された問題である．これはいまだに解決されていないが，プロトンチャネルを構成する F_0 の a および c サブユニットの詳細な構造解析の結果から図16·7に示すようなエレガントな仮説が提唱されている．

16-4 呼吸の調節

　ミトコンドリアにおける呼吸速度（酸素消費速度）は ADP の供給（利用度）によって決められている．なぜならば電子伝達系とリン酸化は固く共役しており，ATP の合成を伴わずに電子伝達は起こらないからである．ADP による酸化的リン酸化の調節を 呼吸調節 respiratory control という．通常 ［ATP］/［ADP］［Pi］の比はきわめて高く（約500），ADP はほとんどリン酸化されている．主要な ATP 消費過程は，筋の収縮，タンパク質合成，Na^+, K^+-ATPアーゼによるイオン輸送であるが，このようなエネルギー要求性の代謝過程が急速に高まると，［ADP］が上がり呼吸速度が上昇する．一方，ATP，ADP によるアロステリックな作用により，解糖系とクエン酸回路の速度が促進され，呼吸速度に応じた還元当量が供給される．このように酸化的リン酸化は，細胞が ATP を必要とする速度と量に見合うように調節されている．

> ［注］　新生児や冬眠する哺乳類（クマなど）には，褐色脂肪組織 brown adipose tissue と呼ばれる組織がある（図16·9）．この組織はミトコンドリアに富んでいるため可視光を吸収して褐色にみえる．ミトコンドリアの内膜にはサーモジェニン thermogenin という脱共役タンパク質が存在していて，H^+ が F_1F_0 複合体を通らずにマトリックスに戻る経路を与えている．そのため H^+ 勾配として保存されるべきエネルギーが体熱として放散される．このことは，新生児や冬眠中の動物の体温維持に重要である．

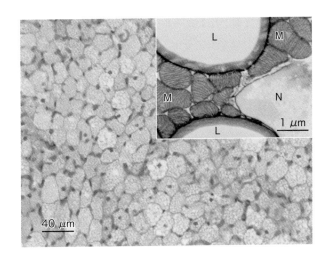

図16·9　ラット胸部大動脈周囲の褐色脂肪組織

細胞質内には多房性脂肪球がみられ（光学顕微鏡像，ヘマトキシリン-エオジン染色），クリステの発達したミトコンドリアが豊富である（挿入図：電子顕微鏡像）．N：核，L：脂肪球，M：ミトコンドリア．
［提供：久留米大学医学部 中村桂一郎博士］

16-5　ミトコンドリア内膜における物質輸送

　内膜は極性分子に対して不透過であるので，ミトコンドリアの代謝にかかわる物質を H^+ 勾配などを利用して，搬出入する特異的な輸送タンパク質が存在する．ジカルボン酸輸送体は，リン酸との交換でリンゴ酸，コハク酸，フマル酸をミトコンドリアから細胞質へ輸送する．トリカルボン酸輸送体は，クエン酸および H^+ をリンゴ酸と交換輸送する．ピルビン酸輸送体は，細胞質のピルビン酸を OH^- との交換でミトコンドリアに輸送する．ATP と ADP の交換輸送は，細胞質への ATP の供給と酸化的リン酸化の基質である ADP の取り込みという二重の意味で重要である．これは ATP–ADP トランスロケース ATP–ADP translocase によって行われ，リン酸輸送系（$H_2PO_4{}^-/OH^-$）と共役している．ATP に伴い OH^- が膜間腔に輸送されるので正味 $1H^+$ 分の H^+ 勾配が消費される．

　細胞質で生成された NADH は特殊なシャトル系によってその還元当量をミトコンドリアに移される．

①**リンゴ酸–アスパラギン酸シャトル**：心臓，肝臓，腎臓で活発であり，細胞質の NADH を NADH の形でミトコンドリアに移し，複合体 I に電子が渡される．

　　ⓐ細胞質型リンゴ酸デヒドロゲナーゼ：

　　　オキサロ酢酸＋NADH＋H^+ ⟶ リンゴ酸＋NAD^+　（膜間腔）

　　ⓑリンゴ酸輸送系による輸送

　　ⓒミトコンドリア型リンゴ酸デヒドロゲナーゼ：

　　　リンゴ酸＋NAD^+ ⟶ オキサロ酢酸＋NADH＋H^+　（マトリックス）

②**グリセロール 3–リン酸シャトル**：脳，骨格筋で機能している．NADH を $FADH_2$ の形でミトコンドリアに移し，ユビキノンに電子を渡す．

　　ⓐ細胞質型グリセロール–3–リン酸脱水素酵素：

　　　ジヒドロキシアセトンリン酸＋NADH＋H^+ ⟶ グリセロール 3–リン酸＋NAD^+　（膜間腔）

　　ⓑミトコンドリア型グリセロール–3–リン酸脱水素酵素：

　　　グリセロール 3–リン酸＋FAD ⟶ ジヒドロキシアセトンリン酸＋$FADH_2$　（内膜）

16-6　グルコースの完全酸化による ATP 合成の収支

　1分子のグルコースが解糖系，クエン酸回路を経て完全に酸化されたとき，何分子の ATP が生産されるのだろうか．①基質レベルの ATP 生成は，解糖系で2分子，クエン酸回路で2分子（2GTP）の計4分子．②NADH は，解糖系で2分子，ピルビン酸デヒドロゲナーゼ反応で2分子，クエン酸回路で6分子，の計10分子．$FADH_2$ は，クエン酸回路で2分子．③1分子の NADH が電子伝達系で酸化されるとき，複合体 I, III, IV によって，それぞれ $4H^+$, $2H^+$, $4H^+$

の合計 10H$^+$ が膜間腔に輸送される．FADH$_2$ の場合は，複合体 III，IV によって，それぞれ 2H$^+$，4H$^+$ の計 6H$^+$ が膜間腔に輸送される（図 16·1）．

　よって，1 分子の NADH あるいは FADH$_2$ から生成されうる ATP 量を知るためには，ATP 合成酵素によって ATP が合成される際，何個の H$^+$ が F$_1$F$_0$ 複合体を経て外から内へ移動しなくてはならないのかを推定する必要がある．

　[注]　実測されたミトコンドリア内外の H$^+$ 濃度の差（ΔpH = −1.4）と電位差（$\Delta\phi$ = 0.14 V）に基づいて計算された H$^+$ の電気化学的ポテンシャル（Δp）は，−21.5 kJ/mol である．実際の細胞内での ATP 合成に必要とされるエネルギーは，50～65 kJ/mol の範囲である．よって ATP 合成酵素によって 1 分子の ATP が合成される際，膜間腔から少なくとも 3H$^+$ の移動を必要とする．さらに ADP をミトコンドリアに輸送するのに 1H$^+$ を消費しているので，1 分子の ATP 合成には計 4 分子の H$^+$ が必要である．よって，1 分子の NADH からは（10÷4 =）2.5ATP，FADH$_2$ からは（6÷4 =）1.5ATP が合成される．この化学量論は，現在実験的に確かめられている最も信頼のおける数値である．ただし，一部の成書には，なお 3ATP/NADH，2ATP/FADH$_2$ の記載もみられる．

　1 分子のグルコースの完全酸化により，基質レベルのリン酸化で 4ATP，10NADH から 25ATP，2FADH$_2$ から 3ATP，合計 32ATP が合成される．この数値は，解糖系で生成された NADH がリンゴ酸-アスパラギン酸シャトルによってミトコンドリアに移された場合であり，グリセロール 3-リン酸シャトルを介すれば 30ATP が合成されることになる．ATP 合成の標準自由エネルギー変化は 30.5 kJ/mol，グルコースの完全酸化の標準自由エネルギー変化は 2,709 kJ/mol であるから，グルコースの生体酸化によるエネルギー獲得効率は，およそ（30.5×32 ÷ 2709×100 =）34％となる．ATP 合成に使われなかったエネルギーは，プロトン駆動力を利用するほかの反応で消費されるとともに体熱として放散される．

17 代謝の相互関係と調節

17-1 糖質代謝，脂質代謝およびアミノ酸代謝の相互作用と調節

　生物は，細胞や組織の構成成分や機能物質として必要なタンパク質，糖質，脂質などを摂取し，生合成し，分解する．また機能を発揮・維持するためのエネルギーをつくり出す．これらの恒常性を保つために，糖質代謝，脂質代謝，およびアミノ酸代謝が密接な関係にあり，各経路中の中間代謝物質により特異的にあるいはアロステリックに影響されることにより相互に調節し合っている．また，インスリン，アドレナリン，グルカゴンなどのホルモンによっても調節されている．

　たとえば，糖質の多い食事により肥満になることは，脂肪の分解が阻害されるとともに糖質が脂肪に転換されることを示している．一方，糖質の補給が不足すると糖新生が起こる．すなわち，非糖質である乳酸，糖原性アミノ酸（アミノ酸代謝より），グリセロール（脂質代謝より）などからグルコースが生合成され，グルコースに依存度の高い細胞や組織（脳・神経系，赤血球など）に供給される．さらに飢餓状態が続くと，筋肉からのアミノ酸の放出が減少するため，タンパク質からの糖新生は減少し，脂肪組織からグリセロールの形で糖質が供給されるようになる．このようにグルコース供給が絶えないように相互に各代謝がかかわっている．

　以下に，それぞれの代謝の相互作用と調節因子について述べる．

Ⓐ 糖質代謝と脂質代謝の相互作用と調節

1) 糖質代謝と脂質代謝の関連

　血中遊離脂肪酸の濃度は最大10倍の幅で変動するが，血糖値はそれほど大きく変動しない．糖質と脂質を同時に摂取したとき，糖質のほうが優先的にエネルギー源として利用され，グリコーゲンとして貯えられる量は限られている．余分の糖質はアセチルCoAを経由して脂肪酸合成にまわされ，脂肪として貯蔵される．これは，脂質のほうが糖質よりも単位重量当たり，2倍以上のエネルギーを産生する事実を考慮すれば合目的であるといえる．また脂肪層は保温や衝撃に対する防御の面でも優れている．糖質の供給が減少し，血糖値が下がると脂肪酸合成能も低下し，脂肪組織から脂肪酸が遊離し，そのβ酸化が亢進する．このようにエネルギー源として糖質と脂質のいずれを利用するかの切り換えが行われているが，これは，食事—絶食，安静—長時間の運動といった条件に応じて切り換えが起き，糖尿病では切り換えが異常となる．

2) 糖質代謝と脂質代謝の調節因子

糖質の供給が十分なときには解糖系が活発に働き，多量のピルビン酸が生じる．これは，一部は酸化的脱炭酸によりアセチル CoA に変換され，また一部は ATP 要求性のピルビン酸カルボキシラーゼの作用によりカルボキシル化されオキサロ酢酸に変換される．続いてアセチル CoA とオキサロ酢酸は縮合してクエン酸となり，クエン酸回路でエネルギーを発生する．ここでアセチル CoA はピルビン酸カルボキシラーゼを活性化しオキサロ酢酸の生成を促進する一方，ピルビン酸からアセチル CoA が生成する反応を阻害する．したがって，糖質由来のアセチル CoA の生成は抑制され，解糖系からはオキサロ酢酸が供給されることになり，脂肪酸由来のアセチル CoA のクエン酸回路での分解を助けることになる（図 17·1）．

また，オキサロ酢酸は還元されてリンゴ酸となり，拡散によりミトコンドリアから細胞質に出ていく．リンゴ酸は細胞質でリンゴ酸デヒドロゲナーゼによりオキサロ酢酸に変換され，GTP 要求性のホスホエノールピルビン酸カルボキシキナーゼによりホスホエノールピルビン酸に転換され，糖新生経路に入る．

飢餓や糖尿病では，糖質の供給が不十分になり，ピルビン酸が不足する．エネルギー源として脂肪酸を利用することになるため，脂肪酸の分解によるアセチル CoA 量が増加する．一方，オキサロ酢酸は，糖新生に使われるため，その濃度が低下している．したがってピルビン酸不足は，オキサロ酢酸不足を誘導し，クエン酸回路の回転が円滑に進行しなくなることから，脂肪酸分解によって生じた余剰のアセチル CoA からケトン体の生成が亢進することになる．生成したケトン体が組織の処理能力を超えると，血液中のケトン体が増加し，尿中にも排泄されるようになる．脂肪酸の分解は，マロニル CoA，アセチル CoA，NADH によって抑制される．また，グルカゴンとアドレナリンで増加し，インスリンで減少する．

アセチル CoA とオキサロ酢酸の縮合によって生じたクエン酸は，細胞質で行われる脂肪酸生合成の律速酵素であるアセチル CoA カルボキシラーゼを活性化する（アロステリック効果）．これにより脂肪酸の生合成が活発に進行するようになる．クエン酸は，ミトコンドリア膜を透過し，細胞質でアセチル CoA に変換されたのち，脂肪酸生合成に利用される．インスリンは，脂肪酸生合成を促進し，生合成された脂肪酸はトリアシルグリセロールとして貯蔵される．脂肪酸生合成は，産物であるパルミトイル CoA などのアシル CoA，グルカゴン，アドレナリンにより阻害される．

したがって糖質の供給が十分であれば，多量のクエン酸も生じ，過剰のクエン酸はミトコンドリア外へ放出され，解糖系を阻害する一方で，脂肪酸の生合成を活性化し，脂肪として貯蔵されることになる．

脂肪酸の生合成の際には，縮合体の 3-カルボニル基の還元と，二重結合の還元のために NADPH が消費される．NADPH は，ペントースリン酸経路のグルコース-6-リン酸デヒドロゲナーゼ反応と 6-ホスホグルコン酸デヒドロゲナーゼ反応によって生成するので，ペントースリン酸経路の活性や $NADP^+$ の供給が脂肪酸の生合成に影響を与える．脂肪酸はこれら 2 種類のデヒドロゲナーゼの活性を阻害する．

エネルギーの充足状態により糖質代謝・脂質代謝が大きく変化することはすでに述べてきた．

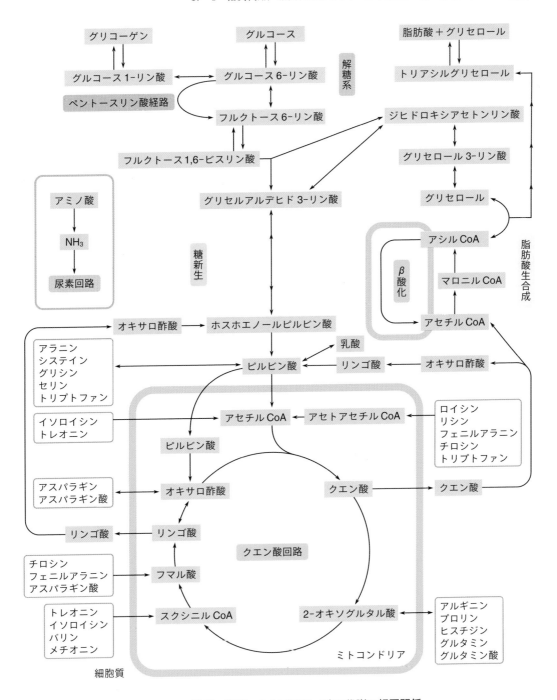

図 17・1 **糖質，脂質，およびアミノ酸の代謝の相互関係**

エネルギー供給が十分な状態のとき，すなわち ATP 濃度が高く AMP 濃度が低い状態のときには，クエン酸シンターゼとイソクエン酸デヒドロゲナーゼの活性が下がり，クエン酸回路の回転速度が遅くなり，ATP 合成速度が低下する．また，ATP 濃度が高いときにはフルクトース 6-リ

ン酸とその前駆体であるグルコース6-リン酸が蓄積し解糖速度が低下する．ATP濃度が低下し，AMP濃度が上昇したときには，逆に解糖系およびクエン酸回路の反応速度が促進され，ATP産生が高まる（筋収縮における解糖とATPとの関係については ☞ 24―6 ⓒ）．

グリセロールは，グリセロールキナーゼを発現している組織では，グリセロール3-リン酸を経由して，ジヒドロキシアセトンリン酸に転換され，解糖系あるいは糖新生に利用される．

骨格筋や赤血球で解糖系により生じた乳酸は，肝臓や腎臓に運ばれ，糖新生によりグルコースに変換され，再び各組織に運ばれて酸化される．

血中のグルコース濃度はグルコーストランスポーター（GLUT），ヘキソキナーゼ，ホルモンによって厳密に制御されている．GLUTにはGLUT1からGLUT5まで同定されているが，その中でもインスリン非依存性で主に肝臓と膵臓にあるGLUT2およびインスリン依存性で筋肉と脂肪組織にあるGLUT4の役割が大きい．GLUT2はグルコースに対して低親和性であり，高い血漿グルコース濃度でも容易に飽和しない．血中のグルコース濃度が上昇すると，肝細胞中にグルコースが流入し，肝グルコース産生は減少する．また，血中グルコース量に応じて膵臓B（β）細胞内にグルコースが流入しインスリン分泌を適切に増大させる．血中インスリン量が増えると，通常は細胞内小胞に局在するGLUT4が細胞膜に移動・発現し，筋肉や脂肪組織でグルコースを取り込むようになり，グルコースクリアランスを増加させる．細胞に取り込まれたグルコースはヘキソキナーゼにより速やかにリン酸化され，グルコース6-リン酸となる．ヘキソキナーゼは，グルコース6-リン酸により阻害される．しかし肝臓にあるヘキソキナーゼは，グルコキナーゼとも呼ばれ，グルコース6-リン酸で阻害されないため，肝臓は大量のグルコースを取り込むことができる．

主に副腎髄質から分泌されるアドレナリンの脂肪分解促進作用については先に述べた．

膵臓ランゲルハンス島A（α）細胞から分泌されるグルカゴンも脂肪分解を促進するほか，ホスホリラーゼを活性化してグリコーゲンの分解やインスリンの分泌を促すが，これらの作用はcAMPを介していると考えられている．また，グルカゴンには肝細胞からの胆汁分泌，副腎からのカテコールアミン分泌，下垂体前葉からの成長ホルモン分泌を刺激する作用がある．

成長ホルモンは，絶食時などに分泌され，脂質代謝促進，糖利用の抑制など抗インスリン作用が認められる．

下垂体前葉から分泌される副腎皮質刺激ホルモン（ACTH）も脂肪分解を促進し，インスリンの分泌を促す作用をもっている．

副腎皮質より分泌されるグルココルチコイドは，糖質代謝では血糖上昇，血中ピルビン酸量の増加，血中クエン酸量の減少などを引き起こす．また，脂質代謝では血中脂肪酸量と血中コレステロール量の増加を促す．

膵臓ランゲルハンス島B（β）細胞から分泌されるインスリンは，グルコース類，グルカゴン，Ca^{2+}などによりその分泌が促進される．インスリンは筋肉や脂肪組織におけるグルコーストランスポーターを活性化し，糖利用を促す．また，脂肪組織では脂肪合成を促しその分解を抑制する．

その他，CoA量やカルニチン量なども糖質代謝と脂質代謝に関与している．

Ⓑ 糖質代謝とアミノ酸代謝の相互作用と調節

1) 糖質代謝とアミノ酸代謝の関連

　多くのアミノ酸は2-オキソ酸を経てクエン酸回路で酸化されエネルギーを産生し, また糖新生により糖に転換されうる. 糖新生によってグルコースやグリコーゲンに転換されるアミノ酸を糖原性アミノ酸という (☞12—1Ⓒ). 糖原性アミノ酸には, ピルビン酸を経由するもの (アラニン, システイン, グリシン, セリン, トリプトファン), オキサロ酢酸を経由するもの (アスパラギン, アスパラギン酸), フマル酸からオキサロ酢酸を経由するもの (チロシン, フェニルアラニン), グルタミン酸から2-オキソグルタル酸を経由するもの (アルギニン, プロリン, ヒスチジン, グルタミン, グルタミン酸), プロピオニルCoAからスクシニルCoAを経由するもの (イソロイシン, バリン, メチオニン, トレオニン) がある (図17・1). ケト原性アミノ酸には, アセトアセチルCoAからアセチルCoAを経由するもの (ロイシン, リシン, フェニルアラニン, チロシン, トリプトファン) と炭素骨格の一部がアセチルCoAとなるトレオニン, イソロイシンがあり, 脂肪酸やケトン体に転換される. またアセチルCoAはクエン酸回路に入り, エネルギーを生み出す.

2) 糖質代謝とアミノ酸代謝の調節因子

　循環血液中のアミノ酸濃度は, 組織からのアミノ酸の遊離と組織におけるアミノ酸利用のバランスによって決まる. アラニンは, グルコースに由来するピルビン酸のアミノ基転移反応により筋肉中で合成されたのち, 循環血液中に放出され, 血漿中の窒素輸送の担体として肝臓に取り込まれる (☞12—1). 肝臓に取り込まれたアラニンは, 糖原性アミノ酸としてグルコース合成にまわされる.

　すなわち, アラニントランスアミナーゼ (ALT/GPT) によるアラニンのアミノ基転移反応により, ピルビン酸が生成する. この反応はピリドキサールリン酸を補酵素とする. 続いてピルビン酸は, アセチルCoAあるいはオキサロ酢酸に変換され, エネルギー産生系であるクエン酸回路あるいは糖新生に入る. アラニンのグルコース合成速度は他の糖原性アミノ酸に比べて大きいことが知られている. アラニンは, 解糖系を抑制する. その他の糖原性アミノ酸もアミノ基転移または脱アミノ基反応の後, ピルビン酸やクエン酸回路の中間体となり, 最終的にグルコース転換される.

　高タンパク質摂取後においては, 消化管からアミノ酸が吸収され, 末梢筋肉が取り込む. この場合, 分枝アミノ酸が優先的に用いられる. グルタミンは, 筋肉より放出され, 腸管や腎臓に取り込まれると, その大部分はアラニンに変換される. セリンは, 腎臓より放出され, 肝臓や筋肉を含む末梢組織に取り込まれる. バリンは, 筋肉から放出され, 主として脳に取り込まれる. これは絶食時にはエネルギー源となる. 必要量を超えた過剰なアミノ酸は, 肝臓で脱アミノ化され, 尿素となり, 腎臓から排泄される.

　ヒトでは飢餓状態が続くと, 筋肉からのアミノ酸, 特にアラニンの放出が減少するため, タンパク質からの糖新生は減少する.

© 脂質代謝とアミノ酸代謝の相互作用と調節

ケト原性アミノ酸であるロイシン，リシン，フェニルアラニン，チロシン，トリプトファンからは，アセトアセチル CoA が生成し，アセト酢酸や 3-ヒドロキシ酪酸が生成する．アセトアセチル CoA から変換されたアセチル CoA またはピルビン酸から生成したアセチル CoA も同様に長鎖脂肪酸合成の原料となる．すなわちアセチル CoA は，クエン酸回路でクエン酸シンターゼによりクエン酸となり，続いて細胞質で ATP-クエン酸リアーゼによりアセチル CoA とオキサロ酢酸に再変換され，脂肪酸生合成経路に入る．アセチル CoA は，コレステロール生合成の原料ともなり，胆汁酸や各種ステロイドホルモンを生成する．

17-2 食事サイクルにおける代謝調節と代謝異常

前項でも述べられているが，すべての生命活動はエネルギーを必要とする．しかし，食事摂取は間欠的であるため，ヒトは食事により摂取したエネルギーを安定した形で貯蔵し，空腹時にはこれを活用する．この機構は，交感神経・副交感神経による神経系，インスリンあるいはグルカゴンなどのホルモンが担う内分泌系などにより各臓器において巧妙に調節されている．これらのエネルギー恒常性機構の破綻により糖尿病や肥満などの生活習慣病を発症する．

Ⓐ 食事サイクルにおける代謝調節

1) 食後の代謝（図 17・2）

食事により消化・吸収された栄養素は体内に貯蔵できる形に変化するが，これにはインスリンが重要である．インスリンは食後の血糖値上昇により膵臓のランゲルハンス島 B（β）細胞から分泌される．

消化管において吸収されたグルコースは，主に骨格筋や脂肪組織，肝臓に取り込まれる．その際に骨格筋や脂肪組織に発現するグルコーストランスポーターである GLUT4 は，インスリンにより細胞内から細胞膜へ移行し，細胞内にグルコースを取り込む．グルコースは細胞内で解糖系によりピルビン酸に代謝され，好気的条件ではアセチル CoA に代謝されて ATP 合成の基質になる（⇨10章）．また，インスリンは肝臓においてグリコーゲンシンターゼの活性を上昇させ，グルコースからグリコーゲンの合成を促進し，エネルギー貯蔵を進める．さらに肝臓や脂肪組織において脂肪酸合成反応にかかわるアセチル CoA カルボキシラーゼや脂肪酸合成酵素の転写を活性化して脂肪酸合成を促進する（⇨11-4）．脂肪酸は解糖系から供給されたグリセロールと結合し，トリアシルグリセロールとなり，エネルギー源として貯蔵される．一方，肝臓におけるグリコーゲン分解や脂肪組織におけるトリアシルグリセロール分解もまたインスリンにより抑制されており，エネルギーを保存することができる．

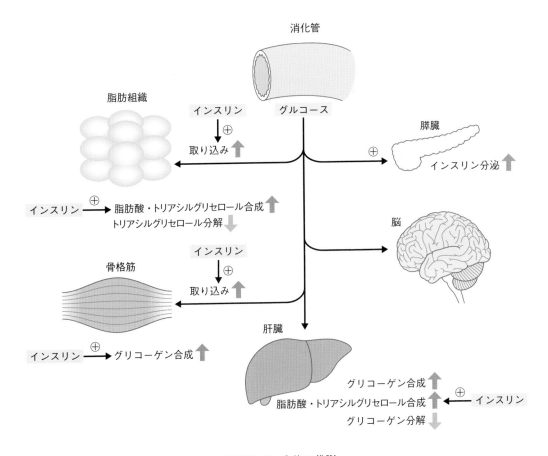

図 17·2　**食後の代謝**

2)　空腹時・飢餓時の代謝（図 17・3）

　空腹時には，膵臓のランゲルハンスの A（α）細胞より分泌されるグルカゴンや交感神経終末より放出されるカテコールアミンの作用により，食後に貯蔵したエネルギー源を分解して利用するようになる．

　肝臓ではグリコーゲンホスホリラーゼが活性化され，グリコーゲン分解が促進され，産生されたグルコースは血中に放出される．グリコーゲン分解によるグルコースの供給は十数時間で枯渇するが，脳や赤血球などはエネルギー源として脂肪酸を利用できないため，肝臓ではグリセロールや乳酸，アラニンなどのグルコース以外の基質を材料とする糖新生（⇨ 10—6）によりグルコースを産生する．骨格筋における解糖系により生じた乳酸は肝臓に取り込まれてグルコースが再生され，タンパク質分解により生じたアラニンもまた肝臓でアミノ基転移反応を受けてピルビン酸となり，さらにグルコースに転換される．

　グルカゴンは cAMP 依存性キナーゼの活性化を介して，グルコース-6-ホスファターゼとホスホエノールピルビン酸カルボキシキナーゼの転写を活性化して糖新生を促進する（⇨ 図 10·8）．グルカゴンとカテコールアミンは，脂肪組織のホルモン感受性リパーゼを活性化してトリアシルグリセロールの加水分解を促進し，遊離脂肪酸の放出を促す（⇨ 図 11·2）．遊離脂肪

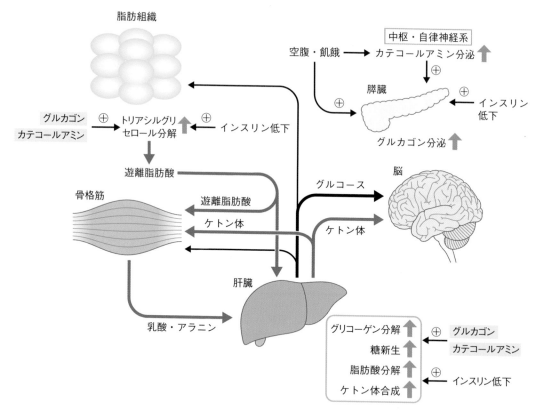

図17·3 空腹時・飢餓時の代謝

酸は骨格筋や肝臓などで取り込まれ，ミトコンドリアでβ酸化されてアセチルCoAが産生され，クエン酸回路を経てエネルギー源となる．飢餓状態が継続すると，肝臓は脂肪酸β酸化により生じたアセチルCoAを利用して，3-ヒドロキシ酪酸やアセト酢酸などのケトン体を産生する．このケトン体は骨格筋や心筋，脳においてエネルギー源として利用される．

Ⓑ 肥満や糖尿病でみられる代謝異常

1) 1型糖尿病と2型糖尿病

　糖尿病は，インスリンの作用障害により慢性的に高血糖をきたし，血管障害や腎障害など全身的にさまざまな合併症を生じる状態と定義され，腎臓の近位尿細管における再吸収を上回ったグルコースが尿中に出現する（尿糖）．自己免疫的機序により膵臓ランゲルハンス島のB（β）細胞が破壊されインスリン分泌が枯渇する1型糖尿病と，肥満を背景としてもたらされるインスリンの作用障害あるいはインスリン分泌低下による2型糖尿病に大別される．

2) インスリン抵抗性と2型糖尿病

　脂肪組織は単なるエネルギー貯蔵の場ではなく，アディポサイトカインとして総称される多くの生理活性物質を分泌している．肥満状態下での脂肪細胞は肥大化に伴って形質が変化し，アディ

ポサイトカイン分泌調節が破綻する．腫瘍壊死因子-α（TNF-α）のような一部のアディポサイトカインはインスリン受容体のシグナル伝達を障害してインスリン抵抗性をもたらし，2型糖尿病の発症を助長する．インスリン作用の減弱に応じて初期にはインスリン分泌量が増大するが，次第に膵臓ランゲルハンス島のB（β）細胞の機能低下が進み，最終的にインスリン分泌量が低下する．

3)　糖尿病における代謝異常（図17・4）

　2型糖尿病では，主に骨格筋におけるグルコースの取り込み障害により食後高血糖が生じ，インスリンによる肝臓での糖新生抑制作用も障害されて空腹時血糖が上昇する．脂肪組織においても，インスリンによるトリアシルグリセロール分解抑制作用が障害され，遊離脂肪酸の放出が増大する．飽和状態となった遊離脂肪酸は肝臓に取り込まれて異所性脂肪として蓄積され，脂肪肝を発症するとともに，トリアシルグリセロールを末梢組織に運搬するVLDL分泌が増大して高トリグリセリド血症を生じる．グルコース取り込み障害の結果，全身臓器の細胞ではグルコース

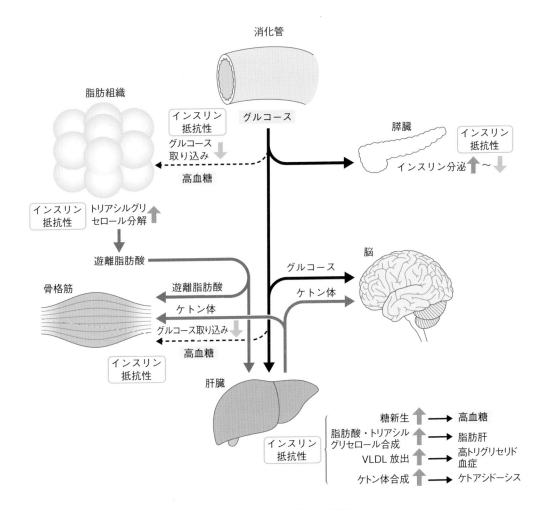

図17・4　2型糖尿病の代謝

代謝から脂肪酸 β 酸化にシフトし，大量に生じるアセチル CoA によりケトン体が産生される．インスリンの絶対的欠乏を伴う 1 型糖尿病の増悪時には，過剰にケトン体が産生され，糖尿病性ケトアシドーシスという重篤な状態に陥る．

4）　糖尿病治療薬の作用機序

　1 型糖尿病などのインスリン依存状態にはインスリン補充療法が生存に必須であり，作用時間が異なるインスリン製剤が用いられている．一方で，肥満を合併した 2 型糖尿病のようなインスリン抵抗性を呈する場合には，肥満細胞の分化を誘導するチアゾリジン薬や肝臓や諸臓器でエネルギー異化を促進するビグアナイド薬などインスリン感受性を改善させる薬剤が用いられる．スルホニル尿素薬は膵臓ランゲルハンス島の B（β）細胞を刺激してインスリン分泌を増強するが，B（β）細胞の疲弊をもたらす可能性があり，近年では高血糖時にインスリン分泌を促進するインクレチン関連薬も用いられるようになっている．

17−3　コレステロール代謝の調節

　生体には恒常性（ホメオスタシス）を維持するためのフィードバック機構が存在する．個体を維持するための内分泌系はその代表例である．環境の変化に対応し，個体を防御するために，副腎皮質，副腎髄質，甲状腺などのホルモン分泌器官は，それらの分泌を制御する脳下垂体，視床下部と連絡を取り合い，血中に分泌されるホルモンの量を調節する．このようなフィードバック機構は細胞内環境を維持するためにも重要である．その 1 つとして，細胞には細胞内コレステロール量をほぼ一定に保とうとする機構が存在する．

Ⓐ　フィードバック制御によるコレステロール恒常性維持

　コレステロールは真核生物で細胞膜を構成する成分であるとともに，ステロイドホルモン，ビタミン D，胆汁酸の重要な前駆体でもあり，細胞の増殖と生存に必須の物質である．コレステロールは疎水性であるため細胞膜で働くことができるが，細胞内に過剰に蓄積すると重篤な障害をまねき，細胞を死に至らしめる．また，血清中のコレステロール濃度が高くなると粥状動脈硬化を引き起こし，心筋梗塞などの原因となる．したがって，生命維持のためには，コレステロール代謝は正確に制御される必要があり，フィードバック機構により精緻に調節されている．

　生体内でコレステロールはアセチル CoA からメバロン酸を経て生合成される（☞ 11−6 Ⓐ）．この経路は小胞体の膜タンパク質である HMG-CoA 合成酵素や HMG-CoA 還元酵素などの一連の酵素によってなされる．また，これらとは別に細胞外からのコレステロール供給として，低密度リポタンパク質（LDL）受容体を介して，リポタンパク質が摂取されることによる経路もある（図 17・5）．

　このように内因性，外因性の経路によってコレステロールが細胞内に蓄積すると HMG-CoA 合成酵素や HMG-CoA 還元酵素，LDL 受容体の遺伝子の転写レベルでの調節が働き，コレス

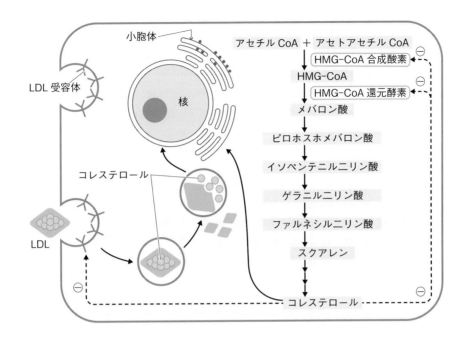

図 17·5 **LDL 受容体による細胞外からのコレステロール取り込み経路と細胞内における合成経路**
コレステロールは細胞内での合成と細胞外からの取り込みという 2 つの方法により細胞内へと供給される．合成経路では，アセチル CoA からメバロン酸を経てコレステロールが合成される．取り込み経路としては血中の LDL が LDL 受容体によって細胞内へ取り込まれる．コレステロールによるフィードバック制御は HMG-CoA 合成酵素，HMG-CoA 還元酵素および LDL 受容体の遺伝子の転写レベルでなされる．後述するスタチンは HMG-CoA 還元酵素を阻害し細胞内コレステロール合成経路を遮断する．

テロールの合成・吸収が抑えられる．

[注] 1980 年代に LDL 受容体を発見したゴールドステインとブラウンらは，心臓の冠状動脈を中心に粥状動脈硬化を若年で引き起こす家族性高コレステロール血症の原因が LDL 受容体の遺伝子の異常であることを発見し，ノーベル生理学・医学賞を受賞した．

Ⓑ フィードバック制御の分子機構

細胞内コレステロール量の恒常性を維持するための分子レベルでの調節機構に関する知見から，ゴールドステイン Goldstein とブラウン Brown らは細胞内のコレステロール量を感知し遺伝子の転写調節を行う何らかの因子が，その維持をつかさどっていると想定した．そして，膨大な研究の結果，1993 年にステロール調節エレメント結合タンパク質 sterol regulatory element-binding protein（SREBP）を同定した．

SREBP は細胞内のコレステロール合成経路の転写を制御するとともに，血中の主要なコレステロール運搬体である LDL を取り込む LDL 受容体の発現を転写レベルで制御する．これらの点から SREBP は細胞内コレステロール量の恒常性の維持のみならず，血中コレステロール量の調節を担う転写因子であるともいえる．この SREBP は LDL 受容体や HMG-CoA 合成酵素に

加えて，コレステロール，脂肪酸合成系にある多くの酵素の発現を制御する．

　SREBP は分子量約 120 kDa の前駆体として合成され，ヘアピン構造を取り小胞体膜を貫通している（図 17·6）．細胞質側のアミノ末端（分子量約 60 kDa）には，DNA と結合することができる塩基性ヘリックス–ループ–ヘリックス–ジッパー basic helix–loop–helix–zipper（bHLH–Zip）配列があり，遺伝子の転写を活性化させる．アミノ末端に続いて，ヘアピン構造のドメインが続く．このドメインは一度膜を貫通し，約 50 アミノ酸からなるループを小胞体の内腔に突き出し，再度膜を貫通して固定される．カルボキシ末端は約 65 kDa の調節ドメインである．SREBP はコレステロールで制御される第 1 段階の切断と，その後の膜貫通ドメインでの第 2 段階目の切断によって活性化される．

　リボソーム上で翻訳されると SREBP はすぐに小胞体に局在する SREBP 切断活性化タンパク質 SREBP cleavage activating protein（SCAP）というステロール感知ドメインを有するタンパク質と結合する．SCAP は 8 回膜貫通型のタンパク質でカルボキシ末端部を細胞質ゾル側に向けており，ここで SREBP のカルボキシ末端にある調節領域と結合する．SCAP の 6 番目と 7 番目の膜貫通ドメインの間のループには COPII（coat protein complex Ⅱ）というタンパク質と結合する 6 つのアミノ酸からなる配列がある．

　COPII には，小胞体のタンパク質を COPII で被覆して，小胞体からゴルジ体に輸送する機能がある．コレステロール欠乏時には SREBP/SCAP 複合体は COP Ⅱ により小胞体からゴルジ体へ移動する．ゴルジ体で SREBP は 2 種類のタンパク質切断酵素によって 2 回切断される．1 つ目の切断酵素は膜に結合したサイト–1 プロテアーゼ site–1 protease（S1P）と呼ばれるセリンプロテアーゼで，ゴルジ体内腔のループを切断する．これにより SREBP は 2 つに分断されるが，アミノ末端側には膜貫通ドメインが残っているので，膜に結合したままである．さらにこの中間体 SREBP はサイト–2 プロテアーゼ site–2 protease（S2P）により膜から切り離される．S2P はメタロプロテアーゼで，膜に結合した中間体 SREBP の膜貫通ドメインの α ヘリックスで切断する．すると，転写活性化能のあるアミノ末端は切り離され，核へと移行し，HGM–CoA 合成酵素や LDL 受容体などのコレステロールの生合成や取り込みに関与する遺伝子の転写を活性化させる（図 17·6）．

　コレステロール過剰時には，コレステロールが SCAP の小胞体内腔側の第 1 ループに結合する．これによって細胞質側に突出する第 6 ループの構造が変化し，COPII が解離する．この新しいコンフォメーションで SCAP は INSIG というタンパク質と結合する．INSIG は SCAP を小胞体膜上にとどめるアンカーとして働く．これによりゴルジ体での SREBP の切断および活性化を防ぐ（図 17·6）．

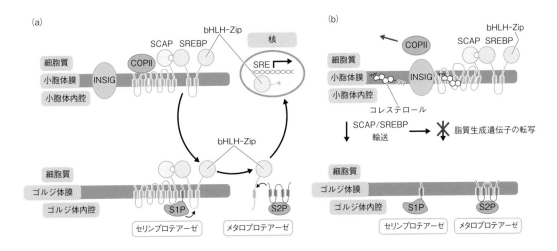

図 17·6　SREBP による細胞内でのコレステロール調節機構

(a) コレステロール欠乏および (b) コレステロール過剰の条件下での SREBP 経路.(a) 哺乳動物細胞からコレステロールが奪われると,SCAP は COPII 小胞中の SREBP を小胞体からゴルジ体へと移動させる.次いで,ゴルジ体に局在する 2 つのプロテアーゼ(S1P および S2P)が順次 SREBP を切断し(2 段階切断機構),それらの活性アミノ末端 bHLH-Zip 転写因子ドメインを放出し,それが核に移動してコレステロール合成および取り込みに関与する遺伝子を活性化する.(b) コレステロール値が上昇すると,コレステロールは SCAP に結合し,SCAP の INSIG への結合を引き起こす.ゴルジ体へのSREBP の輸送およびそれに続く脂質生成遺伝子の転写活性化は停止される.

ⓒ 高コレステロール血症の治療薬

1) スタチン

　スタチンは HMG−CoA 還元酵素の阻害剤で血中の LDL コレステロール濃度を強力に低下させる.この治療薬の作用機序の鍵はコレステロールによる負のフィードバック調節機構にある.内因性のコレステロール合成をスタチンが低下させる(図 17·5)と,LDL 受容体の発現が増加し,結果として血中の LDL 濃度を低下させる.スタチンは LDL 高脂血症治療薬としても最も一般的に使われている.

2) ヒト抗 PCSK9 モノクローナル抗体製剤

　PCSK9 はサティライシン/ケキシン タイプ 9 subtilisin/kexin type 9 ファミリーに属する前駆タンパク質変換酵素である.PCSK9 は主に肝細胞で合成され血流にのって肝細胞表面の LDL受容体に結合する.すると PCSK9/LDL 受容体複合体はエンドサイトーシスにより肝細胞内に入り込むが,この LDL 受容体は再利用されず,リソソームで分解されてしまう.そのため肝細胞表面で LDL コレステロールを代謝するための LDL 受容体の数が減少してしまう.ヒト抗PCSK9 モノクローナル抗体製剤は PCSK9 と結合することで,PCSK9 と LDL 受容体の結合を阻害する.結果として肝細胞への LDL コレステロールの取り込みを促進させ,血液中の LDLコレステロール値を低下させる.

［注］　多くのタンパク質，ペプチドホルモンは，不活性な前駆体の一部が除かれて，活性のあるタンパクまたはホルモンに変換される（アルブミンやフォン・ヴィレブランド因子，インスリンやカルシトニンなど）．この変換にかかわる一連の酵素は，触媒部位の構造が共通しているので，前駆体タンパク質転換酵素サティライシン/ケキシン proproptein convertase subtilisin/kexin（PCSK）と総称され，PCSK1～PCSK9 に分類されている．PCSK9 がコレステロールの血中動態にかかわっている．

18 ミネラルの代謝

18−1 ミネラル

　ミネラル mineral は，生体を構成する元素のうち，酸素（O），炭素（C），水素（H），窒素（N）を除く元素の総称である．ミネラルは，ヒトの体重の約4％を占める．体重の約96％は，酸素，炭素，水素，窒素であり，一般的な有機物に含まれる（図18·1）．なお，常温で気体の元素についてはミネラルから除くこともある．

　ヒトにおいて必須性が証明されているミネラル（必須ミネラル）は，カルシウム，リン，カリウム，硫黄，ナトリウム，塩素，マグネシウム，鉄，亜鉛，銅，ヨウ素，マンガン，セレン，モリブデン，クロム，コバルトが知られている．これら必須ミネラルは，体内存在量や1日に必要な摂取量から便宜的に，多量ミネラル（主要ミネラル）と微量ミネラル（微量元素）に分けられる（表18·1）．多量ミネラルは，体内（成人）存在量が約10 g以上，1日の摂取量が100 mg以

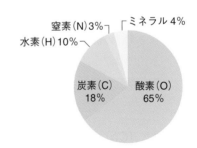

図18·1　ヒトの体重に対する元素の含有割合

表18·1　人体内のミネラル（多量ミネラル・微量ミネラル）

多量ミネラルの元素名		微量ミネラルの元素名	
カルシウム	Ca	鉄	Fe
リン	P	亜鉛	Zn
カリウム	K	銅	Cu
硫黄	S	ヨウ素	I
ナトリウム	Na	マンガン	Mn
塩素	Cl	セレン	Se
マグネシウム	Mg	モリブデン	Mo
		コバルト	Co
		クロム	Cr

表 18・2　ミネラルの体内存在量

多量ミネラル		微量ミネラル	
元素名	体内存在量 (70 kg 成人) (g)	元素名	体内存在量 (70 kg 成人) (g)
カルシウム　Ca	1,000	鉄　　　Fe	3
リ　　　ン　P	700	亜　　鉛　Zn	2
カリウム　K	130	銅　　　Cu	0.08
ナトリウム　Na	100	ヨ　ウ　素　I	0.012
マグネシウム　Mg	25	マンガン　Mn	0.012
		セ　レ　ン　Se	0.012
		モリブデン　Mo	0.009
		ク　ロ　ム　Cr	0.002

上であり，カルシウム（Ca），リン（P），カリウム（K），硫黄（S），ナトリウム（Na），塩素（Cl），マグネシウム（Mg）の7元素が分類される．常温で気体の元素をミネラルから除く場合は，硫黄と塩素を除き，カルシウム，リン，カリウム，ナトリウム，マグネシウムの5元素となる．微量ミネラルは，体内（成人）存在量が10g未満，1日の摂取量が100mg未満であり，鉄（Fe），亜鉛（Zn），銅（Cu），ヨウ素（I），マンガン（Mn），セレン（Se），モリブデン（Mo），コバルト（Co），クロム（Cr）の9元素が分類される（表18・2）．

「日本人の食事摂取基準（2020年版）」（厚生労働省）では，カルシウム，リン，カリウム，ナトリウム，マグネシウム，鉄，亜鉛，銅，ヨウ素，マンガン，セレン，モリブデン，クロムの13元素（多量ミネラルの5元素，微量ミネラルの8元素）の食事摂取基準が示されている．コバルトはビタミン B_{12} の構成要素である．食事摂取基準（これに準ずる基準）は世界各国で少しずつ異なり，米国ではフッ素，塩素の基準も示されている．なお，現在は必須性が認められていないミネラルも，研究の進歩に伴い，必須性が認められる可能性がある．

Ⓐ カルシウム（Ca）

　カルシウムは，体内に最も多く含まれるミネラルであり，ヒトの体重の約1.5～2%を占める（成人で約1kg）．体内のカルシウムの約99%は骨や歯に存在し，リン酸とともにヒドロキシアパタイト〔$Ca_{10}(PO_4)_6(OH)_2$〕を構成し，骨の強度を維持し，身体を支えている．残りの約1%は，体液中や軟組織中に分布し，主に，細胞内（カルシウム貯蔵小胞内）と血液，細胞外液に存在し，多くの生理機能（筋肉の収縮，ホルモンの分泌，神経伝達物質の放出，血液凝固，細胞分裂・増殖・分化など）を調節する．細胞内カルシウム濃度は，細胞外カルシウム濃度の約1万分の1であり，細胞表面の受容体を介して刺激に応答して上昇する．この細胞内カルシウム濃度の上昇は，種々の生理反応を活性化する．血漿カルシウム濃度は，健康なヒトでは常に一定（約2.5mM）に保たれるように調節されている．

　血漿カルシウム濃度の調節には，副甲状腺ホルモン（PTH）（パラトルモン），カルシトニン，

活性型ビタミンDが関与する．骨はカルシウムの貯蔵庫であり，骨吸収と骨形成を常に繰り返している．血漿カルシウムの約50%は，生理活性をもつカルシウムイオン（Ca^{2+}）である．残りの大部分はタンパク質（アルブミンなど）と結合しており，その他10%未満はリン酸やクエン酸などと結合している．血漿カルシウム濃度が低下すると，副甲状腺からPTHが分泌され，PTHは骨に作用してカルシウムを動員し，骨吸収を促進する．腎臓では尿細管でのカルシウム再吸収を促進し，リン酸，炭酸水素イオンの再吸収を抑制し，血漿カルシウム濃度を上昇させる．また，PTHは腎臓でのビタミンDの活性化を調節し，腸管からのカルシウム吸収を促進し，尿中カルシウム排泄量を低下させる働きがある．活性型ビタミンDは，カルシウム結合タンパク質（CaBP）（カルシウム輸送にかかわるビタミンD依存型カルシウム結合タンパク質であるカルビンディンなど）の遺伝子発現，合成を促進する．カルシウムの摂取量が不足していると，活性型ビタミンDは骨からカルシウムを溶出させて，血漿カルシウム濃度を高める（☞7-1Ⓑ）．血漿カルシウム濃度が一定になると，それ以上に上昇しないように，甲状腺からカルシトニンが分泌され，骨からのカルシウム動員を抑える．したがって，長期にカルシウム摂取不足が続くと，PTHおよび活性型ビタミンDにより骨からカルシウムが動員され骨量は減少し，幼児ではくる病，成人・高齢者では骨粗鬆症が引き起こされる．また，血漿カルシウム濃度が極度に低下するとけいれん（四肢の筋肉のけいれん，けいれん発作など）を発症することがある（テタニー）．

Ⓑ　リン（P）

リンは，カルシウムに次いで多く存在するミネラルであり，あらゆる細胞内のリン酸化を必要とするエネルギー代謝に必須となる．ヒトの体重の約1%を占め（成人で約700g），体内のリンの約85%はヒドロキシアパタイトとして骨，歯に存在し，カルシウムと結合してこれらの硬組織を形成する．残り約14%が軟組織，約1%は細胞内，細胞外液，細胞膜などに存在する．細胞内では核酸，リン脂質，ATPなどのリン酸化合物として存在し，遺伝，細胞の成長・分化，エネルギー運搬，神経・筋機能など広範な役割を果たしている．血漿リン濃度の正常範囲は広く，食事からのリン摂取量により増減し，主にPTHの作用を受け，腎臓での再吸収と尿への排泄により調節される．

Ⓒ　カリウム（K）

カリウムは，細胞内液の主要な陽イオンであり，体内に約120〜140g（成人）存在する．体内のカリウムの約98%は細胞内液（約150mM），約2%は細胞外液（約3.5〜4.5mM）に分布する．細胞内外のカリウムイオン（K^+）濃度勾配は，細胞膜上のNa^+, K^+-ATPアーゼにより形成され，維持される．細胞膜をはさんで形成されたK^+濃度勾配によって静止膜電位が決まり，神経伝達や筋収縮などにかかわる．また，カリウムは細胞内の浸透圧の維持，酸・塩基平衡の調節などにも関与している．

血漿カリウム濃度（約3.8〜5.0mM）は，食事摂取と尿中排出により調節される．腎臓から尿

中へのカリウム排出は，副腎皮質から分泌されるアルドステロンにより促進され（Na^+，K^+-ATPアーゼの刺激），調節される．血漿カリウム濃度の維持が崩れると，膜機能の障害，神経・筋収縮や心収縮の障害に導きうることが知られている．高カリウム血症では徐脈・不整脈，低カリウム血症では呼吸困難・頻脈をきたし，いずれも心停止に至る可能性がある．

カリウムは，特に食塩感受性の本態性高血圧症の患者に対して降圧作用（血圧上昇抑制作用）を有することが知られている．カリウムを多く摂取することで血圧上昇を抑制する作用は，腎臓におけるナトリウムの再吸収を抑制し，尿中へのナトリウム排泄を促進することによって起こる．また，筋肉の伸縮に関係する Na^+，K^+-ATPアーゼの活性を調節し，末梢血管を拡張して降圧作用を示す．

Ⓓ ナトリウム（Na）

ナトリウムは，細胞外液の主要な陽イオンであり，体内に約100g（成人）存在する．体内のナトリウムの約50%は細胞外液（約135〜145mM）に，残り約40%は骨に，約10%は細胞内液（約8mM）に分布する．細胞外液のナトリウムイオン（Na^+）は，細胞外液の浸透圧の維持，細胞外液量の調節，体液pHの調節など重要な働きをしている．血漿ナトリウム濃度（約136〜142mM）は，食事摂取と尿中排出により調節される．

ナトリウムは主に食塩（塩化ナトリウム）の形で摂取され，その吸収率は高く，摂取したナトリウムのほとんどすべてが吸収されると考えられている．ナトリウムは腎臓の糸球体で濾過され，尿細管と集合管で再吸収される．特に集合管では，副腎皮質から分泌されるアルドステロンにより，再吸収が促進され，この再吸収はカリウム排出（Na^+，K^+-ATPアーゼの刺激）を伴い調整されている．摂取量と排泄量は均衡が保たれており，摂取量が多い場合は尿中排泄量が多くなり，減少すると尿中排泄量も減少する．

Ⓔ マグネシウム（Mg）

マグネシウムは，体内に約25g（成人）存在し，その約60%は骨に，約35〜40%は軟組織（筋肉に約25〜30%）に，約1%は細胞外液（血液には1%以下）に分布している．骨はマグネシウムの貯蔵庫であり，骨中マグネシウムの約75%はヒドロキシアパタイト結晶内に存在する．血漿マグネシウムの約55%は，生理活性をもつマグネシウムイオン（Mg^{2+}）である．残りの約30%はタンパク質（アルブミンなど）と，約15%はリン酸やクエン酸などと結合している．マグネシウムは，多くの酵素の補因子として，エネルギー代謝にかかわる反応（クエン酸回路，脂肪酸の β 酸化，脂肪酸・核酸・タンパク質合成など）に関与している．エネルギー代謝において重要な働きをする Na^+，K^+-ATPアーゼは，ATPがマグネシウムと結合することにより作用し，マグネシウムはATPや他の分子の安定化に重要な役割を果たす．マグネシウムの摂取量が多いほど虚血性心疾患の発症リスクが低下したという疫学研究も報告され，長期のマグネシウム摂取不足は虚血性心疾患のリスクを高めると指摘されている．過剰摂取により下痢を引き起こすこと

がある.

Ⓕ 鉄（Fe）

　鉄は，体内に約 2.5～4.0 g（成人）存在し，多くはタンパク質と結合して種々の機能に関与する．体内鉄の約 65％はヘモグロビンの成分として赤血球中に存在し，酸素運搬を担っている．ヘモグロビンはヘムを含み，ヘム中の鉄に酸素が結合する．体内の鉄の約 3～10％は筋肉のミオグロビンに存在する．体内の鉄は，機能鉄と貯蔵鉄に分類できる．機能鉄は，ヘモグロビン，ミオグロビン，トランスフェリンなどに組み込まれている鉄であり，酸素運搬，エネルギー代謝，酸化還元反応などの役割を果たしている．リボヌクレオチドレダクターゼも鉄依存性酵素である．貯蔵鉄は，フェリチンやヘモジデリンなど鉄貯蔵タンパク質に非ヘム鉄として組み込まれる．またその他にも，血漿，乳汁，その他の外分泌液にトランスフェリンおよびラクトフェリンというタンパク質と結合する鉄がある．鉄の摂取量が不足すると，まず貯蔵鉄，次いでヘモグロビンなどの機能鉄が減り，鉄欠乏性貧血を引き起こす．特に，女性は思春期に鉄要求性が増すことに伴い，摂取量不足による鉄欠乏性貧血（思春期貧血）となることが多い．血漿ヘモグロビン濃度は，男性で 13～18.5 g/dL，女性が 12～16 g/dL である．

　鉄は，Fe^{2+}（食物中の還元物質によって Fe^{3+} が Fe^{2+} に還元される）またはヘム鉄の形で小腸で吸収される．ヘモグロビンやミオグロビンに含まれるヘム鉄は，非ヘム鉄よりも吸収されやすい．吸収された鉄は細胞内で Fe^{3+} となり，アポフェリチンと結合しフェリチンに合成され，肝臓，脾臓などの貯蔵鉄となる．アポフェリチン量を超えた鉄はヘモジデリンとして細胞内に沈着する．その後フェリチンから離れた鉄は再び Fe^{2+} となり血中へ入りトランスフェリンと結合し，骨髄に運ばれ，ヘモグロビン合成に用いられる．

Ⓖ 亜鉛（Zn）

　亜鉛は，体内に約 2 g（成人）存在する．その約 60％は筋肉，約 30％は骨のほか肝臓，膵臓などすべての組織，血液細胞に広く分布し，生体内の多くの代謝に関与する金属酵素の活性中心として，生体内の種々の反応を触媒し調節する．亜鉛が欠乏すると，成長の遅延，食欲不振，皮膚炎，生殖機能障害，免疫能低下，骨格異常といった症状が現れるほか，味を感じない・感じにくいといった味覚障害が起こることが知られている．特に近年では，食生活の欧米化，偏った食生活，加工食品の多食（ポリリン酸などの亜鉛キレート作用により腸管からの亜鉛吸収を阻害する）などにより，潜在的な亜鉛欠乏性味覚障害が増えているといわれている．臨床的にも，味覚障害患者に亜鉛を内服させると，味覚が改善される場合が多いと報告されており，亜鉛と味覚感受性の関連性が指摘されている．亜鉛の生理作用としては，①亜鉛酵素の活性中心・構成成分として生体内の種々の反応を触媒・調節する，②核酸・タンパク質合成に働く（DNA ポリメラーゼ・RNA ポリメラーゼの活性中心に存在），③亜鉛フィンガー（転写因子の RNA 結合部位）として細胞発生や分化をつかさどる重要な遺伝情報の保存・発現・制御・調節にかかわる，④メタロチ

オネインとして有害金属の毒性を抑制する，などが挙げられる．主な亜鉛酵素としては，アルコールデヒドロゲナーゼ，アルカリホスファターゼ，炭酸脱水酵素，カルボキシペプチダーゼ，スーパーオキシドジスムターゼ（SOD），DNAポリメラーゼ，RNAポリメラーゼなどが挙げられる．血漿中の亜鉛は，約60〜80%がアルブミンとゆるやかに結合する．

　自然界には安定なZn^{2+}として存在するが，細胞内のほとんどのZn^{2+}は，主にタンパク質（アルブミン）と強固に結合している．タンパク質などに組み込まれてはじめて機能を発現する亜鉛は，血漿または細胞質に貯蔵されたものの一部が機能することになる．

Ⓗ 銅（Cu）

　銅は，体内に約70〜80 mg（成人）存在し，約50 %は筋肉や骨に，約8〜10%は肝臓に分布する．血清銅は，その約95%がセルロプラスミン（1分子に6〜8個の銅原子を結合できるタンパク質）と結合し，残りがアルブミンと弱く結合して交換可能な銅プールを形成する．銅酵素として，シトクロムcオキシダーゼ，モノアミンオキシダーゼ，スーパーオキシドジスムターゼ，ドーパミンβ-水酸化酵素などの種々の酸化還元酵素が知られている．主な機能は，鉄の代謝・輸送，活性酸素の除去，神経伝達物質の代謝である．銅が欠乏すると，鉄投与に反応しない貧血，白血球・好中球減少，骨形成異常などが生じる．遺伝性の銅吸収不全による銅欠乏症としては，メンケス病（メンケス症候群）がある．食物中の銅は，上部小腸で吸収され，門脈を経由して肝臓に運ばれる．肝臓では，セルロプラスミンと結合した形で血漿中に分泌されるが，過剰の銅は胆汁中に排泄され，この作用により血漿銅濃度が保たれている．胆汁中の銅は再び小腸での吸収に供される（腸肝循環）．

　銅の見かけの吸収率は約55〜75%であると報告されている．しかし，吸収率は摂取量により異なり，摂取量が少ない場合には吸収率が高く，逆に，多い場合には吸収率は低くなる．摂取量が0.79 mg/日で吸収率が56%，摂取量が7.5 mg/日で吸収率が12%という報告もなされている．先進国の典型的な食事からの吸収率は約30〜40%と推定されている．銅の吸収を抑制する因子としては，亜鉛・ビタミンCの過剰摂取が挙げられる．亜鉛は腸管粘膜でメタロチオネインを誘導し，その結果銅がメタロチオネインに結合して漿膜側への輸送が妨げられ，吸収率が低下する．先天性の銅代謝異常にはウィルソン病（血清銅・セルロプラスミン濃度が低下し，肝臓，脳，腎臓，角膜に過剰の銅が蓄積する），メンケス病（血清銅・セルロプラスミン濃度が低下し，尿への銅排泄増大，角膜のカイザー・フライシャー輪，銅沈着などの症状が現れる疾病）がある．銅は亜鉛の吸収と拮抗する．

Ⓘ マンガン（Mn）

　マンガンは，体内に約12〜15 mg（成人）存在し，約25%は骨に，その他は肝臓，膵臓，腎臓などに分布する．特にミトコンドリアに多い．マンガンはアルギナーゼ，ピルビン酸カルボキシラーゼ，マンガンスーパーオキシドジスムターゼ（Mn-SOD）の構成成分であり，多くの酵

素反応に関与する．マンガンが欠乏すると，骨代謝，糖脂質代謝（糖尿病，脂肪性肥満），運動機能，皮膚代謝などに影響を及ぼすと考えられているが，いずれもマンガン欠乏に特異的ではない．

Ⓙ ヨウ素（I）

ヨウ素は，体内に約 12〜15 mg（成人）存在し，約 70〜80％は甲状腺に分布する．甲状腺ホルモンであるチロキシン（T_4），トリヨードチロニン（T_3）の構成要素であり，細胞の活動・成長などにかかわる多くの機能をもつ．血漿中のヨウ素濃度は約 7 mg/L である．ヨウ素が欠乏すると，甲状腺腫やクレチン病（精神発達遅延，甲状腺機能低下症）が引き起こされることが知られている．世界的にみた場合，海から離れた内陸地域では，ヨウ素欠乏症が起こりやすい．一方，過剰症としては甲状腺機能低下症などがある．

Ⓚ セレン（Se）

セレンは，体内に約 12〜15 mg（成人）存在する．特定（ある種）の酵素のセレノシステイン残基として存在し，活性に重要な役割を果たしている．セレン酵素であるグルタチオンペルオキシダーゼは，過酸化水素やヒドロペルオキシドを分解し，抗酸化作用を示す．チオレドキシンレダクターゼは，アスコルビン酸を再生する．ヨードチロニン脱ヨウ素化酵素は，甲状腺ホルモンの活性化と代謝を行っている．セレン欠乏症としては，わが国ではほとんど認められないが，中国の北東部から南西部にかけてみられた克山病（うっ血性心不全，心臓突然死，不整脈）が知られている．

Ⓛ モリブデン（Mo）

モリブデンは，体内に約 9 mg（成人）存在する．ヒトでは，亜硫酸オキシダーゼ，キサンチンオキシダーゼ，アルデヒドオキシダーゼという 3 つのモリブデン酵素が同定されている．このモリブデン酵素の遺伝的欠損症では，脳の委縮・機能障害，けいれん，精神遅滞，水晶体脱，死亡が認められている．モリブデンの欠乏は，長期間の完全静脈栄養下のみに起こると考えられ，日常食摂取時には欠乏することはない．

Ⓜ クロム（Cr）

クロムは，体内に約 2 mg（成人）存在する．哺乳動物に対するクロムの必須性は，クロム欠乏ラットで耐糖能障害がみられ，食餌中へクロムを少量添加すると耐糖能障害が改善したことから証明された．また，クロムを添加していない高カロリー輸液や完全静脈栄養を施したヒトではインスリン感受性が低下し，クロムを添加すると耐糖能が改善することが報告されている．すな

わちクロムは，インスリン作用の増強を介して糖質代謝，脂質代謝や免疫反応の改善作用を有する．クロムはさまざまな食品に含まれており，また摂取基準も微量である．したがって，通常の食事を摂取している限り，クロム欠乏症がみられるほど不足することはない．

　通常の食事から摂取されているクロムは3価イオン（Cr^{3+}）であり，吸収率が低い（小腸での吸収率は Cr^{3+} で約2〜3%）こともあり，毒性は非常に低い．一方，6価イオン（Cr^{6+}）は毒性が強く，過剰摂取（化学品製造・製錬などの産業職場での汚染物質としての粉じんやミストの吸入）は中毒症状を引き起こし，主に呼吸器や皮膚で症状が認められる．

19 情報伝達とホルモン

19-1 情報伝達システム

　ホルモン hormone は，その受容体 receptor に結合した後，ある種のビタミンや増殖因子，サイトカインと共通した情報伝達システムを介して標的臓器 target organ に作用することが知られている．本章では，ホルモン以外の例も挙げながら，これらのシステムについて解説する．

Ⓐ 細胞核受容体を介する作用

　ステロイドホルモン（コルチゾール，アルドステロン，エストロゲン，プロゲステロン，テストステロンなど），アミンに属する甲状腺ホルモンのトリヨードチロニン，および脂溶性ビタミンに属するビタミン D_3 やレチノイン酸（ビタミン A 誘導体）は，おのおのの核受容体を介して作用発現を行うことが知られている．一般に核受容体は，図 19·1 に示されるような DNA 結合ドメインとホルモン（リガンド）結合ドメインを有する構造をとっている．さらに核受容体はホルモンの非存在下において，①核に局在するもの（図 19·2a）と，②細胞質に局在するもの（図 19·2b）の 2 種類に大別される．②に属する受容体は，ホルモン非存在下では熱ショックタンパク質と結合して細胞質に局在しているが，ホルモンとの結合により熱ショックタンパク質と解離し核への移行が誘導される．ほとんどのステロイドホルモン受容体がこのタイプに属している．①に属する受容体は，ホルモンの非存在下ですでに核に局在しており，熱ショックタンパク質とは結合しない．トリヨードチロニン，ビタミン D_3 やレチノイン酸などの受容体がこのタイプに属している．いずれのタイプの受容体も，ホルモン結合後はその三次構造上の変化が生じ，その

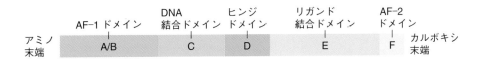

図 19·1　核受容体の構造
AF-1 ドメイン：activation function-1 domain
DNA 結合ドメイン：DNA binding domain
ヒンジドメイン：hinge domain
リガンド結合ドメイン：ligand binding domain
AF-2 ドメイン：activation function-2 domain

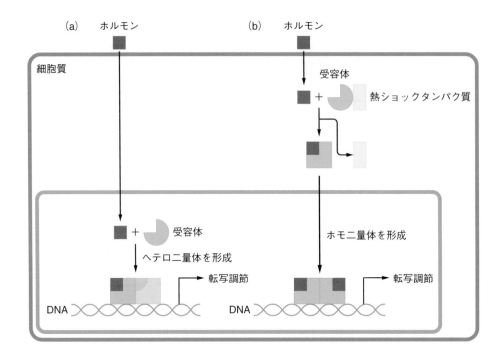

図19・2　核受容体のシグナル伝達

結果標的遺伝子の上流域のホルモン応答配列上でホモまたはヘテロ二量体を形成して転写因子として作用することが可能となる．さらに最近では，ホルモン存在下で核受容体に結合するコアクチベーター coactivator がヒストンのアセチル化を介して転写活性化を誘導することや，ホルモン非存在下で核受容体に結合するコリプレッサー corepressor がヒストンの脱アセチル化を介して転写を抑制することも明らかとなった．

　　［注］　熱ショックタンパク質（HSP）は分子シャペロンであり，その中の1つである HSP90 はホルモン非存在下でステロイドホルモン受容体と結合してステロイドホルモンとステロイドホルモン受容体とが結合できる環境を整える．ホルモンと受容体が結合すると HSP90 を含んだ複合体は細胞質から核内へ移行し，核内で HSP90 が複合体から解離する．その結果，ホルモンが結合した受容体が二量体を形成してDNA 上のホルモン応答配列に結合する．ホルモンが結合した核受容体が DNA 上のホルモン応答配列に結合するとコアクチベーターがリクルートされ転写が活性化される．コアクチベーター中にはヒストンアセチル化酵素活性を有するものがあり，ヒストンのアセチル化によりクロマチン構造が解きほぐされ転写が活性化する．一方，ホルモンが結合していない状態で DNA に結合した核受容体にはコリプレッサーが結合しており転写を抑制している．コリプレッサーはヒストン脱アセチル化酵素をリクルートし，その結果クロマチンが凝集した構造をとり転写が抑制される．

Ⓑ 細胞膜受容体を介する作用

　ほとんどのペプチドホルモンおよびカテコールアミンは，その作用発現を細胞膜に存在する細胞膜受容体を介して行っている．それらはさらに受容体結合後のセカンドメッセンジャーの種類により以下に大別される．

1) サイクリック AMP（cAMP）を介するシステム

ホルモンが細胞膜の 7 回膜貫通型 G タンパク質共役受容体 G protein‒coupled receptor（GPCR）に結合すると，受容体に結合した GTP 依存性調節タンパク質 Gs（cAMP 合成酵素であるアデニル酸シクラーゼの活性化に関与する GTP 結合タンパク質．α, β, γ のサブユニットからなる）の α サブユニット上の GDP が GTP と交換される（図 19・3）．その結果 GTP 結合型 α サブユニットは，受容体および Gs の $\beta\gamma$ サブユニットから解離してアデニル酸シクラーゼを活性化し，セカンドメッセンジャーとしての cAMP が産生される［例：カテコールアミン（β），バソプレッシン（V_2），CRH，GHRH，LH，FSH，TSH，ACTH，グルカゴン，PTH，VIP など］．産生された cAMP はプロテインキナーゼ A というタンパク質リン酸化酵素を活性化し，その結果種々のタンパク質のセリン/トレオニン残基のリン酸化が生じてホルモン作用の発現が引き起こされる．またプロテインキナーゼ A は転写因子である cAMP 反応性エレメント結合タンパク質 cAMP response element binding protein（CREB）をリン酸化により活性化することで，直接に遺伝子転写レベルでの調節も行っている．また，Gs にはアデニル酸シクラーゼを抑制するもの（Gi）も存在し，その場合は cAMP 産生が抑制される［例：カテコールアミン（α_2），ソマトスタチンなど］．

2) カルシウムを介するシステム

ホルモンが細胞膜の 7 回膜貫通型 G タンパク質共役受容体に結合すると，受容体に結合した特殊な GTP 依存性調節タンパク質（Gq）が活性化される［例：カテコールアミン（α_1），アンギオテンシン II など］（図 19・4）．その結果，ホスホリパーゼ C が活性化され，細胞膜に存在

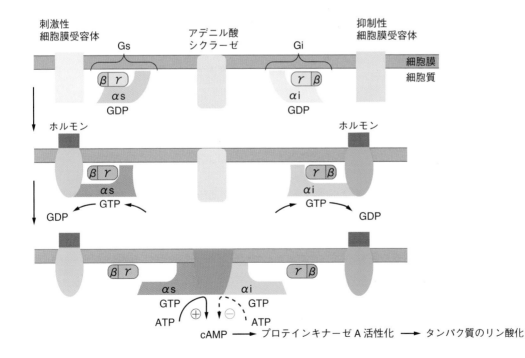

図 19・3　cAMP を介したシグナル伝達

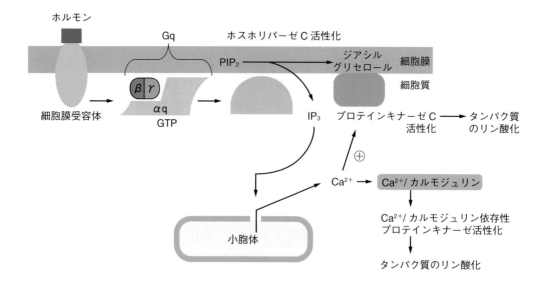

図 19·4　**カルシウムを介したシグナル伝達**

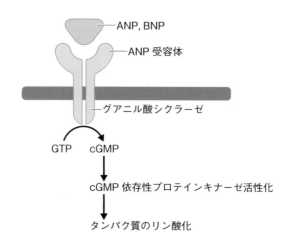

図 19·5　**cGMP を介したシグナル伝達**

するホスファチジルイノシトール 4,5-ビスリン酸（PIP_2）が分解され，イノシトール 1,4,5-三リン酸（IP_3）とジアシルグリセロールが産生される．IP_3 は小胞体などに働きかけて，その内部よりカルシウム（Ca^{2+}）を細胞質内へ遊離させる．遊離したカルシウムはカルモジュリンなどのカルシウム結合タンパク質と結合し，Ca^{2+}/カルモジュリン依存性プロテインキナーゼをはじめとしたさまざまなカルシウム依存性プロテインキナーゼを活性化する．一方，ジアシルグリセロールはカルシウムとともにプロテインキナーゼ C を活性化する．これらの酵素によって種々のタンパク質のセリン/トレオニン残基のリン酸化が生じ，ホルモン作用が発現する．

［注］　7回膜貫通型Gタンパク質共役受容体は7つの膜貫通ドメインを有した受容体で，細胞内でG（GTP結合）タンパク質と相互作用する．Gタンパク質はαサブユニットと$\beta\gamma$サブユニットからなるが，その機能はGTPアーゼ活性を有するαサブユニットにより決定される．主なGタンパク質としては，アデニル酸シクラーゼを活性化するαsを有するGs，アデニル酸シクラーゼを抑制するαiを有するGi，ホスホリパーゼCを活性化するαqを有するGqなどがある．

3)　サイクリックGMP（cGMP）を介するシステム

　心房性ナトリウム利尿ペプチド（ANP）や脳性ナトリウム利尿ペプチド（BNP）の受容体は膜型グアニル酸シクラーゼそのものであり，ホルモンがその細胞外ドメインに結合することにより，細胞内ドメインに存在するグアニル酸シクラーゼ（cGMP合成酵素）が活性化される．その結果cGMPが産生されてcGMP依存性プロテインキナーゼが活性化を受け，タンパク質のリン酸化を介して血管拡張作用やナトリウム利尿作用を引き起こす（図19·5）．また血管平滑筋細胞などの細胞内部には可溶型グアニル酸シクラーゼが存在するが，血管内皮細胞などで産生された一酸化窒素（NO）は直接可溶型グアニル酸シクラーゼに結合してこれを活性化し，cGMPを上昇させ，そのことにより血管拡張を引き起こす．

4)　チロシンのリン酸化を介するシステム

　インスリン，インスリン様成長因子-Ⅰ（IGF-Ⅰ）や種々の増殖因子（上皮細胞増殖因子や血小板由来増殖因子など）がそれぞれの受容体（1回膜貫通型で二量体を形成）に結合すると，受容体の細胞内ドメイン中に存在する内在性チロシンキナーゼが，受容体内のチロシン残基を自己リン酸化する（図19·6）．その結果，リン酸化チロシン残基を認識する細胞質内のタンパク質を介してシグナル伝達のカスケードが活性化され，ホルモンの作用発現が生じる．インスリンにおいては，インスリン受容体チロシンキナーゼがインスリン受容体基質 insulin receptor substrate（IRS）のチロシンリン酸化を介してインスリン感受性グルコーストランスポーターで

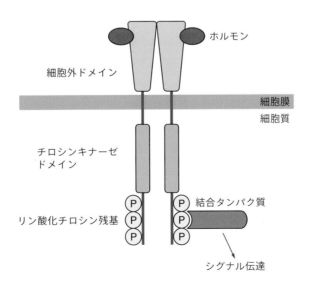

図19·6　チロシンキナーゼを介したシグナル伝達

ある GLUT4 を筋肉細胞，脂肪細胞の表面に発現させて血中グルコースの細胞内への取り込みを促進する．また，成長ホルモン，プロラクチンや種々のサイトカイン（エリスロポエチンやインターロイキンなど）の受容体は内在性のチロシンキナーゼは有していないが，これらの受容体に特異的に結合する JAK キナーゼというチロシンキナーゼを介してシグナル伝達が行われている．

19−2　ホルモンの定義および分類

　ホルモンは内分泌腺で生合成された後に血中に分泌され，その標的臓器へと運ばれるファーストメッセンジャー first messenger である．そこでホルモンは標的臓器に存在する受容体に結合し，主に受容体の活性化により産生された cAMP やカルシウムなどのセカンドメッセンジャー second messenger を介してはじめてその作用を発現することが可能となる．ホルモンはその構造からポリペプチドホルモン，糖タンパク質ホルモン，ステロイドホルモンおよびアミンホルモンに分類される．表 19·1 に主なホルモンの分類を示す．近年の分子生物学の進歩に伴い，ほとんどのホルモンの構造のみならずそれらの受容体の構造が明らかとなってきており，その結果としてホルモン受容体の構造の分類（核受容体と膜受容体）も可能となった（☞ 19—1）．

19−3　ホルモンによる生体調節機構

　ホルモンの役割として，まず，①生体内の恒常性の維持という点が挙げられる．特に生体内の水分や電解質の調節，心血管系の調節やそれに伴う血圧の維持に大きな影響を与えている．さらにホルモンは，②エネルギー代謝にも重要な役割を果たしており，生体の栄養状態に応じたエネルギー基質の貯蔵と動員が，拮抗しあうホルモン間のバランスによって保たれている．その他に，③成長や発育の調節や④性腺の分化・維持による生殖機能の調節も行っている．

　ホルモンによる生体調節における特徴としては，①1種類のホルモンがさまざまな異なった機能を有する場合がある一方，②複数のホルモンが協調または拮抗して1つの作用を担う場合があることや，③視床下部−下垂体から分泌されるホルモンが甲状腺，副腎や性腺といった末梢臓器からのホルモン分泌を調節すること，さらには，④これら末梢臓器から分泌されるホルモンが，正または負のフィードバック機構を介して視床下部−下垂体のホルモン分泌を直接調節することなどが挙げられ，これらの微妙なバランスによって生体の機能が維持されている．

表 19·1 ホルモンの分類

分類	和 名	英 名（略号）	主な分泌部位	アミノ酸残基数
ポリペプチド	副腎皮質刺激ホルモン放出ホルモン	corticotropin-releasing hormone（CRH）	視床下部	41
	成長ホルモン放出ホルモン	growth hormone-releasing hormone（GHRH）	視床下部	40/44
	性腺刺激ホルモン放出ホルモン	gonadotropin-releasing hormone（GnRH）	視床下部	10
	甲状腺刺激ホルモン放出ホルモン	thyrotropin-releasing hormone（TRH）	視床下部	3
	ソマトスタチン	somatostatin	視床下部, 膵臓	14/28
	バソプレッシン（抗利尿ホルモン）	vasopressin（antidiuretic hormone：ADH）	下垂体後葉	9
	オキシトシン	oxytocin	下垂体後葉	9
	副腎皮質刺激ホルモン	adrenocorticotropic hormone（ACTH）	下垂体前葉	39
	成長ホルモン	growth hormone（GH）	下垂体前葉	191
	プロラクチン	prolactin（PRL）	下垂体前葉	198
	副甲状腺ホルモン	parathyroid hormone（PTH）	副甲状腺	84
	カルシトニン	calcitonin	甲状腺（C 細胞）	32
	インスリン	insulin	膵臓[B（β）細胞]	51
	グルカゴン	glucagon	膵臓[A（α）細胞]	29
	セクレチン	secretin	十二指腸, 空腸	27
	ガストリン	gastrin	胃, 十二指腸	14/17/34
	心房性ナトリウム利尿ペプチド	atrial natriuretic peptide（ANP）	心房	28
	脳性ナトリウム利尿ペプチド	brain natriuretic peptide（BNP）	心室	32
	コレシストキニン	cholecystokinin（CCK）	十二指腸, 空腸	8/33/39/58
	血管腸管ポリペプチド	vasoactive intestinal polypeptide（VIP）	膵臓, 腸管	28
	胃抑制ポリペプチド	gastric inhibitory polypeptide（GIP）	十二指腸, 空腸	42
	インスリン様成長因子-I	insulin-like growth factor-I（IGF-I）	肝臓	70
	アンギオテンシンII	angiotensin II	肝臓（前駆体）	8
*糖タンパク質	甲状腺刺激ホルモン	thyroid-stimulating hormone（TSH）	下垂体前葉	110
	卵胞刺激ホルモン	follicle-stimulating hormone（FSH）	下垂体前葉	115
	黄体形成ホルモン	luteinizing hormone（LH）	下垂体前葉	115
	ヒト絨毛性ゴナドトロピン	human chorionic gonadotropin（hCG）	胎盤	147
ステロイド	コルチゾール	cortisol	副腎皮質	
	アルドステロン	aldosterone	副腎皮質	
	エストロゲン	estrogen	卵巣	
	プロゲステロン	progesterone	卵巣	
	テストステロン	testosterone	精巣	
アミン	チロキシン	thyroxine（T$_4$）	甲状腺	
	トリヨードチロニン	triiodothyronine（T$_3$）	甲状腺	
	アドレナリン	adrenaline	副腎髄質	
	ノルアドレナリン	noradrenaline	副腎髄質	

*各糖タンパク質のアミノ酸残基数は β 鎖のものを示す.

19-4 各内分泌腺より分泌されるホルモン

Ⓐ 視床下部ホルモン

　視床下部は間脳の脳底部に位置し，中枢神経系として体温，自律神経機能および代謝の調節や睡眠，認識，情動などに関与するとともに，種々のホルモンを分泌する．視床下部からは成長ホルモン放出ホルモン（GHRH），性腺刺激ホルモン放出ホルモン（GnRH），甲状腺刺激ホルモン放出ホルモン（TRH）および副腎皮質刺激ホルモン放出ホルモン（CRH）が分泌され，下垂体門脈系を介して下垂体前葉に働きかけ，各前葉ホルモンの分泌を促進し，その結果として甲状腺，副腎や性腺といった末梢内分泌臓器が調節されている．またソマトスタチンおよびドーパミン dopamine も視床下部より放出されて下垂体前葉に働き，前者は成長ホルモンおよび甲状腺刺激ホルモンを，後者はプロラクチンの分泌を抑制する．また，視床下部の室傍核および視索上核からは，バソプレッシンやオキシトシン産生細胞の神経軸索が下垂体まで伸長して下垂体後葉を形成している．

Ⓑ 下垂体ホルモン

　下垂体はラトケ Rathke 嚢より発生した前葉と，視床下部の神経ニューロンに由来する後葉とから構成されている．下垂体前葉からは視床下部の指令を受けて成長ホルモン（GH），プロラクチン（PRL），副腎皮質刺激ホルモン（ACTH），甲状腺刺激ホルモン（TSH），黄体形成ホルモン（LH）および卵胞刺激ホルモン（FSH）の6種類のホルモンが合成，分泌されている．それらのうち TSH，LH，FSH の3種は糖タンパク質ホルモンであり，共通の α サブユニットと種間で異なる β サブユニットからなり，おのおのの β サブユニットによりそれぞれの生理活性が規定されている．

　GH の主な作用は成長促進作用であるが，その他 mRNA およびタンパク質合成促進作用，腎臓における電解質再吸収促進作用，さらには脂肪分解や糖新生促進といった抗インスリン作用などの種々の作用を有する．これらの作用の多くは GH の影響下で肝臓または骨で産生されるインスリン様成長因子-Ⅰ（IGF-Ⅰ）により介される．

　PRL は乳腺発育，乳汁産生作用とともに性腺抑制作用を有する．

　ACTH はプロオピオメラノコルチン pro-opiomelanocortin（POMC）という前駆体がプロセシングを受けた結果生成されるが，生体にとって最も重要なホルモンの1つであり，副腎皮質に作用してグルココルチコイド，ミネラルコルチコイドや副腎性アンドロゲンの合成，分泌を促進する．ACTH は色素沈着作用も有する．

　TSH は甲状腺に作用しヨードの吸収，チログロブリンのヨード化，および甲状腺ホルモンであるトリヨードチロニンとチロキシン（T_4）の分泌を促進する．

　LH は女性においてはその性周期中期の急増により排卵を引き起こし，その後黄体からのプロゲステロンの分泌を刺激する．LH は男性においては精巣のライディヒ Leydig 細胞からのテス

トステロン産生を促す．FSH は女性においては LH とともに卵胞の発育および卵胞からのエストロゲン産生を促す．FSH は男性においてはセルトリ Sertoli 細胞における男性ホルモン結合タンパク質の産生を促進するとともに，テストステロンとともに精子の成熟を促進する．

　下垂体後葉からは，バソプレッシン（または抗利尿ホルモン：ADH）とオキシトシンという2 種類のホルモンが分泌されている．バソプレッシンは V_2 受容体に結合した後に腎臓の集合管における水の透過性を水チャネル（アクアポリン 2）を介して高めることにより，水の再吸収を増加させる．その他，血管平滑筋の収縮に伴う血圧上昇作用や下垂体前葉における ACTH の分泌促進作用も有している．バソプレッシンの分泌は細胞外液量の減少や血清浸透圧の上昇により刺激される．オキシトシンは子宮平滑筋収縮作用および乳汁射出作用を有している．

　異常症：下垂体疾患としては，①乳汁漏出，無月経，陰萎をきたす PRL 産生腫瘍，②末端部の肥大，高血圧や耐糖能障害をきたす GH 産生腫瘍（先端巨大症），③ACTH 分泌過剰の結果コルチゾールの過剰をきたし，中心性肥満，筋萎縮，高血圧や耐糖能障害をきたす ACTH 産生腫瘍（クッシング症候群），④GH 分泌不全により低身長をきたす下垂体性小人症，⑤分娩時大量出血により下垂体機能低下症をきたすシーハン Sheehan 症候群，⑥バソプレッシンの分泌または作用不全により希釈尿を大量に排泄する尿崩症，さらには⑦種々の要因によりバソプレッシンの不適切（過剰）な分泌が生じ，その結果水分貯留，低ナトリウム血症をきたす抗利尿ホルモン分泌異常症候群 syndrome of inappropriate ADH secretion（SIADH）などが挙げられる．

Ⓒ 松果体ホルモン

　松果体は第三脳室後端に存在する内分泌腺である．松果体から分泌されるホルモンとしてはトリプトファンから合成されるメラトニン melatonin が挙げられるが，その作用として思春期や概日リズムとの関係が推定されているものの，いまだ不明の点が多い．

Ⓓ 甲状腺ホルモン

　甲状腺ホルモンは酸素消費量，熱産生，心拍出量や心拍数の増大，カテコールアミンに対する感受性の亢進，さらには糖新生や脂肪分解促進などの多彩な作用を有する．また，胎児期においては，甲状腺ホルモンは胎児の脳や筋肉の発達に重要な役割を担っている．図 19・7 に甲状腺ホルモンおよび関連物質の構造を示す．甲状腺ホルモンが合成される際には，まず，①無機ヨードが能動輸送により濾胞細胞内に取り込まれる．つぎに②無機ヨードは H_2O_2 とペルオキシダーゼの働きにより有機ヨードへと変換され，濾胞内のチログロブリンのチロシン残基へ取り込まれる．ここでヨードを 1 個含むモノヨードチロシン monoiodotyrosine（MIT）や 2 個含むジヨードチロシン diiodotyrosine（DIT）が生成されるが，さらに，③それぞれの分子間でペルオキシダーゼの働きによりカップリングが生じ，MIT と DIT 各 1 分子よりトリヨードチロニン（T_3）が，DIT 2 分子よりチロキシン（T_4）がそれぞれ生成される．そこで，④チログロブリンは濾胞細胞内へ吸収され，リソソームの働きにより加水分解を受け T_3，T_4 の解離が生じ，両者が血中へ

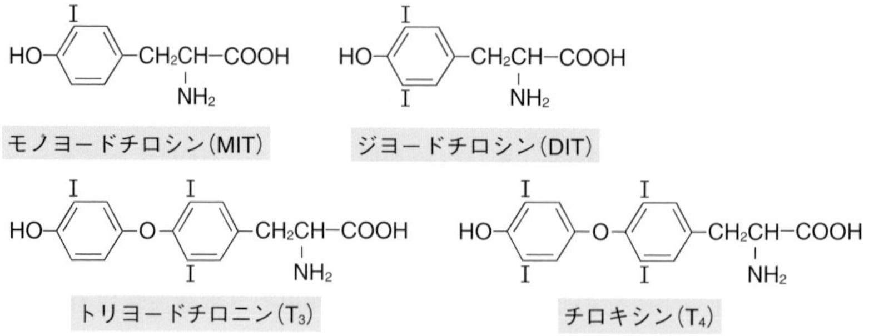

図19・7　甲状腺ホルモンの構造

と放出される. TSH は前記の①, ②, ④の各ステップを促進させることが知られている. 血中では T_3 の約 0.4%, T_4 の約 0.04% のみがフリーの形で存在しており, 残りはチロキシン結合グロブリンやチロキシン結合プレアルブミンなどの担体タンパク質に結合した形で存在している. 甲状腺ホルモンにおいて, 実際に生物活性を有し受容体（核受容体）に作用するのは T_3 である. T_4 の多くは末梢における脱ヨード酵素の作用により T_3 に変換される.

異常症：甲状腺機能亢進症では T_3, T_4 が上昇し, その結果, 動悸, 振戦, 発汗, 体重減少, 眼球突出などをきたす. 甲状腺機能低下症では徐脈, 耐寒性の低下, 皮膚乾燥, 精神的および肉体的活動性の低下をきたす.

Ⓔ 副甲状腺ホルモン, ビタミン D_3 およびカルシトニン

　副甲状腺は甲状腺の裏側に4腺存在する米粒大の内分泌器官で, 副甲状腺ホルモン（PTH）の合成, 分泌を行っている. PTH の分泌は血清カルシウムイオンの低下により亢進し, 上昇により抑制される. PTH は PTH 関連タンパク PHT−related protein（PTHrP）と同じく 7回膜貫通型 G タンパク質共役受容体 PTHR1（PTH1 receptor）に結合し, 主に骨と腎臓に作用する. 骨においては骨吸収を促進し, カルシウムとリンを血中へ動員する. 腎臓においては遠位尿細管におけるカルシウム再吸収の促進および近位尿細管におけるリンおよび炭酸水素イオンの排泄を促進する. また PTH は, 腎臓の近位尿細管において 25−ヒドロキシビタミン D_3 の 1α 位を水酸化し, 活性型の 1α, 25−ジヒドロキシコレカルシフェロール産生を促進する. 活性型ビタミン D_3 は PTH 同様の骨吸収や腎臓におけるカルシウム再吸収を促進するほか, 腸管におけるカルシウムとリンの吸収を促進する.

　一方, カルシトニンは甲状腺の傍濾胞（C）細胞より分泌されるホルモンであるが, 骨や腎臓に働いて血清カルシウムやリンの異常な上昇を抑制する.

異常症：原発性副甲状腺機能亢進症においては高カルシウム血症, 高カルシウム尿症, 線維性骨炎などを生じる. 副甲状腺機能低下症においては低カルシウム血症に伴う神経や筋肉の興奮性亢進によるしびれ感やテタニー発作が生じる.

F 膵ホルモン

　膵臓は外分泌腺と内分泌腺の両者から構成される臓器である．内分泌細胞は外分泌組織の間に島状に散在するランゲルハンス Langerhans 島に存在している．ランゲルハンス島は A，B，D，PP，E という 5 種類の細胞から構成されている（以前は，A，B，D 細胞は α，β，δ 細胞と呼ばれていた）．A 細胞はグルカゴンを，B 細胞はインスリンを，D 細胞はソマトスタチンを，PP 細胞は膵ポリペプチド（PP）を，E 細胞はグレリンをそれぞれ分泌する．本項では特にインスリンとグルカゴンについて記す．

1) インスリン

　プロインスリンから C ペプチドが切断されることによって生成され，2 本のポリペプチド鎖（A 鎖と B 鎖）がジスルフィド架橋によって結合した構造を有している．インスリン分泌はグルコースによって刺激される．インスリンの作用は，肝臓，骨格筋および脂肪といった標的細胞の細胞膜に存在するインスリン受容体によって介される．インスリンは標的細胞におけるグルコース取り込み，グリコーゲン合成，アミノ酸の取り込み，タンパク質合成，トリアシルグリセロール貯蔵などを促進する一方で，糖新生，ケトン体生成や脂肪分解を抑制する．

　異常症：インスリン欠乏または作用不足によって糖尿病が発症する．また，インスリノーマにより高インスリン血症が生じると低血糖をきたす．

2) グルカゴン

　グリコーゲン分解，糖新生やケトン体生成の促進といったインスリンとは対照的な作用を有する．その分泌もインスリンとは対照的に，グルコースによって抑制される．

G 消化管ホルモン

　消化管からは機能が明らかとされていないものも含め，多くの種類のペプチドホルモンが分泌され，消化管の運動および食物の消化を調節している．消化管ホルモンの多くは脳でも産生されるが，脳における機能に関しては不明の点が多い．消化管ホルモンの作用機序として，血中を循環して標的細胞へ到達する内分泌 endocrine 作用と，近接する細胞に直接到達する傍分泌 paracrine 作用の両者が存在する．消化管ホルモンの中でも特に機能上重要なものとしては，ガストリン，コレシストキニン（CCK）やセクレチンが挙げられる．ガストリンは胃の幽門洞や十二指腸の G 細胞で分泌され，胃の壁細胞からの胃酸（HCl）の分泌や壁細胞の増殖を促進する．CCK は十二指腸や近位空腸の I 細胞に存在し，胆嚢の収縮および膵酵素の放出を刺激する．セクレチンは十二指腸や近位空腸の S 細胞に存在し，十二指腸が胃液の侵入によって酸性化（pH 4.5 以下）されることにより放出される．セクレチンの作用は膵からの重炭酸塩と水分の分泌の促進であり，この作用は CCK により増強される．これらのほかにも血管腸管ポリペプチド（VIP），胃抑制ポリペプチド（GIP）やガストリン放出ペプチド（GRP）などが消化管ホルモンとして知られている．

Ⓗ 副腎ホルモン

副腎は両側腎臓の上極に位置する総重量8〜10gの内分泌腺で,中胚葉由来の皮質と外胚葉由来の髄質が発生の過程で共存するようになった臓器である.

1) 副腎皮質ホルモン

副腎皮質は外側より球状層,束状層,および網状層の3層から構成されている.図19・8にス

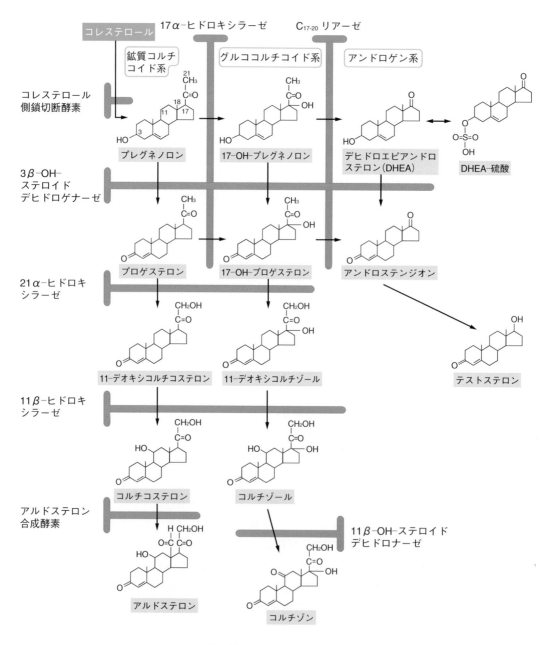

図19・8 副腎皮質ステロイドホルモン生合成経路

テロイドホルモンの代謝マップを示す．球状層においては 17α-ヒドロキシラーゼ活性が欠落している一方，アルドステロン合成酵素を有しており，アルドステロン（ミネラルコルチコイド）を産生するがコルチゾール（グルココルチコイド）や副腎性アンドロゲンは産生しない．一方束状層，網状層においては，アルドステロン合成酵素は存在せず，コルチコステロン，コルチゾールおよび副腎性アンドロゲンが産生される．

アルドステロンは腎臓の集合管に働いてナトリウムの再吸収およびカリウムと水素イオン分泌を促進する．ナトリウムの移動に伴って体液も貯留される．

コルチゾールは脂肪分解や骨格筋におけるタンパク質の分解を促進するが，それらの分解産物を基質とした肝臓での糖新生の亢進や，末梢組織でのグルコースの取り込みの抑制により血糖が上昇する．その他コルチゾールは肝臓におけるグリコーゲン合成亢進，免疫系の抑制作用，骨形成の抑制と骨吸収の促進さらにはミネラルコルチコイド様活性などのさまざまな機能を有している．コルチゾールは肝臓においてテトラヒドロコルチゾールへと代謝され，さらに種々の抱合を受け尿中に排出される．

副腎性アンドロゲンとしては，非常にアンドロゲン活性の弱いアンドロステンジオン androstenedione，デヒドロエピアンドロステロン dehydroepiandrosterone（DHEA），およびその硫酸抱合物である DHEA-S（DHEA sulfate）が産生されるが，これらは末梢組織でアンドロゲン活性の強いテストステロンへと変換される．

分泌調節：コルチゾールや副腎性アンドロゲンの分泌は主として ACTH により調節されている．一方，アルドステロンの分泌は主としてレニン-アンギオテンシン系により調節されているが，血清カリウム濃度や ACTH によっても調節されている．レニンは腎臓の傍糸球体細胞で産生される酵素であり，血中で基質のアンギオテンシノーゲンをアンギオテンシン I に分解する．アンギオテンシン I はさらに肺循環中に変換酵素の働きによってアンギオテンシン II へと分解され，それが副腎に作用してアルドステロンが分泌される．アンギオテンシン II は血管収縮作用も有する．

異常症：原発性アルドステロン症ではアルドステロンの分泌亢進により高血圧および低カリウム血症をきたす．クッシング症候群ではコルチゾール過剰をきたし，肥満，高血圧，筋萎縮，骨粗鬆症や耐糖能障害などをきたす．アジソン病ではコルチゾール（およびアルドステロン）の欠乏をきたし，脱力，体重減少，食欲不振，低血圧などの症状を示す．

2)　副腎髄質ホルモン

副腎髄質からはカテコールアミン（ドーパミン，ノルアドレナリン，アドレナリン）が分泌される．カテコールアミンは，アミノ酸であるチロシンを原料として，ドーパ，ドーパミン，ノルアドレナリン，アドレナリンの順に生成される（☞ 12—2）．ノルアドレナリンは副腎髄質のみならず中枢や末梢の交感神経細胞にも存在している一方，アドレナリンはその生成酵素であるフェニルエタノールアミン N-メチル転換酵素 phenylethanolamine-N-methyltransferase（PNMT）がグルココルチコイドによって誘導されることもあって副腎髄質のみに存在している．表 19・2 にそれぞれの受容体を介した作用を示す．カテコールアミンはモノアミン酸化酵素 monoamine oxidase（MAO）とカテコール O-メチル転換酵素 catechol-O-methyltransferase

表 19·2 カテコールアミンの作用

受容体	臓器	作用
α_1	血管平滑筋	収縮
	膀胱括約筋	収縮
	瞳孔散大筋	収縮
	汗腺	発汗増多
α_2	膵臓ランゲルハンス島	インスリン分泌低下
	交感神経終末	ノルアドレナリン放出抑制
	血小板	凝集作用
β_1	心臓	心筋収縮力・心拍数増加
	腎臓	レニン分泌増加
β_2	血管平滑筋	拡張
	気管支平滑筋	拡張
	消化管平滑筋	弛緩
	骨格筋	グリコーゲン分解
	肝臓	糖新生・グリコーゲン分解
β_3	脂肪組織	脂肪分解作用

（COMT）の働きによってバニリルマンデル酸 vanillylmandelic acid（VMA）に代謝され，尿中に排泄される．

異常症：褐色細胞腫ではカテコールアミンが過剰に分泌され，頭痛，動悸，発汗過多，高血圧や耐糖能異常を示す．

> ［注］ カテコールアミン受容体はその生理作用により α_1, α_2, β_1, β_2, β_3 に分類される．それぞれのおおまかな役割分担としては α_1 は血管収縮作用，α_2 はノルアドレナリン放出抑制，β_1 は心筋収縮力・心拍数増加，β_2 は気管支拡張作用，β_3 は脂肪分解作用が挙げられる（☞ 表 19·2）．

Ⓘ 性腺ホルモン

1） 女性性腺

卵巣からは女性ホルモンであるエストロゲンが分泌される．エストロゲンは下垂体前葉から分泌される LH と FSH の作用によって卵胞の顆粒膜細胞より生成され，女性の二次性徴の発現に重要な役割を担っている．性周期においては，卵胞の発育とともに上昇したエストロゲンによって LH サージが引き起こされ，その結果排卵が生じる．排卵後は黄体が形成され，そこからエストロゲンとプロゲステロンの両者が分泌される．その結果として，子宮内膜においては受精卵の着床に対応した準備がなされる．受精が起こらなければ黄体は萎縮して白体となり，子宮内膜の脱落（月経）が生じる．

2） 男性性腺

精巣は精細管とその間に存在するライディヒ細胞から構成される．精細管は精子へと分化する生殖細胞とそれを取り囲むセルトリ細胞から成り立っている．下垂体前葉から分泌された LH は，

ライディヒ細胞に働きかけ男性ホルモンであるテストステロン産生を刺激し，それによって男性性徴が確立，維持される．一方 FSH はテストステロンとの協調作用によって精子形成を刺激するとともに，セルトリ細胞に働きかけ男性ホルモン結合タンパク質を産生させて，精細管内のテストステロンを高濃度に保つ．テストステロンは，タンパク質の同化作用も有している．

19-5　プロスタノイド

　プロスタノイドはアラキドン酸などの不飽和脂肪酸を原料として生成される物質で，プロスタグランジン prostaglandin（PG），プロスタサイクリン prostacyclin（PGI$_2$）やトロンボキサン thromboxane（TXA$_2$）がこれに属する．合成経路を図 19·9 に示す．これらは必要時に迅速に生成された後に生成局所において作用する，いわゆる局所ホルモンとしての性格を有している．これらの受容体の多くは GTP 依存性調節タンパク質結合型であることが近年同定されている．プロスタノイドは非常に多彩な生理作用を有するが，プロスタグランジンにおける降圧作用，子宮収縮作用や胃酸分泌抑制作用はよく知られている．また，トロンボキサンが血小板で生成されて血管収縮や血小板凝集を引き起こす一方で，プロスタサイクリンは血管壁の細胞で生成されて血小板凝集を抑制するというように，相反する作用を有するものも存在する．各プロスタノイドの作用を表 19·3 に示す．

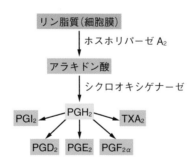

図 19·9　プロスタノイドの生合成経路

表 19·3　各プロスタノイドの作用

プロスタノイド	作　用
TXA$_2$	気管支収縮，血小板凝集，血管収縮
PGF$_{2\alpha}$	子宮収縮，黄体退縮，腸管収縮，気管支収縮，血管収縮
PGE$_2$	血管拡張，気管支拡張，子宮収縮，発熱，胃酸分泌抑制
PGD$_2$	睡眠誘発，抗血小板凝集，平滑筋収縮
PGI$_2$	血管拡張，抗血小板凝集，胃酸分泌抑制

19－6　神経伝達物質

　間脳に存在する視床下部には脳の各部分からの求心性の神経線維が集積している．視床下部ホルモンの分泌調節においては，それら神経線維より放出される神経伝達物質（アセチルコリン，ドーパミン，ノルアドレナリン，アドレナリン，セロトニン，γ-アミノ酪酸やオピオイドなど）が，末梢ホルモンによるフィードバック機構とともに重要な役割を果たしていることが知られている．さらに，多くの種類のホルモンが神経系において神経伝達物質として働いていることも解明されてきており，従来独立したものと考えられていた神経系と内分泌系の境界は不明瞭なものとなりつつある．たとえばカテコールアミンは副腎髄質からはホルモンとして分泌されているが，神経末端からは神経伝達物質として分泌されている．また，ソマトスタチンや TRH といった視床下部ホルモンも，脳内で神経伝達物質として作用していることが明らかとされてきている．

20 核酸およびタンパク質の合成

20-1 DNA の複製

　DNA は遺伝情報をもっており，細胞分裂の際には DNA が正確に複製 replication される必要がある．DNA の複製は，元の 2 本の DNA 鎖のそれぞれが鋳型 template となって，それに相補的な DNA 鎖が 4 種類のデオキシヌクレオチド（dATP，dGTP，dCTP，dTTP）から新たに合成されるので，2 つの娘細胞の DNA はともに新旧 1 本ずつの DNA 鎖からなる（半保存的複製）．複製の機構は大腸菌などの原核細胞で比較的詳しく調べられているが，真核細胞でも基本的には同一と考えられている．

　複製は，まず DNA 上の一定の複製起点でヘリカーゼ helicase により二重らせん構造がほぐれることで開始される．このときには DNA のスーパーコイル構造を弛緩するトポイソメラーゼ topoisomerase や DNA のほぐれた部分を一本鎖のままに保つ一本鎖結合タンパク質 single-stranded DNA-binding protein（SSB）も協調して作用する．なお，複製タンパク質 A replication protein A（RPA）は真核細胞の主な SSB である．DNA は DNA ポリメラーゼ DNA polymerase によって合成されるが，細菌では 3 種，また真核細胞では少なくとも 6 種の DNA ポリメラーゼが存在する（表 20·1）．複製は特定の複製起点（開始点）から開始されるが，複製起点は原核

表 20·1　細菌と真核細胞の DNA ポリメラーゼ

DNA ポリメラーゼ		プライミング活性	複製	修復	エキソヌクレアーゼ活性	
					5'→3'	3'→5'
細菌	I	(−)	(+)	(+)	(+)	(+)
	II	(−)	(−)	(+)	(−)	(+)
	III	(−)	(+)	(−)	(−)	(+)
真核細胞	α	(+)	(+)	(−)	(−)	(−)
	β	(−)	(−)	(+)	(−)	(−)
	γ	(−)	(+)	(−)	(−)	(+)
	δ	(−)	(+)	(−)	(−)	(+)
	ε	(−)	(+)	(−)	(−)	(+)
	η	(−)	(−)	(+)	(−)	(−)

真核細胞の γ はミトコンドリアの DNA ポリメラーゼである．DNA ポリメラーゼ III は 500 ヌクレオチド / 秒の合成活性をもつが，I は 10 ヌクレオチド / 秒程度である．DNA ポリメラーゼ β および II は DNA 修復に働く．DNA ポリメラーゼ β 自身にヌクレアーゼ活性はないが，これには別の 5'→3' ヌクレアーゼが結合している．また，DNA ポリメラーゼ ε はラギング鎖の伸長に必要とみられているが，その機能はよくわかっていない．DNA ポリメラーゼ η は DNA 修復にかかわる．

細胞では単一であるのに対し，真核細胞では一本の染色体上に多数あり，複製起点に存在する特定のヌクレオチド配列を認識して複製起点認識複合体 origin recognition complex が結合する．複製は複製起点から両方向性 bidirectional に進行するが，DNA 合成に先立って 4〜12 ヌクレオチド長の RNA 鎖（RNA プライマー RNA primer）が合成される．この過程をプライミング priming といい，原核細胞ではプライマーゼ primase（一種の RNA ポリメラーゼ）によって行われる．合成された RNA プライマー 3′ 末端から DNA ポリメラーゼ III（真核細胞では α など）によって，鋳型 DNA と相補的な塩基関係を保ちつつ DNA 鎖がさらに伸長する（図 20・1）．RNA 鎖，DNA 鎖は常に 5′→3′ 方向に合成される．

　大腸菌では複製開始に関与するヘリカーゼ，プライマーゼなど多数のタンパク質の集合体はプライモソーム primosome と呼ばれ，さらにプライモソームは DNA ポリメラーゼ III と結合して，レプリソーム replisome と呼ばれるタンパク質複合体をつくって，一連の DNA 複製反応を行う．そしてヘリカーゼなどによる二重らせん構造のほぐれと DNA の複製は複製分岐点 replication fork ごとに協調して起こり，しかも DNA 鎖は必ず 5′→3′ 方向に合成される．これは，一方の DNA 鎖（リーディング鎖 leading strand）が連続的に伸長され，もう一方の DNA 鎖（ラギング鎖 lagging strand）が不連続的に合成されることにより達成される（図 20・2）．ラギング鎖にみられる RNA を含む DNA の小断片は，発見者（岡崎令治）の名にちなんで岡崎断片 Okazaki fragment と呼ばれ，大腸菌では 1,000〜2,000 ヌクレオチド，動物細胞ではこれより短く 100〜500 ヌクレオチドからなる．DNA 鎖の 3′ 末端が隣接する RNA プライマーまで合成されると，DNA ポリメラーゼが RNA プライマーを 5′→3′ ヌクレアーゼ活性で除去すると同時にこれと相

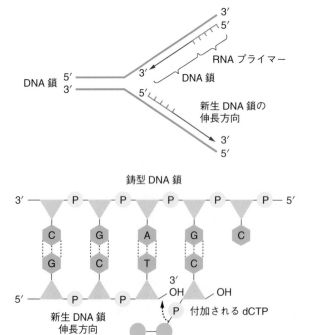

図 20・1　**複製における新生 DNA 鎖の伸長方向と RNA プライマー**

DNA 鎖の伸長を模式的に示したもので，下図の三角はデオキシリボースを表す．付加される dCTP のピロリン酸（青丸）が切り離され，α 位のリン酸が隣りのチミジンヌクレオチドとホスホジエステル結合をつくる．

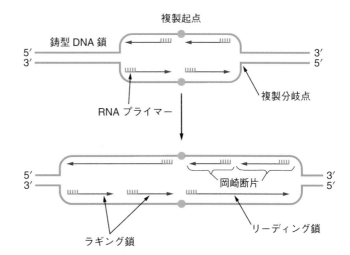

**図 20·2　DNA 鎖の不連続合成
　　　　と岡崎断片**
複製起点から両方向に複製され，鋳型
DNA 鎖の 3′ 側は不連続に合成される．

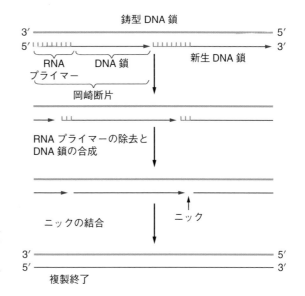

図 20·3　ラギング鎖の複製過程
大腸菌では，RNA プライマーの除去と DNA
鎖の合成は DNA ポリメラーゼ I によって行わ
れる．この過程をニックトランスレーション
nick translation という．また，ニックは DNA
リガーゼにより結合する．

同の DNA 鎖を合成する．その後，合成された DNA 鎖間の切れ目（ニック nick）は DNA リガー
ゼによって埋められ，複製が完了する（図 20·3）．なお，真核細胞では DNA ポリメラーゼ α/
プライマーゼ複合体によって RNA プライマー合成とそれに続く 20～30 ヌクレオチドの DNA
鎖伸長が起こる．次いでポリメラーゼ α が解離し，代わって DNA ポリメラーゼ δ が結合する．
ポリメラーゼ δ は増殖細胞核抗原 proliferating cell nuclear antigen（PCNA）とともに DNA 上
を移動し，効率よく DNA 鎖を伸長する．

　なお，大腸菌など環状 DNA の場合には複製を停止する特定の塩基配列（終結配列）が存在し，
これを認識するタンパク質が結合することによって複製が終結すると考えられる．真核細胞にお
ける終結機構の詳細はよくわかっていない．

　大腸菌でも動物細胞でも複製は複製起点から両方向性に進行するが，大腸菌など環状 DNA で

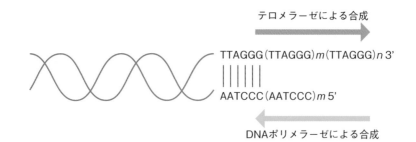

図 20·4 染色体末端にあるテロメアの構造
テロメラーゼが一方の鎖を 3′ 方向に伸長して, 繰り返し配列を合成する. それを鋳型に
して DNA ポリメラーゼにより反対側の鎖が合成される. （TTAGGG）n の部分が一本鎖
として突出する構造となる.

は複製起点が 1 ヵ所（大腸菌では *ori*C と名づけられている）で, ここから 1,000 ヌクレオチド/
秒の速度で DNA 鎖が伸長される. これに対して動物細胞の DNA 鎖伸長速度は 60 ヌクレオチ
ド/秒程度であるが, 多数の複製起点があり, これら複製起点ごとの DNA 複製単位はレプリコ
ン replicon と呼ばれる.

　線状 DNA がこのような機構で複製される場合には, 複製ごとに合成される DNA 鎖の 5′ 末
端は RNA プライマーの分だけ短縮することになる. この DNA 末端複製問題は, テロメアとい
う特殊な構造により解消される. 真核細胞の染色体末端領域（テロメア telomere）は, ヒトで
は 5′―TTAGGG―3′ の千以上の繰り返し構造からなり, 3′ 末端が短い一本鎖として 12～16 ヌ
クレオチド突出した構造をとっている（図 20·4）. このテロメア末端はテロメラーゼ
telomerase によって合成される. テロメラーゼはテロメア鎖伸長の鋳型となる RNA を含む酵素
で, 逆転写酵素様の機構でテロメア鎖を合成する. 哺乳類ではがん細胞や生殖細胞などでテロメ
ラーゼ活性が高いが, 正常体細胞では活性がほとんどなく, 細胞分裂ごとにテロメアの長さは短
くなる. このことから, テロメラーゼは細胞の老化と関係すると考えられている.

　以上のような DNA の複製のほかに, レトロウイルス retrovirus と称される RNA ウイルスの
一群には, RNA を鋳型にしてそれと相補的な一本鎖 DNA complementary DNA（cDNA）を
つくり, さらに cDNA を鋳型として二本鎖 DNA を合成する酵素がある. これは逆転写酵素
reverse transcriptase（または RNA 依存性 DNA ポリメラーゼ RNA-dependent DNA poly-
merase, HIV ウイルスなどレトロウイルスに存在する）と呼ばれ, 組み換え DNA 技術に利用
される. また, インフルエンザウイルスなどの RNA ウイルス粒子の中には RNA を鋳型として
RNA 鎖を合成する RNA 依存性 RNA ポリメラーゼもある.

20−2　DNA の校正と修復

　たとえばヒトのゲノム DNA は 6.2×10^9 bp に及び, 複製の際には誤った塩基対ができること

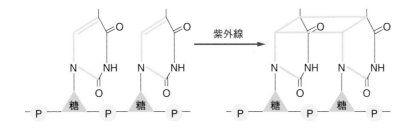

図 20·5　チミン二量体の形成
チミン二量体が形成されたときにはヌクレオチド除去修復によって修復される.

もある. また, さまざまな物理的化学的要因によっても DNA の損傷が生じる. したがって, DNA の修復はゲノムの維持, そして変異が伝搬することを防ぐうえで重要である. DNA ポリメラーゼ I, II, β, η などが修復に関与するが, III や δ も複製の過程で誤ったヌクレオチドを 3′→5′ 方向に除去し, 正しく自己校正する作用もある. また, DNA がアルキル化剤などの薬物や放射線などによって損傷を受けることがある. さらに DNA が紫外線によって損傷されると, DNA 鎖上の隣接したチミン同士が結合してチミン二量体 thymine dimmer をつくり, 二本鎖間の A — T 塩基対形成が妨げられることがある (図 20·5). そのような場合の修復機構の1つにヌクレオチド除去修復 nucleotide excision repair がある. これは, 修復酵素による DNA 鎖異常部分の認識 → 異常部分の両側の切断 → DNA ポリメラーゼ I による DNA 鎖の 5′→3′ 方向の除去と新生 → リガーゼによるニックの結合, の順に起こる. 一方, DNA 中のシトシンはしばしば脱アミノ化されウラシルに変化する. この場合にはウラシル DNA グリコシラーゼ uracil DNA N−glycosylase によってウラシルが除去されて修復される (塩基除去修復). DNA ポリメラーゼ η は精度が低い変わった酵素であり, チミン二重体の存在下でも適当にヌクレオチドを重合し, 複製を進める (損傷乗り越え修復). しかし, 結果的に変異を生じる.

　DNA 修復にかかわる遺伝子の変異は, さまざまな遺伝性疾患を引き起こす. 色素性乾皮症や遺伝性非ポリポーシス性大腸がんなどはその例である. DNA ポリメラーゼ η の異常も色素性乾皮症の原因となる.

20-3　RNA の合成

Ⓐ 遺伝情報の流れ

　DNA としてコードされている遺伝情報は, いったん RNA へと写し取られ (転写), その後, タンパク質をコードする遺伝子の場合には mRNA となる. そして mRNA を鋳型としてタンパク質が合成される. DNA→RNA→タンパク質という情報の流れは, 遺伝情報のセントラルドグマ central dogma と呼ばれてきた. ただし, RNA をゲノムとするウイルス (たとえばインフルエンザウイルスやレトロウイルス) など, 例外もある. 転写は DNA を鋳型として相補的な

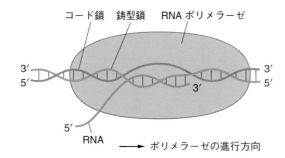

コード鎖　鋳型鎖　RNA ポリメラーゼ

RNA ━━▶ ポリメラーゼの進行方向　　図 20·6　RNA ポリメラーゼによる転写反応

表 20·2　大腸菌のプロモーターの配列

プロモーター	−35	−10
コンセンサス	5′―TTGACA―3′	5′―TATAAT―3′
ラクトースオペロン	5′―TTTACA―3′	5′―TATGAT―3′
トリプトファンオペロン	5′―TTGACA―3′	5′―TTAACT―3′

RNA を合成する酵素, DNA 依存性 RNA ポリメラーゼ DNA-dependent RNA polymerase により行われる. RNA ポリメラーゼは, DNA の二本鎖のうちの一方の鎖（鋳型鎖）を 3′ 方向から 5′ 方向へコピーしながら相補的な RNA を 5′ 方向から 3′ 方向へと合成する（図 20·6）. DNA ポリメラーゼと異なり, RNA ポリメラーゼはプライマーに依存することなく新規（de novo）に合成を開始できる. それぞれの遺伝子の転写は, DNA 配列（シスエレメント）と転写因子（トランスエレメント）により調節される.

Ⓑ 原核生物における転写とその制御

　大腸菌などの原核生物は基本的には閉環状構造をとった1分子のDNAをゲノムとして有する. 加えて, 原核生物に寄生するプラスミドやバクテリオファージ（ウイルス）のゲノムも共存する. 細菌では基本的に 1 種類の RNA ポリメラーゼがすべての遺伝子の転写を担う. 遺伝子の転写開始点のすぐ上流には特定の DNA 配列（プロモーター promoter）があり, ここに RNA ポリメラーゼがまず結合し, その下流 DNA を RNA へと転写する. この際, 二本鎖 DNA は一本鎖 DNA へと部分的に開裂し, そのうちの一本が RNA 合成の鋳型となる（図 20·6）. プロモーターは基本的には 2 つの DNA 配列により規定されている（表 20·2）. 転写開始点の上流 10 塩基付近に存在する 5′―TATAAT―3′ をコンセンサスとする配列, そして上流 35 塩基付近の 5′―TTGACA―3′ をコンセンサスとする配列である. この 2 つの DNA 配列を RNA ポリメラーゼのサブユニットの 1 つ σ サブユニットが認識することにより, RNA ポリメラーゼが結合する. そして RNA 合成が開始され, 転写終結配列（ターミネーター terminator）まで一続きに RNA を転写する. 転写終結配列が RNA へと転写されると, その領域は RNA 分子内で相補的な部分的二重鎖（ヘアピン構造）を形成し, 転写反応が終結する.

　原核生物の場合, 関連する遺伝子がゲノム上で隣接し, 1 つの転写単位を形成することにより,

その発現が統合的に制御される．このような転写単位と近接する制御配列のまとまりをオペロン operon と呼ぶ．大腸菌のラクトースオペロン lactose operon を例に以下に説明するが，その中にはヒトなど高等生物の遺伝子発現を理解するうえでも重要な原理（転写因子と DNA の結合，転写因子の作用・制御など）が多く含まれており，正しく理解されたい．

1）　ラクトースオペロン

　ラクトースオペロンの研究は主にジャコブ F. Jacob とモノー J. L. Monod の協力で行われ，その成果により2人はノーベル生理学・医学賞を受けている．グルコースを糖源とする培地で培養していた大腸菌を，ラクトース（☞図2·5）を糖源とする培地へ移すと，しばらくの間増殖が止まる．その後，大腸菌はラクトースを利用できるようになり再び増殖を開始する．この際，ラクトース利用にかかわる遺伝子の転写が誘導される．ラクトースの取り込み（ガラクトシドパーミアーゼ），グルコースとガラクトースへの加水分解（β-ガラクトシダーゼ），そしてガラクトシドのアセチル化を行うタンパク質（チオガラクトシドトランスアセチラーゼ）の遺伝子は，図 20·7 に示すようにゲノム上で1つの転写単位（ラクトースオペロン）を形成している．プロモーター下流にオペレーター operator という DNA 配列が存在し，ここにラクトースリプレッサー

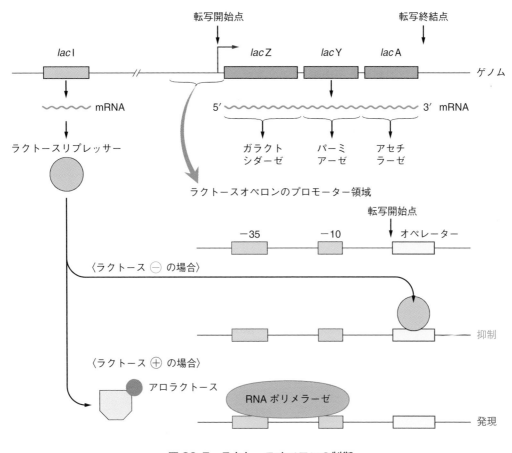

図 20·7　**ラクトースオペロンの制御**

lactose repressor タンパク質（転写因子の1つ）が結合していると RNA ポリメラーゼがプロモーターに結合できず，転写が阻害される．これがグルコースを糖源とする培地で培養されている状態である．培地にラクトースが存在する場合，微量のラクトースが大腸菌内に取り込まれ，1,6－アロラクトース allolactose へと転換される．1,6－アロラクトースはリプレッサーに直接結合し，その DNA 結合活性を阻害する（アロステリック効果 allosteric effect の一例）．リプレッサーがオペレーターから解離すると RNA ポリメラーゼがプロモーターに結合し，オペロンの転写が上昇する．

　代謝産物が転写因子に結合してその活性を直接変えることはヒトでも重要な制御システムとなっており，たとえば核内受容体（ステロイドホルモン受容体，ビタミン D 受容体，胆汁酸受容体など）（☞ 19 章）の例が知られている．

[注]　1,6－アロラクトースの構造式

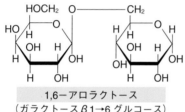

1,6－アロラクトース
（ガラクトース β1→6 グルコース）

Ⓒ 真核生物における転写とその制御

　真核生物には3種類の RNA ポリメラーゼが存在する（表 20・3）．RNA ポリメラーゼ I は主にリボソーム RNA（rRNA）の転写を行う．RNA ポリメラーゼ II は mRNA の転写にかかわる．RNA ポリメラーゼ III はトランスファー RNA（tRNA）などの転写を行う．いずれも 10 個以上のサブユニットからなる複雑な酵素である．

　タンパク質をコードする遺伝子の典型的な模式構造を図 20・8 に示す．タンパク質遺伝子の転写開始点上流には，大腸菌と同様にプロモーターが存在するが，その DNA 配列は大腸菌とはだいぶ異なる．一部の遺伝子では転写開始点のおおよそ 25 塩基上流に TATA 配列（5′―TATATAA―3′ または類似配列）が存在する（プロモーターにしばしば見いだされる DNA 配列はボックスと呼ばれることも多く，TATA 配列は TATA ボックスとも呼ばれる）．また，転

表 20・3　**真核生物の DNA 依存性 RNA ポリメラーゼ**

種　類	主な存在場所	生成物*
I	核小体	rRNA（5.8S, 18S, 28S）
II	核　質	mRNA, snRNA
III	核　質	tRNA, 5S rRNA

*実際の生成物はこれらの前駆体である（hnRNA は mRNA の前駆体）．なお，ミトコンドリアにはこれとは別の RNA ポリメラーゼがある．

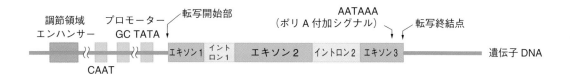

調節領域　プロモーター　転写開始部
エンハンサー　GC TATA

AATAAA
（ポリ A 付加シグナル）　転写終結点

エキソン1　イント
ロン1　エキソン 2　イントロン2　エキソン3　遺伝子 DNA

CAAT

図 20·8　真核細胞遺伝子の構造

写開始点上流に GC に富む配列（GC ボックス）を有する遺伝子もある．そして，転写開始点に
も特徴的な配列（イニシエーター）を有する遺伝子もある．しかし，すべての遺伝子がプロモー
ター領域にこのような配列を有するわけではなく，たとえば，多くの細胞組織で発現する遺伝子
（ハウスキーピング遺伝子）では TATA ボックスを欠くものが多い．大腸菌の場合には RNA
ポリメラーゼが直接プロモーターに結合したが，真核生物の場合，基本転写因子がプロモーター
に結合する．中でも TFIID は TATA ボックスと直接結合するサブユニットである TBP(TATA
binding protein) を含み，プロモーター認識の中心となる．TFIID は TATA ボックスをもた
ない遺伝子のプロモーターにも結合する．TFIID に加え，基本転写因子 TFIIA や TFIIB など
がプロモーター上で集合した後にはじめて RNA ポリメラーゼ II が動員され，転写が開始され
る（図 20·9）．

　各遺伝子は，その機能が発輝されるべき時期，場所で特異的に発現するように制御されている．
この制御は，転写，スプライシング，翻訳，翻訳後といったさまざまなレベルで行われるが，中
でも転写段階での制御が本質的に重要となる．ヒトなど真核生物でも大腸菌と同様に，遺伝子の
転写はシスエレメント（DNA 配列）とトランスエレメント（転写因子）の組み合わせにより制
御される．多くの遺伝子では，プロモーターに加え発現を制御するシスエレメントがプロモーター
上流，イントロン中，あるいは遺伝子の下流などに存在する．中でもプロモーターから遠く離れ
て位置し，遺伝子の活性化に作用するシスエレメントはエンハンサー enhancer と呼ばれる．そ
れぞれのシスエレメントには，その DNA 配列を認識して結合する転写因子が対応して存在する．
転写因子は大きく活性化因子（それが作用すると遺伝子の発現が上昇する）と抑制因子（それが
作用すると遺伝子の発現が抑えられる）とに分けることができる．いずれも特定の DNA 配列を
認識するタンパク質構造を有する．マウスでは約 1,200 種の転写因子が存在するものと推定され
ており，ヒトでも同様であろう．転写制御がいかに生命活動にとって重要か，この転写因子の遺
伝子数が表わしている．調節の例については 23―3 を参照のこと．

D　真核細胞の mRNA 合成と成熟過程

　タンパク質の一次構造に関する情報は，多くの場合，DNA 上では分断されて存在する．タン
パク質情報を含めて最終的に mRNA にコピーされる部分をエキソン exon，最初の転写産物
（mRNA 前駆体：hnRNA）（☞5―3 ⓒ）からスプライシングにより取り除かれ，mRNA には
含まれない部分をイントロン intron（介在配列）と呼ぶ．例外的にイントロンをもたない遺伝子

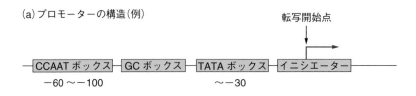

(a) プロモーターの構造(例)

転写開始点

| CCAAT ボックス | GC ボックス | TATA ボックス | イニシエーター |

−60 〜−100   〜−30

(b) 転写開始反応

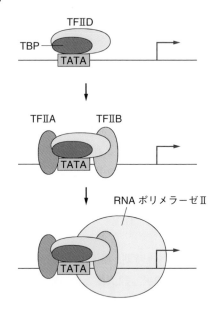

TFⅡD

TBP

TATA

TFⅡA   TFⅡB

TATA

RNA ポリメラーゼⅡ

TATA

図 20·9 ヒト RNA ポリメラーゼⅡで転写される遺伝子のプロモーター

もある(たとえばヒストン遺伝子).イントロンの数は遺伝子により異なり,極端に多いもので
は 300 個以上にのぼる.エキソンとイントロンの長さの合計も,遺伝子によって大きく異なる.
真核細胞の mRNA の構造上の特徴は,イントロンが切断により取り除かれエキソンが連結され
ていること,また,5′ 側にキャップ構造 cap structure(7−メチルグアノシン三リン酸を含む構造)
(図 20·10),3′ 側にポリ(A)テイル poly(A)tail(連続した 20〜250 個のアデニル酸)をも
つことである(図 20·11).キャップ構造やポリ(A)テイルはタンパク質合成の際の翻訳開始
反応やリボヌクレアーゼによる分解からの回避にかかわる.

　5′ キャップ構造は転写開始後,間もなく付加される.またポリ(A)テイルは転写終了後,速
やかに付加されるが,その位置は終止コドン下流にある共通の配列(AAUAAA)の 10〜30 塩
基 3′ 側で,ここで RNA が切断され,ポリ(A)が付加される.なお,ポリ(A)テイルの配列
は DNA には存在しない.さらに hnRNA は核内でスプライシングを受け成熟 mRNA となる.
スプライシングされる多くのイントロンの両端には 5′ GU—AG 3′(または 5′ AU—AC 3′)と
いう共通の配列がみられ,数種類の snRNA と呼ばれる短い RNA(U1,U2,U4,U5,U6)
を含むタンパク質−RNA 複合体(スプライソソーム spliceosome)がスプライシングを行う.

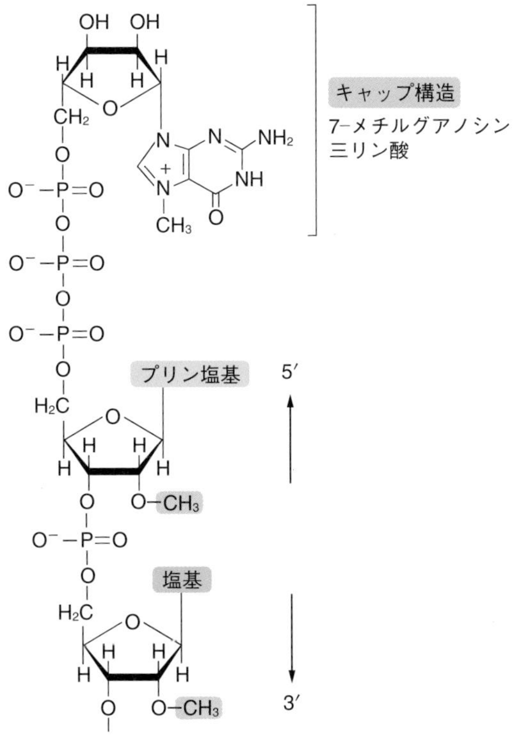

図 20·10　真核細胞の mRNA のキャップ構造

5′ 末端の 2 つのヌクレオシドのリボースはしばしば メチル化 される.

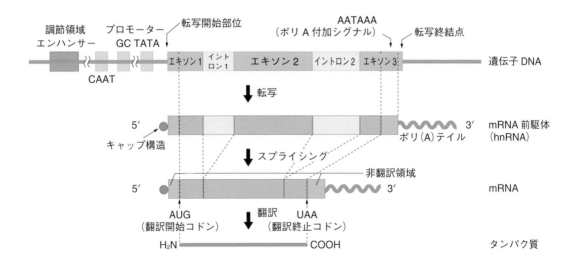

図 20·11　真核細胞における成熟 mRNA の生成過程

AUG，UAA：開始および終止コドン．真核生物のタンパク質をコードする多くの遺伝子は不連続なエキソン構造からなる．タンパク質をコードする部分（開始コドンから終止コドンまで）を開いた読み枠 open reading frame（ORF）といい，mRNA の 5′ 方向から 3′ 方向に翻訳される．遺伝子中のイントロンの数や長さはさまざまである．

mRNA の一次転写産物から成熟 mRNA が生成するプロセシングの模式図を図 20·11 に示した．なお，この過程で，同一の一次転写産物からエキソンの異なる組み合わせにより，異なった mRNA（したがって異なるペプチド）ができる場合（選択的スプライシング alternative splicing）や，ヌクレオチドの挿入・削除・置換によって本来の DNA コードとは異なるタンパク質ができる場合（RNA 編集 RNA editing）がある．

20－4　タンパク質の生合成と代謝

Ⓐ タンパク質の生合成にかかわる RNA

　タンパク質の合成には mRNA のほか tRNA や rRNA が関与している．tRNA は分子量 20,000〜30,000（75〜95 塩基）の比較的小さい RNA で，図 20·12 に示したように同一分子内で部分的に塩基対をつくる．tRNA はタンパク質をつくる 20 種類のアミノ酸のそれぞれに対応

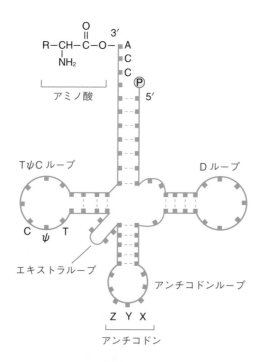

図 20·12　アミノアシル tRNA（クローバー葉型模式図）

破線は RNA 鎖内の塩基対を示す．
TΨC ループ：プソイドウリジル酸（Ψ）を含み，tRNA がリボソームの適切な場所に結合するのに必要である．
エキストラループ：tRNA の種類により長さが異なる．
D ループ：ジヒドロウリジル酸を含んでおり，アミノアシル tRNA シンテターゼが認識するのに必要な部分の 1 つ．

して1個以上存在し, 3′末端のAの3′—OHまたは2′—OHに固有のアミノ酸を結合してリボソームへ運搬する. 3′末端の3個の塩基配列はどの tRNA でも CCA—3′ である. アンチコドンanticodon と呼ばれる3個の塩基配列は, 固有のアミノ酸を指定する mRNA の暗号(コドンcodon)(表20·4)と相補的な関係にあり, タンパク質合成の際に両者が結合する. tRNA にはプソイドウリジル酸 pseudouridylic acid やジヒドロウリジル酸 dihydrouridylic acid など, ほかのRNA やDNA にはみられない変わったヌクレオチドが多数存在する.

　rRNA は最も多量に存在する RNA で, これと種々のタンパク質とが結合してリボソームを形成し, タンパク質合成の場となる. 真核細胞の細胞質では 60S と 40S の2つのサブユニットからなる 80S リボソームを形成しており, 60S サブユニットは 5S, 5.8S および 28S の3種, 40S サブユニットは 18S の rRNA を含んでいる. 一方, 原核細胞では 50S サブユニットと 30S サブユニットが会合して 70S リボソームを形成する(図20·13). なお, 真核細胞のミトコンドリアには原核細胞型のリボソームが存在し, ミトコンドリアタンパク質の一部が合成される.

　[注]　スベドベリ (S) 値　Svedverg value：
核酸やタンパク質などの生物学的試料は高分子量であるために, その大きさを表すのにS値を用いることがある. ある一定の遠心力場において沈降する粒子は, 沈降方向を向く遠心力と, 溶媒と粒子の間に働く摩擦力(一定の溶媒を用いるならば, 粒子の密度と立体幾何学的形状に依存する)がつりあうと, 一定の速度で沈降する. この関係から次の式が成立する.
　　　　　沈降速度＝比例定数×遠心力
この比例定数は沈降係数 (s) と呼ばれ, これには粒子の密度情報および摩擦に影響を及ぼす立体幾何学的情報が含まれている. 沈降係数の単位は秒 second であるが, タンパク質や核酸の沈降係数は値が小さ

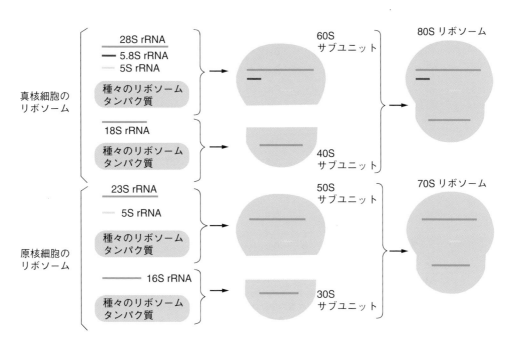

図 20·13　リボソームの構成成分

すぎて不便なため，10^{13} 倍した値をスベドベリ（S）値として用いる．たとえば，分子量 67 kDa の牛血清アルブミン（BSA）は，5.1 S である．大腸菌のリボソームは 30S と 50S サブユニット，ヒトのリボソームは 40S と 60S サブユニットからなる．大腸菌・ヒトともに，そのリボソームのタンパク質および RNA の分子組成が知られている．たとえば，大腸菌の 30S サブユニットは，1,542 ヌクレオチドを含む 16S rRNA と 21 個のサブユニットのタンパク質（S1〜S21，分子量 8.5〜61.2×10^3）から構成されており，その分子量は優に 1,000,000 を越える．BSA と比較すればわかるように，分子量が大きいからといって，必ずしもそれに比例して S 値が大きくなるわけではない．S 値は相加的ではない．実際，30S，50S サブユニットからなる大腸菌のリボソームは 70S であり，40S，60S サブユニットからなるヒトのリボソームは 80S である．

B タンパク質の生合成

　mRNA にはタンパク質（ポリペプチド）のアミノ酸配列を決める暗号が転写されており，真核細胞では 1 つの mRNA から 1 本のペプチド鎖が合成される．個々のアミノ酸の暗号（コドン）は A，U，G，C（DNA のコード鎖上では A，T，G，C）のうちの 3 つの塩基の組み合わせ（トリプレット triplet）で指定され，mRNA 中にはペプチド鎖の N 末端を 5′ 側に，C 末端を 3′ 側にして，アミノ酸に対応するコドンが連続して配列している．表 20・4 に mRNA におけるコド

表 20・4　mRNA の標準的遺伝暗号

1 番目 （5′ 末端側）	2 番目				3 番目 （3′ 末端側）
	U	C	A	G	
U （ウラシル）	Phe	Ser	Tyr	Cys	U
	Phe	Ser	Tyr	Cys	C
	Leu	Ser	終止	終止	A
	Leu	Ser	終止	Trp	G
C （シトシン）	Leu	Pro	His	Arg	U
	Leu	Pro	His	Arg	C
	Leu	Pro	Gln	Arg	A
	Leu	Pro	Gln	Arg	G
A （アデニン）	Ile	Thr	Asn	Ser	U
	Ile	Thr	Asn	Ser	C
	Ile	Thr	Lys	Arg	A
	Met（開始）	Thr	Lys	Arg	G
G （グアニン）	Val	Ala	Asp	Gly	U
	Val	Ala	Asp	Gly	C
	Val	Ala	Glu	Gly	A
	Val	Ala	Glu	Gly	G

AUG はメチオニンのコドンであると同時にタンパク質合成の開始コドンでもある．終止は終止コドンであることを示す．原核生物やミトコンドリアなどではコドンが若干変わる場合がある．また，タンパク質の中にはセレノシステイン残基（システインの硫黄 S がセレン Se に変わったアミノ酸）を含むものがあるが，セレノシステインは終止コドンと同じ UGA によって指定され，特殊な tRNA（tRNA[SeCys]）に結合したセレンがセレノシステインに変換される．セレノシステインが挿入される UGA コドンの下流には特殊な RNA 構造（ステムループ構造）が存在し，tRNA[SeCys] の結合を促す．

ンを示したが，コドンの3番目の塩基のtRNAによる解読はしばしば厳密さを欠くため，多くのアミノ酸で対応するコドンが複数ある．これを暗号の縮重 degeneracy という．64のコドンのうち AUG はメチオニンのコドンであるが同時にタンパク質合成開始部位を示すメチオニンのコドン（開始コドン initiation codon）ともなる．また，UAA，UGA，UAG は合成終了点を示す終止コドン termination codon である．mRNA のコドンと，コドンに対応するアミノ酸の tRNA のアンチコドンは相補的関係にあって逆平行に塩基対合し，mRNA のコドンの配列に一致したペプチド鎖をリボソーム上で合成する．この過程を翻訳 translation という．

1)　アミノアシル tRNA の合成

　タンパク質を合成するためにはアミノ酸がまず活性化される必要があり，20種類のアミノ酸はそれぞれ固有のアミノアシル tRNA シンテターゼ aminoacyl-tRNA synthetase（アミノ酸活性化酵素 amino acid activating enzyme ともいう）によって固有の tRNA の 3′ 末端 A にアシル結合し，アミノアシル tRNA となる（図20·14）．アミノ酸が付加された tRNA（charged tRNA）を，アラニンの例ならアラニル tRNA^{Ala}（alanyl-tRNA^{Ala}）と表示する．なお，原核細胞の開始コドンに対応するアミノアシル tRNA はホルミルメチオニル tRNA で（図20·15），これはメチオニル tRNA が N^{10}-ホルミルテトラヒドロ葉酸でホルミル化されたものであり，fMet-tRNA$_{\mathrm{f}}^{\mathrm{Met}}$ と書く．これに対して真核細胞の開始コドンに対応するメチオニル tRNA を Met-tRNA$_{\mathrm{i}}^{\mathrm{Met}}$ と書く（i は開始 initiation を意味する）．

　　[注]　翻訳開始に用いられる tRNA$_{\mathrm{i}}$ とタンパク質合成途中で取り込まれるメチオニンの tRNA は，それぞれ異なる遺伝子によりコードされ配列も異なるが，いずれもアンチコドンとして CAU をもつ．

2)　開始複合体の形成

　翻訳は（開始―延長―終止）の3段階からなり，真核細胞でも原核細胞でも，リボソームは異なっても反応機構は本質的に同じである．しかし真核細胞では mRNA がさまざまなプロセシン

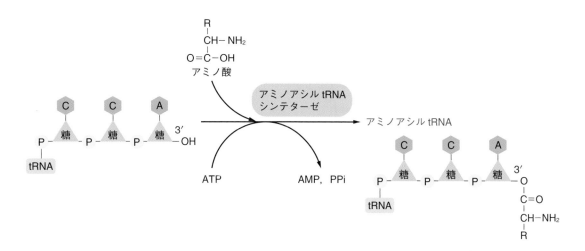

図 20·14　アミノアシル tRNA の生成
アミノ酸は tRNA 3′ 末端のアデニンヌクレオチドの 2′ または 3′―OH に結合する.

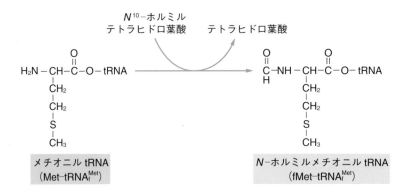

図 20·15 *N*-ホルミルメチオニル tRNA の生成

グを受けているため，反応機構は若干原核細胞の場合と異なる．真核細胞では，まず eIF
(eukaryotic initiation factor) 2（開始因子の1つで3種のタンパク質からなる）と Met-
tRNA$_i^{Met}$ および GTP からなる複合体がリボソームの 40S サブユニットに固定される．次いでこ
れが mRNA の 5′ 末端のキャップ構造に結合して 40S 開始前複合体ができ，開始コドンに到達
するまで mRNA をスキャンする．開始コドンに到達するとさらに 60S サブユニットが結合して
80S 開始複合体が完成する（図 20·16 ⓐ）．なお，細菌では開始コドン上流に 30S サブユニット
結合配列がある．

　リボソームにはペプチジル tRNA 結合部位（P サイト peptidyl site）とアミノアシル tRNA
結合部位（A サイト aminoacyl site）があるが，Met-tRNA$_i^{Met}$ はアンチコドンが mRNA の開始
コドンと塩基対合して P サイトに固定される．

3) ペプチド鎖の延長

a) アミノアシル tRNA の A サイトへの結合

　開始コドンの次のコドンに対応するアミノアシル tRNA に，延長因子 elongation factor（EF）
の1つと GTP とが結合し，これがリボソームの A サイトに結合する（ⓑ）．

b) ペプチド結合の形成

　次いで，結合した GTP が加水分解するとともに，開始 tRNA のメチオニンが隣のアミノアシ
ル tRNA のアミノ酸の N 末端に転移されて，ペプチド結合をつくる．この結果，A サイトは新
しく生成したペプチジル tRNA に占められる（ⓒ）．

c) ペプチジル tRNA の P サイトへの転移

　さらにリボソームが1コドン分だけ mRNA の 3′ 方向に移動してペプチジル tRNA が P サイ
トに移り，A サイトに新しいアミノアシル tRNA が結合できる状態となる（ⓓ）．この過程を転
移 translocation と呼び，他の EF が必要であり，また1分子の GTP が消費される．以下，ⓐ→
ⓑ→ⓒ→ⓓの過程を繰り返すことによって，ペプチド鎖は N 末端から合成される（図 20·16）．

4) ポリペプチド鎖合成の終結

　mRNA の終止コドンが A サイトにくると，ここに遊離因子 release factor（RF）が結合し，

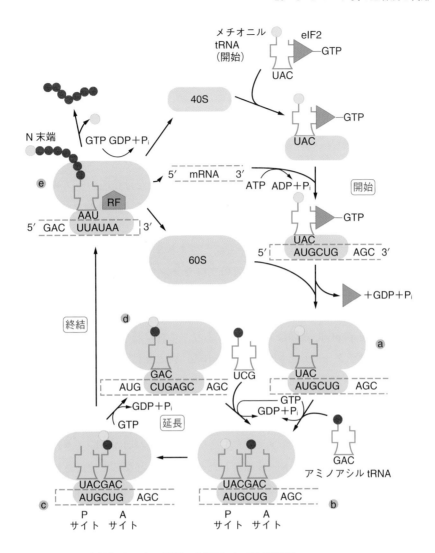

図 20・16　真核細胞の翻訳開始，延長および終結過程
黄色丸は開始コドンによるメチオニンを，赤丸はその他のアミノ酸を示す．図で示した eIF2 や
RF のほかに多くの eIF，EF を必要とし，また ATP，GTP などのエネルギーを消費する．

その作用によって合成されたポリペプチドと mRNA はリボソームから解離する（e）．また，
80S リボソームはいくつかの eIF の働きによって 40S サブユニットと 60S サブユニットに解離し，
再びタンパク質合成に利用できるようになる．

　このような一連のタンパク質合成過程には多種の eIF，EF，RF などのタンパク質因子が関与
し，GTP，ATP など多くのエネルギーを必要とする．また，翻訳は mRNA の 5′ 末端にリボソー
ムが結合して開始されるが，翻訳の進行につれて mRNA の 5′ 側約 100 塩基ほどがリボソームの
外に現れると，ここに新たなリボソームが結合できるようになる．そのために一本の mRNA 上
では多数のリボソームが同時に翻訳作業を行っており，このような複合体をポリソーム
polysome（またはポリリボソーム polyribosome）という．ポリソームには，小胞体膜外側に結

合した結合ポリソーム bound polysome と細胞質に遊離した遊離ポリソーム free polysome とがあるが，リボソームそのものは同じである．分泌タンパク質は結合ポリソームで合成後，小胞体内腔→ゴルジ体を経て細胞外に分泌される．

5) ポリペプチドの修飾

合成されたタンパク質（ポリペプチド）が生理活性をもつようになるためには，さまざまな修飾を受けなければならない．たとえば，ペプチド鎖の延長が終了しないうちから N 末端側の折りたたみが順次開始され，翻訳中あるいは翻訳後に開始コドンである N 末端のメチオニンが除去されるタンパク質もある．このほか，ポリペプチド鎖内または鎖間のジスルフィド結合（—S—S—），糖鎖の付加，酵素タンパク質の補欠分子族の付加などの修飾を受けるタンパク質も多い．さらに，合成されたタンパク質は余分なペプチド部分をもつ生理機能のない前駆体であることも多く，これらはペプチド鎖の切断・除去などさまざまな修飾を経てはじめて生理機能をもつタンパク質となる．この過程をタンパク質のプロセシング processing という．特に分泌タンパク質やミトコンドリア内で働くタンパク質などは細胞質で合成後，小胞体膜やミトコンドリア膜を通過して移行しなければならない．このようなタンパク質は N 末端側に膜透過に必要なシグナルペプチド signal peptide と呼ばれる部分があり，これは膜を通過した後にある種のペプチダーゼ（シグナルペプチダーゼ）で切断，除去される．たとえば，ヒトのインスリンはシグナルペプチド（開始メチオニンを含む 24 アミノ酸）をもつプレプロインスリン preproinsulin（110 アミノ酸）として合成後，小胞体内腔に入ったときにシグナルペプチドが除去されてプロインスリン proinsulin となる．さらに，プロインスリンはペプチドの中間部にあたる結合ペプチド（connecting peptide：C-peptide, 31 アミノ酸）と 4 アミノ酸が切断・除去され，A 鎖（21 アミノ酸）と B 鎖（30 アミノ酸）とが S—S 結合したインスリンとなって分泌される（図 20·17）．タンパク質の膜の通過にはいろいろな分子シャペロン molecular chaperone が重要な役割を果たしている．分子シャペロンとは，変性タンパク質や翻訳途中のペプチド鎖の凝集を防いだり，タンパク質の膜通過あるいは正常な折りたたみ構造や会合などの高次構造の形成を介助し，それ自体は最終的な機能成分とならない一群のタンパク質の総称である．これらには HSP70，HSP60，HSP90 などのグループが知られており，熱などさまざまなストレスで合成が誘導される（熱ショックタンパク質 heat shock protein［HSP］．分子量約 70 kDa のグループを HSP70 と呼ぶ）．

6) タンパク質合成を阻害する抗生物質

真核細胞と原核細胞ではリボソームなどタンパク質合成系が異なるために，一方だけに阻害効果を示す抗生物質がある．たとえばシクロヘキシミド cycloheximide は真核細胞のタンパク質合成だけを阻害し，またクロラムフェニコール chloramphenicol は原核細胞のタンパク質合成だけを阻害する．特に原核細胞のタンパク質合成系のみを阻害する抗生物質は医療用に用いられる．表 20·5 に翻訳の段階でタンパク質合成を阻害するいくつかの抗生物質を挙げた．

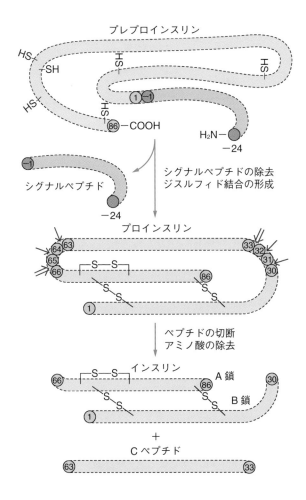

図20・17 ヒトのインスリンのペプチド構成とインスリン前駆体

プレプロインスリンは膜結合型リボソームで合成され，小胞体膜を通過後にシグナルペプチドが取り除かれ，ジスルフィド結合などが形成されてプロインスリン（86アミノ酸）となる．プロインスリンはさらに⇒で切断後，→で31，32および64，65のアミノ酸が取り除かれ，A鎖とB鎖がジスルフィド結合で連結されたインスリンと，Cペプチドになる．Cペプチドはインスリンよりも安定に存在するため，その血中濃度の測定は膵臓ランゲルハンス島B（β）細胞のインスリン分泌能を示す指標として利用される（図では解説に必要なアミノ酸残基の番号を示した）．

表20・5 タンパク質の合成を阻害する代表的な抗生物質

抗生物質	結合部位	阻害様式
ピューロマイシン	50Sおよび60SリボソームAサイト	アミノアシルtRNAと構造が類似するためペプチド鎖の延長が停止
シクロヘキシミド	60Sサブユニット	ペプチド鎖をAサイトのtRNAに転移する活性を阻害する
クロラムフェニコール	50Sサブユニット	ペプチド鎖をAサイトのtRNAに転移する活性を阻害する
ストレプトマイシン	30Sサブユニット	合成の開始とコドンの読みとりを阻害する
エリスロマイシン	50Sサブユニット	AサイトのペプチジルtRNAをPサイトに転移する活性を阻害する
テトラサイクリン	30Sサブユニット	アミノアシルtRNAの結合を阻害する

50S，30Sは原核細胞の，また60Sは真核細胞のリボソームのサブユニットである．

ⓒ タンパク質の代謝

　タンパク質はそれぞれ個々の寿命で分解される．一般に代謝系の律速酵素，転写調節因子や異

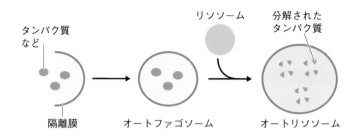

図 20·18 オートファジーによるタンパク質分解とアミノ酸の再利用

アミノ酸枯渇時には安定なタンパク質がオートファジーにより分解され，アミノ酸が再利用される．まず隔離膜が伸展してオートファゴソームが形成される．そこにタンパク質分解酵素などの分解酵素類を豊富に含むリソソームが融合し，オートリソソームとなり，膜内でタンパク質が分解される．

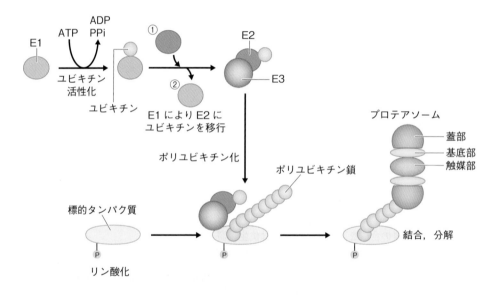

図 20·19 ユビキチン–プロテアソーム系によるタンパク質分解

シグナルなどに応答して標的タンパク質がリン酸化などの修飾を受け，E2–E3 によりポリユビキチン化される．プロテアソームがポリユビキチン鎖に結合して分解する．

常タンパク質などの寿命は短く，調節を受けない酵素や構造タンパク質は寿命が長い．一般に長寿命のタンパク質は**オートファジー**によりリソソームにとりこまれ，カテプシン cathepsin（リソソームのタンパク質分解酵素の総称）で分解される（図 20·18）．一方で変性したタンパク質，細胞周期に伴って不要になったタンパク質などは**ユビキチン–プロテアソーム** ubiquitin-proteasome 系で選択的に分解される．ユビキチン（Ub）は分子量が 8.6 kDa のタンパク質で，反応は以下の①→④のように進行する．

　①ユビキチン活性化酵素（E1）が ATP 依存性にユビキチンを活性化する→②E1 結合ユビ

キチンがユビキチン結合酵素（E2）にユビキチンを移行する→③ユビキチンリガーゼ（E3）が標的タンパク質をポリユビキチン化する→④ユビキチン化された標的タンパク質がプロテアソームで分解される（図20·19）.

　これらのタンパク質分解系のほかに, 細胞質にはカルシウム濃度が上昇したときに活性化されるカルパイン calpain による分解系や, アポトーシス apoptosis 刺激によって活性化されるカスパーゼ caspase による分解系がある.

20-5 ミトコンドリアの DNA とタンパク質合成の特徴

　ミトコンドリア内には核のものとは異なるミトコンドリア DNA（mtDNA）が存在する. mtDNA は核 DNA よりもはるかに小さく環状二重鎖構造をとり, 母性遺伝をする（精子にはミトコンドリアがないとされている）. ヒトの mtDNA は 16,569 bp からなり, 2 つの rRNA 遺伝子, 22 の tRNA 遺伝子および 13 種のペプチドをコードしている. これらペプチドはすべてミトコンドリアの電子伝達系および ATP 合成酵素を構成する成分である. これら以外のミトコンドリアタンパク質の遺伝子は核 DNA にコードされ, 細胞質での翻訳後にミトコンドリアへ輸送される. mtDNA の複製・転写・翻訳機構は原核細胞の場合とよく類似する.

　mtDNA は活性酸素など, フリーラジカルが産生しやすい部位に存在するために突然変異が生じやすい. 最近になって, レーベル Leber 病（遺伝性視神経萎縮症）やミトコンドリア脳筋症など, いくつかの疾患が mtDNA 異常と関係していることが明らかになった.

21 細胞増殖とがんの生化学

　われわれの体は，1個の受精卵が増殖してさまざまな細胞に分化することによりできた約30兆〜40兆個の細胞から成り立っている．われわれの体が形づくられるために，細胞の増殖は必要なときに必要なだけ起こるよう，さまざまなシグナル伝達経路によって厳密に制御されている．細胞の増殖は，個々の細胞が細胞周期というプロセスを経て2個に分裂することを繰り返して起こる．不要になった細胞や傷ついた細胞は，アポトーシスのような細胞死の仕組みによって取り除かれ，新たに増殖した細胞と入れ替わることによって，生体の恒常性（ホメオスタシス）が保たれている．一方，がんではこれらの仕組みが遺伝子の異常によって正常に働かず，無秩序に増殖が起こる．本章では，細胞増殖，細胞周期，アポトーシス，がんについて概説する．

21−1　細胞増殖

　細胞増殖は，さまざまな増殖因子 growth factor によって調節されている（表21・1）．たとえば血小板から放出される血小板由来増殖因子（PDGF）は，創傷部位に線維芽細胞を引き寄せて増殖させ，創傷治癒を促進する．これらの増殖因子は，細胞膜上にあるそれぞれの増殖因子に対応する受容体と特異的に結合する．受容体は膜貫通型タンパク質で，増殖因子はその細胞外領域に結合する．これにより2つの受容体分子が結合し（受容体の二量体化 dimerization），その結果，受容体分子の細胞内領域が，受容体自身のキナーゼ部位あるいは受容体と結合する Src などのキナーゼにより，互いにチロシンリン酸化される（受容体の活性化）．このようにして，細胞膜を

表 21・1　代表的な増殖因子・増殖抑制因子

増殖因子	上皮細胞増殖因子 epidermal growth factor（EGF）
	血小板由来増殖因子 platelet-derived growth factor（PDGF）
	コロニー刺激因子 colony-stimulating factor（CSF）
	線維芽細胞増殖因子 fibroblast growth factor（FGF）
	神経細胞増殖因子 nerve growth factor（NGF）
	血管内皮細胞増殖因子 vascular endothelial growth factor（VEGF）
	肝細胞増殖因子 hepatocyte growth factor（HGF）
	インターロイキン interleukin（IL）
増殖抑制因子	形質転換増殖因子 transforming growth factor（TGF）
	腫瘍壊死因子 tumor necrosis factor（TNF）

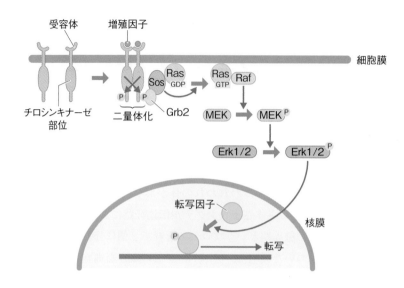

図 21・1　Ras-MAPK 経路による細胞内情報伝達
Ⓟはリン酸化を示す.

隔てて細胞外のシグナルが細胞内に伝えられる. 細胞内では, 増殖シグナルは主として下流のタンパク質のリン酸化という形で伝えられる (細胞内情報伝達系). 代表的な例として, Ras-MAPK 経路による細胞内情報伝達について紹介する (図 21・1).

　まず活性化された受容体のチロシンリン酸化部位に, これと結合することができる増殖因子受容体結合タンパク質 2 growth factor receptor bound protein 2 (Grb2) というタンパク質が結合する. 次いで Grb2 はグアニンヌクレオチド交換因子である Sos タンパク質と結合し, Sos は細胞膜に存在する低分子量 GTP 結合タンパク質 Ras に結合している GDP を GTP に変換することにより, Ras を活性化する. 活性化された Ras は, Raf というキナーゼを活性化し, Raf は MEK というキナーゼをリン酸化することで活性化する. さらに MEK は分裂促進因子活性化タンパク質キナーゼ mitogen-activated protein kinase (MAPK) と呼ばれる一群のキナーゼに含まれる細胞外シグナル制御キナーゼ 1 extracellular signal regulated kinase 1 (Erk1) または Erk2 をリン酸化して活性化し, これらはさらにほかのキナーゼ群をリン酸化して翻訳や核内の転写を調節することにより増殖を開始させる.

　Ras-MAPK 経路以外にもさまざまな細胞内情報伝達経路が存在し, TGF-β ファミリーや TNF ファミリーのシグナル経路のように, 細胞増殖を抑制する経路も存在する (表 21・1). これらのバランスにより細胞の増殖は厳密に制御されている. しかし, このような細胞増殖を調節する仕組みに変異が生じると, 増殖因子がなくても無秩序に増殖が起こり, がんにつながる.

　体内のほとんどの細胞は分化しており, 増殖しない. また増殖する細胞でも, 細胞分裂できる回数は有限である. これは染色体の DNA の末端領域であるテロメア telomere (☞ 20 章) が, 細胞分裂のたびに短縮し, ある程度まで短縮すると細胞増殖が停止するためである. 生殖細胞や幹細胞, また一部のがん細胞では, テロメアを伸ばす酵素であるテロメラーゼ telomerase の働

きによって，細胞分裂を繰り返すことができる．

21-2 細胞周期

1つの細胞が2つに分裂する全過程を細胞周期 cell cycle という（図21·2）．細胞分裂で重要なことは，遺伝情報である DNA（ゲノム）が複製され，正確に2つに分配されることであり，DNA 複製（☞20章）が起こって染色体 chromosome が倍になる時期を S 期 synthetic phase，染色体が分配される時期を M 期 mitotic phase と呼ぶ．S 期の前後をそれぞれ G_1 期 gap 1 phase，G_2 期と呼び，細胞周期は $G_1 \rightarrow S \rightarrow G_2 \rightarrow M$ 期の順に進行する．M 期は約1時間程度と短いが，凝集した染色体が紡錘体 spindle 上で分配され（有糸分裂 mitosis），細胞が2つに分かれる（細胞質分裂 cytokinesis）というダイナミックな過程であり，これに対してほかの G_1，S，G_2 期をまとめて間期 interphase と呼ぶ．細胞周期の長さは，細胞種によって大きく異なるが，これは主に G_1 期の長さの違いによる．増殖する能力はあるが，細胞分裂を停止している状態を G_0 期（静止期 quiescent stage）と呼ぶ．ほとんどの細胞は G_0 期にあるが，たとえば皮膚や粘膜が損傷を受けると，細胞が増殖して修復を行うように，細胞周期の停止は可逆的である．

細胞周期が秩序正しく進行するためには，それぞれのステップに不可欠な遺伝子が適切に発現して機能することが必要であり，これをつかさどっているのがサイクリン依存性キナーゼ cyclin-dependent kinase（CDK）と呼ばれる一群の酵素である．CDK はサイクリン cyclin と

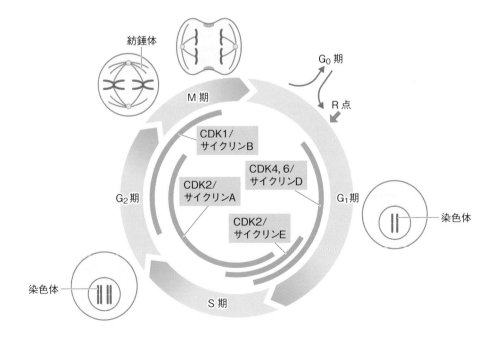

図21·2 細胞周期とその制御
模式的に2本の染色体の変化を示す．

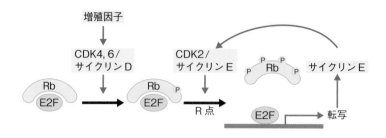

図21·3　Rbのリン酸化によるR点通過の制御
まずCDK4, 6/サイクリンDがタンパク質であるRbを部分的にリン酸化し，その後 CDK2/サイクリンEがRbをさらにリン酸化する．これにより転写因子であるE2F がRbから離れてG₁期，S期の遺伝子（この中にはサイクリンEも含まれる）を発 現させ，その結果R点を通過して細胞周期が開始される．

いう制御タンパク質と結合して機能し，さまざまなタンパク質をリン酸化することによって細胞 周期を制御している．それぞれのCDKは対応するサイクリンと結合し，決まった順序で働くこ とで，細胞周期が進行する．CDKの活性化は，対応するサイクリンの発現に加え，CDK自身 のリン酸化や脱リン酸化，CDKに結合してその働きを抑制するp16やp21といったタンパク質 などによって制御されている．

　増殖因子は，サイクリンD遺伝子の発現などによるCDK4，6の活性化を通じて，G₁期やS 期に必要な遺伝子を発現させ，細胞周期を開始させる．CDK4，6/サイクリンDは，G₁期やS 期に必要な遺伝子の発現に重要な転写因子であるアデノウイルスE2プロモーター結合因子 adenovirus E2 promoter binding factor（E2F）と結合してその働きを抑制しているRbタンパ ク質をリン酸化する．その結果，RbがE2Fから離れ，E2Fが働けるようになってG₁期やS期 に必要な遺伝子を発現させ，S期への進行が開始する（図21·3）．この細胞周期が開始するG₁ 期内の時期をR点 restriction point と呼び，この時期を通過すると順次細胞周期が進行する．し かし，細胞周期の途中で異常が起こった場合，細胞には異常が解消されるまで細胞周期の進行を 遅らせる仕組みが備わっており，チェックポイント checkpoint と呼ばれる．チェックポイント としては，DNAの損傷や不完全なDNA複製に反応して間期に働くもの（DNA損傷チェック ポイント，複製チェックポイント）や，M期に紡錘体が正しく染色体と結合していない場合に 働くもの（紡錘体チェックポイント）などが存在する．このようにして細胞周期は厳密に制御さ れているが，がんではこれらのチェックポイントに関与する遺伝子の異常がみられる．たとえば *Rb*や*p16*，*p53*遺伝子は代表的ながん抑制遺伝子であり，がんで高頻度に変異が検出される．

21-3　アポトーシス

　細胞死は大きくネクローシス necrosis（壊死）とアポトーシス apoptosis に分けられる（図 21·4）．ネクローシスは細胞の外傷や火傷といった物理的要因などによって起こり，細胞の膨張 や細胞膜の破壊，細胞内容物の放出による急性炎症反応などを特徴とする．一方，アポトーシス

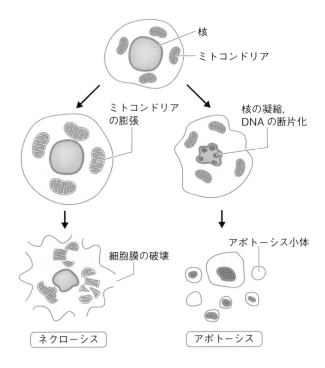

図 21·4　ネクローシスとアポトーシス

は，不要になったり損傷を受けたりした細胞を取り除くための制御された細胞死であり，「プログラムされた細胞死 programmed cell death」と呼ばれる．アポトーシスは，核の凝縮，DNAの断片化，アポトーシス小体 apoptotic body と呼ばれる細胞内容物が膜に包まれた小胞の形成などを特徴とし，アポトーシス小体はマクロファージなどにより貪食されるため炎症反応を誘発する危険性は小さい．

　アポトーシスは，生体の発生や恒常性の維持に重要な役割を果たしている．たとえば胎児期の水かき（指間膜）の消失や，自己反応性のTリンパ球の胸腺における除去，発生過程においてシナプス形成できなかった神経細胞の除去などは，アポトーシスによって起こる．またアポトーシスは，病原体の感染やDNA損傷など細胞がさまざまなストレスにさらされたときにも起こり，種々の疾患，特にがんを抑制するための機構として働いている．また多くの抗がん剤も，がん細胞にアポトーシスを引き起こすことで効果を発揮する．一方，がん細胞では，p53の異常などによりアポトーシスが機能しなくなっていることが多い（☞20章）．

　アポトーシスが起こる経路には，細胞外からのシグナルによるものと，DNA損傷など細胞内の異常に反応して起こるものがある（図21·5）．細胞外のシグナルとしては，TNFやFasリガンドなどのサイトカインが細胞膜上の受容体に結合してこれを活性化し，これによりカスパーゼ caspase と呼ばれる一群のタンパク質分解酵素が，下流のカスパーゼを切断するという形で順次活性化される．細胞内の異常に反応する場合は，ミトコンドリアから放出されるシトクロム c がアポトーシスプロテアーゼ活性化因子1 apoptotic protease activating factor-1（Apaf-1）とアポ

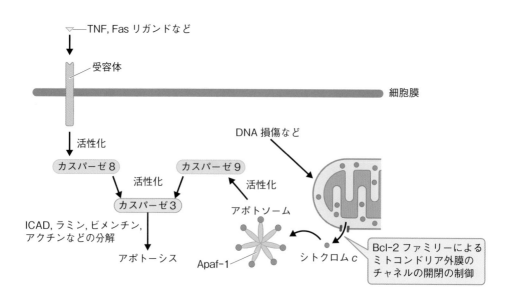

図 21·5 アポトーシス誘導経路の制御機構
細胞外のシグナルに応答する経路と細胞内の異常に反応する経路は，ともにカスパーゼの活性化によるアポトーシス経路に収束する．

トソーム apoptosome を形成することによってカスパーゼを活性化する．ミトコンドリアからのシトクロム *c* の放出は，ミトコンドリア外膜に存在する Bcl−2 ファミリーと呼ばれるタンパク質に制御されている．B 細胞リンパ腫 2 B cell leukemia/lymphoma−2 (Bcl−2) ファミリーには，アポトーシスを促進するものと抑制するものがあり，これらのバランスによってアポトーシスが制御されている．カスパーゼ 3 などの最下流のカスパーゼは，ICAD (inhibitor of caspase−activated DNase) というタンパク質を分解し，その結果 CAD (caspase−activated DNase) という DNA 分解酵素が活性化されて DNA の断片化が起こる．さらに，カスパーゼ 3 は核膜の内側に存在するラミンや，細胞の形態を維持しているビメンチン vimentin，アクチン actin などの細胞骨格タンパク質を分解することによって，核の凝縮やアポトーシス小体の形成を引き起こす．

21−4 がんと代謝

Ⓐ がん細胞における代謝リプログラミングの意義

がん細胞が，正常細胞とは異なる代謝様式をとっていることを最初に記述したのはワールブルグ Warburg である．彼は 1920 年代，活発に増殖しているがん細胞が，酸素が十分に存在する好気的条件であっても，大量のグルコースを乳酸に変換していることに気がついた．これがいわゆるワールブルグ効果であり，増殖が盛んながん細胞に特徴的な代謝様式であると理解されてきた．その後，がん細胞でさまざまな代謝酵素の遺伝子変異が報告され，細胞のがん化やがんの進展に細胞の代謝が重要な役割を果たしていることが再認識された．がん細胞は正常細胞とは異なる代

謝様式を発達させて（代謝リプログラミング），その生物学的な性質を維持している．がん細胞における代謝リプログラミングの意義としては，細胞増殖の促進，ストレス応答の強化，エピゲノム制御の撹乱によるがんの成立と進展の促進，が挙げられる．

Ⓑ　がん細胞における代謝の特徴

1)　解糖系の促進

　がん細胞では，酸素が利用できる好気的な状態であるにもかかわらず，グルコースから乳酸が大量に産生されること（ワールブルグ効果）がしばしば観察される．ワールブルグは，がん細胞による乳酸産生が十分量の酸素によっても抑制されないことから，がん細胞ではミトコンドリア機能が抑制されていると考えた．しかし，現在ではミトコンドリアのクエン酸回路，電子伝達系，酸化的リン酸化はいずれも正常に機能しているが，それに比較して解糖系が特に亢進している状態と理解されている．

　解糖系の制御では，ホスホフルクトキナーゼ（PFK）が触媒するフルクトース6-リン酸からフルクトース1,6-ビスリン酸が生成される段階が特に重要である（図21·6）．PFKはATPやホスホエノールピルビン酸（PEP），クエン酸などにより負のフィードバックを受け，過剰な解糖系の進行を防ぐ．しかし，がん細胞ではしばしばホスホフルクトキナーゼ-2（PFK2）が高発現し，フルクトース2,6-ビスリン酸が産生される．フルクトース2,6-ビスリン酸は，PFKの（アロステリック）活性化因子であり，フルクトース-1,6-ビスホスファターゼの阻害因子でもあり，解糖系の異常な亢進がもたらされる．解糖系の亢進は，後述するペントースリン酸経路やセリン合成経路へ代謝物を十分に流し込むことを可能にしていると考えられる．

2)　クエン酸回路とその関連反応

　コハク酸デヒドロゲナーゼ（SDH）は，コハク酸を酸化してフマル酸に変換する．クロム親和性細胞から発生する傍神経節腫や褐色細胞腫では，*SDH*サブユニット遺伝子の変異が見いだされている．SDH機能の低下により，がん細胞にはコハク酸が大量に蓄積し，2-オキソグルタル酸依存性ジオキシゲナーゼを阻害する（図21·7）．ヒトの2-オキソグルタル酸依存性ジオキシゲナーゼには，DNA（シトシン）の脱メチル化に関与するTET（ten-eleven translocation）因子群，ヒストンの脱メチル化に関与するjumonji因子群，低酸素応答を抑制するプロリン水酸化ドメインprolyl hydroxylase domain（PHD）酵素群などがある．コハク酸は2-オキソグルタル酸に構造が類似していることから，これらの酵素を競合的に阻害し，DNAやヒストンのメチル化亢進や低酸素応答転写因子のHIF（hypoxia-inducible factor）の機能亢進をもたらす．

　フマル酸ヒドラターゼ（FH）は，クエン酸回路の中でフマル酸からリンゴ酸への変換を触媒する．遺伝性平滑筋腫症-腎細胞がん症候群の症例などで，*FH*遺伝子に変異が見いだされている．がん細胞では，*FH*機能喪失変異によりフマル酸が蓄積し，コハク酸同様に2-オキソグルタル酸依存性ジオキシゲナーゼが競合的に阻害されると考えられる．また，フマル酸が有する親電子性により酸化ストレス応答を制御するKEAP1-NRF2（kelch-like ECH-associated protein 1-nuclear factor erythroid 2-related factor 2）系が活性化されてストレス応答能が亢進し，がんの

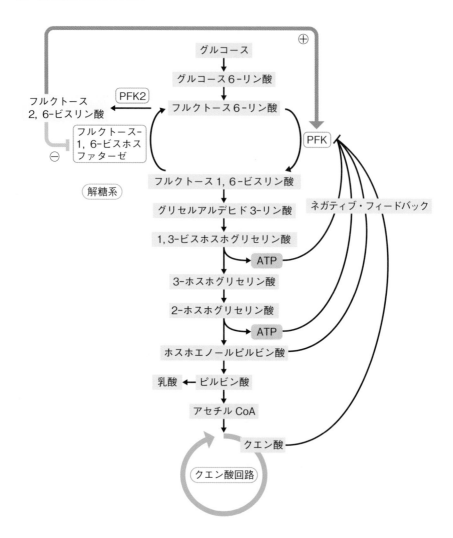

図 21·6 解糖系の異常促進をもたらすフルクトース 2, 6-ビスリン酸
がん細胞にて高発現するホスホフルクトキナーゼ-2 (PFK2) により産生されるフルク
トース 2,6-ビスリン酸は,PFK の強力な (アロステリック) 活性化因子であるとともに,
フルクトース-1, 6-ビスホスファターゼの阻害因子にもなる. これにより, 解糖系の異
常な促進がもたらされる.

悪性化をもたらす (☞ 21—4Ⓑ**6)**).

[注] 遺伝子名は斜体で示す.

[注] フマル酸のように, 分子内にπ電子系が存在すると, その移動性の高いπ電子は, 外部の電子親和
性の高い元素によって引き付けられる. 部分的に電子不足に陥ったフマル酸は細胞内のチオール (—SH)
基のような電子豊富なサイトに対して求電子攻撃を起こすことがある. 活性酸素であるヒドロキシラジカ
ル (・OH) なども電子が不足した状態であるので, 電子が豊富な生体分子と反応して, その酸化をもた
らす.

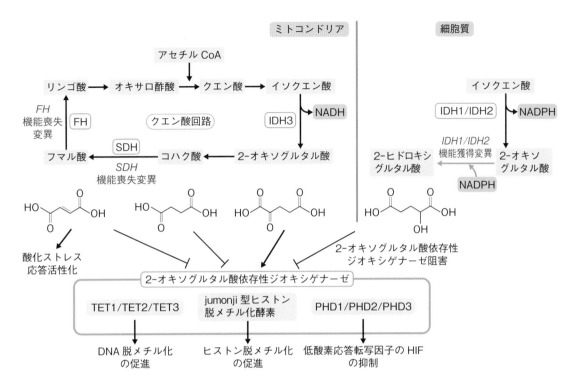

図 21・7　クエン酸回路における遺伝子変異とその関連代謝物の作用

2-オキソグルタル酸と構造が類似した代謝物（コハク酸，フマル酸）の蓄積により，2-オキソグルタル酸依存性ジオキシゲナーゼの酵素活性が阻害される．フマル酸は親電子性を有するため，酸化ストレス応答を活性化する（☞図21・11）．

[注]　HIF-1 と PHD：HIF-1 は低酸素条件下で，エリスロポエチンや血管内皮細胞増殖因子の産生を促進する一方，解糖系酵素やさまざまな輸送体の誘導を行う．通常の酸素濃度条件下では，HIF-1 は PHD によって水酸化された後，ユビキチン化されてプロテアソームによって分解されている．PHD は活性発現に 2-オキソグルタル酸，アスコルビン酸，酸素を必要とする．低酸素状態になると，酸素を基質として利用する PHD が不活化され，HIF-1 のユビキチン化が起こらなくなり，HIF-1 が安定化される．その結果，多くの解糖系酵素やさまざまな輸送体が誘導され，解糖系反応が促進される（☞23-3 Ⓑ）．

核因子赤血球 2 関連因子 2（NRF2）：ヒト NRF2 は分子量 68,000 の転写因子で，小 Maf 群タンパク質とヘテロ二量体を形成して，酸化ストレス応答遺伝子の抗酸化剤応答配列あるいは新電子物質応答配列に結合する．これにより親電子物質などの解毒化を亢進し酸化的ストレスに対する耐性を高める．酸化ストレスが低い状況では，NRF2 は KEAP1（後述）によって細胞質に留められ核移行が阻害されているので，その機能が抑制されている．

KEAP1：624 アミノ酸からなる細胞質タンパク質で，NRF2 結合因子として発見された．NRF2 の負の制御因子である．通常，KEAP1 は Cullin3-Rbx1 ユビキチンリガーゼ複合体と NRF2 とのアダプタータンパク質として働き，NRF2 のユビキチン化を促進して分解する．酸化ストレスにより KEAP1 の高反応性システインが酸化修飾を受けることにより，NRF2 のユビキチン化は減弱または消失し，NRF2 は安定化して活性化する．

jumonji 因子群：マウスから発見されたヒストンの脱メチル化を触媒する酵素群．現在は jumonji domain-containing 1a（Jmjd1a）と呼ばれ，jumonji C（JmjC）ドメインをもつ．

TET2 遺伝子：さまざまな造血器腫瘍の 10〜20％で変異がみられる遺伝子．*TET2* 遺伝子産物は 5-メチルシトシンから 5-ヒドロキシメチルシトシンへの変換を誘導する酵素であり，この変異は DNA の高度メチル化をもたらす．

　イソクエン酸デヒドロゲナーゼ (IDH) は，イソクエン酸を酸化して 2-オキソグルタル酸に変換する．IDH1，IDH2，IDH3 という 3 つのサブタイプがあり，クエン酸回路でイソクエン酸と NAD^+ から 2-オキソグルタル酸と NADH を産生するのは IDH3 である．IDH1 と IDH2 はそれぞれ，細胞質とミトコンドリアにおいて同様の反応を触媒するが，NAD^+ ではなく $NADP^+$ を電子受容体として利用して NADPH を産生し，細胞の還元力の産生に貢献する（☞21—4Ⓑ4)）．*IDH1* と *IDH2* のユニークな機能獲得変異が脳腫瘍や白血病において高頻度に見いだされている．IDH1 では 132 番目のアルギニンがヒスチジンやシステインなどに，IDH2 では 172 番目のアルギニンがリシンやトリプトファンなどに置換されている．これらの変異体は，2-オキソグルタル酸を NADPH により還元して，通常の細胞にはほとんど存在していない 2-ヒドロキシグルタル酸という代謝物を産生する（図21・7）．2-ヒドロキシグルタル酸は 2-オキソグルタル酸依存性ジオキシゲナーゼを競合的に阻害し，エピゲノムを撹乱することが示されている．また，NADPH を消費することから，酸化ストレスの増大が起こることも示唆されている．

3) グルタミン代謝と還元的炭素固定

　がん細胞の増殖にはグルタミンが重要な役割を果たしている．細胞の同化反応では，クエン酸回路の中間体が利用される（図21・8）．クエン酸は，細胞質へ輸送されて脂肪酸合成に必要なアセチル CoA を供給する．2-オキソグルタル酸はアミノ基転移反応によりグルタミン酸になり，システイン，グリシンとともに抗酸化物質として重要なグルタチオン合成に利用される．スクシニル CoA は，ヘム合成の第一段階反応である 5-アミノレブリン酸 (ALA) 合成に使用される．オキサロ酢酸はアミノ基転移反応によりアスパラギン酸になる．このように，クエン酸回路にて

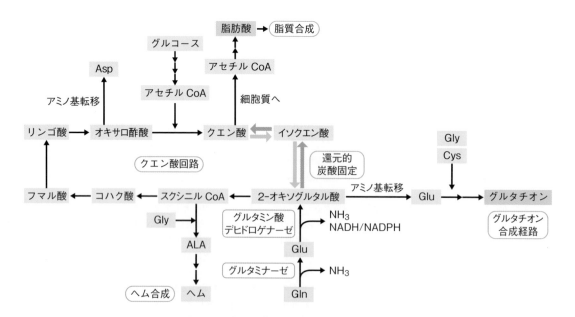

図 21・8　同化反応におけるクエン酸回路中間体の利用とグルタミンからの補充
クエン酸回路中間体は，さまざまな同化反応のスタート物質として利用される．グルタミン (Gln) から 2-オキソグルタル酸が産生されることで，クエン酸回路中間体が補充される．

生成された物質はさまざまな同化反応のスタート物質として消費されるため，クエン酸回路の機能を維持するには中間体の補充が必要である．細胞に取り込まれたグルタミンは，ミトコンドリアに入りグルタミナーゼ（GLS）の作用によりグルタミン酸となる．さらにグルタミン酸デヒドロゲナーゼ（GDH）による酸化的脱アミノ反応を受けて 2-オキソグルタル酸としてクエン酸回路に入る．

　低酸素環境下での細胞増殖には，特にグルタミン代謝が重要である．低酸素状態では，低酸素応答転写因子の HIF の働きによりピルビン酸デヒドロゲナーゼが抑制されて，グルコース由来のアセチル CoA が産生されず，クエン酸合成も低下する．クエン酸は脂肪酸合成のスタート物質として，細胞膜合成に必要であることから，グルタミン酸に由来する 2-オキソグルタル酸の還元的炭素固定によって補充される．

4)　ペントースリン酸経路

　ペントースリン酸経路は解糖系から分枝する代謝経路で，核酸合成に必須のリボース 5-リン酸を産生し，同化反応に重要な還元力である NADPH を供給する（図 21・9）．ペントースリン酸経路には酸化的経路と非酸化的経路がある．酸化的経路は，グルコース 6-リン酸から 6-ホス

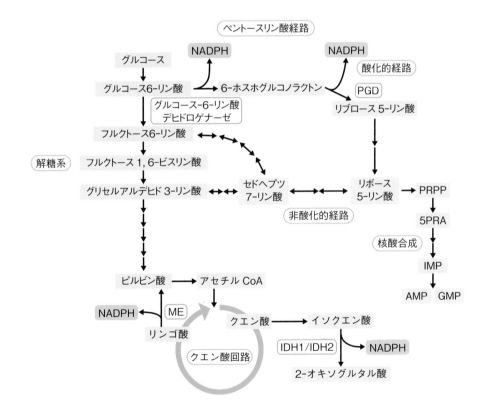

図 21・9　ペントースリン酸経路と NADPH およびリボース 5-リン酸産生反応
解糖系の側副路としてのペントースリン酸経路では，NADPH とリボース 5-リン酸が産生される．
PGD：ホスホグルコン酸デヒドロゲナーゼ，PRPP：ホスホリボシル二リン酸，5PRA：5-ホスホリボシルアミン

ホグルコノラクトン，リブロース 5-リン酸が生成する過程で，いずれも NADPH が産生される．一方，非酸化的経路は，フルクトース 6-リン酸とグリセルアルデヒド 3-リン酸から炭素骨格の組み換え反応が連続することで，最終的にリボース 5-リン酸が生成する．酸化的経路は不可逆反応であるが，非酸化的経路は可逆反応である．これにより，がん細胞は NADPH とリボース 5-リン酸の産生バランスを調整することができる．NADPH が必要であれば酸化的経路を動かすが，得られるリボース 5-リン酸が余剰となる場合は，非酸化的経路を逆行させて解糖系に代謝物を戻す．NADPH が充足しているが，リボース 5-リン酸が必要な場合は，非酸化的経路を産生方向に動かして，解糖系中間体からリボース 5-リン酸を産生する．

　NADPH の産生酵素としては，ペントースリン酸経路のグルコース-6-リン酸デヒドロゲナーゼ，6-ホスホグルコノラクトンデヒドロゲナーゼと上述の IDH1/IDH2 のほかに，リンゴ酸酵素（ME）とメチレンテトラヒドロ葉酸デヒドロゲナーゼ（MTHFD）（☞ 21—4Ⓑ**5)**）が知られている．酸化ストレス応答を制御する転写因子 NRF2（☞ 21—4Ⓑ**6)**）は，ペントースリン酸経路の主要酵素と NADPH 産生酵素の多くを直接制御している．

5)　セリン合成経路・一炭素基代謝

　増殖が盛んながん細胞ではグルコースからのセリン合成が活性化している．解糖系の中間体である 3-ホスホグリセリン酸から，ホスホグリセリン酸デヒドロゲナーゼ（PGDH）をはじめとするセリン合成系酵素群の作用によりセリンが合成される（図 21·10）．

　セリンは一炭素基 one carbon unit の供給源として重要である．セリンがセリンヒドロキシメチルトランスフェラーゼ（SHMT）によりグリシンに変換される際，テトラヒドロ葉酸（THF）が 5,10-メチレンテトラヒドロ葉酸（CH_2-THF）になる．すなわち，セリンが 1 個の炭素を THF に一炭素基として引き渡す．さらにここで生成されるグリシンも一炭素基の供給源となる．ミトコンドリアに存在するグリシン開裂酵素（GCS）の作用で 1 個の炭素は二酸化炭素として遊離し，もう 1 個の炭素は THF に渡されて CH_2-THF になる．

　THF は一炭素基の担体であり，その還元状態によって，5-メチルテトラヒドロ葉酸（CH_3-THF），CH_2-THF，5,10-メテニルテトラヒドロ葉酸（CH＝THF），10-ホルミルテトラヒドロ葉酸（CHO-THF）が存在する．CH_3-THF は S-アデノシルメチオニン（SAM）を経て，DNA やヒストン，その他のメチル化反応に必要なメチル基を供給する．CH_2-THF はチミジン合成に，CHO-THF はプリンヌクレオチド合成に使用される．

　近年，一炭素基代謝の過程が NADPH 供給源として重要であることが示された．すなわち，CH_2-THF がメチレンテトラヒドロ葉酸デヒドロゲナーゼ（MTHFD1/MTHFD2）により酸化される際，NADPH を供給する．

　一炭素基代謝は，核酸合成，種々のメチル化反応，NADPH 供給により，がん細胞の増殖と遺伝子発現において重要な役割を果たしている．

6)　システイン代謝

　システインはメチオニンとともに硫黄を含むアミノ酸である．システインが有するチオール（—SH）基は生体内の酸化還元反応においてきわめて重要である．抗酸化物質として重要なグルタチオンは，システイン，グルタミン酸，グリシンの 3 つのアミノ酸からなるペプチドであり，

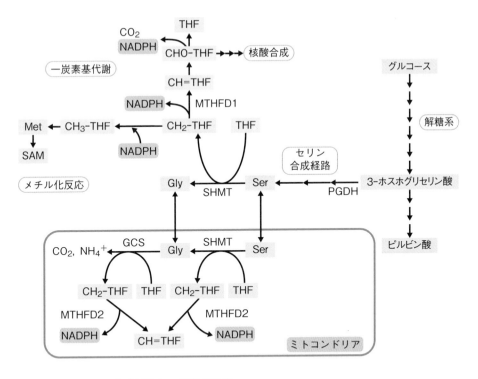

図 21・10 セリン合成経路と一炭素基代謝
解糖系の中間体 3-ホスホグリセリン酸からセリンが合成される．セリンはテトラヒドロ葉酸（THF）に炭素原子を 1 つ供給して，5,10-メチレンテトラヒドロ葉酸（CH_2-THF）を生成する．同時に生成するグリシンも THF に炭素原子を 1 つ供給して CH_2-THF を生成する．THF が運ぶ一炭素基は，核酸合成やメチル化反応に利用されるとともに，NADPH 供給にも貢献する．

システインが有するチオール基を介して，グルタチオンの抗酸化作用が発揮される．

　がん細胞では，システインの酸化体であるシスチンを細胞外から大量に取り込み，グルタチオン合成に使用している（図 21・11）．シスチントランスポーター（xCT）の高発現は悪性度が高いがん細胞の特徴の 1 つである．xCT はシスチンを取り込むと同時に，グルタミン酸を排出するアンチポーターであることから，xCT が高発現しているがん細胞では，グルタミン酸を補充するためにグルタミンの取り込みが亢進している場合が多い．

　酸化ストレス応答の制御因子である NRF2 は，シスチントランスポーター，グルタチオン合成を触媒する γ-グルタミルシステイン合成酵素（GCL），解毒代謝に幅広くかかわるグルタチオン S-トランスフェラーゼ（GST）など，酸化ストレス応答，解毒代謝にかかわる因子を幅広く活性化する．フマル酸（⟶ 21—4Ⓑ2)）をはじめとする親電子性物質は KEAP1 による NRF2 の分解を抑制することで NRF2 を安定化させ，その機能を強化する．NRF2 が活性化しているがん細胞は悪性度が高く，臨床予後が不良である．

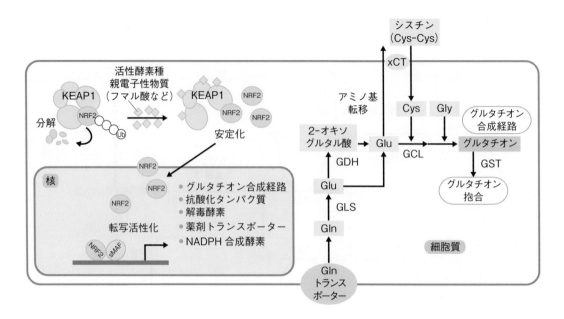

図21・11　酸化ストレス応答と解毒代謝

シスチンの取り込みとグルタチオンの合成と代謝は,がん細胞のストレス応答において重要な役割を果たしている.これらは,転写因子 NRF2 により統括的に制御されている.NRF2 の活性調節をしている KEAP1 は,活性酸素種やフマル酸などの親電子性物質に応答して NRF2 の安定化をもたらす.
GLS：グルタミナーゼ,GDH：グルタミン酸デヒドロゲナーゼ

22 免疫の生化学

　免疫は，外部から侵入した有害な異物を認識し排除する生体システムである．有害な異物には細菌，ウイルス，寄生虫などの病原体や，毒素，がん細胞などが含まれ，免疫系はこれらの異物の侵入・出現を絶えず感知し排除する．免疫系は，自然免疫と獲得免疫に大別され，両者はその役割と機能が異なる．われわれの免疫は，自然免疫と獲得免疫が適切に連携することで成り立っている．本章では，最初に自然免疫系を概説し，次いで獲得免疫系について述べ，最後に免疫が関係するアレルギーなどの疾患や病態について概説する．

22−1 自然免疫と獲得免疫

　自然免疫と獲得免疫（適応免疫ともいう）はどちらも有害な異物（病原体など）を認識して排除するシステムであるが，その性質は大きく異なる．自然免疫は，本来，生体に備わっている特定の細胞および分子システムによって引き起こされる比較的単純なプロセスであるので，迅速であるがその効果は弱い．一方，獲得免疫は，宿主に病原体などの異物が侵入してから徐々にその反応が強化される．しかし，その過程で複数の細胞のネットワークによる複雑なプロセスが必要となるため自然免疫応答に比し時間がかかり，獲得免疫の特徴である免疫記憶の成立には数ヵ月かかることが知られている．われわれの免疫はどちらか一方のみでは成立せず，自然免疫と獲得免疫が互いに連携することで有効な免疫として機能する．

Ⓐ 自然免疫　innate immunity

1)　自然免疫の役割と特徴

　自然免疫は，生まれつき完備している免疫系で，皮膚や上皮組織などの物理的，化学的バリアやマクロファージに代表される食細胞などによって担われている．皮膚や腸管粘膜の上皮細胞に接して存在する常在細菌は，粘膜組織の物理的バリアを通過することはできず，また，上皮細胞が産生する抗菌ペプチドによって，細菌の量や種類のバランスが適度に保たれることで，われわれと共生している．

　病原性毒素などを有する有害な細菌が体内に侵入した場合や，常在細菌が誤って血液などの中に入り込んだ場合には，好中球や単球・マクロファージといった食作用を有する白血球がこれらを認識し貪食することで排除する．好中球や単球（マクロファージの前駆細胞）は，血液中を循

環しており，病原体が体内に侵入すると病原体を認識して侵入（感染）部位に数時間以内に集積し，その病原体を貪食することですみやかに排除する．このような迅速さは自然免疫の有用性を示す特徴であるが，一方，自然免疫には獲得免疫のような免疫記憶は存在せず，同一の病原体が何度侵入してもその免疫反応は強化されず，毎回一定の速さ，一定の強さで反応する．その理由は，病原体を認識する受容体やそれを発現する細胞の数が一定であることや，病原体に反応した細胞が死滅して生き残らないので，毎回新しく生まれた細胞が反応するためである．この点は，細胞が病原体を認識することで性質を変化させて免疫記憶を成立させる獲得免疫とは大きく異なる．

2) 自然免疫における病原体の認識

毒素などの病原体特有の成分がマクロファージなどの自然免疫系細胞に認識されると，その細胞が活性化し，病原体を認識し，貪食し，殺傷する．細胞を活性化させる病原体特有の成分は病原体関連分子パターン pathogen-associated molecular pattern（PAMP）と総称される．PAMPとは，病原体に存在し，かつ宿主には存在しない分子構造を有する物質であり，代表的なものとしてグラム陰性菌細胞壁の構造物であり毒素でもあるリポ多糖 lipopolysaccharide（LPS）や，ある種のウイルスのゲノムとして存在する二本鎖 RNA，真菌由来の β-グルカンなどがある．リポ多糖，二本鎖 RNA，β-グルカンはいずれも病原体特有の構造物であり多細胞生物には存在しない．PAMP の認識には獲得免疫のような厳密さは存在せず，類似のパターンを有するものであれば同一の受容体に認識される．たとえば，ウイルス由来の二本鎖 RNA は，その塩基配列に関係なく「二本鎖 RNA」という構造パターンが認識されるので，自然免疫系は二本鎖 RNA を有するすべてのウイルスを認識できるがその中の個々のウイルスを区別することはできない．したがって，個々のウイルスを厳密に区別する獲得免疫の抗原特異性に比べるとその特異性はきわめて低い．

PAMP を認識する受容体は数多く存在し，総称してパターン認識受容体 pattern recognition receptor（PRR）と呼ばれる．代表的なものとして Toll 様受容体 Toll-like receptor（TLR）やC 型レクチン受容体 C-type lectin receptor（CLR）などがあり（図 22·1），さらに TLR やCLR にはそれぞれ複数のファミリー分子が存在する．個々の受容体は，それぞれ認識するPAMP が異なり，PAMP ごとの特異性が存在する．たとえば，リポ多糖は TLR4 に，二本鎖RNA は TLR3 に認識され，真菌由来の β-グルカンは CLR の一種であるデクチン1 Dectin-1に認識される．これらの PRR は好中球やマクロファージなどの自然免疫系細胞に発現し，PAMP が PRR に結合すると，PRR から細胞内に活性化シグナルが供与され，細胞が活性化される．PAMP/PRR のシグナルによって活性化された食細胞は，リポ多糖や二本鎖 RNA をもつ病原体を貪食し破壊する．

白血球の一種である樹状細胞は自然免疫系の細胞であるが，T 細胞に抗原 antigen を提示し獲得免疫を発動させるという特殊な役割を有する．樹状細胞もマクロファージと同様に，病原体感染局所に集積し，PRR を介して病原体を認識し貪食する．マクロファージがその場にとどまって病原体の排除を継続する一方で，樹状細胞は病原体（抗原）を貪食し，細胞内で抗原を粉々に破壊しながらリンパ管内を移動し，感染局所に最も近いリンパ節に遊走する．そこで，リンパ節

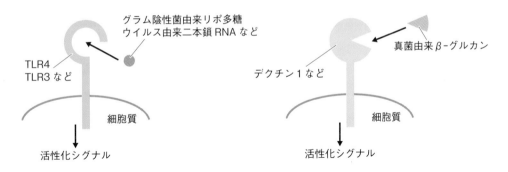

(a) Toll 様受容体（TLR）

グラム陰性菌由来リポ多糖
ウイルス由来二本鎖 RNA など

TLR4
TLR3 など

細胞質

活性化シグナル

(b) C 型レクチン受容体（CLR）

真菌由来 β-グルカン

デクチン1 など

細胞質

活性化シグナル

図 22・1　パターン認識受容体（PRR）による PAMP の認識
グラム陰性菌細胞壁由来のリポ多糖，ウイルスゲノムの二本鎖 RNA，真菌の β-グルカンなどの病原体特有の物質である PAMP は，その特徴的な構造パターンを特異的に認識するそれぞれの PRR に認識され，PRR を発現した免疫系細胞を活性化する．

内に存在する T 細胞（T リンパ球とも呼ぶ）に抗原（粉々に破壊した病原体由来の断片）を提示する．リンパ節内で樹状細胞から抗原の情報を受け取った T 細胞は活性化し，獲得免疫が発動する．樹状細胞は自然免疫と獲得免疫の橋渡しの役目を果たす．

Ⓑ **獲得免疫**　acquired immunity

　獲得免疫は，その名のとおり，生体が異物の侵入を受けることで経験的に獲得される免疫である．たとえば，母親が麻疹ウイルスに対する免疫を有していてもその子供が遺伝によって母親からその免疫を受け継ぐことはできず，子供本人が麻疹ウイルスに感染するか麻疹ワクチンを接種しない限り，麻疹ウイルスに対する免疫を獲得することはできない．この獲得される免疫を主導しているのが獲得免疫である．われわれが一般的に知る免疫の特徴のほとんどは獲得免疫によるものである．たとえば，一度獲得された免疫は，免疫記憶と呼ばれる仕組みによって宿主に記録され，同一の病原体が再度侵入した際には，きわめて迅速に免疫応答が惹起され，その病原体を排除する．また，同一の病原体が侵入するたびにその免疫記憶は強化される．しかし，ある病原体の侵入により獲得された免疫は，他の病原体には反応しない．すなわち，獲得免疫には病原体特異性（抗原特異性）が存在する．

　獲得免疫は，抗体を産生する B 細胞，病原体感染細胞のみを認識して殺すキラー（細胞傷害性）T 細胞，そしてこれらの細胞や自然免疫系細胞をコントロールするヘルパー T 細胞が担っている（図 22・2）.

1)　液性免疫と細胞性免疫

　抗体 antibody とは，病原体などの有害な異物を排除するために生体が血液中に産生する物質の概念上の名称であり，B 細胞が産生する免疫グロブリン immunoglobulin（Ig）と呼ばれるタンパク質がその機能を担っている．Ig 遺伝子は B 細胞のみで発現し，B 細胞が最終分化した形

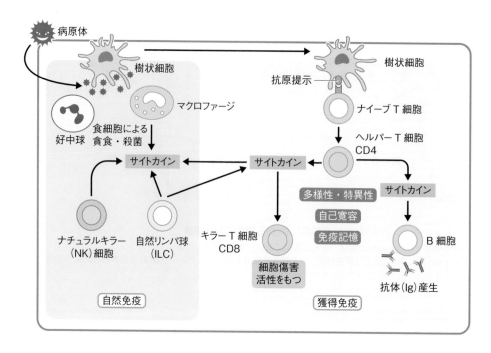

図 22·2　免疫系の細胞ネットワーク
自然免疫と獲得免疫で構成される免疫系は，ヘルパー T 細胞を中心とした免疫細胞のネットワークで成り立つ.

質細胞 plasma cell によって Ig が産生される．抗体は血清のグロブリン分画に含まれ，抗体が血液という液体中に存在するので，抗体による免疫反応は液性免疫 humoral immunity と呼ばれる．一方，キラー T 細胞やマクロファージなどの免疫系細胞による病原体排除/感染細胞排除の仕組みは細胞性免疫 cellular immunity と呼ばれ，獲得免疫は液性免疫と細胞性免疫に分類される．

2) 抗体と B 細胞受容体

液性免疫をつかさどる B 細胞の細胞表面には B 細胞受容体 B cell receptor（BCR）が発現し，B 細胞は BCR で抗原（異物）を認識することで活性化し，形質細胞に分化し抗体を産生する．BCR は Ig そのものであり，B 細胞が抗原を認識する前には膜型 Ig の形で BCR として働き，最終的に B 細胞が形質細胞に分化すると分泌型 Ig として産生され抗体として機能する．したがって，BCR と抗体は Ig タンパク質としての形態が異なるものの同一の遺伝子からつくられる（図 22·3）.

3) 免疫グロブリン（Ig）のクラススイッチ

抗体（Ig）には IgM，IgD，IgG，IgA，IgE の 5 種類が存在し，生体内の分布と役割が異なる．IgM と IgD は抗原を認識する前のナイーブ B 細胞（B 細胞の基本形）の細胞膜上に発現している．ナイーブ B 細胞上に発現する膜型 IgM は，前述のとおり B 細胞が抗原を認識する BCR と同一である．ナイーブ B 細胞上の BCR に抗原が結合するとナイーブ B 細胞は活性化し，一部はそのまま形質細胞に分化し分泌型 IgM を産生する．この分泌型 IgM（IgM 型抗体）は，抗原に対する親和性は低いものの最も早期に産生されるので感染初期の病原体排除に重要である．しかし，

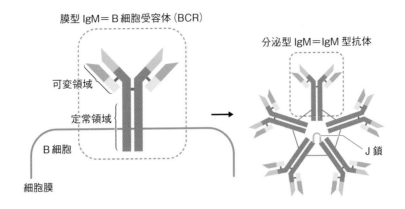

膜型 IgM＝B 細胞受容体（BCR）

可変領域

定常領域

B 細胞

細胞膜

分泌型 IgM＝IgM 型抗体

J 鎖

図 22·3 B 細胞受容体と IgM 型抗体

B 細胞は細胞表面に膜型 IgM を発現し，膜型 IgM は抗原を認識する B 細胞受容体（BCR）として働く（左）．最終的に B 細胞が形質細胞に分化すると IgM は分泌型として産生され抗体として機能する（右）．BCR と IgM 型抗体は同一の遺伝子からつくられるが，その形態が異なるタンパク質である．

IgM は分子量が大きく組織局所への浸透性が低いほか，毒素やウイルスの中和活性が弱いため，血液中の特定の病原体にしか効果を発揮できない．そこで，膜型 IgM を発現する B 細胞は，抗原を認識した後にリンパ節内でいくつかのステップを経て，中和活性が高く，血液以外の場所でも機能を発揮できる IgG や IgA を産生する B 細胞へと変化する．すなわち，BCR（膜型 IgM）で一度抗原を認識した B 細胞は，リンパ節内でヘルパー T 細胞から CD40 シグナルや IL-21 などのサイトカイン刺激を受けることで，産生する Ig の型を IgM から IgG へと変化させる．この変化は Ig ゲノム DNA の組み換えとして不可逆的に起こる現象で，Ig クラススイッチと呼ばれる．図 22·4 に示すとおり，同一の B 細胞において，細胞表面の BCR（膜型 IgM）が，抗原を認識する可変領域（Y 字の二股の頭の部分）を残したまま定常領域（Y 字の縦部分）を異なる遺伝子に入れ替えることで，定常領域のタンパク質が異なる新しい BCR（膜型 IgG）に変化する．要するに Ig クラススイッチとは，同一の Ig ゲノム DNA 上で，Ig の定常領域をコードする遺伝子を入れ替えることで抗原認識はそのままに Ig タンパク質の性質を変化させる現象である．これにより，ある抗原に対する IgM を産生していた B 細胞が同一の抗原を認識する IgG を産生する細胞へと変化する．この B 細胞がさらに形質細胞に分化することで，同一抗原に対する分泌型 IgG（抗体）が宿主内で産生できるようになる．IgG は，ウイルスや毒素の中和活性が高く，またほとんどの組織に分布できるため，生体で最も重要な抗体である．なお IgM からの Ig クラススイッチには，ヘルパー T 細胞からの刺激や，リンパ節内での細胞分裂などの段階的なプロセスが必要なため，抗原の侵入から有効な IgG が産生されるまでに 2 週間程度を要する．

　呼吸器や腸管などの粘膜上には，種々のタンパク質分解酵素が豊富に存在するために IgM や IgG はこれらの酵素により分解され機能を発揮することができない．そこで，粘膜関連リンパ組織では形質転換増殖因子 β（TGF-β）の作用により IgM から IgA への Ig クラススイッチが優先的に起こる．IgA は IgG と同様に毒素やウイルスに対する強い中和活性を有し，かつ特殊な

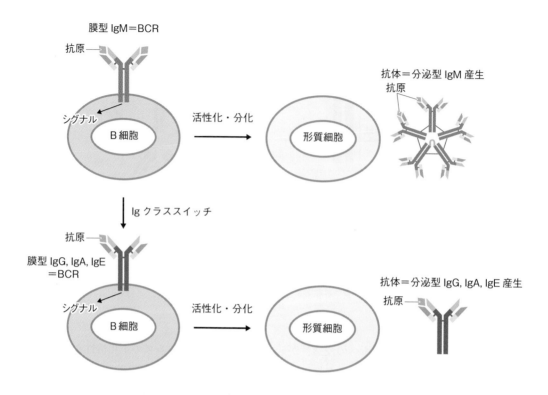

図 22・4　免疫グロブリン（Ig）のクラススイッチ

同一の B 細胞において，細胞表面の BCR（膜型 IgM）が，抗原を認識する可変領域（ピンク・水色）を残したまま定常領域（青色）を異なる遺伝子に入れ替えることで，定常領域のタンパク質が異なる新しい BCR（膜型 IgG）に変化する（赤色）．これにより，ある抗原に対する IgM を産生していた B 細胞が同一の抗原に対する IgG を産生する細胞へと変化する．この B 細胞がさらに形質細胞に分化することで，同一抗原に対する分泌型 IgG が産生される.

二量体構造をとることでタンパク質分解酵素に抵抗性を示す．IgA は粘膜上に豊富に存在し，呼吸器や腸管に侵入した病原体や毒素を排除するのに重要である．また，母乳に多量に含まれており，母乳を介して母体から移行した IgA は新生児の腸管の感染防御にも重要な役割を果たす.

　IgE は寄生虫排除に強い効果を発揮する．哺乳類では寄生虫感染に反応して IL-4 を産生するヘルパー T 細胞が増加し，その作用で B 細胞の Ig が IgE へと Ig クラススイッチを起こす．寄生虫抗原に特異的な IgE はその可変領域で抗原を認識し，その定常領域を白血球の一種である好塩基球やマスト細胞（肥満細胞ともいう）上の Fcε 受容体 Fcε receptor（FcεR，Fcε は IgE の Fc 部位）に結合することでこれらの細胞を活性化する．活性化された好塩基球は寄生虫を殺傷し，マスト細胞はヒスタミンなどのケミカルメディエーターを即時的に産生し，感染局所の血管透過性亢進や浮腫などの特徴的な病態を惹起する（図 22・5）．しかし，ヒトにおいて何らかの原因で外来異物に対して IgE が産生される場合があり，IgE が花粉などのアレルギー物質を認識することで好塩基球やマスト細胞が寄生虫への反応と同様に活性化し，寄生虫排除の際と同様の病態を引き起こす．これがアレルギー allergy である．すなわち，IgE はアレルギーを起こす抗体である．寄生虫あるいはその卵は体外から侵入し，粘膜上・粘膜内で活動することから，そ

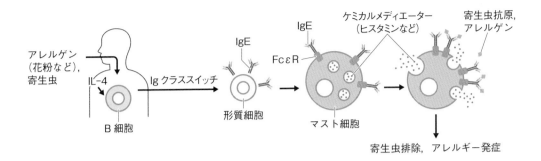

図 22・5 IgE による寄生虫排除, アレルギーの発症
寄生虫感染やアレルゲンに反応して IL-4 を産生するヘルパー T 細胞が増加し, その作用で B 細胞の Ig が IgE へと Ig クラススイッチを起こす. 寄生虫抗原やアレルゲンに特異的な IgE は抗原を認識し, Fcε 受容体 (FcεR) を介してマスト細胞を活性化することでマスト細胞からのケミカルメディエーターの放出 (脱顆粒) を促す. この反応は寄生虫排除に重要であるが, 一方で, アレルギー特有の症状を引き起こす.

の防御をつかさどるマスト細胞は, ヒトでは皮膚, 呼吸器や腸管の粘膜下に広く存在している. そのため, アレルギー症状が出現する場所は主に皮膚 (じんま疹), 呼吸器 (鼻炎, 気管支喘息), 腸管 (食物アレルギーによる嘔吐, 下痢) である.

4) T 細胞の抗原認識と活性化

T 細胞は細胞表面の T 細胞受容体 T cell receptor (TCR) で抗原を認識するが, BCR と異なり, TCR が直接, 抗原に結合することはできない. 抗原断片と細胞表面に発現された主要組織適合遺伝子複合体 major histocompatibility complex (MHC) の複合体が TCR に認識される. 哺乳類では, 赤血球を除くすべての正常細胞の表面に MHC が発現する. MHC のポケットに抗原断片がはまり込む形で, 抗原が T 細胞に提示され, その提示された抗原に TCR が結合することで T 細胞が抗原を認識する (図 22・6). 抗原を認識した T 細胞は後述するいくつかのプロセスを経て活性化する. 活性化 CD4$^+$T 細胞および活性化 CD8$^+$T 細胞はそれぞれヘルパー T 細胞およびキラー (細胞傷害性) T 細胞として働く.

MHC にはクラス I とクラス II の 2 種類が存在する. MHC クラス I は CD8 分子と特異的に結合するので MHC クラス I に提示された抗原は CD8$^+$T 細胞に認識され, 一方, MHC クラス II は CD4 分子と結合するので MHC クラス II に提示された抗原は CD4$^+$T 細胞に認識される. すなわち, MHC クラス I はキラー T 細胞に, MHC クラス II はヘルパー T 細胞に抗原を提示し活性化する.

MHC クラス I は, 哺乳類では赤血球を除くすべての細胞に発現し, その細胞が病原体に感染すると, その細胞表面で病原体由来の抗原を MHC クラス I に提示することで CD8$^+$ T 細胞すなわちキラー T 細胞にその感染を知らせる. 異物の侵入や病原体の感染をキラー T 細胞が監視するために MHC クラス I は必須の分子である. 一方, MHC クラス II は CD4$^+$ T 細胞すなわちヘルパー T 細胞に抗原を提示する. 獲得免疫の司令塔であるヘルパー T 細胞を活性化できる細胞, つまり MHC クラス II を発現するのは樹状細胞, マクロファージ, 活性化 B 細胞などの抗原提示細胞に限定されている. いい換えると, 抗原提示細胞を含むすべての細胞は MHC クラス I を

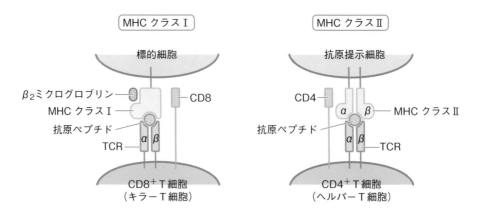

図 22·6 MHC と T 細胞の抗原認識

MHC にはクラス I とクラス II の 2 種類が存在する. MHC クラス I に提示された抗原は CD8⁺T 細胞(キラー T 細胞)に認識され, MHC クラス II に提示された抗原は CD4⁺T 細胞(ヘルパー T 細胞)に認識される.

介して CD8⁺ T 細胞に抗原を提示できるが, MHC クラス II を発現し, CD4⁺ T 細胞にも抗原提示できるのは抗原提示細胞のみである.

5) 共刺激分子と免疫チェックポイント

MHC クラス II の発現に加えて, 抗原提示細胞のもう 1 つの特徴は, 細胞表面に共刺激分子を発現することである. 共刺激分子は, T 細胞が抗原を認識し活性化するために必須の共刺激シグナルを T 細胞に供与する. T 細胞は, TCR に抗原が結合しただけでは活性化するどころか, 逆にアネルギー anergy という抗原に不応答の状態となる. T 細胞が抗原に対して活性化し免疫応答を起こすためには, TCR からの抗原刺激に加えて, 共刺激受容体からの共刺激が必要である.

共刺激分子の代表は CD80 および CD86 であり, 抗原提示細胞上に発現し, 抗原提示の際に T 細胞上の共刺激受容体 CD28 に結合することにより, T 細胞に共刺激を与える. T 細胞は抗原刺激と共刺激の両者の刺激を受けることではじめて活性化する(図 22·7). さらに T 細胞は共刺激によって活性化された後にその活性化にブレーキをかける抑制機構を有している. 活性化 T 細胞に抑制シグナルを伝えるのが CTLA-4(cytotoxic T lymphocyte antigen-4)や PD-1(programmed cell death-1)などの T 細胞共抑制分子である. これらの分子は T 細胞が活性化した後に T 細胞上に発現誘導され, それぞれのリガンドである CD80/86 や PD-L1 に結合することで T 細胞に共抑制シグナル(主に脱リン酸化反応)を伝達し, T 細胞の活性化状態を沈静化する. このような T 細胞の状態を適切なタイミングでコントロールする仕組みを免疫チェックポイント immune checkpoint と呼ぶ. 免疫チェックポイントは T 細胞の過剰な免疫応答を防ぐために重要である.

[注] 免疫チェックポイントとがん免疫療法:
T 細胞免疫反応のコントロールには共刺激分子および共抑制分子の働きが必要不可欠である. 一方で, ある種のがん細胞やある種のウイルスの慢性感染細胞が PD-L1 を発現し T 細胞に PD-1 からの共抑制刺激を与えることで不適切に T 細胞免疫応答を抑制することがわかってきた. この仕組みは, がん細胞やウイ

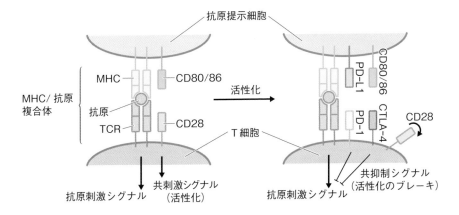

図 22·7　Ｔ細胞活性化における共刺激／共抑制分子の働き

TCR と MHC/抗原複合体との結合により，TCR から抗原刺激シグナルがＴ細胞に供与される．同時に，共刺激分子である CD80/86 と CD28 の結合により CD28 から共刺激シグナルが供与されるとＴ細胞は活性化する（左）．Ｔ細胞が活性化するとその細胞表面に，CTLA-4 や PD-1 などの共抑制分子の発現が誘導され，これらの分子から活性化Ｔ細胞を沈静化させる共抑制シグナルが伝達される．CTLA-4 は CD28 よりも強力に CD80/86 に結合するため，CD80/86 と CD28 の結合がはずれ，CD28 からの共刺激シグナルの伝達がストップする(右)．共刺激分子および共抑制分子の発現とシグナル伝達が時間的・空間的に適切に起こることにより，Ｔ細胞免疫反応が精緻にコントロール（免疫チェックポイント）される．

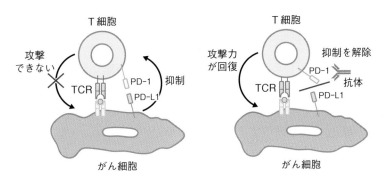

図 22·8　免疫チェックポイント標的療法

（左）悪性黒色腫などのある種のがん細胞は，共抑制分子 PD-1 のリガンド（PD-L1）を発現する．PD-L1 はＴ細胞上の PD-1 に共抑制シグナルを供与することで，Ｔ細胞ががん細胞を攻撃できない状態をつくり出す．（右）PD-1 と PD-L1 の結合を阻害する抗体製剤を投与することにより，Ｔ細胞の共抑制状態を解除し，がん細胞がＴ細胞によって排除される．

ルス感染細胞が自分自身を免疫から守るために使われているが，宿主にとっては有害である．そこで，共抑制刺激を人為的に解除し，がん細胞やウイルス感染細胞を免疫に再認識させて排除させる治療法，免疫チェックポイント標的療法が開発された(図22·8)．免疫チェックポイント阻害剤である抗PD-1抗体(PD-1 と PD-L1 の結合を阻害する）は悪性黒色腫や一部の肺がんの治療に有効であり，免疫チェックポイントを阻害する免疫療法は，外科手術，抗がん剤治療，放射線療法に続く第４のがん治療法として確立された．抗PD-1抗体療法を発明した本庶佑は 2018 年にノーベル生理学・医学賞を受賞した．

6)　免疫記憶

　活性化したＴ細胞のほとんどは２週間程度で寿命を終えるが，一部のわずかな細胞は，数十

年もの長寿命を獲得して生体内で維持される．これが記憶T細胞である．記憶T細胞は，同一の抗原が再び侵入した際には即座に活性化し，迅速に抗原を排除する．したがって，ある病原体に対する記憶T細胞ができると，その病原体が再侵入しても感染症の症状が出現する前に排除されるため，感染者はその病原体の再感染を自覚することはない．これが「二度罹りなし」といわれる免疫記憶の仕組みである．

22−2 **サイトカインと免疫応答**

インターロイキン interleukin（IL）やインターフェロン interferon（IFN）に代表されるサイトカイン cytokine は免疫系細胞が分泌する液性因子で，その受容体をもつ細胞に作用しその分化や機能を制御する．遺伝子構造上はホルモンとほぼ同じであるが，特定の臓器から産生されるホルモンとは異なり，産生細胞に近接する別の細胞にシグナルを伝達するのが特徴である．近年，免疫反応はその役割とそれをつかさどるサイトカインの種類から1〜3型に分類されるようになった．

Ⓐ **自然リンパ球**

自然リンパ球は，抗原受容体をもたない組織定住性のリンパ球で，環境からのさまざまな刺激に反応してサイトカインを産生する自然免疫系で機能するリンパ球である．自然リンパ球は，IFNを産生する1型自然リンパ球に加えて，2型サイトカイン（IL-5，IL-13など）を産生する2型自然リンパ球と，3型サイトカイン（IL-17など）を産生する3型自然リンパ球の3種に分類される．

Ⓑ **1型免疫**

1型サイトカインであるインターフェロンγ（IFNγ）を中心として，キラーT細胞やマクロファージなどを介する細胞性免疫を主体とする免疫応答であり，ウイルスや細胞内寄生細菌を排除するのに必須である．細胞性免疫とほぼ同義である．病原体感染時に樹状細胞やマクロファージが産生するIL-12によって誘導された1型ヘルパーT細胞（Th1細胞）や1型自然リンパ球group 1 innate lymphoid cell（ILC1）がIFNγを産生することにより，キラーT細胞，マクロファージ，ナチュラルキラー（NK）細胞の活性化が惹起される（図22·2）．その結果，ウイルス感染細胞や結核菌などの細胞内寄生細菌に感染した細胞の排除が促進される．Th1細胞およびILC1には転写因子T−betが特異的かつ恒常的に発現し，T−betはIFNγの転写を促進し，1型免疫細胞特有の性質を付与する．

Ⓒ 2型免疫

2型サイトカインである IL-4, IL-5, IL-13 によって惹起される免疫反応，いわゆるアレルギー反応（Ⅰ型アレルギーとも呼ぶ）である．寄生虫やアレルゲンの侵入により破壊された組織から分泌される IL-25 と IL-33 によって2型自然リンパ球（ILC2）が活性化される．ILC2 は大量の IL-5 と IL-13 を産生し，IL-5 は好酸球の増多を促し，IL-13 は上皮杯細胞からの粘液産生を促進する．ILC2 は IL-4 も産生し，その作用により抗原特異的な2型ヘルパー T 細胞（Th2細胞）の分化誘導が起こる．誘導された Th2 細胞は，寄生虫やアレルゲンを認識して IL-4 を産生し，IL-4 によって B 細胞は IgE を産生し，IgE は好塩基球とマスト細胞を活性化する．これらの細胞は ILC2 と協調的に寄生虫排除に寄与する一方で，アレルギー反応を惹起する．Th2細胞と ILC2 には転写因子 GATA-3 が特異的かつ恒常的に発現し，GATA-3 は2型サイトカインの転写を促進し Th2 細胞と ILC2 にその特有の性質を付与する．

Ⓓ 3型免疫

3型サイトカインである IL-17 を中心として，好中球，マクロファージ，上皮細胞を活性化させて細胞外病原体を排除する免疫で，組織の炎症反応として知られる免疫反応である．細胞外病原体（細菌や真菌）が侵入すると，3型自然リンパ球（ILC3）や IL-17 産生ヘルパー T 細胞（Th17細胞）が活性化し IL-22 や IL-17 が産生される．IL-22 は上皮細胞に作用し，体内に共生する常在細菌のコントロールに重要である．IL-17 は，好中球やマクロファージによる炎症反応を惹起する．Th17 細胞および ILC3 には転写因子 RORγt（retinoid related orphan receptor-γt）が特異的かつ恒常的に発現し，RORγt は IL-17 の転写を促進し，3型免疫細胞特有の性質を付与する．

22-3 免疫と疾患

有害な異物を排除することが免疫の役割であるが，自己の細胞やそれを構成している分子が，異物ではないにもかかわらず「有害な異物」として認識され，免疫系に攻撃される場合があり，自己免疫疾患 autoimmune disease を引き起こす．また，有益な異物（食物など）や無害な異物（花粉など）を寄生虫などの有害な異物として認識してしまい，それを排除しようとする異常な免疫反応をアレルギーという．本項では，自己免疫疾患とアレルギーについて概説する．

Ⓐ 免疫寛容とその破綻

獲得免疫をつかさどる T 細胞と B 細胞などのリンパ球は，その発生の過程で，宿主自身がもつ物質に対して反応するものは取り除かれる．すなわち，血液中に存在するリンパ球は自己の物質には反応しない．一方，呼吸器や消化器の粘膜では，免疫反応を抑え込む仕組みが備わってお

り，粘膜上の異物（花粉，食物，腸内細菌など）にリンパ球は反応できないようになっている．このような免疫が自己の物質や粘膜上の異物に反応しないようにコントロールされている状態を免疫寛容 immunological tolerance と呼ぶ．ところが，何らかの原因で免疫寛容が壊れると，リンパ球が自己の物質や食物などの有益な異物を攻撃してしまう場合がある．免疫が自己の細胞や組織を攻撃すると，その組織が破壊されさまざまな症状が出現する．これが自己免疫疾患である．一方，花粉や食物などの本来宿主内には存在しない外来性の物質に対して免疫反応が起こりさまざまな症状が出現する状態をアレルギーと呼ぶ．自己免疫疾患とアレルギーは，いずれも免疫寛容の破綻が原因で起こり，獲得免疫による免疫記憶が成立してしまうために難治性で再発を繰り返すという共通の特徴をもつ．一方，自己の物質が対象か，あるいは外来性の物質が対象かで両者の成り立ちが大きく異なる．

Ⓑ 自己免疫疾患

　関節リウマチや全身性エリテマトーデスは代表的な自己免疫疾患である．関節リウマチでは関節内の滑膜細胞が免疫によって攻撃され関節内に起こった炎症によって骨破壊が起こる．全身性エリテマトーデスでは二本鎖 DNA に対する抗体が産生され，この自己抗体と DNA の巨大な免疫複合体がいろいろな臓器に蓄積してその機能を障害する難治性，進行性の症状がみられる．数多くの自己免疫疾患が知られているがいずれもその発症原因は不明である．しかし，その発症原因を示唆するものとして，感染症に対する免疫応答がきっかけで自己免疫疾患が発症する例が報告されている．カンピロバクター *Campylobacter jejuni*（*C. jejuni*）は比較的ありふれた食中毒の原因細菌であるが，*C. jejuni* 食中毒の約 2 週間後にギラン・バレー症候群という運動神経麻痺を呈する自己免疫疾患を発症する人がまれに存在する．その原因は，*C. jejuni* の細胞壁の物質の一部がヒトの運動神経軸索に存在する物質と構造が一致しているために，*C. jejuni* を排除するために起こった免疫応答が，運動神経を破壊するためであると考えられている（図 22・9）．

　このような，病原体由来の物質と宿主が有する分子の類似性が原因で起こる自己免疫疾患メカニズムは分子相同性 molecular mimicry と呼ばれ，自己免疫疾患の発症原因の 1 つと考えられている．しかし，*C. jejuni* 感染はありふれた食中毒であり，この食中毒に罹ってもギラン・バレー症候群を発症することはきわめてまれであることから，分子相同性のみで自己免疫疾患の発症を説明することはできない．

Ⓒ アレルギー

　アレルギーは，自己免疫疾患とは異なり，外来異物に対する免疫寛容の破綻が原因で発症する．食物は，人類にとって異物であるが，口腔内から肛門まで消化管が粘膜で覆われているので，アレルギーを発症することはない．空気中をただよう花粉が鼻腔粘膜や眼球結膜に接触しても，これだけで花粉症を発症することはない．ヒトの粘膜では制御性 T 細胞と呼ばれる免疫を抑制する T 細胞が大量に存在するので花粉や食物などの外来異物は抗原として認識されない．しかし，

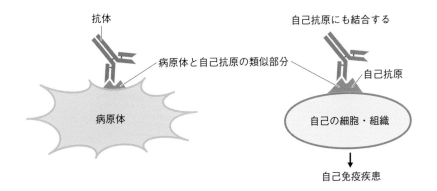

図 22·9　自己免疫疾患発症における分子相同性
病原体（ウイルスや細菌）中には，自己の抗原と構造が類似した（分子相同性）物質が存在することがある．病原体感染時に，病原体を排除するために産生された抗体やT細胞が，病原体に類似する自己抗原を攻撃することで自己免疫疾患が発症する．

何らかの原因で花粉が寄生虫のような有害な異物として認識されてしまうと，花粉に対するアレルギーすなわち花粉症を発症する．2型免疫反応，つまりIgEを介するアレルギーの病態は前述のとおりである．しかし，どのような機序で外来異物の認識異常が起こるのかは不明である．

23 ゲノムの生化学

23-1 遺伝子の生化学的研究

1865 年，オーストリアのメンデル G. J. Mendel はエンドウを交配させて親のもついろいろな性質や特徴（遺伝形質）が子孫に伝わる現象を定量的に観察し，遺伝では"要素"という不連続的な単位が各形質を決定すること，要素は世代を重ねるにつれて結合したり分離したりするという説を唱えた．この遺伝現象に関する新しい考えは長い間無視されていたが，1900 年ごろから再発見されようやく認められるようになった．1903 年には細胞分裂時の染色体の観察から，染色体に遺伝要素が存在することが提唱された．この要素に遺伝子という名前がつけられたのは 1909 年のことである．さらに 1911 年，モーガン T. H. Morgan らはショウジョウバエの突然変異体を用いて染色体上の遺伝子の相対距離を求め，遺伝子地図をつくった．

一方，遺伝子の物質的根拠に関する研究は，1869 年ミーシャー F. Miescher の研究に端を発する．ミーシャーは膿の細胞（白血球）の核から DNA を主成分とする物質を取り出し，ヌクレインと名づけた．この物質の機能は長いこと謎であったが，1944 年エイブリー O. T. Avery らは DNA が肺炎双球菌の遺伝形質転換を誘導することを示し，DNA が遺伝子として働くことを証明する重要な証拠の 1 つとなった．遺伝子の本体が DNA であることを一般に認めさせた決定的な報告は，1953 年のワトソン J. D. Watson とクリック F. H. Crick による DNA の立体構造の解明である．遺伝情報とは DNA に含まれるわずか 4 種類の塩基の配列の組み合わせにほかならないということが示されたことは，生命科学全分野に大きな影響を与えてきた．そして 1990 年にヒトのもつ DNA 全長の塩基配列決定を目指してヒトゲノムプロジェクトが開始され，2003 年にはほぼ完成されたヒトゲノム DNA 塩基配列をすべての人がインターネットを通じて利用できるようになった．さらに，がん患者のがん細胞が有する体細胞変異の解析なども急速に進んでいる．この進展により，医学研究だけでなく医療も新しい時代に入りつつある．

23-2 ゲノムと遺伝子とプロテオーム

Ⓐ 遺伝子

ビードル G. W. Beadle とテータム E. L. Tatum は 1941 年にアカパンカビのアミノ酸合成に関する実験から，遺伝子の機能は酵素を規定することを示した（一遺伝子一酵素説）．実際には，

遺伝子は酵素を含むすべてのタンパク質のアミノ酸配列を指令するだけではなく，rRNAなどのような，タンパク質に翻訳されることなく機能するRNAの合成も指令する．つまり，遺伝子はこのようなある機能をもった遺伝情報の単位であり，その機能は塩基配列によって規定される．タンパク質をコードする遺伝子を例にとってみてみると，遺伝子はタンパク質情報をコードする部分と，そのmRNAへの転写（発現）を制御する部分（調節領域）とからなっている．

Ⓑ ゲノム

　ゲノムgenomeは，それぞれの生物の細胞中に存在するDNA分子1セットのことであり，ヒトの場合には24種類の染色体（22対44本の常染色体と2本のXおよびY染色体）に分断された核DNAと1種類のミトコンドリアDNAの計25種類のDNA分子からなる（ただし，ウイルスの中にはRNAをゲノムとするものもある）．それぞれの核DNAはある種のタンパク質と結合して染色体を構成している．ミトコンドリアのDNAは高等動物では一般に卵を通じて子に伝わる（母性遺伝）ので，その担っている形質の伝わり方は核のものとは異なったもの（非メンデル遺伝）となる．

　核ゲノムはその生物に必須な遺伝情報の大部分を含んでおり，遺伝情報の多くはタンパク質をコードしている．ヒトの核ゲノムは24種類の直鎖状二本鎖DNA分子に分かれて存在し，一倍体あたり3,200メガ塩基（Mb）の長さを有する．ヒトゲノムにはタンパク質をコードする遺伝子が2万個弱存在すると推定されているが，その正確な数についてはまだ曖昧さが残っている．ヒトゲノムプロジェクトが開始された当初はヒトには10万個程度の遺伝子があるものと予想されており，2万個という数は予想外の少なさであった．線虫という下等な生物でも2万個ほどの遺伝子をもっており，遺伝子の数と生命の複雑さは必ずしも一致しない．ゲノムDNAのうち，遺伝子をコードする部分は数％程度であり，大部分は非遺伝子領域である．そこに未知の機能が存在するのか，あるいはただのゴミなのかは謎の1つである．ヒト遺伝子の大多数はタンパク質をコードしているが，一部の遺伝子の転写産物はタンパク質合成の鋳型となることなく，RNAとして何らかの機能を発揮する．このような遺伝子はRNA遺伝子と呼ばれ，rRNAやtRNAなどの遺伝子が含まれる．さらに近年，マイクロRNA microRNA（miRNA）と呼ばれる非常に小さいRNAがほかの遺伝子の発現制御にかかわることが示され，注目を集めている．

Ⓒ 相同染色体と対立遺伝子

　真核生物の体細胞は通常，父親および母親から受け継いだそれぞれ一組ずつの染色体セット，合計二組の染色体セットをもち，二倍体diploidと呼ばれる．二倍体のもつ二組の染色体セットの中で存在する遺伝子の種類や配列順序が等しい染色体を相同染色体homologous chromosomeと呼ぶが，一方は父親，他方は母親に由来する．減数分裂によって生じた精子と卵は染色体セットを一組有し，一倍体または半数体haploidと呼ばれる．受精により二倍体の接合体zygoteが形成され，これが何度も細胞分裂を繰り返して個体が形成される．細胞分裂に先立って染色体の

複製が行われるが，この際，染色体は一回だけ複製しそれぞれ娘細胞に伝達される．

　染色体上でそれぞれの遺伝子が占めている部位を遺伝子座 locus という．体細胞の相同染色体対において同じ遺伝子座に対をなして存在する遺伝子は対立遺伝子 allele と呼ばれる．対立遺伝子は，DNA の塩基配列の差異に基づいて互いに区別でき，集団中に 2 つ以上存在する．同じ遺伝子産物，すなわちアミノ酸配列の等しいタンパク質をつくる遺伝子同士でも，全体の塩基配列は必ずしも同一とは限らない．たとえば，アミノ酸配列の変わらない塩基置換があったり，イントロンや発現制御領域などの非コード領域に塩基配列の違いがあっても，アミノ酸配列の同じタンパク質ができる．したがって，接合体では 1 対ずつの対立遺伝子をもつことになる．ある遺伝子座に対して同じ対立遺伝子を 2 つもつ接合体をホモ接合体 homozygote，異なる対立遺伝子をそれぞれもつ接合体をヘテロ接合体 heterozygote という．減数分裂により配偶子が形成される際には，各 2 本の相同染色体は互いに分かれて別々の配偶子に入るので，その入り方によりいろいろな組み合わせの染色体セットをもった配偶子がつくられる．たとえばヒトの場合，23 対の染色体（常染色体 22 対と性染色体 X，Y）をもつので，2^{23} 種類，すなわち 800 万種類あまりの配偶子をつくることができる．さらに，減数分裂の際には相同染色体の間で高頻度に DNA 組換え（相同染色体組換え）が生じ，その一部分をランダムに交換しあう．したがって，一個体が形成しうる配偶子の遺伝的多様性はほぼ無限といえる．

Ⓓ 遺伝子型と表現型

　遺伝形質の中でメンデル遺伝形質と呼ばれるものは最も単純なもので，単一の遺伝子座の遺伝子型 genotype によって決定される．いま，対立遺伝子 A と a があり，これらの組み合わせによる遺伝子型 AA と Aa の表現型が互いには区別できないが，aa とは異なっているとき，A は a に対して優性であり，逆に a は A に対して劣性であるといわれる（2019 年に日本学術会議より「優性」，「劣性」に代えてそれぞれ「顕性」，「潜性」を用いることが提言された）．たとえば，ある酵素の対立遺伝子 A と a において，a は酵素活性のある産物をつくらず，AA および aa というホモ接合体の個体が示す酵素活性がそれぞれ 100％と 0％とすると，ヘテロ接合体の個体 Aa の酵素活性はちょうど中間の 50％を示すことが多い．aa の個体はその酵素の完全欠損により異常な表現型を示す（たとえば病気になる）が，Aa の個体については，50％の活性でもその個体の必要を十分に満たしていれば，みかけ上は何の異常も現れず，AA の個体と区別できない．したがって，このときは a は A に対して劣性となる．一方，問題の酵素活性が 50％に低下すると生体の要求を十分に満たせない場合には，Aa の個体にはしばしば何らかの異常（病気）が現れることになる．このような例では a は A に対して優性となる．しかし，一般には優性や劣性の程度はさまざまであり，また他の遺伝子座の遺伝子型に影響を受けることも多い．また，優性形質が必ず現れるとも限らない（非浸透）．たとえば，優性遺伝を示す遺伝病の原因遺伝子を有していても，発症しない場合がある．優性や劣性という性質は遺伝子自体の性質というよりは，その遺伝子座の作用とゲノム全体によってもたらされる遺伝子環境，さらには個体のおかれた環境との相互作用の結果であると考えられる．

Ⓔ プロテオーム

　ゲノムの全貌が明らかになったことを受けて，細胞の機能をその細胞が発現しているすべての
タンパク質の集合（プロテオーム proteome）として理解する試みが始まっている．先に述べた
ように，ヒト遺伝子の数は現在のところ2万前後とされている．しかし，その機能がある程度類
推できるものは50％程度にとどまっている．その多くはそれぞれ，物質代謝，シグナル伝達，
遺伝情報関連など，さまざまな反応にかかわる．プロテオームはゲノムに比べるとはるかに複雑
であり，各遺伝子の発現の有無だけではなく，各タンパク質のリン酸化などさまざまな翻訳後修
飾も考慮する必要がある．また，1つの遺伝子座からスプライシングのパターンを変えることに
より，複数の機能の異なるタンパク質が合成される場合も多い．ゲノムは細胞が違っても同一で
あるが，プロテオームは非常に多様である．

23─3　遺伝情報発現の調節

Ⓐ 遺伝子発現の調節

　20─3でみたように，ヒトを含め高等生物の遺伝子の発現は，各遺伝子が有するプロモーター
およびエンハンサーといった制御塩基配列の組み合わせによって調節される．完成したmRNA
の量やタンパク質への翻訳は，miRNAにより調節されることがある．また，23─4でみるように，
クロマチンの構造も遺伝子発現調節の重要な要因となる．エンハンサーは転写因子が結合する
DNA配列（シスエレメント）を複数有するDNA領域である．プロモーターや遺伝子本体から
遠く離れた場所に存在することも多い（図23・1）．エンハンサーが有するシスエレメントには
それぞれ特定の転写因子が結合し，遺伝子の発現を活性化する．転写因子による遺伝子発現活性
化にはいくつかの仕組みがあるとされる．転写因子がTFIIDなど基本転写因子のプロモーター
への集合を促進する例や，RNAポリメラーゼⅡによる転写伸長を促進する例などが知られてい
る．また，転写因子はしばしば，ヒストン修飾酵素（☞23─4Ⓑ）を標的遺伝子に動員し，ヒ
ストン修飾を変えることでクロマチン構造を緩め，遺伝子発現を活性化する．

　以下にみるように，各遺伝子の組織・細胞特異的な発現や，細胞外からのシグナルに応答した
発現，DNA損傷などストレスに応答した発現など，生体における遺伝子発現はすべてエンハン
サーと転写因子により調節される．ヒトやマウスでは約1,200種の転写因子，1,000種を超える
miRNAの存在が想定されている．すなわち，生命体が有するゲノム情報の多くが遺伝子発現調
節に割り当てられることにより，発生や分化，環境適応などの複雑な生命現象がつくり出されて
いることがうかがえる．

Ⓑ 転写因子による調節の具体例

　遺伝子の発現は，主にその発現を左右する転写因子の量的変化や質的変化（リン酸化などの翻

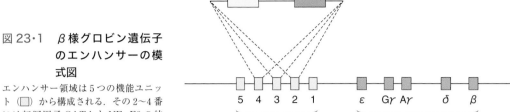

図 23·1 β様グロビン遺伝子のエンハンサーの模式図

エンハンサー領域は5つの機能ユニット（□）から構成される．その2～4番には転写因子 GATA と NF-E2 の結合配列が存在する．

訳後修飾やリガンド結合など）により制御される．具体例を次に示す．

1) 細胞分化の例（細胞特異的な遺伝子発現）

　ヒトの体には 200 種以上の細胞が存在するとされているが，基本的にはすべて同一のゲノムを有する．細胞の違いは，発現する遺伝子群の少なくとも一部が異なることによりつくり出される．たとえばグロビン遺伝子（ヘモグロビンのタンパク質をコードする）は赤血球の前駆細胞でのみ発現する（☞24—1ⓒ3)）．グロビン遺伝子のエンハンサーには重要なシスエレメントが少なくとも2種類見いだされている．1つは 5′—GATAA—3′ という配列（GATA 配列），もう1つは 5′—TGCTGAGTCAT—3′ という配列〔NF-E2 (nuclear factor-erythroid 2) 配列〕である（図 23·1 に β様グロビン遺伝子の例を示す）．GATA 配列には転写因子 GATA-1 が結合し，NF-E2 配列には転写因子 NF-E2 が結合する．この2つの転写因子が協調することにより，グロビン遺伝子の転写が赤血球の前駆細胞でのみ活性化される．GATA-1 の遺伝子自体も赤血球前駆細胞で特異的に転写されるが，その発現がどのように規定されているのかはいまだ解明されていない．

2) 時計遺伝子の例

　ヒトをはじめとする地球上の生物の多くは，24 時間周期で代謝や睡眠などのさまざまな活動が変化する．この生理現象は概日リズム（サーカディアンリズム）と呼ばれ，昼夜の存在に生物が適応した結果とされる．概日リズムにかかわる遺伝子（時計遺伝子）はショウジョウバエやマウスなどで同定され，その多くが遺伝子発現にかかわることが判明している．基本となる制御を図 23·2 に示す．転写因子 Clock は *Cry* 遺伝子や *Per* 遺伝子のエンハンサーに結合してそれらの発現を誘導する．Cry と Per タンパク質はヘテロ二量体を形成して Clock に結合し，その転写因子としての作用を阻害する．Cry，Per がそれぞれ一定の速度で分解されることで，Cry，Per の発現が 24 時間周期で振動し，その結果，Clock の活性も 24 時間周期で振動する．Clock は代謝にかかわるさまざまな遺伝子も制御することから，全体のシステムが概日リズムをきざむことになる．これらの因子は代謝系以外にもさまざまな遺伝子の発現を制御すると考えられるが，その詳細は不明である．この発見をしたホール J. Hall らに対して 2017 年ノーベル生理学・医学賞が授与された．サマータイムは概日リズムを攪乱させ，睡眠や自律神経系など中枢機能の低下を引き起こし，健康に影響を及ぼすことが知られている．

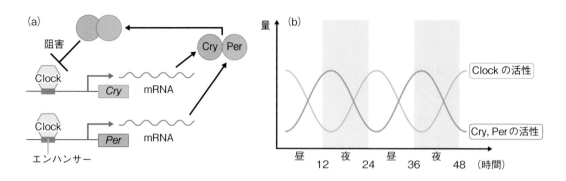

図 23・2 概日リズムの機序

(a) Clock 転写因子は *Cry* および *Per* 遺伝子の発現を誘導する．これら遺伝子の産物はヘテロ二量体を形成して Clock 転写因子による遺伝子発現活性化を阻害する．(b) 相互制御の結果，Clock の活性と Cry および Per タンパク質量は互いに周期がずれた振動を示す．

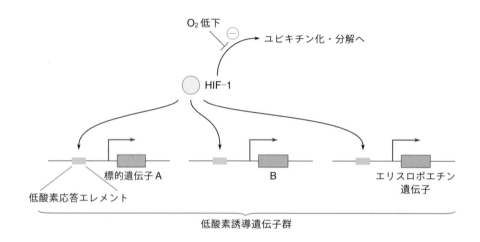

図 23・3 環境応答

3) 環境応答

低酸素応答を支配する転写因子の HIF−1 は，通常はユビキチン化され分解されているが，酸素濃度が低くなると安定化し，核内へ移行し，血管内皮細胞増殖因子やエリスロポエチンなどの遺伝子を活性化する．血管内皮細胞増殖因子は血管新生作用を有する（図 23・3）．盛んに増殖するがん細胞はしばしば血流が不足して低酸素環境にさらされるが，その際には HIF−1 が活性化され，近傍の血管新生が促進される．これはがん細胞が増殖するうえで重要な環境応答の 1 つといえる．エリスロポエチンは骨髄に作用し，赤血球産生を促進する．この低酸素応答に関するセメンザ Semenza らの研究に対して 2019 年，ノーベル生理学・医学賞が授与された．

4) DNA 損傷応答

ゲノム DNA は，紫外線や放射線などの環境因子，複製時のエラーなど，常に変異の危険にさらされている．DNA に損傷が生じた場合には転写因子 p53（質量が 53 kDa と推定されてつけ

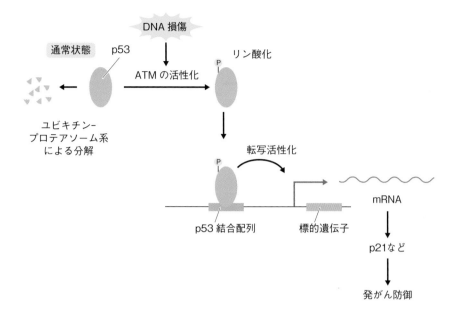

図 23·4　DNA 損傷応答
p53 タンパク質は通常は合成されてもユビキチン化され分解され，タンパク質は蓄積しない．DNA
損傷が生じると ATM が活性化され p53 をリン酸化する．このリン酸化はユビキチン化を阻害し，そ
の結果 p53 が蓄積して標的遺伝子の発現が誘導される．

られた名称）が活性化され，細胞周期が停止し，DNA 修復反応が起きる（図 23·4）．そして変
異が娘細胞に伝達されるのを防ぐ．また，重篤な DNA 損傷の場合には p53 によりアポトーシス
が誘導され，変異を有する細胞が除去される．多くのがんでは *p53* 遺伝子に変異が生じ，その作
用が失われており，*p53* 遺伝子は重要ながん抑制遺伝子である．p53 の標的遺伝子には，細胞周
期を止める p21（サイクリン依存性タンパク質キナーゼの阻害因子）や Bax（Bcl−2−associated
X protein：アポトーシス誘導因子）などがあり，p53 結合配列をプロモーター近傍に有する．
DNA 損傷はタンパク質キナーゼの ATM（ataxia teleangiectasia mutated）を活性化し，活性
化された ATM は p53 をリン酸化し，そのユビキチン−プロテアソーム系による分解を抑えて安
定化する（☞ 図 20·19）．

5)　誘導多能性幹細胞

　線維芽細胞などの分化した体細胞に 4 種類の遺伝子（山中因子）を導入して発現させることで，
誘導多能性幹細胞（iPS 細胞）を作成することができる（図 23·5）．この iPS 細胞は試験管内
や生体内でさまざまな細胞へ分化する能力を有する．興味深いことに，iPS 細胞の作成に用いる
4 つの遺伝子（*Oct3/4*，*Sox2*，*Klf4*，*Myc*）は細胞が有する遺伝子であり，いずれも転写因子を
コードする．それぞれの転写因子がゲノムの特定の場所に結合し分化細胞の遺伝子発現パターン
を変えることが，分化細胞から幹細胞への逆行の本質と考えられ，細胞分化や発生における転写
因子の重要性が端的に示されている．iPS 細胞をさまざまな狙った細胞へと分化させる技術も開
発されつつあり，再生医療への応用が期待されている．幹細胞の誘導に関する山中らの発見に対

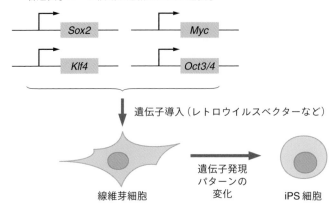

さまざまな細胞で活性をもつプロモーターに
各遺伝子コード領域を連結した人工遺伝子

Sox2　　　　　*Myc*

Klf4　　　　　*Oct3/4*

遺伝子導入（レトロウイルスベクターなど）

線維芽細胞　　　遺伝子発現
パターンの
変化　　　iPS 細胞

図 23・5　誘導多能性幹細胞の作成原理

して 2012 年, ノーベル生理学・医学賞が授与されている.

23−4　クロマチンとエピジェネティクス

Ⓐ　クロマチン構造

　真核細胞の核内 DNA は DNA と等量またはそれ以上のタンパク質と結合して**クロマチン** chromatin （染色質）を形成している. クロマチンに含まれるタンパク質は塩基性の**ヒストン** histone が主で, ほかに少量の中性および酸性の非ヒストンタンパク質がある. 哺乳動物には 5 種類のヒストンがあり（表 23・1）, このうち H2A, H2B, H3 および H4 が各 2 分子ずつ集合して八量体の**コアヒストン** core histone をつくっている. そして, このコアヒストン周囲を 146 塩基対分の DNA 線維がらせん構造をつくって左巻きに 1.7 回転巻きつき, 直径 10 nm の**ヌクレオソーム** nucleosome をつくる（図 23・6）. ヌクレオソームが規則的に繰り返した数珠状の構造を**ビーズ-オン-ストリング** beads-on-a-string と呼ぶ. ヌクレオソーム間の DNA は**リンカー DNA** と呼ばれ, 50 塩基程度の長さとされる. このリンカー DNA 部分に H1 ヒストンが結合し

表 23・1　ヒストンの種類と特性

種　類	多量に含まれる塩基性アミノ酸	分子量	分子比
H1	リシン	21,000	1
H2A	リシン	14,000	2
H2B	リシン	13,800	2
H3	アルギニン	15,300	2
H4	アルギニン	11,300	2

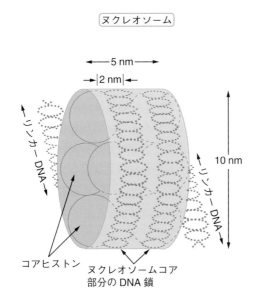

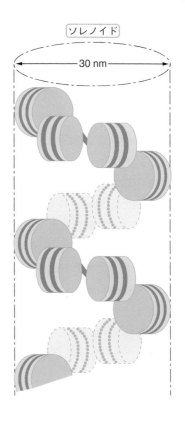

図 23・6　クロマチン線維のヌクレオソーム構造

図には示していないが，H1ヒストンはコアヒストンの外側に存在し，ヌクレオソーム同士の連結を安定化している．ヌクレオソームをヌクレアーゼ処理すると，リンカー DNA は切り離され，また H1 ヒストンも遊離してヌクレオソームコアとなる．ヌクレオソームは互いに連結して 10 nm の線維をつくり，さらにこれが筒型コイル状（ソレノイド構造）の 30 nm クロマチン線維を形成する．

てヌクレオソーム同士が凝集し，ソレノイド構造 solenoid structure と呼ばれるよりコンパクトな径 30 nm の筒型コイル状となる．このとき，6 個のヌクレオソームで筒を 1 回転する左巻きヘリックスソレノイドを形成しており，この状態がクロマチン線維に相当すると考えられている．そして細胞分裂期（M 期）になると，クロマチンがさらに高次構造をとって凝縮し，光学顕微鏡で観察可能な構造体となる．従来これをクロモソーム chromosome（染色体）と呼んでいたが，現在は間期のクロマチンも含めてクロモソームという．クロマチン構造には間期においても凝縮を維持する領域があり，これをヘテロクロマチン heterochromatin（異質染色質）といい，転写が不活性な部分である．これに対して間期に凝縮が少ない領域をユークロマチン euchromatin（真正染色質）と呼び，ここには転写活性の高い遺伝子が含まれる．ヒトゲノム DNA は 2 m の長さを有するが，クロマチン構造を形成することによって直径数 μm の核に収納可能になる．

Ⓑ ヒストンの翻訳後修飾とクロマチン構造の調節

　クロマチンが凝集した状態では転写や修復，複製などのDNAを鋳型とする酵素反応が阻害される．したがって，たとえば遺伝子が転写される際にはクロマチンは脱凝集する．クロマチンの凝集・脱凝集の調節には，ヒストンN末部分（ヒストンテール）の翻訳後修飾がかかわる（図23·7）．アセチル化，メチル化，リン酸化，ユビキチン化などがある．いずれもヒストン修飾酵素により触媒される．たとえばリシン残基がアセチル化されるとヌクレオソーム間の相互作用が弱くなりクロマチンは脱凝集し，転写が可能となる．このアセチル化はヒストンアセチル化酵素 histone acetyltransferase によって触媒される．逆にヒストン脱アセチル化酵素 histone deacetylase によって脱アセチル化されると凝集が進み，遺伝子は転写されなくなる．このように，アセチル化酵素と脱アセチル化酵素のバランスが転写活性に関与する．ヒストンのある特定のリシン残基がヒストンメチル化酵素 histone methyltransferase によってメチル化されるとクロマチン凝集が進み転写はされにくくなる．ヒストン翻訳後修飾の組み合わせが転写活性を調節するとする考えはヒストンコード説と呼ばれる．また，クロマチン上でヌクレオソームを移動させたり取り除く酵素（クロマチンリモデリング因子と総称される）もクロマチン構造を制御する重要な因子である．クロマチンリモデリング因子はATP加水分解で得られるエネルギーを用いて反応を進める．

　一方，多くの脊椎動物の精子核DNAはヒストンではなくプロタミン protamine という別の塩基性タンパク質と結合し，より高度に凝集している．

Ⓒ DNAメチル化

　ヒトを含む脊椎動物には，CG配列を認識してシトシンをメチル化するDNAメチル化酵素がある．このメチル化は近傍ヒストンの脱アセチル化を引き起こし，クロマチンの凝集を促進する（図23·8）．その結果，DNAのメチル化は遺伝子発現を抑制する．

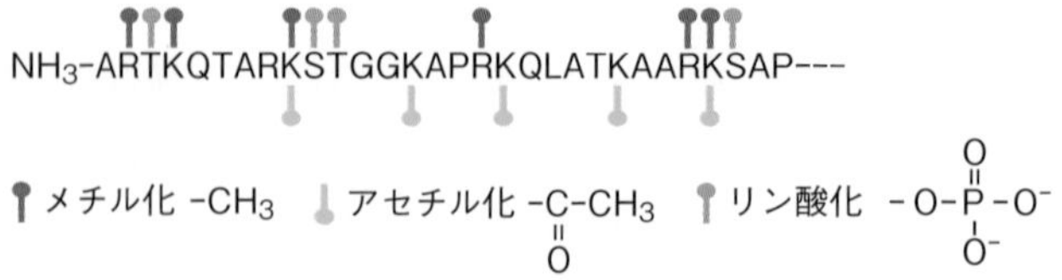

NH$_3$-ARTKQTARKSTGGKAPRKQLATKAARKSAP---

↑ メチル化 -CH$_3$　　↓ アセチル化 -C-CH$_3$　　↑ リン酸化 -O-P-O$^-$

図23·7　ヒストンH3のN末（ヒストンテール）の翻訳後修飾の例
4番目のリシン（K4）のメチル化は遺伝子発現の活性化，K9のメチル化は遺伝子発現の抑制にかかわる．また，この領域にはさまざまな修飾がいくつかの組み合わせで入ることが知られている．たとえば，転写が活発に行われている遺伝子近傍のヒストンは，4番目のリシン（K4）がメチル化され，10番目のセリン（S10）がリン酸化される．また，K9も含め他のリシンはアセチル化される．一方，転写が行われない遺伝子近傍では，K9がメチル化され，他のリシンは脱アセチル化される．さまざまな実験により，これら修飾の組み合わせが遺伝子転写を制御することがわかってきた．

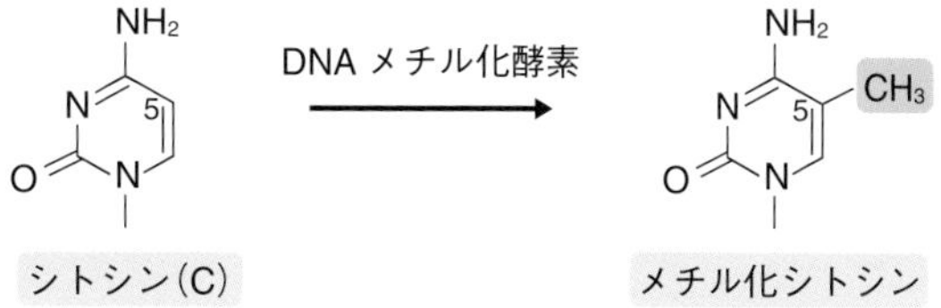

図 23·8 シトシンのメチル化

D エピジェネティクス

特定の遺伝子やゲノム領域のクロマチン構造（凝集しているか脱凝集して活性化しているか）を，細胞分裂を経て娘細胞へ伝える機構が存在する．これは細胞記憶の一種であり，エピジェネティクスと呼ばれる．ヒストンの修飾状態や DNA のメチル化状態を娘細胞に伝える機構であると考えられる．エピジェネティクスは発生過程や細胞分化において重要である．哺乳類の大部分の対立遺伝子の発現には，それが母親由来であったか，父親由来であったかは関係がない．しかし，いくつかの種の常染色体遺伝子では，両親からの対立遺伝子の発現は必ずしも等価ではない．ゲノムインプリンティング genome imprinting とは両親から受け継いだ 2 コピーの遺伝子のうち，片親由来の遺伝子が不活性化され，もう一方の遺伝子だけが発現する現象であり，胎盤形成や発生過程で重要となる．これは，一方の遺伝子近傍で CG 配列のシトシンのメチル化が生じ，遺伝子の転写が抑制されることによる．また，がん細胞ではエピジェネティクスがしばしば乱れ，がん遺伝子やがん抑制遺伝子の発現異常が招来される．

23-5 ゲノムと疾患

A 遺伝病

すべての病気は遺伝的要因と環境的要因が複雑に関連しあって起こるものであり，たとえばウイルス感染症であっても，発病の有無や症状の程度が遺伝的要因に左右される．しかし，病気の中には特に遺伝的要因が病気の主要な原因と判断できるものがあり，遺伝病 hereditary disease/genetic disease と呼ばれる．遺伝病は以下の 3 型に大別される．

1) 染色体異常

染色体数の変化，染色体の一部の欠失，染色体の転座（染色体の一部が他の染色体と融合し位置を変えること）など，顕微鏡などで観察される異常を有する．その結果，遺伝情報の量的変化や発現異常が生じ，知能障害や発達障害，奇形などを伴うことが多い．ダウン Down 症候群では 21 番染色体が 3 本となっている．

2) 単一遺伝子型（メンデル型）遺伝病

ある 1 つの遺伝子の異常によって起こる疾患で，異常遺伝子は通常メンデルの遺伝法則に従って子孫に伝えられる．糖原病など，酵素異常が多くの例で同定されている．

3) 多因子型遺伝病

糖尿病，本態性高血圧症，統合失調症などのように，複数の遺伝子変異と環境的要因の相互作用によって発症すると考えられる疾患である．家族内集積の傾向などから遺伝的要因の関与が示される．ただし，単独の遺伝子変異は疾患を生じる十分条件でも必要条件でもなく，また，その変異は遺伝子産物の明確な機能変化をもたらすものではないかもしれない．このような原因遺伝子を探すことは，大きな挑戦となっている（☞ 23—5 Ⓑ 3))．

Ⓑ ヒトの疾患における遺伝子変異と多型

遺伝子変異とは，DNA の異常により遺伝子機能の変化が引き起こされることであり，その頻度は少ないとされる．一方，遺伝子かどうかにかかわらず，また，遺伝子機能の変化を引き起こすかどうかにかかわらず，生物集団の個体の約 1% 以上で認められる DNA 配列の違いを多型という．

1) 遺伝子変異・多型の種類

遺伝子変異や多型の種類を大きく分けると以下のようになる（図 23·9)．

（a）点変異

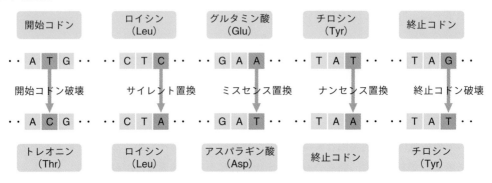

（b）フレームシフト変異

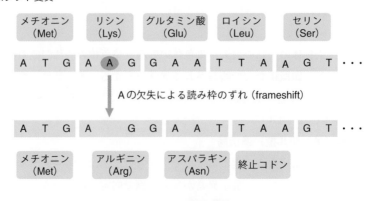

図 23·9　変異の種類

a)　点変異　point mutation

DNA 上の 1 塩基対が別の塩基対に置き換わったもの．その結果タンパク質のアミノ酸配列が変化する場合（ミスセンス変異 missense mutation）と変化しない場合（サイレント変異 silent mutation）がある．ミスセンス変異の中でもアミノ酸コドンが翻訳の終止コドンに変化した場合（ナンセンス変異 nonsense mutation）は，タンパク質合成が途中で停止して短いタンパク質ができる．逆に本来の終止コドンに変異が入りアミノ酸コドンに変化した場合（読み過ごし変異 readthrough mutation）には，翻訳が続いて余分なアミノ酸配列をもつタンパク質がつくられる．

b)　欠失変異と挿入変異

塩基対の欠失や挿入によりタンパク質翻訳の読み枠がずれる場合，フレームシフト変異 frameshift mutation と呼ぶ．この変異では変異部位か下流でアミノ酸配列が大きく変わる．また，欠失や挿入した塩基対の数が 3 の倍数の場合には，アミノ酸の欠失や余分なアミノ酸の挿入となることがある．

2)　遺伝子変異による疾患の例

遺伝子 DNA の変異と疾患の関係については，特にグロビン遺伝子異常に起因する疾患（遺伝性貧血）でまず詳細に解析されてきた．グロビン遺伝子には α 鎖群と β 鎖群とがあり，それぞれ染色体上でクラスターを形成する数種の遺伝子が存在する（図 23·1）．各遺伝子はいずれも 2 個のイントロンで分断された 3 個のエキソンからなる．遺伝子変異がグロビン遺伝子の発現に及ぼす効果としては以下のようなものが知られている（図 23·10，☞ 24—1 ⓒ）．

a)　RNA スプライシングの異常

スプライシングのためのコンセンサス配列（イントロン両端の GT―AG など）の変異や，変異による新しいスプライシング信号の出現により，正常な mRNA がつくられない．

b)　転写終結シグナルの異常

転写終結のためのシグナル AATAAA に変異が生じたり，変異により他の部位（イントロン内など）に新しい転写終結シグナルが出現する．

c)　mRNA 翻訳障害

エキソン内でナンセンス変異やフレームシフト変異が生じる．

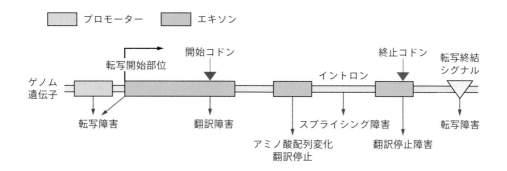

図 23·10　**遺伝子変異がグロビン遺伝子発現に及ぼす効果**

d）調節領域の障害

赤血球で重要な転写因子の結合配列に変異が生じ，遺伝子の転写が低下する.

3）ゲノム医療

近年のゲノム解析の進展から，個々のゲノム情報を医療に活用する試みが始まっている. 1つは DNA 多型情報の活用である. ヒト集団の中には，ゲノム配列の約 1% の部位（約 3,700 万ヵ所）に一塩基多型が存在する. 多型が集団の中に一定以上の頻度で存在することからすれば，1つの多型がそれだけで形質や病気に大きく影響するとは考えられない. しかし，その複数が組み合わさったとき，そしてさらに生活習慣など環境要素が加わった際に，糖尿病やアレルギー性疾患などの発症につながることが想定されている. たとえば 2 型糖尿病では，100 ヵ所を越える多型が発症にかかわるとされている. さまざまな疾患でその発症にかかわる DNA 多型を探す試みが進んでいる.

がんは，複数の体細胞の突然変異により発症する. 同じ組織のがんでも，どの遺伝子変異がかかわるか，そこには多様性があることがわかってきた. また，異なる組織のがんが，遺伝子変異のレベルでは共通性を有する場合があることもわかってきた. 近年，このような知見を治療に活用する試みが始まっている. たとえば肺がんの場合，上皮細胞増殖因子受容体（EGFR）変異を有するがんには EGFR 阻害剤が奏効し，別の受容体である未分化リンパ腫キナーゼ anaplastic lymphoma kinase（ALK）に変異を有するがんでは ALK 阻害剤が奏効するとの知見は，すでに臨床現場での薬剤選択に活用されている. また，ALK 変異はある種のリンパ腫でもみられることから，肺がんに対して開発された薬剤をリンパ腫に用いる研究も進んでいる.

ゲノムの多様性はヒトをはじめ生物の多様性そのものであり，40 億年にわたる生命の進化を経てつくりだされたものである. その情報を最大限に活用して医療を発展させることは重要であるが，優生学のような差別に直結する危険があることも認識しておく必要がある.

23−6　遺伝子操作・解析法

遺伝子の組み換え recombination はすべての生物で起こっている天然の現象である. 代表的な例は配偶子形成の際の減数分裂時にみられるものであり，相同染色体 DNA 間の対応する領域間で組み換えが生じ，染色体の多様性をつくり出す. また，DNA 損傷修復時には相同染色体組み換えや非相同染色体組み換えにより損傷 DNA の修復が行われる.

これら天然の DNA 組み換えに加え，近年の遺伝子操作技術の発展により DNA 組み換えを人為的に行う手法が一般化し，さまざまな疾患研究に活用されている. 遺伝子組み換え実験は，試験管内で DNA を切断したり連結したりする操作，その結果得られるキメラ DNA を大腸菌内で選択的に増幅する操作などからなっている. 遺伝子操作法の例を以下にまとめる.

Ⓐ 遺伝子組み換えに用いられる酵素とベクター

1) 制限酵素 restriction enzyme

　ある特定の DNA 配列を認識して結合し，その配列内や近傍を切断する DNA 分解酵素の一種である．細菌はバクテリオファージ（ウイルスの一種）などの形で侵入してくる外来性の DNA を分解して自己を防御する機構をもち，外来性 DNA の機能を制限している．このために働く DNA 分解酵素が制限酵素であり，各菌種はそれぞれ特有の酵素をもっている．各制限酵素は特異的な DNA 配列を認識して切断するが，自己の DNA 上では認識される塩基配列の一部がメチル化修飾を受けており，切断はされない．制限酵素の例を表 23・2 に示す．各酵素の認識する DNA 配列は多くの場合，回文構造（パリンドローム palindrome）を有する．切断された DNA の末端は一方の DNA 鎖が飛び出している場合（粘着末端）とそろっている場合（平滑末端）とがある．粘着末端の場合には，同じ酵素で切断された末端の塩基配列は相補的となる．

2) DNA リガーゼ DNA ligase

　DNA の断端を共有結合で連結させる酵素．平滑末端の DNA であればどのような由来のものでも連結させうる．また，粘着末端の場合には同じ制限酵素で切断された末端を効率よく連結させうる．ヒトも含めすべての細胞に存在するが，実験には主にバクテリオファージや細菌由来のものが利用される．

3) ベクター vector

　細胞間を越えて DNA 断片を運ぶための担体である．細胞内へ導入された際，その細胞内で染色体とは独立して自立的に複製すること，すなわち複製のための遺伝情報を有すること，そして導入された細胞だけを選択できることなどが最低限の条件となる．実験にはプラスミドやバクテリオファージに由来するベクターが用いられるが，それぞれ利用しやすいように人工的に改良されている．たとえばプラスミドベクターでは，導入された大腸菌を選択するためにある種の抗生物質（たとえばペニシリンなど）に対する耐性遺伝子が組み込んである．また，他の DNA と連結しやすいように，複数の制限酵素の認識配列が一ヵ所にまとめて組み込んである〔制限酵素配

表 23・2　制限酵素の例

酵素名	細　菌	切断部位	生じる DNA 断片
EcoRI	Escherichia coli	↓ 5′—GAATTC—3′ 3′—CTTAAG—5′	5′—G……AATTC—3′ 3′—CTTAA……G—5′
PstI	Providencia stuartii	↓ 5′—CTGCAG—3′ 3′—GACGTC—5′	5′—CTGCA……G—3′ 3′—G……ACGTC—5′
SmaI	Serratia marcescens	↓ 5′—CCCGGG—3′ 3′—GGGCCC—5′ ↑	5′—CCC……GGG—5′ 3′—GGG……CCC—3′

列集積箇所（マルチクローニング部位）］．また，発現ベクターの場合には，マルチクローニング部位の上流に強力なプロモーター配列が挿入してあり，細胞内で目的のmRNAを発現させタンパク質をつくらせることが可能となる．

Ⓑ DNA クローニング

　図23·11にDNAクローニングの模式図を示した．その基本的な方法を簡潔に述べると以下のようになる．

①遺伝子DNAを制限酵素（図23·11では *Eco*RI）で切断した断片を調製する．

②ベクターDNAを同じ制限酵素で切断する．

③両者を混合し相補性塩基対で接着させ，さらにDNAリガーゼで連結させ，組み換え体DNAをつくる．

④組み換え体DNAを宿主細胞（たとえば大腸菌）に導入し，ベクターDNAの有する抗生物質耐性遺伝子を指標に導入大腸菌を選択的に増殖させる．すなわち，培地に抗生物質を添加しておくと組み換え体DNAを取り込まなかった大腸菌は増殖できないが，取り込んだものは増殖できる．培養を寒天培地上で行うと，取り込んだ一個の細胞から生じるコロニー（細菌塊）はすべて同一の組み換え体DNAを有する．すなわち，DNAのクローンを得ることができる．

⑤多数のコロニーの中から目的のDNAを有するものを調べ，選び出す（スクリーニング）．たとえば，DNAハイブリッド形成によるスクリーニングの場合，まず大腸菌のコロニーの一部を膜に写し取る．膜上で大腸菌を溶かした後に含まれるDNAをアルカリなどにより変性させ，一本鎖にする．これを放射性同位元素（^{32}Pなど）で標識した一本鎖プローブDNAと反応させる．プローブDNAとしては，たとえば目的の遺伝子に相補的なものを化学合成することができる．プローブDNAは相補的なDNA鎖と二本鎖を形成するので，反応後に余分なプローブを流し去ると目的の遺伝子を有するコロニーの部分だけがプローブDNAと結合する．これをオートラジオグラフィーなどで検出し，大量のコロニーの中から目的の遺伝子を有するコロニーを選び出すことができる．

⑥目的のコロニーが決まったら，もとの寒天培地上から対応する大腸菌を増殖させ，そこからDNA組み換えプラスミドを精製して，その構造などを解析する．

Ⓒ DNA 塩基配列の決定法（ジデオキシ法，サンガー法）

　まず，配列を決定したいDNAをプラスミドにクローニングする．そしてクローニング部位の近傍のプラスミド配列などに相補的なオリゴDNAをプライマーとして結合させ，DNA合成を行う．この際，基質となる4種類のデオキシリボヌクレオシド三リン酸のほかに，ごく少量の蛍光標識した4種のジデオキシリボヌクレオシド三リン酸も入れておく（図23·12）．ジデオキシ体は3′—OHをもたないため，これが取り込まれるとそこでDNA鎖の伸長は停止する．この

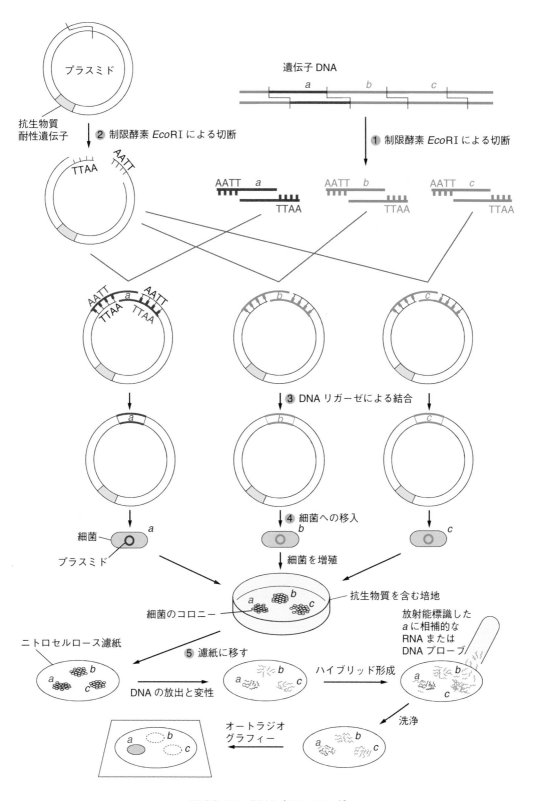

図 23・11　DNA クローニング

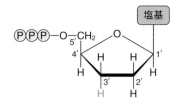

図 23・12　ジデオキシリボヌクレオシド三リン酸

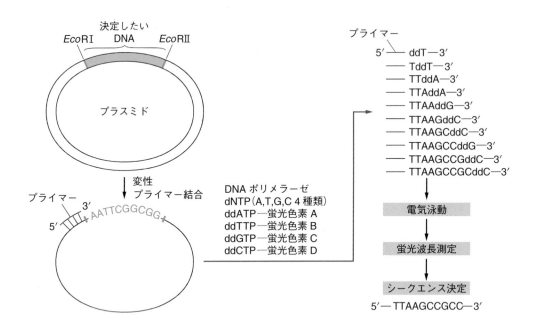

図 23・13　サンガー法による塩基配列決定

原理を用いる DNA 塩基配列決定法はサンガー法と呼ばれる. G, A, T, C のジデオキシ体を
それぞれ別の波長を有する蛍光色素で標識しておけば, どのヌクレオチドを取り込んで停止した
のかを決定できる. 反応産物を電気泳動法により 1 塩基単位の長さで分離したうえで, それぞれ
の蛍光波長を測定し取り込まれたジデオキシ体を順に決定し, DNA 配列を求める (ジデオキシ
法) (図 23・13).

D PCR 法

　ポリメラーゼ連鎖反応 polymerase chain reaction (PCR) (図 23・14) は, プライマーからの
鋳型 DNA 依存性伸長反応を用いて複製を繰り返すことにより, プライマーで挟まれた DNA の
特定部分を試験管内で増幅する技術である. DNA ポリメラーゼとしては温泉などに生育する耐
熱性菌由来の高温でも変性しないもの, たとえば Taq DNA ポリメラーゼ (*Thermus aquaticus*
より得られる) を用いる. ゲノム DNA から特定の部分を増幅する場合を考えてみる. 目的とす
る領域の両側にそれぞれ相補的プライマー DNA を用意する (化学的に合成する). プライマー

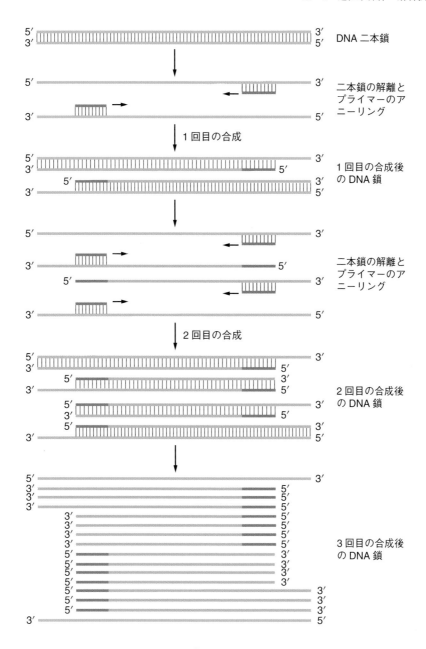

図23·14 **PCR（ポリメラーゼ連鎖反応）の原理**

DNAと鋳型となるゲノムDNA，そしてTaq DNAポリメラーゼとヌクレオチド4種類を混合する．94℃に加熱するとゲノムDNAは一本鎖へ解離する．これを50℃程度へと温度を下げるとプライマーDNAとゲノムDNAとの部分的二重鎖が形成される．その後Taq DNAポリメラーゼの至適温度の72℃へと上げるとプライマーからDNA合成が生じる．その後，さらに94℃→50℃→72℃のサイクルを繰り返すことにより，プライマー間のDNAが増幅される．実際にはこのサイクルの繰り返しは機械により自動的に行う．また，RNAについてもはじめに逆転写

酵素を用いて相補的 DNA（cDNA）をつくれば PCR で増幅することができる.

　PCR を用いることにより，きわめて微量な試料の中に存在する DNA や RNA を分析できるようになった. PCR は分子生物学だけではなく，遺伝子診断，法医学，考古学その他多くの分野で広く活用されている.

Ⓔ 次世代塩基配列決定法

　次世代塩基配列決定法 next generation sequencing（NGS）と呼ばれる塩基配列決定技術の急速な進歩により，ヒトゲノムを数日で，しかも従来の数千分の 1 の費用で配列を決定できるようになっている. この方法は，DNA ポリメラーゼによる DNA 合成反応と蛍光顕微鏡による蛍光検出技術を組み合わせた方法である（図 23·15）. まず配列を決定したいゲノム DNA を断片化し，基盤表面に結合させる. この際，DNA 断片の両端に人工的にデザインした短い DNA（アダプター）を連結しておく. 次いで，アダプターと相補的なプライマーを用いて PCR を行い，最初に結合した DNA の周辺でそのコピーを増幅し，同一 DNA からなるクラスターをつくる. 増幅した DNA を一本鎖にしたうえで，基盤上にアダプターと相補的なプライマー DNA と基質ヌクレオシド三リン酸，そして DNA ポリメラーゼを添加して，一本鎖 DNA を鋳型に DNA 合成反応を行う. なお，このヌクレオシドは 3′ 末端が化学修飾で保護されており，DNA ポリメラーゼが一塩基伸長させると必ずそこで伸長が止まる. また，ヌクレオシドは A，T，G，C の各塩基に対応した 4 種類の蛍光色素でそれぞれ標識されており，蛍光顕微鏡で蛍光を検出することにより DNA ポリメラーゼがどの塩基を取り込んだのかを決定できる. 蛍光を検出後に 3′ 末端の化学修飾を除去し，次の DNA 合成反応を行う. この反応検出サイクルを繰り返すことで，各クラスターに存在する DNA 断片（PCR で増幅され同一の配列をもつ）の塩基配列を決定できる.

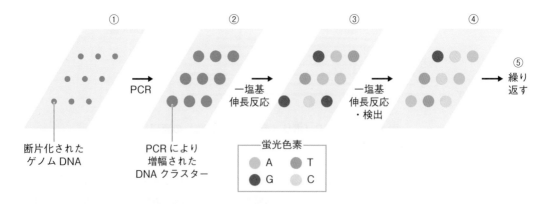

図 23·15　次世代塩基配列決定法の例
① ゲノム DNA を断片化して基盤に結合させる.
② 次いで PCR により各 DNA 断片を増幅して同一 DNA からなるクラスターを形成する.
③④ A，T，G，C が波長の異なる蛍光色素で標識されたヌクレオシド三リン酸を用い一塩基分だけ伸長させ，取り込まれた蛍光を画像化して塩基の種類を決定する.
⑤ 一塩基伸長反応と画像化のサイクルを繰り返し，各クラスターの塩基配列を決定する.

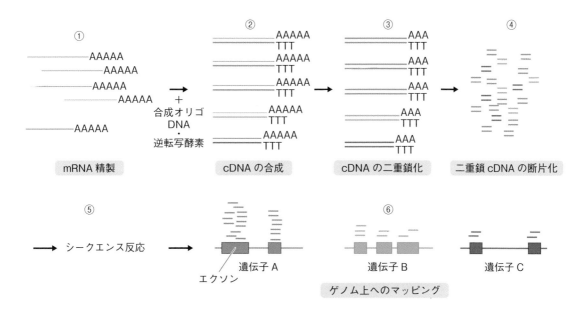

図 23·16　RNA シークエンス法を用いた遺伝子発現量の決定
①まず測定対象の組織や細胞から mRNA を精製し，②合成オリゴ DNA プライマーと逆転写酵素を使って cDNA を合成する．
③ mRNA 鎖を消化した後で，cDNA を二重鎖へと合成する．④得られた二重鎖 cDNA を断片化した後で，⑤次世代塩基配
列決定法で各断片の配列を決定する．このとき，シークエンス反応に先立って断片化された cDNA の末端にアダプターを連
結し，アダプターの配列に相補的なプライマーを用いて PCR とシークエンス反応を行う．⑥読み取られた配列をゲノム上に
マッピングすることで，各遺伝子の発現量を決定する．複数の組織・細胞を用いることで，遺伝子全体にわたって各遺伝子
発現の違いを比較することが可能である．

従来の方法では，一度に 100 個程度の DNA 断片の配列決定が限界であったが，次世代塩基配列
決定法は数千万～数十億個の DNA 断片を一度に配列決定できる．

この劇的なイノベーションにより，ヒト集団のゲノム全体の塩基配列の決定を行い，集団にお
ける遺伝子多型やその頻度を調べる大型プロジェクトが世界中で始まっている．ゲノム情報の蓄
積により，個人のゲノム配列に応じた個別化医療の開発など，ヒトの病気の診断や治療が大きく
進歩していくことが期待されている．

さらに，次世代塩基配列決定法はゲノム DNA 配列の決定だけでなく，mRNA 発現量の測定
にも使われる．この RNA シークエンス法（図 23·16）では，対象となる組織・細胞から
mRNA を抽出し，ポリ（A）テイルに対応する合成オリゴ DNA をプライマーとして用いて相
補的 DNA（cDNA）を作成する．mRNA 鎖を消化し，二重鎖化された cDNA を作成し，これ
に対して次世代塩基配列決定法を施す．読みとられた配列の量は，組織・細胞に存在した
mRNA の量に比例する．また，大量の配列を同時に決めるため，全遺伝子の発現量を定量比較
することができる．

Ⓕ ゲノム編集

最近，ゲノム DNA 配列を自由に改変する編集技術が確立された．このゲノム編集に関しては，

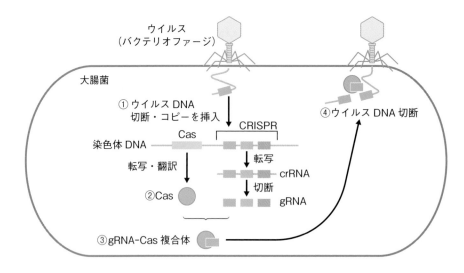

図 23・17　大腸菌の CRISPR/Cas システム
gRNA の相補性により特異的 DNA 配列が検出され切断される.

いくつかの技術システムが開発されてきたが，ここでは CRISPR-Cas9 を用いる例を紹介する
（図 23・17）．CRISPR/Cas (clustered regulatory interspaced short palindromic repeats/CRISPR-
associated protein) システムは，元来細菌がもっている免疫システムで，①バクテリオファージ
感染などにより細胞内に侵入してきたウイルス DNA を断片化して CRISPR 領域と呼ばれる自
己の DNA 領域に取り込む．ここにはさまざまなバクテリオファージ由来の DNA 断片が取り込
まれている．再び同じバクテリオファージに感染したとき，②そのウイルス DNA を鋳型として
短鎖の RNA を発現する（CRISPR RNA：crRNA）．③crRNA は Cas タンパク質と複合体を形
成し，ガイド RNA (guide RNA：gRNA) として塩基の相補性により複合体を標的 DNA へ導き，
④侵入してきたウイルス DNA を迅速に検出し切断し，感染を防ぐ.

　　［注］　この際，crRNA はその一部と相補的な配列をもつ別の RNA(trans-crRNA：tracrRNA) と結合し
　　たうえで Cas タンパク質と複合体をつくる.

　この DNA 配列特異的切断活性を利用して，動物細胞でゲノム DNA 配列を簡便に改変するこ
とが可能になった（図 23・18）．細胞に導入するものは，①編集対象となる DNA 配列に相補的
で Cas との結合に必要な配列をもつ gRNA，②Cas タンパク質（通常は化膿レンサ球菌の Cas9
が用いられる）．gRNA と Cas9 を同時に発現できる共発現ベクターが開発されている．さらに，
③目的とする DNA 配列をもつ合成オリゴ DNA を用いることもある．これらが細胞に導入され
ると，ⓐ gRNA と Cas9 の複合体は編集対象となる DNA 配列に結合し，近傍の DNA を二重鎖
切断する．このとき，ⓑ一緒に導入した合成オリゴ DNA を鋳型とする相同組み換え修復が生じ
れば，目的の配列に置き換わる．また，非相同末端結合修復が生じれば，切断部位周辺の配列が
除去されて連結されるので欠失変異が生じる.

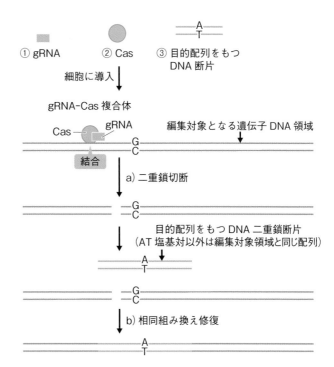

図 23·18　CRISPR/Cas システムを用いたゲノム編集技術

ここではある遺伝子の変異 G（C）を正常の配列 A（T）に編集する例を示す．正常配列を有する DNA 断片を合成して細胞に導入すれば，gRNA–Cas 複合体による切断の後にこの DNA 断片を鋳型として相同組み換え修復が生じ，目的の置換が起きる．ただし，100% の精度を有するわけではなく，目的の場所に他の変異が生じたり，目的外の他の場所に変異が生じることもある．

[注]　相同組み換え修復と非相同末端結合修復は二重鎖 DNA 切断の修復機構である．相同組み換え修復は相同染色体など相同性の高い DNA を鋳型として用いる修復であり，切断部分の情報を鋳型の情報で補い修復する．一方，非相同末端結合修復は切断部位をある程度削ってから連結する反応であり，欠失変異が生じる．

　この技術はすでにヒト培養細胞でも行われており，遺伝性疾患の治療などへの応用も期待されている．体細胞を治療対象とする場合は大きな倫理的問題はないと考えられているが，生殖細胞でのゲノム編集については議論が続いている．

24 器官の生化学

24-1 血 液

　血液は成人体重の約8%を占め，細胞成分である血球（赤血球，白血球，血小板）と液性成分である血漿 plasma とからなる．血漿には凝固因子など種々のタンパク質が存在している．血液が凝固した後に残る液体は血清 serum と呼ばれ，これは血漿からフィブリノーゲンおよび凝固因子が除外されたものである．

Ⓐ 造血システム

　成人の血球の寿命はその種類によって異なり，赤血球が約120日，顆粒球が5～6日（血中約8時間，組織中に移行して約5日），リンパ球はその一部（約1/3）が10～20日，その他は数ヵ月～数年，また血小板は8～10日である．すなわち，血球は絶えず体内で壊され，その喪失を補うために膨大な数の血球が常に生産されている．血球は生涯を通して最も大量に生産される細胞である．新しい血液細胞は，すべて骨髄中のニッチと呼ばれる微小環境に存在する造血幹細胞に由来する．造血幹細胞はすべての血液細胞へ分化する能力（多分化能）と自己複製能とをあわせもっており，このため生涯にわたり枯渇することなく血液細胞を供給し続けている．

　血球分化は，まず造血幹細胞から骨髄系共通前駆細胞とリンパ球系共通前駆細胞とに分かれるところから始まる．骨髄系共通前駆細胞は，さらに①顆粒球・単球系前駆細胞，②赤芽球・巨核球系前駆細胞へと分化し，リンパ球系共通前駆細胞からは，①T細胞系前駆細胞，②B細胞系前駆細胞へと分化する．造血幹細胞がいったん分化を開始すると，進行とともにその方向性が次第に狭まっていき，最終的な成熟血液細胞にいたると細胞分裂も停止する（図24·1）．このような血球の産生調節には多くのサイトカインと呼ばれる生理活性物質が関与している．たとえば，貧血，ヘモグロビン異常症，高地での生活，心肺疾患などによる低酸素状態においては，エリスロポエチン erythropoietin が主として腎臓から分泌され，これが赤芽球系細胞に作用することで赤血球の産生が促される．また，トロンボポエチン thrombopoietin は巨核球系細胞に作用して血小板の産生を増加させ，IL-3などのインターロイキン類も各系統の血球の産生に関与している．しかしながら，分化の方向性の決定については，サイトカイン濃度などの外的環境に影響されず，細胞の潜在的な能力に従って確率論的になされるとするモデルが有力である（stochastic model）．一方，種々の転写因子（赤血球/巨核球における GATA-1 や NF-E2 など）が，分化

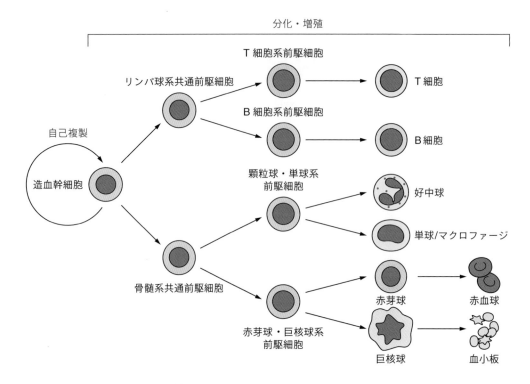

図 24·1　血液細胞の分化系統図
すべての血液細胞は造血幹細胞に由来し，分化・増殖の過程を経て各成熟血液細胞となる．造血幹細胞は自己複製を行うことで，枯渇することなく存在している．

段階や細胞系列特異的に発現し，それぞれの系統の細胞に重要な遺伝子の発現調節にかかわっている（⟿ 23—3 Ⓑ）.

Ⓑ 白血球

　白血球には顆粒球系細胞（好中球，好酸球，好塩基球），単球/マクロファージおよびリンパ球系細胞が含まれる．血流中の白血球は表面に接着分子の1つであるL-セレクチンを発現している．炎症刺激によって血管内皮細胞上にE-セレクチンやP-セレクチンが発現すると，L-セレクチンとE-またはP-セレクチンとが相互作用し，白血球が血管内皮上を転がるように移動する（ローリング rolling）（図 24·2）.さらに，内皮細胞上の別の接着分子 ICAM-1 と白血球表面の β_2-インテグリンとの結合により，白血球が血管内皮に引き止められる.このような白血球は，細菌感染巣のような病変部位で産生される各種の走化性因子（IL-8 などの顆粒球を引き付ける物質）を認識して血管外へ遊出し，その濃度の高い部位へ集まる.この現象は走化 chemotaxis といわれる.細菌や異物を取り込んだ好中球やマクロファージはファゴソーム phagosome（食胞）を形成し，これがさらに顆粒（リソソーム）と融合してファゴリソソームとなる.ファゴリソソーム内ではリソソームの各種加水分解酵素により異物は分解される.食作用の際には NADPH オキシダーゼ系が活性化される結果，O_2 からスーパーオキシド superoxide（$O_2^{-}\cdot$），H_2O_2 や ·OH

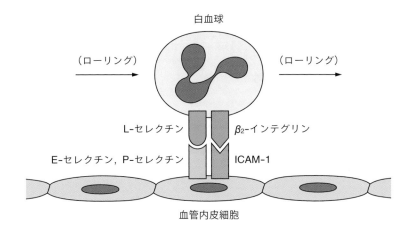

図24・2　白血球のローリング

白血球表面のL−セレクチンやβ_2−インテグリンと血管内皮細胞上のE−セレクチン，P−セレクチン，ICAM−1などが相互作用する．その結果，白血球は血管内皮上を移動する．

（ヒドロキシルラジカル）などの殺菌作用に関与する活性酵素（☞15—4）が産生される．NADPHオキシダーゼ系は細胞膜にあるフラビン酵素，b型シトクロム（シトクロムb_{558}）および複数の細胞質因子からなっており，NADPHを酸化してO_2を還元する一種の電子伝達系（NADPH→フラビン酵素→シトクロムb_{558}→O_2）である．さらに，好中球の顆粒内にはミエロペルオキシダーゼという酵素が大量に含まれ，H_2O_2とCl^-とから殺菌作用の強い次亜塩素酸イオン（ClO^-）を生成している．

　好中球では主として解糖によって産生されるATPが食作用のためのエネルギー源として用いられる．食作用の際にはペントースリン酸経路が活発に働き，NADPHを供給する．好中球が刺激され，ホスホリパーゼA_2が活性化されると，アラキドン酸が遊離され，これからプロスタグランジンやロイコトリエンなどがつくられる．

　一方，マクロファージ，樹状細胞およびTないしB細胞の細胞表面上には膜貫通型糖タンパク質である主要組織適合遺伝子複合体（MHC）クラスII分子が発現している．外来抗原がこれらの細胞に取り込まれると，ペプチドに分解された後にMHCクラスII分子とともに細胞表面に提示され，ヘルパーT細胞がこれを認識して免疫細胞が活性化される（☞22章）．

Ⓒ　赤血球

1)　構造

　ヒトの成熟赤血球は，直径約$8\,\mu m$で中央部が凹の円板状をしており，核やその他の細胞小器官をもたない．赤血球の形状の保持やその変形性に重要な役割を果たしているのは，細胞膜の内側に広がる膜骨格membrane skeletonと呼ばれる一群のタンパク質である（図24・3）．その主成分はスペクトリンspectrinで，分子量24万（αスペクトリン）と22万（βスペクトリン）の

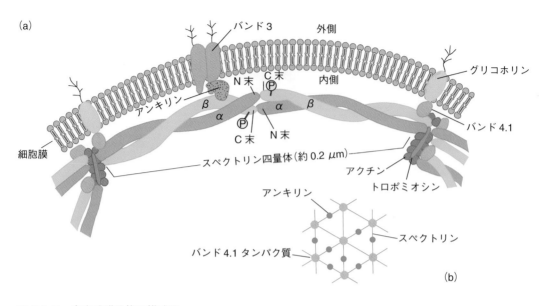

図 24・3　赤血球膜骨格の模式図
(a) は横から，(b) は上からみたもの，β スペクトリンの C 末付近はリン酸化されている．

2 種の細長いタンパク質が軽くひねり合わされて二量体を形成し（α，β 両ペプチド鎖の向きは逆である），これがさらに末端同士で（α 鎖の N 末が他の二量体の β 鎖の C 末と）結合して長さ約 0.2 μm の四量体となっている．スペクトリン四量体の両端部にはバンド 4.1 タンパク質が結合し，その複合体がアクチン・オリゴマーと結合することで細胞膜の直下に網目構造を作っている．スペクトリンの網目は膜の内在性タンパク質であるバンド 3 タンパク質にアンキリン ankyrin というタンパク質を介して（β 鎖の C 末付近で）つなぎ止められ，さらに，バンド 4.1 タンパク質を介して細胞膜の主要な糖タンパク質であるグリコホリン glycophorin と結合している．バンド 3 タンパク質は膜内在性タンパク質の約 20% を占め，HCO_3^- や Cl^- などの陰イオンの輸送体として働いている．なお，哺乳類の成熟赤血球にはアクチン線維は存在するが，微小管や中間フィラメントは脱核の前にすでに失われている．

　赤血球膜の脂質はリン脂質（約 70%），コレステロール（約 25%）および糖脂質（約 5%）からなる．リン脂質のうち約 50% をコリン含有リン脂質（ホスファチジルコリンおよびスフィンゴミエリン）が占め，その大部分が脂質二重層の外層に存在するのが特徴である．コレステロールは両層に，糖脂質はすべて外層に分布する．

　ABO 式血液型は糖鎖抗原である ABH 抗原により決定される．ABH 抗原は，赤血球膜上では主としてバンド 3 タンパク質と結合しているが，その他にもいくつかのタンパク質あるいは脂質との結合がみられる．ABH 抗原は，糖鎖の非還元末端構造の差により A 抗原，B 抗原および H 抗原の 3 種類に分かれ，A 型では A 抗原，B 型では B 抗原，O 型では H 抗原，AB 型では A 抗原と B 抗原の両方が合成されている（図 24・4）．

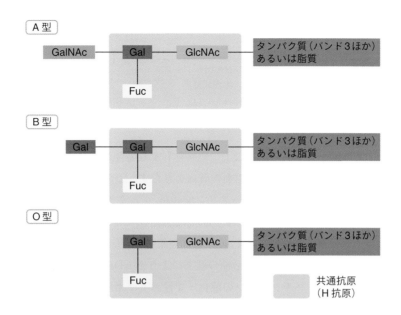

図 24·4 ABO 血液型

Gal：ガラクトース，Fuc：フコース，GalNAc：*N*-アセチルガラクトサミン，GlcNAc：*N*-アセチルグルコサミン
付加される糖の違いにより，A 抗原と B 抗原が形成される．O 型は共通抗原（H 抗原）のみから成り立つ．AB 型では A 抗原と B 抗原の両方が合成されている．

2) 赤血球の代謝

a) 赤血球内の代謝反応

　哺乳類の成熟赤血球では核および細胞小器官を欠くので，核酸やタンパク質の合成，酸化的リン酸化による ATP 合成は行われていない．細胞質内にはヘモグロビンがきわめて高濃度（335 mg/mL）に存在して O_2 運搬に働いているほか，解糖系の諸酵素がグルコースを乳酸に代謝して ATP を合成し，赤血球の形態や機能維持のためのエネルギーを供給している．さらにペントースリン酸経路，抗酸化システムに重要なグルタチオン合成系やメトヘモグロビン還元系の各酵素などが存在し，それぞれ重要な役割を果たしている．

b) 赤血球内の還元能とメトヘモグロビンの還元

　赤血球は体内を循環している間に，絶えず薬物や代謝物質による酸化作用にさらされるため，ヘモグロビン，各種酵素，タンパク質，膜脂質などが酸化変性を受けやすい環境にある．しかし，赤血球には還元機構が備わっており，酸化の危険を未然に防いでいる．すなわち，比較的高濃度の還元型グルタチオンをはじめとして，O_2^-・を O_2 と H_2O_2 に変えるスーパーオキシドジスムターゼ，H_2O_2 を処理するカタラーゼやグルタチオンペルオキシダーゼなどの抗酸化システムが存在し，活性酸素の毒性に対する保護に当たっている（☞ 15—4）．

　一方，ヘモグロビンの一部は酸化されてメトヘモグロビン（MetHb）（後述）となり機能を喪失する．そこで，これを還元型に戻すための主系路として NADH-シトクロム b_5 還元酵素が働

いている.

$$\text{シトクロム } b_5(\text{Fe}^{3+}) + \text{NADH} + \text{H}^+ \xrightarrow[\substack{\text{NADH-シトクロム}\\ b_5\text{ 還元酵素}}]{} \text{シトクロム } b_5(\text{Fe}^{2+}) + \text{NAD}^+$$

$$\text{MetHb}(\text{Fe}^{3+}) + \text{シトクロム } b_5(\text{Fe}^{2+}) \longrightarrow \text{Hb}(\text{Fe}^{2+}) + \text{シトクロム } b_5(\text{Fe}^{3+})$$

c) 赤血球酵素異常症

赤血球で機能する酵素をコードする遺伝子に変異を有する場合，その酵素の量的あるいは質的な異常が生じ，赤血球の代謝障害による溶血性貧血をきたす．このような疾患を赤血球酵素異常症と総称しており，現在までに，ペントースリン酸経路/グルタチオン代謝や解糖系などに関連する酵素の異常が見いだされている（表 24·1）．赤血球酵素異常症の中では，グルコース-6-リン酸デヒドロゲナーゼ欠損症の頻度が高く，X 染色体連鎖劣性遺伝の形式をとるため男性に多い．グルコース-6-リン酸デヒドロゲナーゼ活性の低下により NADPH 量，そして還元型グルタチオン量が低下し，その結果，ヘモグロビンの酸化・変性および赤血球膜タンパク質の酸化に起因する溶血が起こる．ピルビン酸キナーゼ（PK）異常症も頻度の高い赤血球酵素異常症であり，常染色体劣性の遺伝形式をとる．PK 活性低下により ATP 産生が障害される．

3) ヘモグロビン hemoglobin

a) 構造

ヘモグロビン（Hb）は O_2 分子を可逆的に結合する性質をもち，肺から各組織へ O_2 を運搬するタンパク質である．脊椎動物の Hb は 2 種類のペプチド鎖各 2 本ずつ，合計 4 本のサブユニットからなる四量体で，各サブユニットはグロビン globin と呼ばれるペプチド鎖にヘム（プロト

表 24·1 赤血球酵素異常症

	酵素名	遺伝形式
解糖系	ヘキソキナーゼ	常染色体劣性
	グルコースリン酸イソメラーゼ	常染色体劣性
	ホスホフルクトキナーゼ-1	常染色体劣性
	アルドラーゼ	常染色体劣性
	トリオースリン酸イソメラーゼ	常染色体劣性
	ホスホグリセリン酸キナーゼ	X 染色体連鎖劣性
	ピルビン酸キナーゼ	常染色体劣性
	エノラーゼ	常染色体劣性
Rapoport-Luebering 回路	ジホスホグリセリン酸ムターゼ	常染色体劣性
ペントースリン酸経路/グルタチオン代謝	グルコース-6-リン酸デヒドロゲナーゼ	X 染色体連鎖劣性
	グルタチオン還元酵素	常染色体劣性
	グルタチオンペルオキシダーゼ	常染色体劣性
	グルタチオン合成酵素	常染色体劣性
	γ-グルタミルシステイン合成酵素	常染色体劣性
ヌクレオチド代謝	アデニル酸キナーゼ	常染色体劣性
	ピリミジン 5′-ヌクレオチダーゼ	常染色体劣性
	アデノシンデアミナーゼ（過剰産生）	常染色体優性

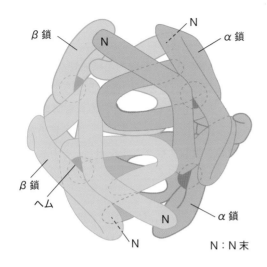

β鎖

N

α鎖

N

β鎖

ヘム

N

α鎖

N：N末

図 24·5　**ヘモグロビンの構造**
α鎖および β鎖から構成される HbA
を示している.

ヘムである）1 分子が結合したものである（図 24·5）. たとえば成人 Hb の主成分である HbA は α鎖および β鎖と呼ばれるサブユニットからなり，その組成は $\alpha_2\beta_2$ のように記される. なお，ミオグロビンは 1 本のペプチド鎖からなるタンパク質であるが，その構造は Hb のサブユニットときわめてよく似たものである.

　ヒトの Hb の α鎖は 141 個，β鎖は 146 個のアミノ酸よりなり，そのうち 63 個が α, β両鎖に共通である. 各グロビンサブユニットの分子量は α鎖が 15,742, β鎖が 16,483 で，ヘムが結合した四量体 Hb 分子の分子量は約 64,500 である. Hb はミオグロビンとともにタンパク質の立体構造が X 線解析法により明らかにされた最初の例であるが，それによれば αヘリックス含量の多い（約 75％）球状タンパク質で，分子全体としておおよそ 65×55×50 Å の大きさをもつ. α鎖および β鎖は互いによく似た立体構造をもち，α鎖は 7 ヵ所，β鎖は 8 ヵ所の αヘリックス部分が非ヘリックス部分で折れ曲がり，全体として球状となっている. ヘムを入れるために内壁が疎水性アミノ酸残基で囲まれたポケットを形成し，ヘムのもつ 2 価鉄（Fe^{2+}）が酸化されることなく O_2 の可逆的脱着を行うのに適した内部環境を与えている.

　ヘムはそのポルフィリン環の中央に鉄を結合（配位結合）しているが，Hb 分子内ではポルフィリン環平面の両側にそれぞれヘム鉄に接近してヒスチジン（His）残基が存在し，そのうち，このヘム鉄に結合している His（α鎖の 87 番目，β鎖の 92 番目）は近位ヒスチジン，反対側に存在する His（α鎖の 58 番目，β鎖の 63 番目）は遠位ヒスチジンと呼ばれる. O_2 は遠位ヒスチジン側から二価のヘム鉄（第 6 配位座）に結合する（図 24·6）. Hb は，O_2 を結合した状態では酸素化ヘモグロビン（オキシヘモグロビン oxyhemoglobin），O_2 を結合していない状態は還元ヘモグロビン（デオキシヘモグロビン deoxyhemoglobin）と呼ばれる. 2 価鉄をもつ Hb には CO が O_2 の 200〜300 倍の親和性で結合し，O_2 の運搬を妨げる. 一方，ヘム鉄が 3 価状態（Fe^{3+}）にある Hb はメトヘモグロビン methemoglobin（MetHb）と呼ばれ，第 6 配位座には H_2O が結合している. メトヘモグロビンの第 6 配位座には CN^-, F^-, N_3^- なども結合するが，O_2 や CO は結合できない. したがって，O_2 運搬という生理的機能を果たすためには Hb のヘム鉄は常に

2価状態に保たれている必要がある.

b) 機能

Hb の O_2 結合（解離）曲線はシグモイド状を描いており，肺胞内毛細血管など O_2 分圧が高いところでの酸素との結合および活動筋肉内毛細血管など O_2 分圧の低いところでの酸素の放出が容易になっている（☞ 24—2 Ⓐ）．Hb はそのヘム部分が 400 nm 付近の光を吸収するために赤くみえる．光の波長とヘモグロビンの示す吸収との関係を調べてみると，ヘム鉄の電荷状態やそれに結合している物質の種類などによって特徴的な吸収スペクトルを示し，それによって Hb の種類の同定や定量を行うことができる.

c) 種類

ヒトではグロビン遺伝子が複数存在し，α 鎖系グロビン（α 鎖および ζ 鎖）の遺伝子群は第 16 染色体に，非 α 鎖系グロビン（ε 鎖，γ 鎖，δ 鎖，β 鎖）の遺伝子群は第 11 染色体上に並んでいる（図 24·7）．α_1 遺伝子および α_2 遺伝子から産生される α 鎖は互いに同一のものであるが，γ 鎖遺伝子 $G\gamma$ および $A\gamma$ から産生される γ 鎖は 136 番のアミノ酸が互いに異なっている（$G\gamma \rightarrow$ Gly，$A\gamma \rightarrow$ Ala）.

これらの遺伝子の発現する時期は決まっており，ζ 鎖および ε 鎖は胎生初期の卵黄嚢における造血（原始造血と呼ばれ，赤血球は有核）でのみ合成される．胎生中期以後に肝や骨髄で造血が行われる時期には，非 α 鎖系グロビンの発現が ε 鎖から γ 鎖へと変化し HbF（$\alpha_2\gamma_2$）が形成される．胎生末期からは γ 鎖の合成が低下し，次第に β 鎖および δ 鎖の合成に切り替えられる．出生後に γ 鎖の合成はほとんど止まって β 鎖および δ 鎖の合成のみになるため，HbF から HbA および HbA$_2$（$\alpha_2\delta_2$）へと置換され，生後 6 ヵ月過ぎまでには HbF はほとんど消失する（図 24·8）．表 24·2 にヒトにみられる正常 Hb の種類とそのグロビン鎖構成を示した．なお成人における δ

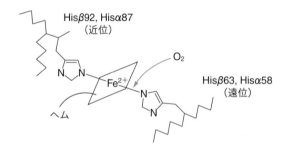

図 24·6　ヘモグロビンの酸素結合部位

ヘム分子はグロビン分子の近位ヒスチジンと遠位ヒスチジンの間に存在している．O_2 は遠位ヒスチジン側からヘムに結合する.

図 24·7　ヒトグロビン遺伝子群

$\psi\zeta, \psi\alpha, \psi\beta$ は偽遺伝子で転写されない．θ グロビン遺伝子からも α グロビンと同じ時期に mRNA がわずかにつくられるが，タンパク質は検出されない．kb：10^3 塩基

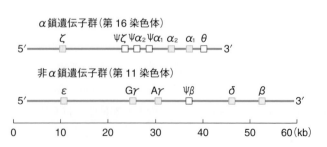

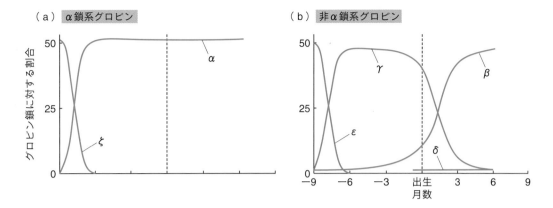

図24·8　発生とグロビン鎖合成の変化
［Bunn HF, Forget BG, Ranney HM：Human hemoglobins, W.B.Saunders Co., 1977 より引用］

表24·2　正常ヘモグロビンの種類

ヘモグロビンの名称	構成ペプチド鎖	合成時期
Portland	$\zeta_2 \gamma_2$	胎生 1～4 月
Gower 1	$\zeta_2 \varepsilon_2$	胎生 1～4 月
Gower 2	$\alpha_2 \varepsilon_2$	胎生 1～4 月
F	$\alpha_2 \gamma_2$	胎生 3～9 月　胎生期の主要ヘモグロビン. 生後 6 ヵ月までにはほとんど消失, 正常成人で～1%　β サラセミア患者で増加
A	$\alpha_2 \beta_2$	生後　成人ヘモグロビンの 95～98%
A_2	$\alpha_2 \delta_2$	生後　成人ヘモグロビンの～2%
A_{1C}	$\alpha_2 (\beta-NH-グルコース)_2$	生後　糖尿病患者で増加

鎖の合成量は β 鎖の合成量よりはるかに少なく, 成人 Hb の 95～98% は HbA で占められ, HbA_2 の含量は約 2% にすぎない.

　Hb の一部に糖やそのリン酸化物などが非酵素的に結合したものが微量成分として存在し, グリコヘモグロビン glycated hemoglobin と呼ばれている. その中で最も多く認められるものは HbA_{1C} であるが, 正常成人では全 Hb の 4% 以下である. これは β 鎖 N 末のバリンのアミノ基 （—NH_2）にグルコースが図 24·9 のような反応で結合したもので, 高血糖状態で形成されやすく, その増加の程度は糖尿病の病状判定の指標に用いられる.

d)　サラセミアと異常ヘモグロビン症

　グロビン遺伝子の異常によりグロビン鎖の量的あるいは質的な異常が生ずると, 赤血球の変形および溶血をきたす.

　サラセミア thalassemia は α 鎖, β 鎖のどちらか一方のグロビン鎖の合成が障害された結果, α 鎖と β 鎖の量比が不均一になることで発症する. α グロビンの合成障害による α サラセミアで

は，非 α 鎖系グロビンが相対的に過剰となり，HbH（β_4）や Hb Bart's（γ_4）が出現する．一方，β 鎖の産生低下による β サラセミアでは α 鎖の単量体が出現し，四量体は形成されない．このような単一種類のグロビンからできた Hb は O_2 結合能に異常を示し，また不安定で変性しやすいため貧血，溶血，赤芽球の早期崩壊（無効造血）および赤血球変形の原因となる（図 24·10）．α サラセミアは，欠失あるいは不活性化している α グロビン遺伝子の数により，胎児水腫（重症型），HbH 病（中等症型），軽症型および無症候型に分類される．一方，β サラセミアも重症型から軽症型まであり，重症度は代償的に産生される HbF（$\alpha_2\gamma_2$）の量に依存している．

　一方，異常ヘモグロビン症はグロビン遺伝子に変異があり，その塩基配列の異常がグロビン分子の一次構造の異常として発現されたものであり，これまでに数百種類が発見されている．グロビン分子の一次構造の異常には 1 ヵ所のアミノ酸残基の置換例（点突然変異）が多いが，その他に 2 ヵ所以上の置換，またアミノ酸残基の欠失，挿入，N 末あるいは C 末への付加，さらには融合グロビン鎖（たとえば δ-β 鎖）の形成などが知られている．このような一次構造の変化はヘモグロビン分子の立体構造，さらには分子の安定性や機能に影響を及ぼすことになるが，その内容や程度は異常アミノ酸残基の部位や種類により異なっている（☞図 23·10）．

　よく知られている異常ヘモグロビン症として，鎌状赤血球症（HbS 症），不安定ヘモグロビン症および HbM 症がある．鎌状赤血球症は，黒色人種にみられる常染色体劣性遺伝の遺伝性疾患

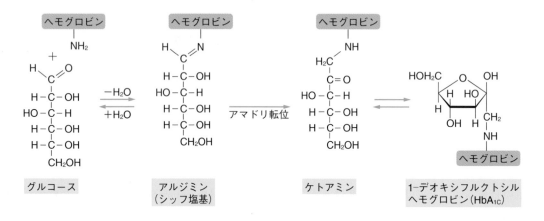

図 24·9 **グリコヘモグロビンの合成**

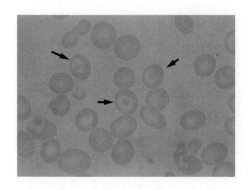

図 24·10 **β サラセミア患者血液中に認められた"標的赤血球"と呼ばれる変形赤血球（矢印）**

［高久史麿（監修）：血液内科診療マニュアル，第 2 版改訂新版，p.65，日本医学館，2008 より引用］

であり，遺伝子の点変異により β グロビンの 6 番目の Glu が Val に置換されている．その結果，脱酸素状態でゲル化する HbS が産生されて溶血や赤血球変形，機能低下をきたす．不安定ヘモグロビン症は常染色体優性の溶血性疾患であり，異常ヘモグロビンが赤血球内で変性，沈殿（沈殿物をハインツ Heinz 小体という）することで，溶血をきたす．また，変異グロビンにより O_2 運搬能力のない 3 価鉄 Hb（HbM）が産生されると，HbM 症となりチアノーゼ，低酸素症を呈する．なお，HbM 症は亜硝酸化合物・アニリンなどの薬剤も原因となる．

Ⓓ 血小板

1) 構造

血小板は，骨髄巨核球の細胞質がちぎれてつくられる直径 2～4 μm 程度の円形の細胞である．核をもたず，タンパク質合成はほとんど行っていないが，ミトコンドリアその他の細胞小器官やグリコーゲンを含み，他種の細胞とほぼ同様な糖代謝や脂質代謝を行っている．活動に必要なエネルギーは解糖系およびクエン酸回路から供給される ATP が使われている．また，血小板にはα 顆粒 α granule，濃染顆粒 dense body，リソソーム顆粒などの顆粒が含まれている．α 顆粒には血小板第 4 因子，トロンボスポンジン，β トロンボグロブリン，血小板由来成長因子などの血小板に特異的なタンパク質のほかに，フィブリノーゲン，フォン・ビィレブラント von Willebrand 因子，血液凝固第 V 因子，フィブロネクチンなどの血漿にも含まれるタンパク質も含まれている．濃染顆粒には，Ca^{2+}，ADP，ATP，セロトニンなどが高濃度に存在する．

2) 機能

血管が損傷を受けると出血を最小限に抑えるために，止血機転が働く．これには，血管壁（血管内皮細胞および内皮下組織），血小板および血漿成分が関与しており，最初の血小板が主役を果たす部分を一次止血，引き続き起こる主として血漿成分が関与する部分を二次止血と呼ぶ．

血小板は図 24·11 に示したような機序により損傷した血管壁に粘着する．すなわち，血管内皮下のコラーゲンと結合したフォン・ビルブラント因子が血小板膜タンパク質の 1 つである GPIb（platelet membrane glycoprotein Ib）と結合する．このフォン・ビルブラント因子との結合の際には，血小板に強い力が加わることが必要と考えられている．引き続いて血小板膜上の GPIa-IIa がコラーゲンと結合することで血小板の活性化・粘着が起こる．

活性化された血小板では接着分子 GPIIb-IIIa 複合体が活性化し，フィブリノーゲンと結合する．そして，フィブリノーゲンを介して血小板同士が連結することで血小板凝集が起こる．また，GPIIb-IIIa は細胞質領域ではアクチンフィラメントと結合しており，アクチン-ミオシン系の収縮による血餅退縮にも働いている．このように活性化され凝集した血小板の表面で血液凝固反応が進み，血餅 blood clot の形成にいたる．

一方，血小板内には暗調小管系 dense tubular system と呼ばれる Ca^{2+} を貯蔵する小胞体由来の構造物が存在している．血小板が刺激を受けると Ca^{2+} が放出され，細胞内 Ca^{2+} 濃度が上昇する．その結果，プロテインキナーゼ C などが活性化される．次いで，微小管やアクチン-ミオシン系の活性化が起こり，血小板の形態変化とともに α 顆粒や濃染顆粒の内容物が開放小管 open

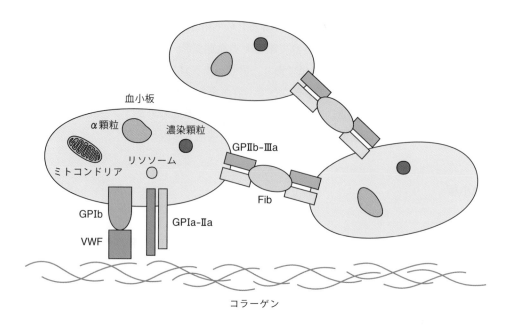

図 24・11　血小板の凝集

血小板は血管内皮下のコラーゲンと相互作用することで活性化する．活性化した血小板はフィブリノーゲンを介して他の血小板と連結し凝集が起こる．
VWF：フォン・ビルブラント因子，Fib：フィブリノーゲン

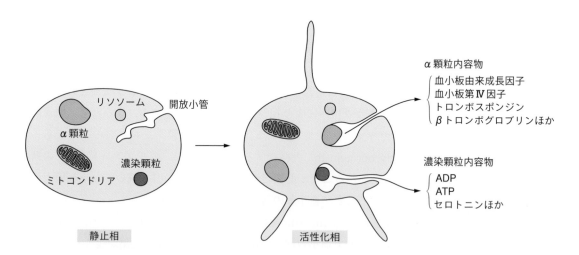

図 24・12　血小板の活性化

血小板は，活性化すると偽足形成を伴う形態変化を起こす．また，α顆粒および濃染顆粒の内容物が開放小管を通して細胞外へと放出される．

canalicular system（細胞膜が細胞内へ陥入してできたもので，細胞外に開口）を通して細胞外へ放出される（図 24・12）．これらの内容物は周囲の血小板を活性化するが，α顆粒から放出される血小板由来成長因子は血管の修復にも関与している．また，Ca^{2+}の放出に伴い，ホスホリパー

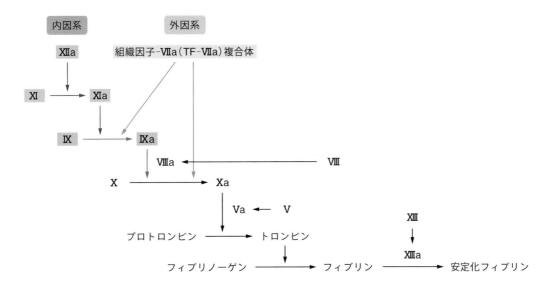

図 24·13　血液凝固機序

血管損傷部位で血液が内皮下組織の細胞に存在する組織因子 (TF) と接すると, 血漿中の第 VII 因子と組織因子との間で TF-VII 複合体が形成される. 微量に存在する活性型第 X 因子 (Xa) により第 VII 因子が活性化されると, TF-VIIa となり, Ca²⁺ の存在下で第 IX および第 X 因子を活性化する (外因系). 一方, 活性型第 XII 因子 (XIIa) による第 XI 因子の活性化から始まり, 活性型第 IX 因子 (IXa) が活性型第 VIII因子 (VIIIa) を補助因子として第 X 因子を活性化する経路も存在する (内因系). Xa は活性型第 V 因子 (Va) を補助因子として Ca²⁺ 存在下でプロトロンビンをトロンビンへと変化させる. さらに, フィブリノーゲンがトロンビンにより限定分解されてフィブリンとなる.

ゼ A₂ も活性化されて膜脂質からのアラキドン酸の遊離が促進され, これからトロンボキサン A₂ が合成される. トロンボキサン A₂ は血管を収縮させ, 顆粒から放出された ADP やセロトニンなどとともに, 血小板の凝集をさらに促進する.

Ⓔ 凝固システム

1)　凝固反応

　血液凝固とは活性化血小板上で生じる反応であり, 可溶性タンパク質であるフィブリノーゲン fibrinogen が最終的に不溶性の安定化フィブリン fibrin に転化し, 血餅形成にいたる. この反応系は, 図 24·13 に示したように, 活性化した第 XII 因子から始まる凝固内因系と活性化第 VII 因子から始まる凝固外因系とからなっているが, 両系は第 X 因子活性化の段階から共通となる. 各凝固因子にはセリンプロテアーゼ (トリプシンに似た活性中心にセリン残基をもつタンパク質分解酵素) 活性を有するものが含まれており, 血液中では非活性型の前駆体として存在している (プロトロンビン, 第 VII, IX, X および XI 因子や XII 因子). 凝固内因系では, 最初に第 XII 因子のペプチド鎖の一部が切断されて活性型 (XIIa) となり, 第 XI 因子を活性化する. 次に, 活性化された第 XI 因子 (XIa) が第 IX 因子を活性化する. さらに, 活性化された第 IX 因子 (IXa) が第 X 因子を活性化するというように連続して反応が進行していく (図 24·13). 一方, 凝固外因系では, 最初に血管損傷部位で, 内皮下組織の細胞に存在する組織因子 (TF) と血漿中の第

VII 因子との間で複合体（TF–VII）が形成される．微量に存在する活性型第 X 因子（Xa）により第 VII 因子が活性化されて TF–VIIa 複合体となると，Ca^{2+} の存在下で第 IX および第 X 因子を活性化する．凝固反応は，このようなカスケード反応により一気に進行することとなる．また，セリンプロテアーゼの補助因子として働く第 V および第 VIII 因子も同様に活性型となって機能する．

ビタミン K 依存性因子（プロトロンビン，第 VII，第 IX，第 X 因子）の N 末付近の約 10 個のグルタミン酸残基は，ビタミン K 依存性カルボキシラーゼの作用で γ–カルボキシグルタミン酸 γ–carboxyglutamic acid 残基となっている．これらの因子は，Ca^{2+} と結合した γ–カルボキシグルタミン酸残基を介して活性化した血小板膜上のホスファチジルセリンと結合する．したがって，トロンビン thrombin 産生に至るまでの反応は活性化血小板膜上で進むことになる．

フィブリノーゲンは，α 鎖，β 鎖，γ 鎖からなるヘテロ三量体同士がさらにホモ二量体を形成したものである．トロンビンの作用により α 鎖の N 末からフィブリノペプチド A fibrinopeptide A（FPA）および β 鎖の N 末からフィブリノペプチド B fibrinopeptide B（FPB）が遊離し，その結果，フィブリノーゲンはフィブリンとなる．フィブリンが多数凝集することによりフィブリン網を形成し，Ca^{2+} 依存性トランスグルタミナーゼである活性型第 XIII 因子（XIIIa）がフィブリン分子間を架橋してこれを安定化する．

2）　線維素溶解反応

凝固反応により形成されたフィブリンを，セリンプロテアーゼであるプラスミン plasmin が溶解する反応を線維素溶解（線溶）fibrinolysis と呼ぶ．プラスミンは，主として血管内皮細胞に由来する組織型プラスミノーゲン・アクチベーター tissue plasminogen activator によって，血中のプラスミノーゲンが活性化された結果生成される．また，各組織や尿中に含まれるウロキナーゼ型プラスミノーゲン・アクチベーターもプラスミノーゲンを活性化する．

プラスミンによって分解されたフィブリン分解産物はフィブリン由来ペプチド fibrin–derived peptide（FDP）と呼ばれるが，これにはプラスミンによって同様に分解されたフィブリノーゲン分解産物も含まれている．生体内では常に微量のフィブリン形成と線溶が起こっており，健常者でも血清中に約 5 μg/mL の FDP が含まれている．一方，FDP に含まれるものの中で，架橋されて安定化したフィブリンの分解産物は D ダイマー D–dimer と呼ばれる．したがって，D ダイマーの存在は生体内での血栓形成および溶解を反映している．

3）　凝固および線維素溶解の調節

正常では，たとえ血管内で凝固因子の活性化がわずかに起こったとしても，凝固反応はただちに停止して生体に害を及ぼすことはない．また，血管損傷によって開始された止血反応もいずれは停止し，過度の血栓形成が抑えられる．このような凝固系制御にはアンチトロンビン III などさまざまな因子が関与している（表 24·3）．アンチトロンビン III はトロンビンや IXa，Xa，XIa を不活化するだけでなく，プラスミンも阻害する．プロテイン C はセリンプロテアーゼ活性を有しており，血小板上で Va や VIIIa を分解することにより凝固を抑制する．また，トロンビンはトロンボモジュリン thrombomodulin と複合体を形成すると，フィブリノーゲンの分解作用を喪失し，逆にプロテイン C を活性化して凝固抑制に働くようになる．

表24·3 主な血液凝固系制御因子

血液凝固系制御因子名	分子量 (kDa)	血漿濃度 (μg/mL)	作 用
アンチトロンビンⅢ	58	150〜400	トロンビン，IXa，Xa，XIa，プラスミンの阻害
プロテインC	62	2.4〜4	Va，VIIIa の阻害
プロテインS	80	15〜32	プロテインCの補助因子
組織因子経路インヒビター	41	0.1	VIIa，Xa の阻害
トロンボモジュリン	78	—*	トロンビンと結合し，プロテインCを活性化
ヘパリンコファクターⅡ	66	65〜115	トロンビンの阻害

*血管内皮細胞に存在しており，血漿中には内皮細胞障害により流出したトロンボモジュリン分解産物が存在.

表24·4 主な線維素溶解系制御因子

線維素溶解系制御因子名	分子量 (kDa)	血漿濃度 (μg/mL)	作 用
プラスミノーゲン・アクチベーターインヒビター-1 (PAI-1)	50	0.02〜0.03	組織型プラスミノーゲン・アクチベーター阻害 ウロキナーゼ型プラスミノーゲン・アクチベーター阻害
α_2 プラスミンインヒビター	67	60〜70	プラスミン阻害
TAFI (thrombin-activatable fibrinolysis inhibitor)	60	4〜15	プラスミン産生抑制

　一方，線溶についてもこれを抑制するシステムが存在している．すなわち，線維素溶解の開始時期が早すぎないように，また生体内のフィブリノーゲンまで溶解するような過度の反応が起こらないように反応が調節されている．このような線維素溶解制御には表24·4に挙げたような因子が関与している．

Ⓕ 血 清

1) アルブミンとグロブリン

　血清中に最も多量に含まれるタンパク質は血清アルブミン serum albumin で，血清全タンパク質の50〜60%を占め，分子量は68,000，等電点は4.9であり，弱アルカリ性のpHで電気泳動を行うと，最も陽極側のピークとして分離される（図24·14）．水に溶けやすく，50%飽和の硫酸アンモニウムでは沈殿しない．ほかの血清タンパク質の多くは糖タンパク質であるが，アルブミンは糖を含んでいない．肝臓で合成され，血中の脂肪酸，胆汁色素，各種薬剤などを結合し，それらの運搬に当たっている．

　血漿の浸透圧の大部分はNa^+を主とする低分子電解質およびグルコース，尿素などによるものである．しかし，血管内外（血漿と組織液）の浸透圧の差は主としてタンパク質の存在によるコロイド浸透圧（膠質浸透圧）の差であり，それは毛細血管壁を通した水や低分子物質の移動に大きな影響を与えている．血漿アルブミンは血液の膠質浸透圧の約3/4を担っており，その減少

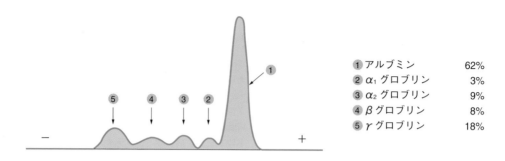

①	アルブミン	62%
②	α_1 グロブリン	3%
③	α_2 グロブリン	9%
④	β グロブリン	8%
⑤	γ グロブリン	18%

図 24・14 血清タンパク質の分画
弱アルカリ性 pH におけるセルロース・アセテート膜電気泳動を用いての分画.

は浮腫の原因の1つとなる.

アルブミン以外の血清タンパク質の中で，比較的塩析されやすい（一般に 50% 飽和の硫酸アンモニウムで沈殿する）タンパク質はグロブリン globulin と総称され，血清タンパク質の約 40% を占め，電気泳動ではアルブミンに近い側から，α_1 グロブリン，α_2 グロブリン，β グロブリン，γ グロブリンに分画される（図 24・14）．しかし，これらはアルブミンのような単一のタンパク質成分を意味するものではなく，いずれも多種類のタンパク質成分の混合物である．たとえば，α_1 グロブリンには α フェトプロテイン，α_1 酸性糖タンパク質，α_1 アンチトリプシン，α_1 リポタンパク質（HDL），チロキシン結合タンパク質が，α_2 グロブリンにはセルロプラスミン，ハプトグロビン，α_2 マクログロブリンが，また，β グロブリンにはヘモペキシン，トランスフェリン，β リポタンパク質（LDL）が含まれ，さらに，γ グロブリンには主として各種免疫グロブリンが含まれている.

血清中にはアルブミン以外にも各種の特異的な運搬タンパク質が存在し，トランスフェリンやセルロプラスミンはそれぞれ鉄と銅の運搬に，トランスコバラミン（B_{12}），レチノール結合タンパク質，ビタミン D 結合 α グロブリンなどは各ビタミン類の運搬に働いている．ホルモンの運搬にはトランスコルチン（副腎皮質ホルモン），ステロイド結合 β_1 グロブリン（性ホルモン），チロキシン結合タンパク質（チロキシン）などが関与している．また，ハプトグロビンは溶血により赤血球外へ出たヘモグロビンを，ヘモペキシンは遊離のヘムを肝臓へ運ぶタンパク質である.

2）リポタンパク質

脂質は水に溶けにくいため，血清中ではタンパク質と非共有結合をしている．このうち，遊離脂肪酸はアルブミンと複合体を形成しており，それ以外の脂質-タンパク質複合体をリポタンパク質と呼んでいる（☞ 3—6）．リポタンパク質は，リン脂質，コレステロール，トリアシルグリセロールなどの脂質とアポタンパク質から構成されており，超遠心分離により比重の低い順からキロミクロン chylomicron，VLDL，LDL，HDL に分類される．それぞれのリポタンパク質により，構成成分のアポタンパク質含有量や脂質の組成が異なっている．リポタンパク質を構成しているアポタンパク質は，これまでに十数種が知られており，リポタンパク質リパーゼの活性化など単なる脂質運搬の担体にとどまらない働きをしている.

3) 血清タンパク質の代謝回転

生体内のほかのほとんどのタンパク質と同じように，血清タンパク質も絶えず分解され，新たに合成されたタンパク質で補充されている．たとえば，成人の血清アルブミンの半減期は20日前後といわれている．血漿のタンパク質のうち，フィブリノーゲンやプロトロンビンなどの主な凝固因子，リポタンパク質をはじめとする多くのグロブリン類およびアルブミンは肝臓で合成されている．また，免疫グロブリンはリンパ組織で，各タンパク質性ホルモンはそれぞれ特定の臓器でつくられる．さらに，血清中には損傷組織から遊出した各種酵素も含まれている．なお，肝臓は血清タンパク質の分解にも重要な役割を果たしている．

24-2 肺

Ⓐ 呼 吸

1) ガス交換

地球上の多くの生物にとって，その生命維持には呼吸が不可欠である．陸上で生活する脊椎動物では，ガス交換（酸素の取り入れおよび二酸化炭素の排出）すなわち一般的な意味での呼吸（外呼吸）は肺で行われる．肺は呼吸器系の末端に位置する器官で，気管支，細気管支と分枝が進み，その終末は袋状の肺胞となっている．人間の肺には約3億個の肺胞が含まれておりその表面積は70 m^2 に達する．肺胞は網目状になった毛細血管により囲まれており，大きな表面積と相まってガス交換を容易にしている．大気中の約1/5の体積を酸素が占めているが，ガス交換を考える際には，気体の物理化学的法則の理解が必要であり，通常は37℃，1気圧という条件下での現象が論じられることになる．さらに，吸入された気体は肺胞に達するまでに水蒸気で飽和されるので，その点を考慮に入れると肺胞内の酸素分圧（P_{O_2}）は104 mmHgとなる．一方体内を循環して戻ってくる静脈血の P_{O_2} は40 mmHgであり，その差に応じて，肺胞中の酸素が血液中へ移る．酸素が肺胞内から血液中へ移るためには肺胞上皮を横切らなくてはいけないので，肺胞上皮を構成する細胞（肺胞Ⅰ型細胞）は非常に扁平で酸素が拡散する距離が短くてすむようになっている．

2) 酸素の運搬

血液中の分子状酸素（O_2）のうち単に溶解しているだけのものはたかだか2〜3%であり，残りは赤血球中でヘモグロビンと結合している．ヘモグロビンの酸素飽和度と P_{O_2} との関係を示す曲線を酸素解離曲線（酸素平衡曲線/酸素飽和曲線）というが，図24·15に示すようにこの曲線はS字状 sigmoid である．これは四量体であるヘモグロビンの4つのヘムへの酸素結合が協同的であることを示す．つまり，1つのサブユニットのヘムに酸素がつくとほかのサブユニットのヘムにも酸素がつきやすくなり，逆に1つのヘムから酸素が離れるとほかのヘムからも酸素が離れやすくなるのである．これはヘモグロビンのグロビン部分の立体構造の変化に基づくサブユニット間の相互作用に由来し，単量体であるミオグロビンではこのような現象はみられず，その酸素解離曲線は双曲線状 hyperbolic となる．このヘモグロビンの性質がその酸素運搬の能率を著しく高めている．肺胞でガス交換が行われた後の血液（動脈血）中では，その P_{O_2} が

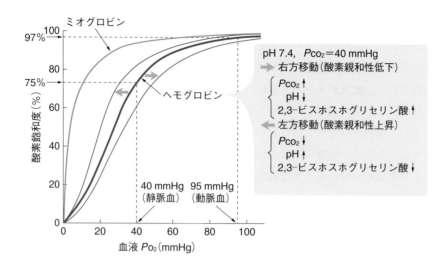

図 24・15 ヘモグロビンとミオグロビンの酸素解離曲線

95 mmHg であるから，図 24・15 に示されるようにヘモグロビンの酸素飽和度は 97% である．一方，末梢組織で酸素を放出した後の血液（静脈血）ではその P_{O_2} が 40 mmHg となり，酸素飽和度は 75% である．したがって，この酸素飽和度の差がヘモグロビンにより体内の各組織に運搬される酸素量になるわけである．ヘモグロビンは酸素との結合が協同的であることにより，P_{O_2} の高い肺胞ではより多くの酸素を結合し，P_{O_2} の低い末梢組織ではより多くの酸素を放出することができる．もし，協同作用がなければ，より少量の酸素しか運搬することができない．酸素解離曲線は種々の因子により，左右に移動するが，右方への転移はヘモグロビンの酸素親和性の減少を意味し，pH の低下，二酸化炭素分圧（P_{CO_2}）の増加，温度の上昇，赤血球内の 2,3-ビスホスホグリセリン酸濃度の上昇により生ずる．P_{CO_2} の増加あるいは pH の低下に伴う酸素解離曲線の右方移動をボーア効果 Bohr effect といい，末梢組織ではこのためより多くの酸素が放出されることになる．なお，2,3-ビスホスホグリセリン酸は成人ヘモグロビン（HbA）の β 鎖に結合して酸素親和性を低下させるが，胎児ヘモグロビン（HbF）は 2,3-ビスホスホグリセリン酸と結合しにくいので赤血球中での酸素親和性が HbA より高くなっている．

3) 二酸化炭素の運搬

末梢組織で生じた二酸化炭素の大部分（約 90%）は炭酸水素イオン（重炭酸イオン：HCO_3^-）となって肺へ運ばれる（図 24・16）．すなわち，二酸化炭素は赤血球内に移行し，次式に従い水と反応して炭酸となり，さらに解離して HCO_3^- となる．

$$CO_2 + H_2O \rightleftharpoons H_2CO_3 \rightleftharpoons H^+ + HCO_3^- \tag{1}$$

赤血球には炭酸脱水酵素 carbonate dehydratase という酵素が存在し，炭酸ができる反応を触媒している．この酵素の代謝回転数は非常に大きく 1 秒間に 10^6 分子の二酸化炭素を炭酸に変えることができる．生じた HCO_3^- の約 2/3 は赤血球外へ出て，血漿中を肺へ運ばれる．この際，

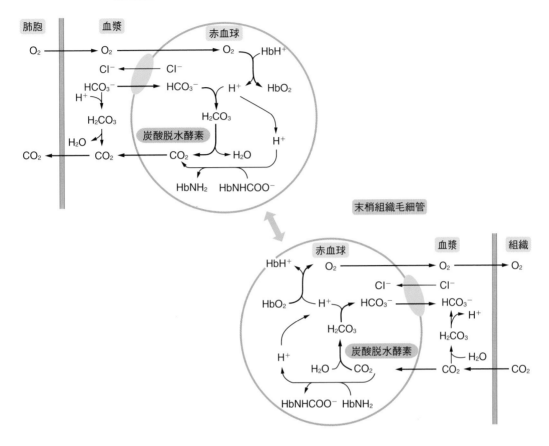

図 24·16　肺および末梢組織におけるガス交換
⬭：赤血球膜陰イオン輸送系（バンド 3 タンパク質）

HCO_3^- の代わりに Cl^- が赤血球内へ取り込まれる.

　一方，肺胞においては，酸素の取り込みと同時に二酸化炭素の排出が行われる．肺胞内の P_{CO_2} が 40 mmHg であるのに対して静脈血中の P_{CO_2} は 46 mmHg で，その差は 6 mmHg と P_{O_2} の差よりかなり小さいが，二酸化炭素の拡散係数が酸素のそれに比べはるかに大きいので，P_{CO_2} の差に相当する二酸化炭素は速やかに血中から肺胞に移行する．その結果，赤血球中では (1) 式の反応が逆方向へ進み，HCO_3^- は二酸化炭素となって，呼気中へ排出されることになる．残りの二酸化炭素はヘモグロビンなどのタンパク質のアミノ基と結合してカルバミノ化合物として，あるいは物理化学的に溶解して肺へ運ばれる（図 24·16）．カルバミノ CO_2（$HbNHCOO^-$）は血液中の全二酸化炭素の 5% 程度にすぎないが，二酸化炭素排出への寄与は比較的大きく，肺から排出される二酸化炭素の約 30% を占めている．

4)　呼吸と血液の酸塩基平衡

　生体内ではいろいろな緩衝物質が働いて適正な pH（pH 7.35〜7.45）を保っているが，血液中

では重炭酸緩衝系と並んでヘモグロビンが重要な緩衝作用を果たしている。赤血球内では炭酸が解離すると水素イオン（H⁺）濃度が高まり、pHが低下するが、これはヘモグロビンの緩衝作用により抑えられる。つまりH⁺をヘモグロビンの塩基性アミノ酸残基が中和するのである。

　生体全体の酸塩基平衡が酸側へ傾いた状態をアシドーシス acidosis といい、塩基側へ傾いた状態をアルカローシス alkalosis という。血液 pH の調節は炭酸の解離平衡（重炭酸緩衝系）によるところが大きく、種々の原因でガス交換が低下すると P_{CO_2} が上昇してアシドーシスとなり、また過呼吸状態では、逆に P_{CO_2} が低下してアルカローシスが起こる。これらの呼吸状態の変化に起因するものを呼吸性アシドーシス、呼吸性アルカローシスと呼び、ほかの原因で生ずる代謝性アシドーシス、代謝性アルカローシスと区別する。アシドーシスやアルカローシスはそれぞれ血液 pH の低下または上昇の原因となるが、実際には肺や腎臓を介した代償性調節作用が働き、血液 pH は正常であったり逆方向への変化を示したりすることがある。

Ⓑ 表面活性物質

　前述したように肺胞上皮細胞は非常に扁平な形態をしているが、細胞は一般には球形に近い形をとろうとする傾向がある。それを扁平な形に保っている原因の1つに表面活性物質がある。この物質はリン脂質の一種、ジパルミトイルレシチン dipalmitoyllecithin であり、その作用により肺胞上皮の表面張力を減少させている。一般にリン脂質はそのグリセロールの1位に飽和脂肪酸、2位に不飽和脂肪酸をもつことが多いが、肺胞の表面活性物質の場合、1位、2位ともに飽和脂肪酸であるパルミチン酸によりエステル化されているという特徴がある。新生児においてこの表面活性物質が欠如すると肺胞の拡張が不十分となり、呼吸窮迫症候群 respiratory distress syndrome を起こす。

Ⓒ アンギオテンシン変換酵素

　生体内における血圧-体液電解質調節系の重要なものの1つにレニン-アンギオテンシン系がある。肝臓で合成されたアンギオテンシノーゲンに、腎臓の傍糸球体細胞から分泌されたタンパク質分解酵素の一種であるレニンが作用し、アンギオテンシンⅠが生ずる。肺血管内皮細胞にはアンギオテンシン変換酵素があり、その作用によりアンギオテンシンⅠのカルボキシ末端よりジペプチドが切除され、アンギオテンシンⅡが生成する。アンギオテンシンⅡは強い血圧上昇活性を有する（☞ 19—4 Ⓗ）。アンギオテンシンⅡの作用として従来の強力な血管収縮因子としてだけでなく、細胞増殖作用・線維化促進作用などをもつことが明らかとなってきた。アンギオテンシンⅡ受容体はいろいろな細胞に発現しており、アンギオテンシン変換酵素阻害剤、アンギオテンシンⅡ受容体拮抗薬が降圧剤としてだけでなく、各種線維症の治療・予防のために注目されている。

24-3　腎　臓

Ⓐ　腎臓の構造と役割

　腎臓は腹腔内に左右一対ある臓器で，大動脈から分岐した腎動脈を通って血液が腎臓に入る（図24·17）．腎臓で組成の調節を受けた血液は，腎静脈から大静脈へ入り，心臓へ戻る．腎臓でできた尿は，尿管を通って膀胱へ到達し，尿道を通って体外に排出される．腎臓は左右各約100万個のネフロンからなる．

　ネフロンは糸球体と尿細管から構成される．糸球体で濾過された約140 L相当の血液は，尿細管で水，糖，アミノ酸，電解質，酸・塩基，老廃物などを再吸収あるいは分泌し，尿として1日に1〜1.5 Lを産生することにより，体内の恒常性を保っている（図24·18）．

Ⓑ　糸球体の機能

　糸球体は，図24·19左に示すような形態を示し，糸球体毛細血管は糸球体上皮細胞（足細胞podocyte），糸球体基底膜，血管内皮からなる（図24·19右）．糸球体へ入った血液は糸球体毛細血管内皮，糸球体基底膜，糸球体上皮細胞を通って濾過されて原尿となり，近位尿細管に入る．糸球体では，水分，電解質，糖，アミノ酸，代謝物，分子量数万の低分子タンパク質が濾過される．その中でも，クレアチニンは安定した血中濃度を示し，糸球体で濾過された後，尿細管で再

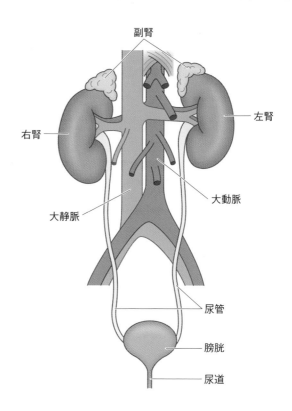

図24·17　腎臓と関連組織の構造

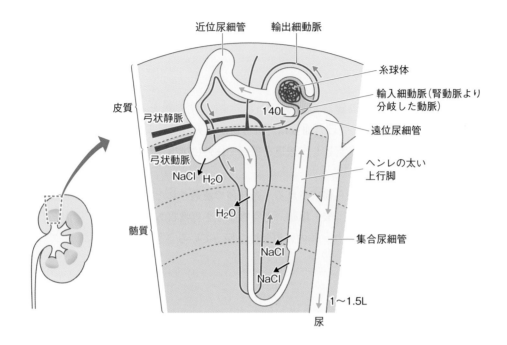

図 24·18　腎ネフロンの構造

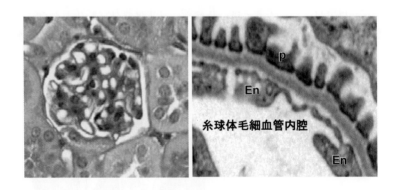

図 24·19　腎糸球体の構造

p：糸球体上皮細胞（足細胞），En：血管内皮

[Li F, Takahashi N, et al：Nicotinamide benefits both mothers and pups in two contrasting mouse models of preeclampsia, Proc Natl Acad Sci 113（47），13450-13455, 2016 より引用]

吸収も分泌もされない．そこで，クレアチニンクリアランス（Ccr）は糸球体での濾過機能［糸球体濾過率 glomerular filtration rate（GFR）］を示す代表的な指標として使われている．Ccr は次の式で表される．

$$Ccr = U \times V/P$$

U：尿中クレアチニン濃度，V：1分間の尿量，P：血清クレアチニン濃度

Ccr 検査では蓄尿が必要であるため，近年は血清クレアチニン値（Cr）と年齢から，計算式に

より GFR を推定した eGFR（estimated GFR）も広く用いられ，慢性腎臓病 chronic kidney disease（CKD）の診断やステージ分類などにも用いられている.

$$eGFR = 194 \times Cr^{-1.094} \times 年齢^{-0.287}（女性はさらに \times 0.739）（mL/分）$$

血清クレアチニン濃度は値が大きいほど腎機能がわるいことを示すが，Ccr や eGFR は値が小さいほど腎機能がわるいことを示す.

Ⓒ 尿細管の機能

尿細管は，その部位とチャネルや輸送体といった細胞膜に発現しているタンパク質の種類・機能により，いくつかの部位に分かれている（図 24·18）.

1）近位尿細管

近位尿細管では，糸球体で濾過された原尿の約 2/3 の NaCl と H_2O が再吸収される．また，グルコース・アミノ酸・炭酸水素イオン（$HCO_3{}^-$）の再吸収，酸の排泄を行っている（図 24·20）．これらの輸送は血管側の細胞膜に発現している Na^+, K^+-ATP アーゼにより，細胞内の Na^+ が減少し，細胞内が陰性になる電気化学的勾配により行われる.

2）ヘンレの太い上行脚

ヘンレの太い上行脚でも，Na^+, K^+-ATP アーゼにより，細胞内の Na^+ が減少し，細胞内が陰性になることに従い，$Na^+, K^+, 2Cl^-$共輸送体による $Na^+ : K^+ : Cl^-$ が 1：1：2 の比で管腔内から細胞内に再吸収される．細胞内に入った K^+ は K^+ チャネルを通って，管腔内に分泌される．Cl^- は血管側膜の Cl^- チャネルを通って，Na^+ は Na^+, K^+-ATP アーゼを介して，血管内に再吸収される．ヘンレの太い上行脚の管腔側膜には H_2O の透過性がなく，H_2O の再吸収が行われない.

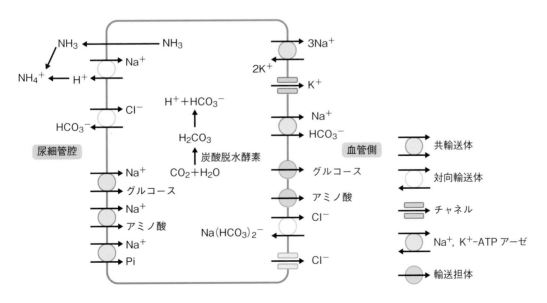

図 24·20　近位尿細管細胞の主な電解質等の輸送

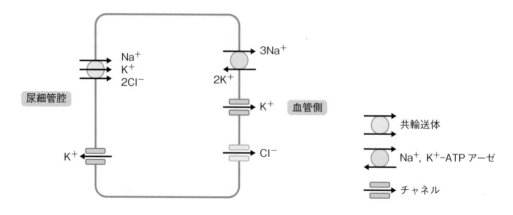

図 24·21　ヘンレの太い上行脚細胞の主な電解質輸送

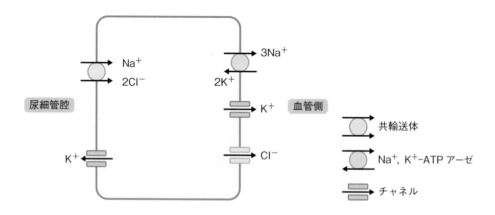

図 24·22　遠位曲尿細管細胞の主な電解質輸送

したがって，管腔内液から NaCl が再吸収されると管腔内液が低張になる（図 24·21）.

3）　遠位曲尿細管

　ヘンレの太い上行脚は遠位曲尿細管へ移行し，さらに NaCl の再吸収などが行われる（図 24·22）.

4）　集合尿細管

　近位尿細管，ヘンレの太い上行脚，遠位曲尿細管を経た後に通る集合尿細管では，水，Na^+，K^+ などの電解質，酸・塩基の再吸収あるいは分泌の微調整を行って，体液の恒常性を維持している（図 24·23）.

Ⓓ　腎臓とホルモン

1）　レニン

　ヘンレの太い上行脚はその終末部位で自身の糸球体に入る輸入細動脈と接する（図 24·18）. この部位の尿細管はマクラデンサ（緻密斑）と呼ばれる. マクラデンサはその管腔内の NaCl 濃

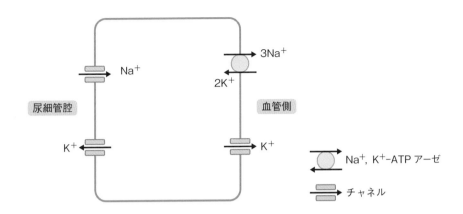

図 24·23　集合尿細管細胞の主な電解質輸送

度を感知して GFR を調節し，また，レニンというホルモンを輸入細動脈から分泌して，血圧を上昇させる.

2)　エリスロポエチン

エリスロポエチンは赤血球の産生に不可欠な，腎臓の間質細胞で産生されるホルモンであり，骨髄で幼弱な赤血球系前駆細胞から赤芽球への分化を誘導する. 腎不全の場合，その産生が低下し腎性貧血になるため，エリスロポエチン製剤は透析患者や腎不全患者に広く用いられている.

3)　活性型ビタミン D₃

ビタミン D は，その 25 位が肝臓で水酸化された後，近位尿細管で 1α 位が水酸化されて，活性型ビタミン D_3 となる. 活性型ビタミン D_3 は，カルシウム・リン代謝において重要な役割を担っている. 腎不全では，ビタミン D が活性化されず，副甲状腺ホルモンの産生亢進により，骨粗鬆症などの骨代謝障害が起こる. 透析患者や腎不全患者ではしばしば活性型ビタミン D_3 の補充が行われる.

24-4　肝 臓

肝臓は人体の中で最も重い腹部臓器であり，その機能は複雑である. その中でも生体にとって必要なものを合成する，不要なものを分解するといった代謝機能は他の臓器で置換できないものである. この理由としては，消化管から吸収されたさまざまな栄養素が門脈を介して集められることが挙げられる. もちろん，門脈を介して生体内に入ってくるものの中には有害なものも含まれ，それらを排除する生体防御をつかさどる臓器でもある. また，栄養素などでも肝臓でさまざまな物質の生合成に使用された後は不要なものも生じる. それらを体外に排出するシステムとしては，尿もしくは胆汁を利用する経路があるが，肝臓は胆汁排泄を行う機能ももっている. 糖質，タンパク質，脂質から生体に必要な物質を生合成することは肝臓の特に重要な機能であるが，こ

の必要な物質を合成することや分解する営みを広く代謝という．代謝には物質を分解することにより低分子化合物をつくるあるいはエネルギーを産生する異化と，その逆に生体に必要な物質を新たに合成する同化がある．生体はそのときの環境において異化と同化のスイッチを切り分けて恒常性を維持している．

Ⓐ 肝臓の構造

　肝臓は前述のように人体の中で最も重い腹部臓器であり，成人の肝重量は約 1,200～1,500 g である．ヒトの場合，右葉と左葉に分けられ，右葉が体積の約 75 % を占めている．肝臓の解剖学的な特徴として，流入血管は肝動脈と門脈という二系統，流出血管には肝静脈があり，この他に胆汁排泄系として胆管を有していることが挙げられる．他の臓器と同様に細胞の酸素を供給するのは動脈である肝動脈である．ただし肝臓の場合，消化管から吸収した栄養素をもとに生体に必要な物質を生合成する重要な役割があり，そのための原料を肝細胞に輸送する経路として，門脈が生理的には重要な意味をもつ．実際，肝臓に流入する血流量は門脈が約 70～80 %，肝動脈が約 20～30 % と前者が圧倒的に多い．肝動脈と門脈からの血流はグリソン Glisson 鞘という門脈域で合流し類洞といわれる肝細胞索に沿った肝臓独特の血管構造を流れ，最終的には肝静脈へとつながる中心静脈に合流する．類洞には類洞内皮細胞で仕切られた空間（ディッセ Disse 腔）があり，その周囲に免疫細胞であるクッパー Kupffer 細胞やピット Pit 細胞，さらにかつては伊東 Ito 細胞と呼ばれた肝星細胞が存在する（図 24・24）．肝臓の構造は物質のやりとりをしつつ，かつ外敵などの侵入を防ぐのに適した合理的なものとなっている．肝臓は機能的な単位である肝小葉で構成され，辺縁に存在する肝動脈，門脈，胆管の 3 つをもつ門脈域（zone 1）から中心にある中心静脈（zone 3）という基本構成でその中間帯に zone 2 が存在すると考えると直感的に理解しやすい．

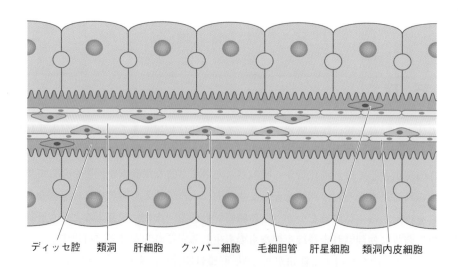

ディッセ腔　類洞　肝細胞　クッパー細胞　毛細胆管　肝星細胞　類洞内皮細胞

図 24・24　肝臓の類洞の構造と構成細胞

Ⓑ 肝臓を構成する細胞

肝臓を構成する細胞は大きく実質細胞と非実質細胞に分けられ，圧倒的に多くを占めるのは前者である肝細胞である．実質細胞には胆管上皮細胞もあり，こちらは肝細胞で生成された胆汁の輸送をつかさどる導管でもある．非実質細胞には前述の類洞を構成している類洞内皮細胞，生体内ビタミン A の大部分を所蔵する肝星細胞，マクロファージ系の免疫担当貪食細胞であるクッパー細胞，ナチュラルキラー（NK）活性をもつピット細胞がある．

肝細胞で生合成された物質の多くは再び類洞に戻り，中心静脈を経て肝静脈から下大静脈に戻り大循環系に戻されて全身に分布する．一方，肝細胞間の毛細胆管に分泌された胆汁は，小葉間胆管，隔壁胆管，肝管，そして肝外胆管，総胆管へと次第に径を増してファーター Vater 乳頭につながる．胆汁中に分泌された物質の中には，ビリルビンや胆汁酸などが含まれている．胆汁酸の一部は回腸末端から再吸収されていわゆる腸肝循環（☞9—4Ⓕ）をする．腸肝循環をするものの中には最近話題となっている核内受容体アゴニストなども含まれている．核内受容体とは主に核内に存在する転写因子で発生・分化・代謝など生命維持に重要な働きをしている．ヒトでは 50 種近く同定されており，そのリガンドはフルアゴニスト，パーシャルアゴニスト，アンタゴニストに大別される．その過程において腸内細菌叢などの関与もあり，複雑な生体の恒常性維持が行われている．

Ⓒ 肝臓での代謝の概要

1） 糖質代謝

糖質代謝には 10 章で触れるようにインスリンやグルカゴンといったホルモンが重要な役割を果たしている．これらは膵臓で分泌されるが，門脈を介してまず主要な作用臓器である肝臓に影響する．肝臓の最も特徴的な点は，グリコーゲンを合成する，または分解することにより，生体内のグルコースレベルを保つことにある．また，糖質以外の物質からグルコースを生成すること（糖新生）も肝臓の大きな特徴である．まずグリコーゲンの合成であるが，これは肝細胞が主要な働きをする．グルコースがリン酸化されたグルコース 1-リン酸から，グリコーゲンシンターゼの作用でグリコーゲンが生成されるが，この活性は肝細胞と筋細胞で顕著である．過剰なグルコースはグリコーゲンとして貯蔵される．逆に生体内でグルコースの需要が上がると，貯蔵したグリコーゲンが分解され最終的にグルコースとなり血中に放出される．糖新生に関してはその基質となるのは骨格筋から放出されるアラニンと乳酸，脂肪分解から生じるグリセロールである．これらの基質を用いてピルビン酸からグルコースが新生される．この機能は肝臓と腎臓で発達している．この糖新生はグルカゴンによって促進され，逆にインスリンにより抑制される．

2） 脂質代謝

脂質代謝に関しても肝臓は中心的な役割を果たす．代謝経路などは 11 章に解説されているが，肝臓での脂質代謝の要点は，①β酸化での脂肪酸酸化によるエネルギーの生成，②コレステロールの合成，③コレステロールからの胆汁酸の生成，④脂肪酸からのトリアシルグリセロールやリ

ン脂質などの合成，さらに⑤ VLDL の分泌，などが挙げられる．脂肪酸が過剰になる場合，トリアシルグリセロールは肝細胞や脂肪細胞中に脂肪滴として貯蔵される．この他，飢餓やある種の薬剤により脂肪酸の酸化障害が起こる場合にも肝細胞の脂肪化は生じる．

　脂肪の異化に重要なものはミトコンドリアでのβ酸化であるが，この作用は肝細胞で高い．グルコース不足時（飢餓状態など）では脂肪酸がエネルギー源として利用されるが，このときはβ酸化が活発となる．よってアセチル CoA が大量に生じるが，これは肝臓内でケトン体に変換される．これが生体の処理能力を超えるとケトアシドーシスとなる．一方，β酸化によりアセチル CoA が生成され，これが縮合することによりアセト酢酸が生成される．またアセチル CoA がカルボキシ化されたマロニル CoA から脂肪酸が生成されるが，それをもとにトリアシルグリセロールが合成される．アセチル CoA からコレステロールを合成することも肝臓の大きな機能の 1 つである．食餌中のコレステロールについては，腸管から吸収された後，キロミクロンと結合して血中に入り，再び遊離して肝臓内に入る．

3）　タンパク質代謝

　血漿タンパク質の合成は肝臓の重要な役割である．血漿タンパク質の約半分はアルブミンが占めるが，これは血中物質の輸送に重要な働きをもっている．その他にも血液凝固因子などの多くのタンパク質も肝臓で合成される．特にプロトロンビンの血中半減期は約 77 時間と短いため，重度の肝障害では肝予備能の程度を鋭敏に反映する．一方，アルブミンの半減期は約 14 日と長いため，より慢性的な肝予備能を反映する．その他にも多くの糖タンパク質やリポタンパク質が肝臓で生合成される．

4）　アミノ酸代謝

　タンパク質合成のもととなるアミノ酸代謝においても肝臓は大きな役割を果たす．ヒトの場合，外因性にとる必要がある必須アミノ酸をはじめ食餌由来のアミノ酸は消化管から吸収された後に門脈を経由して肝臓に入る．肝臓においてさらに必要なアミノ酸を合成し，アミノ酸は血中に放出され，全身でのタンパク質合成の原料となる．また肝臓は過剰なアミノ酸から糖や脂肪酸を合成する場でもある（☞12章）．アミノ酸代謝によりアンモニアが生成されるが，これは尿素回路により毒性のない尿素へと肝臓で変換され，腎臓から排出される．アンモニアには，肝臓での代謝産物として生じるもののほかに消化管での腸内細菌により生成されたものがあり，大腸から吸収され肝臓で代謝されるものが多い．

5）　胆汁生成

　肝細胞間の密着結合に存在する毛細胆管に排出される胆汁は水，無機イオン，有機物から構成される．有機物として胆汁酸，ビリルビン，コレステロールなどが含まれている．一般的に胆汁の約 70％は肝細胞由来，約 30％が胆管細胞由来とされている．

　胆汁酸は肝細胞でコレステロールから生成される．コレステロールの分解産物である7α-ヒドロキシコレステロールから一次胆汁酸であるコール酸とケノデオキシコール酸が生成され，胆汁中に分泌される．これらは腸内細菌でさらに分解され，二次胆汁酸であるデオキシコール酸やリトコール酸が生成される．胆汁酸の重要な作用として，脂質の吸収を促進する作用がある．実際，

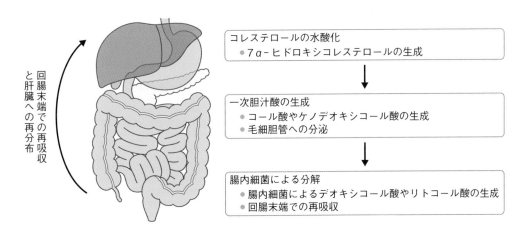

図 24·25 胆汁酸の生成と胆汁への分泌，回腸での再吸収

脂質が吸収されるときに胆汁酸は回腸で同時に再吸収され，門脈を経由して肝臓に戻り，再利用される（図 24·25）．肝臓の肝細胞には胆汁酸を取り込むための輸送体が豊富に発現している．近年，FXR（farnesoid X receptor）やペルオキシソーム増殖薬活性化受容体 peroxisome proliferator-activated receptor（PPAR）といった核内受容体アゴニストが胆汁中に含まれ，コレステロールや胆汁酸の生合成に大きな作用をもつことが報告され注目されている．また，ビリルビンも肝臓で代謝を受ける重要な物質である．ビリルビンは胆汁中の有機物の約 2% であるが，そのもととなるものは赤血球に豊富に含まれるヘモグロビンなどのヘムタンパク質に含まれるヘムである．ヘムの分解で生じるビリルビンは血中のアルブミンと結合して肝臓に運ばれ，そこでグルクロン酸抱合を受け水溶性となる（抱合型ビリルビン）．抱合型ビリルビンは胆汁に排泄される．排泄されたビリルビンは消化管内の腸内細菌によりさらに分解され，一部はウロビリノーゲンとして再吸収され生体に戻る．このように胆汁に含まれる物質の代謝にはヒトの消化管内の腸内細菌が大きくかかわり，そこで生成された重要な物質は再び生体内に戻りリサイクルされる（図 24·26）．

6) 薬物とアルコール（エタノール）代謝

肝臓は薬物代謝の中心的臓器でもある．生体内に投与された薬物は最終的には体外に排出されるが，その経路は尿と糞便がほとんどである．その過程で，脂溶性の薬物は肝臓で水溶性に変換される．その反応の場となるのが肝細胞の滑面小胞体にあるシトクロム P450 である．この酵素には多くのアイソザイムがあり，しかもそれぞれが複数の薬物代謝に関係するため，場合により競合や阻害をし，複雑な代謝動態を形成している．さらにこの酵素は遺伝子多型により，活性に大きな個体差がある．また常時薬物を用いることにより酵素誘導も生じる．したがって，薬物代謝の全体を理解し応用することは非常にむずかしい場合が多い．そのために新規の薬剤開発には実際にヒトでの安全性や薬物動態が調べられる．アルコール（エタノール）の代謝については最も古くより調べられている．エタノールの大部分は肝臓で酸化されてアセトアルデヒドとなるが，この経路は大きく 2 経路存在する（図 24·27）．1 つは上述のシトクロム P450 を介したもので

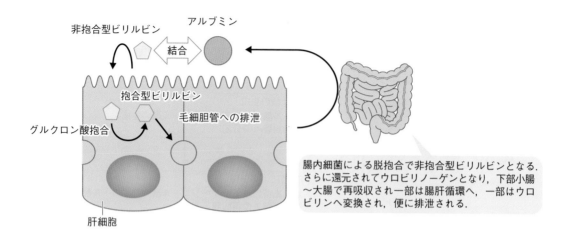

図 24·26　肝細胞でのビリルビン代謝と消化管でのリサイクル

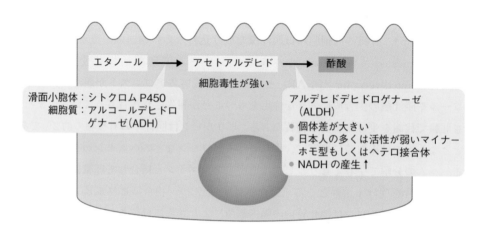

図 24·27　肝細胞でのエタノール代謝の概要

あり，もう一方は肝細胞の細胞質に存在するアルコールデヒドロゲナーゼによるものである．ヒトでは後者が多くを占めるが，前者は酵素誘導が生じるので飲酒常習者では活性が上がる．生成されたアセトアルデヒドは非常に毒性が強いため，さらに肝臓で代謝されて酢酸となるが，このときに中心となるのはアルデヒドデヒドロゲナーゼである．この酵素は遺伝子多型があり，特に日本人では活性が弱い遺伝子型（マイナーホモ型もしくはヘテロ接合体）の人が多くを占める．活性が弱い遺伝子型をホモ型で有していると，アセトアルデヒドの血中濃度が飲酒により上昇するため，頭痛や悪心などを生じてまったくアルコールを受けつけない表現型となる．逆に活性が強い遺伝子型をホモ型で有するとアセトアルデヒドが蓄積しにくいため頭痛や悪心などを生じないタイプとなるが，欧米人に多く日本人では少数である．さらにアルデヒドデヒドロゲナーゼとアルコールデヒドロゲナーゼの反応は NADH の産生を伴うため，これが増えるとクエン酸回路の効率が低下する．さらに NAD が消費されるために脂肪酸の酸化が抑制され，これは脂肪酸の

利用を抑制することとなり肝臓へのトリアシルグリセロールの蓄積を生じることになる. 飲酒の危険性を十分に理解されたい.

24−5 膵 臓

膵臓は消化酵素を分泌する外分泌器官であると同時に，生体内の恒常性を調節するためのホルモンを分泌する内分泌器官でもある. 膵酵素は摂取した食物を吸収に適した形に分解するのに必要であり，消化管内で活性化され効果を発揮する. また，内分泌器官であるランゲルハンス島が放出するホルモンは主に血糖の調節にかかわっており，エネルギー代謝との関連が深い.

Ⓐ 膵臓の構造

膵臓は後腹膜に存在する臓器であり，全長は14〜18 cm，2 cm 程度の厚みを有する細長い形態をしている. 重量は70〜100 g 程度である. 十二指腸に接する側から頭部，体部，尾部に分けられるが，さらに膵頭部で上腸間膜動脈下部に位置する部分を鉤部，上腸間膜動脈上部の狭い部分を頚部と称する. 膵液を十二指腸へ送るための膵管は膵全体を貫いており，主膵管（ウィルスング Wirsung 管）は膵頭部で副膵管（サントリーニ Santorini 管）とわかれてファーター乳頭に開口する. 副膵管は副乳頭へと開口する（図 24·28）.

膵臓は主に胃十二指腸動脈，脾動脈，上腸間膜動脈の分枝より栄養される. 膵頭部の前後には血管の吻合によりアーケードが形成されている. 膵臓には交感神経，副交感神経，求心性神経線維が豊富に分布しており，内外分泌調節をつかさどっている.

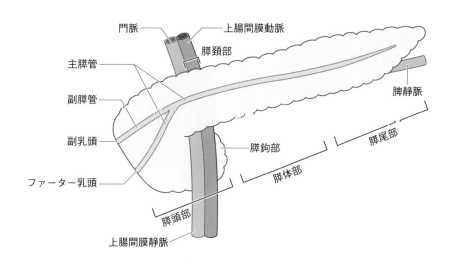

図 24·28 膵臓の構造

Ⓑ 膵臓の組織構築

膵組織の大部分は外分泌系で占められている．導管系と血管系，腺房組織（腺房）を合わせた体積は膵全体の 96～99％ に達する．腺房と導管系-血管系の比は約 4：1 である．腺房細胞は楔状の形態を呈し，ブドウの房状の構造をとる．腺房細胞の主な役割は種々の膵酵素の合成であり，細胞内には消化酵素を含んだチモーゲン顆粒が認められる（図 24・29）．腺房細胞におけるタンパク質合成は盛んであり，小胞体の発達がみられる．腺房は介在部導管に接続しているが，腺房内に存在する導管細胞は特に腺房中心細胞 centroacinar cell と呼ばれる．介在部導管は小葉内導管へと接続し，さらに小葉間導管へと合流して内径が増加していき，最終的に主膵管へと合流する．

膵内分泌系は膵全体の体積の数％であり，内分泌細胞が塊状に集合したランゲルハンス島（膵島）と呼ばれる構造として膵外分泌部に島状に点在する（図 24・30）．ヒトランゲルハンス島の直径は 50～500 μm であり，膵全体で 100～150 万個ほどが存在する．膵内分泌細胞は産生ホルモンにより 5 種類に分けられ，A(α)，B(β)，D(δ)，PP(γ)，E(ϵ) が存在する．

Ⓒ 膵外分泌機能

膵臓は大量の消化酵素（膵酵素）を産生し，炭酸水素イオン（HCO_3^-）により強いアルカリ性を示す膵液を分泌する．膵液の 1 日あたりの分泌量は 1,000～1,500 mL 程度である．膵酵素は多様な食物を効率よく分解するため，基質に応じた多くの種類が存在する．

膵腺房細胞は食物中に含まれるさまざまな成分（糖質・タンパク質・脂質など）を分解し，小腸での吸収に適した栄養素へ分解するために必要な種々の消化酵素（表 24・5）を産生してチモーゲン顆粒に貯蔵する．これらの消化酵素は主に食事刺激によって放出されるが，分泌時には不活

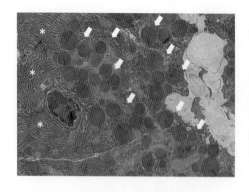

図 24・29　膵腺房細胞の電子顕微鏡像
マウス膵腺房細胞の電子顕微鏡像を示す．矢印で示したチモーゲン顆粒とともに，発達した小胞体を認める（＊）．

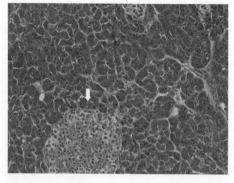

図 24・30　膵臓ランゲルハンス島の光学顕微鏡像
ヒト膵組織のヘマトキシリン-エオジン染色像を示す．ランゲルハンス島は周囲の腺房細胞に比べ淡明な細胞質をもつ（矢印）．

表 24・5　膵外分泌消化酵素の一覧

膵酵素 （前駆体）	活性化物質	作用
トリプシン （トリプシノーゲン）	エンテロキナーゼ	ペプチド鎖の切断 （エンドペプチダーゼ）
キモトリプシン （キモトリプシノーゲン）	トリプシン	ペプチド鎖の切断 （エンドペプチダーゼ）
エラスターゼ （プロエラスターゼ）	トリプシン	ペプチド鎖の切断 （エンドペプチダーゼ）
カルボキシペプチダーゼ （プロカルボキシペプチダーゼ）	トリプシン	ペプチド鎖の C 末を切断 （エクソペプチダーゼ）
リパーゼ	—	トリアシルグリセロールをモノアシルグリセロールと脂肪酸に分解
ホスホリパーゼ （プロホスホリパーゼ）	トリプシン	ホスファチジルコリンを脂肪酸とリゾホスファチジルコリンに分解
α-アミラーゼ	—	デンプンをマルトース，マルトトリオース，α-デキストリンに分解
リボヌクレアーゼ	—	RNA をヌクレオチドに分解
デオキシリボヌクレアーゼ	—	DNA をヌクレオチドに分解

性な前駆体酵素として分泌される．腸管内に到達したこれらの前駆体酵素のうち，トリプシンの前駆体であるトリプシノーゲンは小腸上皮細胞膜に存在するエンテロキナーゼによる切断によって活性化され，タンパク質分解酵素活性を有するトリプシンと TAP（trypsin activation peptide）となる．トリプシンはトリプシノーゲンを含めた各種膵前駆体酵素を活性化し，腸管内での食物の消化を促進する．トリプシンの活性は，トリプシン自身による自己消化やキモトリプシンによる分解に加えて膵分泌性トリプシンインヒビター pancreatic secretory trypsin inhibitor（PSTI）による阻害を受け，過剰な活性の持続は抑制されている（図 24・31）．他の膵酵素としては糖質の消化にかかわるアミラーゼ，脂質の消化にかかわるリパーゼ，核酸の分解を促進するヌクレアーゼがあり，食物成分の分解を担っている．これら膵酵素の至適 pH は中性領域にあり，後述する膵液中への HCO_3^- 分泌は消化酵素の機能維持に重要である．

Ⓓ　膵液の分泌制御

　十二指腸に流入する食物は胃液と混合されているために酸性を示す．膵液中の HCO_3^- は十二指腸内容物の pH を 6.0〜7.0 に保つことで膵酵素の活性維持に重要な役割を果たす．膵外分泌部に存在する導管細胞が主な HCO_3^- の供給源であり，導管細胞の管腔側，血漿側に存在するイオンチャネル，輸送体，対向輸送体の協調作用によって必要に応じた分泌が行われる（図 24・32）．

　膵液分泌はホルモンによる刺激と神経による調節を受ける．十二指腸，空腸上皮に存在する S

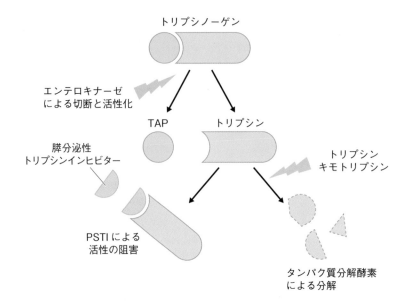

図 24·31　トリプシン活性の制御機構
トリプシン活性は PSTI や酵素自体の自己消化，他の消化酵素による分解により制御されている．

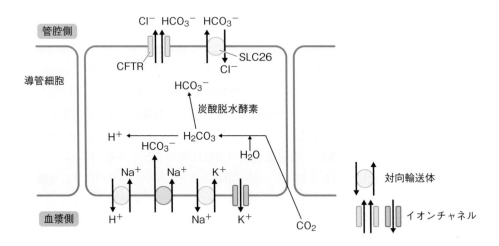

図 24·32　導管細胞からの HCO_3^- の分泌機構
膵管管腔側への HCO_3^- 分泌は，CFTR（cystic fibrosis transmembrane conductance regulator）と SLC26（solute carrier family 26）対向輸送体の協調作用により保たれている．

細胞は，酸性の胃内容物の刺激によってセクレチン secrettin と呼ばれる消化管ホルモンを血中に放出する．また，ペプチドやアミノ酸，脂肪による刺激は同じく十二指腸，空腸上皮にある I 細胞からのコレシストキニン（CCK）という消化管ホルモン放出を促進する．セクレチンは主に導管上皮細胞に作用し，細胞内のアデニル酸シクラーゼを活性化して cAMP 濃度を上昇させ

る．その結果，管腔側への HCO_3^- 分泌が増加する．セクレチンの作用に加えて，CCK 刺激が加わることでさらに導管からの HCO_3^- 分泌が増加することが知られている．この過程は CCK 分泌により迷走神経を介した反射が起こり，膵内に分布するコリン作動性神経終末からの刺激が加わることによる．膵腺房細胞にはアセチルコリン受容体（ムスカリン受容体）が存在しており，刺激によるイノシトール三リン酸の分解促進が細胞内カルシウム濃度を上昇させ，酵素分泌を促進する．

　膵液分泌を抑制するホルモンも知られており，後述する膵ホルモンでもそのような機能を有するものが存在する．胃や小腸，膵導管系にも存在するクロム親和性細胞は神経伝達物質であるセロトニンを産生するが，セロトニンは導管細胞からの HCO_3^- 分泌を抑制する．水代謝にかかわる下垂体ホルモン，バゾプレッシンも膵液分泌抑制効果を有している．ソマトスタチンは膵臓を含めた消化管および中枢神経系で産生されているが，やはり HCO_3^- 分泌を抑制し，セクレチンによる分泌刺激効果も抑制することが知られている．このような抑制系は消化終了後の不要な膵液分泌を終了させるために存在していると推測される．

Ⓔ　膵内分泌機構

1)　膵ホルモンの分類と機能

　ランゲルハンス島を構成する内分泌細胞のうち，インスリンを分泌する $B(\beta)$ 細胞が最多であり 50～70％ を占める．グルカゴンを産生する $A(\alpha)$ 細胞は 20～40％，ソマトスタチンを産生する $D(\delta)$ 細胞は 10％ 以下，膵ポリペプチド（PP）を産生する PP 細胞は 5％ 以下である．グレリンを産生する $E(\epsilon)$ 細胞は全体の 1％ 以下と，最小の割合である．

a)　インスリン

　インスリンは血糖降下作用を有し，食事刺激によって分泌される．インスリンの作用により筋，脂肪組織でのグルコースの取り込みが促進され，肝臓でのグリコーゲン合成やタンパク質合成，脂肪組織での脂肪合成が盛んになる．インスリン分泌の促進因子としては血糖上昇が主なものであるが，血中アミノ酸・遊離脂肪酸の増加や，グルカゴンやグルカゴン様ペプチド（GLP），迷走神経刺激でも分泌が促進される．交感神経刺激やソマトスタチンは分泌抑制に働く．

b)　グルカゴン

　グルカゴンは血糖を上昇させるホルモンであり，インスリンと拮抗する．肝臓におけるグリコーゲン分解および糖新生の促進によって血糖を増加させるとともに，脂肪組織からの脂肪酸放出促進作用を有する．グルカゴンの分泌促進因子としては飢餓や低血糖，交感神経刺激や CCK などの消化管ホルモンがある．インスリンやソマトスタチン，高血糖は分泌を抑制する．

c)　ソマトスタチン

　ソマトスタチンは膵外分泌，インスリン，グルカゴンなどの膵内分泌をいずれも抑制する．消化管運動や胃酸，腸液分泌にも抑制的に作用する．高血糖や血中アミノ酸増加はソマトスタチン分泌を促進する．

d）膵ポリペプチド

膵ポリペプチドはタンパク質，脂質を含む食事刺激により血中に放出される．膵外分泌，インスリン分泌に対しては抑制的に作用し，消化吸収速度を減弱させる．膵ポリペプチドは食事摂取とエネルギーバランスの調節に関与しており，肥満との関連が示唆されている．

e）グレリン

グレリンはその大部分が胃で生産される消化管ホルモンであるが，E（ε）細胞からも分泌される．グレリンは中枢神経系に作用し，食欲増進作用と体重増加作用を示す．グレリン受容体はランゲルハンス島のB（β）細胞にも発現しており，グレリンによるインスリン分泌抑制作用が知られている．対照的にインスリンによって血中グレリン濃度が減少することも判明しており，血糖調節の新たなフィードバック機構としての働きが想定されている．

2）膵ホルモン分泌の神経による制御

膵内分泌をつかさどるランゲルハンス島へは多くの神経線維が分布しており，分泌調節に寄与している．視床下部・脳幹部に存在するグルコース感受性ニューロンは交感神経・副交感神経の遠心路へ出力し，ランゲルハンス島から放出されるホルモンを制御する．副交感神経刺激は低血糖時にはグルカゴン分泌を，高血糖時にはインスリン分泌を促進する．低血糖に対する反応である交感神経刺激はグルカゴン分泌を促進し，インスリン分泌を抑制する．このような神経刺激は適切な膵内分泌組織の構築と機能維持に必須であり，特にB（β）細胞の量的な維持，成人となった際の食事環境への適応に重要である．ランゲルハンス島への副交感神経分布は，摂取したグルコースを効率よく利用するのに重要なインスリン分泌の頭相 cephalic phase insulin secretion に関与している．同様の神経支配は肝臓や脂肪組織などにも存在しており，グルコース代謝にかかわる一連の臓器はネットワークを形成していることが明らかにされつつある．

24−6 筋

Ⓐ 筋とは

筋収縮は，生化学的エネルギーを機械的エネルギーに変換することにより生じ，生物が生きていくために不可欠な営みである．筋は，骨格筋 skeletal muscle，心筋 cardiac muscle および平滑筋 smooth muscle の3つに分類することができる．骨格筋は，人体中の単一組織としては最大のもので，成人では体重の40％強も占めており，神経支配による随意の調節を受けている．一方，心臓，そして内臓や血管などを構成する筋である心筋や平滑筋の調節は，不随意的である．心筋，平滑筋には神経支配を遮断しても自発的な収縮を可能とする歩調取り細胞 pacemaker cell が存在している．また，骨格筋と心筋には，横紋 cross−striation がよく発達しているが，平滑筋にはないという組織学的特徴がある．

Ⓑ 筋線維の構造

　骨格筋は筋線維 muscle fiber が多数集合し，筋形成膜に包まれた構成になっている．筋線維は
細長い円筒形をした1個の多核細胞で，成熟した細胞では直径約 $50\sim100\,\mu m$，長さは数〜数十
cm に及ぶ．筋の運動は，並列に配列している多数の筋線維の収縮力が加え合わさり生じること
になる．筋線維は，さらに直径 $1\sim2\,\mu m$ の円筒形の構造をした筋原線維 myofibril から構成され
ている（図24·33）．筋原線維の周囲には，網目状に発達した筋小胞体 sarcoplasmic reticulum
が存在し，筋小胞体の間には，筋線維の細胞膜につながる横行小管 transverse tubule（T管）
が通っている．筋小胞体には終末槽 terminal cistern と呼ばれる膨らんだ部位があり，2つの終
末槽が隣接した横行小管を両側からはさみこむ三連構造 triad を形成している．筋原線維は筋収
縮のための最小の収縮単位で，Z帯という膜により区切られた長さ約 $2\,\mu m$ の筋節 sarcomere が
反復してできている．2つのZ帯の間には太いフィラメントと細いフィラメントが存在する（図
24·34）．太いフィラメントはミオシン（分子量 460,000）というタンパク質で，長さ約 150 nm
の細長い2本の重鎖 heavy chain と4本の軽鎖 light chain の構造をもっている．一方，細いフィ
ラメントは，球状タンパク質であるアクチン（分子量 43,000）が二重らせん構造を形成し，この
二重らせん構造の間の溝に極細のフィラメントであるトロポミオシン（分子量 70,000）が絡みつ

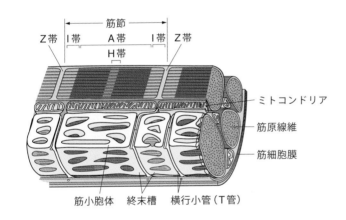

図 24·33　**骨格筋線維の構造**

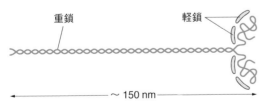

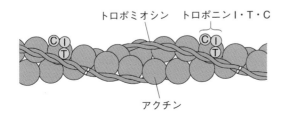

図 24·34　**太い（ミオシン）フィラメント
（上）と細い（アクチン）フィ
ラメント（下）の構造模式図**

き，小球状のトロポニンI・T・C（3つのサブユニット，分子量 18,000〜35,000）がそれに結合
している．筋節は偏光顕微鏡で観察すると明暗に分かれてみえる．両脇の明るい部分は細いフィ
ラメントからできており（I帯），中央部の暗い部分は太いフィラメントと細いフィラメントが
重なり合った部位である（A帯）．また，A帯の真ん中にはやや明るくみえる部分が存在し，そ
こは太いフィラメントのみで特にH帯といわれている．

Ⓒ 筋収縮のメカニズム

1）筋収縮の滑り説

　筋収縮は，筋原線維の筋節内にある太い（ミオシン）フィラメントと細い（アクチン）フィラ
メントとが互いに滑り合って重なることによって生じる（sliding filament model）（図 24・35）．

2）収縮情報の伝達

　神経線維終末部と筋線維の連結部を神経筋接合部といい，この部位において神経からの収縮情
報が筋に伝達される．成熟した筋線維には，神経筋接合部は1つしか存在せず，大きさは約 10
〜80 μm で，神経線維終末部と筋細胞膜の間には，約 40〜50 nm の間隔がある．神経を通じて
の収縮情報は電気的な変化として神経線維終末部に伝達される．そうすると，神経筋接合部の運動
神経終末部の Ca^{2+} 濃度が上昇し，神経伝達物質であるアセチルコリンが放出される．アセチル
コリンは筋細胞膜に局在する特異的な受容体に結合し筋細胞内への Na^+ 流入を引き起こし，そ
の結果として局所的な活動電位 action potential が発生する．この活動電位が周囲に伝導し，さ
らにこの電気的な興奮が横行小管から筋小胞体へと伝達されると，筋小胞体に蓄えられていた
Ca^{2+} が筋細胞内に放出される．これにより，筋細胞内の Ca^{2+} 濃度が上昇し，筋収縮が始まる引
き金となる．筋の弛緩時，ミオシンフィラメントとアクチンフィラメントは，ミオシン頭部が架
橋となってアクチンフィラメントに接しているが，筋節内の Ca^{2+} 濃度が上昇すると，Ca^{2+} はア
クチンフィラメントのトロポニンCに結合し，この構造変化を引き起こす．そうすると，アク
チンのミオシンに対する親和性が減り，アクチンフィラメントがミオシン頭部の"首ふり運動"
により筋節の中央に滑り込むことにより筋収縮が生じる．この現象にはミオシンATPアーゼの

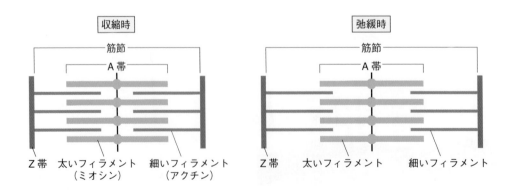

図 24・35　筋収縮の滑り説

作用による ATP が ADP と Pi に代謝される際のエネルギーが使われる．筋収縮のエネルギーである ATP は，筋細胞内に局在する解糖系酵素による解糖やミトコンドリア内の酸化酵素による酸化的リン酸化により産生される．この筋細胞膜が興奮してから筋収縮までのこれらの一連の過程を，興奮収縮連関 excitation-contraction coupling（E-C coupling）と呼ぶ．神経からの情報がなくなると，神経筋接合部でのアセチルコリンの放出が止まり，Ca^{2+} は再び筋小胞体に移動し，筋は収縮が終わり弛緩することになる．

D 筋線維の種類

筋を形成している筋線維は，FG fast glycolytic（II B 型）線維，SO slow oxidative（I 型）線維および FOG fast oxidative glycolytic（II A 型）線維と 3 つのタイプに分類することができる（表 24·6）．FG 線維は収縮速度が速く，発揮する張力は大きいが疲労しやすい．SO 線維は，FG 線維とは逆に，収縮の反応は緩慢であるが，反面，持久性に富んでいる．FOG 線維は，FG 線維と SO 線維の中間的な性質をもつという各特徴を有している．これらの筋線維タイプは収縮速度の違いから FG 線維と FOG 線維を速筋線維，SO 線維を遅筋線維と 2 つに大別することもある．

E 筋と運動

1) 筋肥大

最大努力で発揮できる筋力を最大筋力という．この最大筋力を規定する要因として，筋線維断面積，筋線維数，筋線維の種類，そして，筋線維は脊髄からの運動神経支配を受けていることから，その神経系支配のレベルが挙げられる．適度なレジスタンス運動（筋に抵抗負荷を与えて行う運動の総称）を継続すると筋肥大 muscle hypertrophy が生じ，それに伴い最大筋力の増大も

表 24·6　骨格筋線維の分類

筋線維の分類	遅 筋	速 筋	
	SO	FG	FOG
	I 型	II B 型	II A 型
代謝（酸化と解糖）	酸化作用	解糖作用	酸化作用
収縮の速さ	ゆっくり	速い	速い
色	赤	白	赤
ミオシンイソ酵素 ATP アーゼ活性	ゆっくり	速い	速い
筋小胞体の Ca^{2+} 排出力	中等度	高い	高い
直 径	中等度	大きい	小さい
解糖能	中等度	高い	高い
酸化能（ミトコンドリア含有量，毛細血管密度，ミオグロビン含有量）	高い	低い	高い

みられる．トレーニング開始当初は筋力の向上はみられるものの筋肥大は認められない時期が続くことが多い．この現象は神経系支配の改善により筋収縮に動員される筋線維の数が増加したために起こる．さらにトレーニングを続けると，筋肥大を伴い筋力が増大するようになる．筋肥大は，筋線維断面積の増大と筋線維数の増加が関与しているが，この時期の筋力増加は，主にこの筋原線維の肥大が要因となる筋線維断面積の増大によって生じる．筋原線維は一定以上の太さに達すると（約 $1\,\mu$m），分裂 splitting が起こり，筋原線維数の増加が最大筋力を高めることに関与するようになってくる．

2）糖質代謝

　運動は，主要組織である骨格筋での糖質の利用を亢進させる．骨格筋細胞内には糖質（グルコース）を取り込むグルコーストランスポーター 4（GLUT4）が局在している．運動を行うと，GLUT4 は，血糖値を維持するために重要な働きをもつホルモンであるインスリンの作用（インスリン依存性糖輸送機構），または AMP キナーゼ adenosine monophosphate kinase（AMPK）を介して（インスリン非依存性糖輸送機構），細胞膜に移動（トランスロケーション translocation）し，細胞外液中のグルコースの骨格筋細胞内へ取り込みを上昇させる（図 24・36）．GLUT4 によって骨格筋細胞内に取り込まれたグルコースは酸化されエネルギー源として

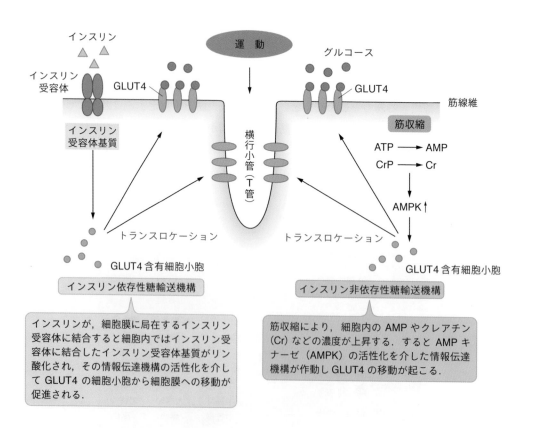

図 24・36　運動と骨格筋における糖輸送
CrP：クレアチンリン酸

利用されることになる．また，骨格筋にはグリコーゲンとしても糖質が貯蔵されており，運動時にはグリコーゲンも利用される．

3) 脂質代謝

　骨格筋の細胞膜には脂質（脂肪酸）を取り込むための特異的な脂肪酸輸送体があり，運動時には，骨格筋細胞内へ脂肪酸の取り込みも増加する．さらに細胞内に取り込まれた脂肪酸は，ミトコンドリア膜にあるカルニチンアシルトランスフェラーゼと CoA によってミトコンドリア内に取り込まれて酸化分解される．適切な持久性トレーニング（有酸素トレーニング）を継続すると，運動時における骨格筋細胞内の脂質代謝は亢進し，エネルギー源として効率よく使われるようになり，骨格筋でのグルコースやグリコーゲンの利用を節約させる効果があることが知られている．

24-7　結合組織

　われわれの身体を構成する組織は上皮組織，結合組織，神経組織，筋組織に分類される．結合組織は支持組織とも称され，結合組織成分を合成する線維芽細胞，生体防御と免疫にかかわる白血球，肥満細胞，マクロファージなどの細胞と細胞外マトリックスからなる（図24・37）．結合組織は他の組織や器官を構造的，代謝的に支持するという基本的な働きに加え，病原微生物に対する防御，組織の修復に対しての役割など，さまざまな機能を有している．

Ⓐ 細胞外マトリックス　extracellular matrix

　細胞外マトリックスは細胞を取り囲む環境として働き，線維成分としてはコラーゲン，エラスチンが含まれ，さらにさまざまな機能を有するプロテオグリカンを含む．

　コラーゲンは生体に最も多量に存在するタンパク質で，そのアミノ酸組成・配列が非常に特徴的である．すなわち，約 1/3 がグリシンであり，しかもそれは—グリシン—X—Y—と規則正し

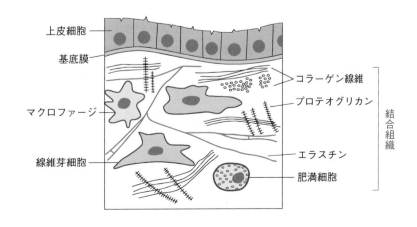

図 24・37　結合組織の概念図

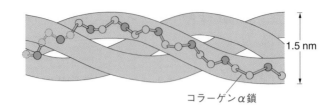

コラーゲンα鎖

図 24·38　コラーゲン分子の三重ヘリックス構造
コラーゲン α 鎖は約 1,000 個のアミノ酸からなり，その大部分ではグリシン（青丸）が 3 つ目ごとに存在する.

く配列されている. このような分子量約 10 万のポリペプチド鎖が 3 本より合わさって三重ヘリックス構造 triplet helix（図 24·38）をとったコラーゲン分子が少しずつずれて平行に並び, コラーゲン線維を形成する. そのような構造を反映して電子顕微鏡では特有の縞模様が観察される.

　コラーゲンはプレプロコラーゲンとして合成され, 小胞体へ入るとシグナル配列が切断され, プロリン, リシンの水酸化, 糖の付加, 三本鎖の重合, などが小胞体腔で起こり, プロコラーゲンとして分泌される. その後, 細胞外でプロ配列が切断される. プロリンの水酸化にはアスコルビン酸（ビタミンC）が必要であり, その欠乏はコラーゲン線維の異常を引き起こし, 歯肉出血や創傷治癒不良を呈する壊血病の原因となる.

　細胞外マトリックスの線維成分としてコラーゲンに次いで重要なものにエラスチンがある. コラーゲンが膠原線維と呼ばれるのに対し, エラスチンからなる線維は弾性線維と呼ばれ, その名が示すように, たとえば, 動脈, 気管支などに弾性を与える. エラスチンは, 前駆体であるトロポエラスチンが架橋されてできた不溶性の巨大分子であり, 架橋部分はリシン由来のデスモシン, イソデスモシンなどからなる. アミノ酸組成の特徴はグリシンが多いこと, ヒドロキシプロリンを含むことなど, コラーゲンに似ている.

　プロテオグリカンの化学的詳細について簡単に述べると, コアタンパク質と呼ばれるポリペプチド部分にグリコサミノグリカンが共有結合している物質の総称である（⟳2章）. グリコサミノグリカンは, 以前ムコ多糖といわれていたもので（ムコ多糖代謝異常症にそのなごりがみられる）, ウロン酸, アミノ糖からなる二糖単位がつながっている多糖である. ヒアルロン酸はタンパク質と結合していない唯一のグリコサミノグリカンであり, 軟骨などに含まれ, 水の保持に役立つほか, 種々のタンパク質と結合し, その機能に影響することが知られている.

　コアタンパク質はほかのタンパク質と同様に粗面小胞体で合成される. その後ゴルジ体を経て分泌されるがその間にグリコサミノグリカン鎖が付加される. 粗面小胞体, シスゴルジにてコアタンパク質の特定のセリン残基に橋渡し構造を構成するキシロースとガラクトースが結合し, ゴルジ体でウロン酸（グルクロン酸またはイズロン酸）とアミノ糖（N-アセチルグルコサミンまたは N-アセチルガラクトサミン）などの糖がそれぞれの糖転移酵素により結合されグリコサミノグリカン鎖がつくられる. さらに, 硫酸化などの修飾が起こり, プロテオグリカンができ上がる. プロテオグリカンのグリコサミノグリカン鎖はこのようにゴルジ体で合成されるが, ヒアル

ロン酸は細胞膜表面に局在するヒアルロン酸合成酵素により産生される.

Ⓑ 細胞‒細胞外マトリックス相互作用

　かつては細胞の隙間を埋める単なる詰め物とみなされていた細胞外マトリックスは,現在,細胞の増殖,分化,発現を制御する多様な情報が書き込まれた超分子システムと認識されるようになった.細胞内外の種々の刺激により細胞の増殖,運動などが制御されている.細胞外マトリックスはそれらに対して重要な役割を演じているが,その主役となるタンパク質が細胞膜に存在するインテグリンである.インテグリンはα鎖とβ鎖からなるヘテロ二量体で,α鎖,β鎖とも複数の遺伝子にコードされているので多くの種類のインテグリンが存在する.インテグリンに対するリガンドとして細胞外マトリックスの成分のコラーゲン,フィブロネクチンなどが知られ,それらとの結合により,アクチンを主成分とする細胞内骨格の変化,細胞内ドメインへの種々タンパク質との結合とそれに引き続くシグナル伝達系のカスケードにより,細胞の運動,増殖に影響を与える.フィブロネクチンは多数のエキソンからなりmRNA前駆体の選択的スプライシングの結果,複数のアイソフォームが存在する.このようなアイソフォームとしては,血漿中に存在する"血漿型",培養線維芽細胞が分泌する"細胞型"がよく知られている.

24－8　脂肪組織

Ⓐ 脂肪細胞

　脂肪組織は白色脂肪組織と褐色脂肪組織からなる.白色脂肪組織が主に皮下や内臓に分布して過剰なエネルギーを中性脂肪(トリアシルグリセロール)として貯蔵する一方で,褐色脂肪組織は主に肩甲骨周囲に分布し,豊富に貯蔵された脂肪をミトコンドリアで脱共役タンパク質uncoupling protein(UCP)1の作用で熱として消費する.近年は白色脂肪組織が熱産生能を有するようになったベージュ脂肪組織の存在も明らかになった.それぞれの脂肪組織は成熟した脂肪細胞と前駆脂肪細胞から構成される.脂肪組織が増大する際には,脂肪細胞がより多くの脂肪を蓄積して肥大化することに加え,前駆脂肪細胞が脂肪細胞に分化することによる脂肪細胞数の増加が関与することも知られている.前駆脂肪細胞が脂肪細胞へと分化する際には,ホルモン核受容体であるPPARγ(peroxisome proliferators‒activated receptor)と転写因子であるC/EBP(CCAAT/enhancer‒binding protein)の協調作用が重要であると考えられている.

Ⓑ アディポサイトカイン

　これまで脂肪組織は単なるエネルギー貯蔵組織と考えられてきたが,近年脂肪細胞がさまざまなホルモンやサイトカイン(アディポサイトカイン adipocytokine/アディポカイン)を分泌する内分泌臓器であることが明らかとなった(図24・39).組織重量を考慮すると,脂肪組織は生体

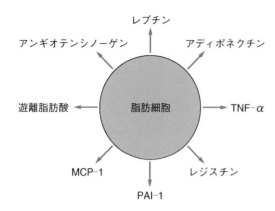

図 24・39　脂肪細胞から分泌される
生理活性物質

内における最大の内分泌臓器であるともいえる．以下に主なアディポサイトカインに関して述べる．

1)　レプチン　leptin

脂肪細胞から分泌されたレプチンは視床下部のレプチン受容体に作用して，摂食の抑制および交感神経の活動亢進に伴うエネルギー消費の増大を誘導する．レプチンによる摂食抑制作用は，視床下部弓状核におけるプロオピオメラノコルチン pro-opiomelanocortin（POMC）を介すると考えられている．肥満状態においては，レプチンの作用が障害される"レプチン抵抗性"をきたすことが推定されている．

2)　アディポネクチン　adiponectin

アディポネクチンは脂肪細胞から最も大量に分泌されるアディポサイトカインであるが，肥満（内臓脂肪増大），冠動脈疾患や糖尿病においてその血中濃度が減少することが知られている．アディポネクチンは抗動脈硬化作用・抗インスリン抵抗性作用を有する"善玉"アディポサイトカインであると考えられている．

3)　腫瘍壊死因子-α　tumor necrosis factor-α（TNF-α）

TNF-α は主にマクロファージにおいて産生されるサイトカインであるが，脂肪組織（特に内臓脂肪）からも多く分泌されている．TNF-α は，脂肪細胞や骨格筋においてインスリン受容体，インスリン受容体基質-1（IRS-1）やグルコーストランスポーター4（GLUT4）に対して抑制的に作用することにより，インスリン抵抗性を増悪させることが知られている．さらに，TNF-α がインスリン抵抗性改善作用を有するホルモン核受容体 PPARγ の発現を抑制することも報告されている．以上から，TNF-α は"悪玉"アディポサイトカインであると考えられている．

その他，レジスチン，単球走化活性因子 monocyte chemotactic protein-1（MCP-1）やプラスミノーゲン・アクチベーターインヒビター plasminogen activator inhibitor type-1（PAI-1）も，"悪玉"アディポサイトカインとしての作用が推定されている．

> ［注］　レジスチン resistin：
> 脂肪細胞より分泌されるホルモンであり，肥満，糖尿病，インスリン抵抗性の増悪への関与が推定されている．

表 24·7　メタボリックシンドロームの診断基準

腹腔内脂肪蓄積
ウエスト周囲径　男性：≧85 cm
女性：≧90 cm
（内臓脂肪面積　男女とも≧100 cm^2 に相当）
腹腔内脂肪蓄積に加えて，下記 3 項目のうち 2 項目以上を満たす
1）高 TG 血症：≧150 mg/dL かつ/または 低 HDL−C 血症：＜40 mg/dL
2）収縮期血圧：≧130 mmHg かつ/または 拡張期血圧：≧85 mmHg
3）空腹時血糖：≧110 mg/dL

［メタボリックシンドローム診断基準検討委員会：メタボリックシンドロームの定義と
診断基準，日本内科学会雑誌 94（4），p.191，2005 より許諾を得て転載］

Ⓒ 肥　満

　肥満は皮下脂肪が主に蓄積した皮下脂肪型肥満と，腹腔内（腸間膜・大網）内臓脂肪が主に蓄
積した内臓脂肪型肥満に大別される．内臓脂肪型肥満においては，脂肪組織からの遊離脂肪酸の
門脈血中への放出増加や"悪玉"アディポサイトカインの増加および"善玉"アディポサイトカ
イン（アディポネクチンなど）の減少を基盤としてインスリン抵抗性の増悪に伴い耐糖能異常，
高血圧や脂質異常症が高頻度で発症し，その結果として動脈硬化性病変が進展することが近年明
らかにされた．これらの知見に基づき，内臓脂肪型肥満の存在下では，軽度の耐糖能異常，高血
圧や脂質異常症であっても，重積することにより脳・心血管病変の発症頻度が著増するというメ
タボリックシンドロームの概念（表 24·7）が 2005 年に提唱された．現在，わが国における成
人の該当者数は約 960 万人，1 項目だけ満たした予備軍も約 980 万人に上ると推定されており，
医療費削減・健康寿命の延伸を目的に，2008 年度から特定健康診査，いわゆる"メタボ健診"
が導入された．

24−9　硬組織

Ⓐ 骨

　骨は間葉性組織であり，皮膚などの結合組織に含まれる水が無機成分に置換した組成，すなわ
ち，無機成分 50〜60％，有機成分 25〜35％，水 10〜30％からなる（表 24·8）．有機成分の大部
分はコラーゲン（☞ 24−7）である．無機成分の大部分はリン酸カルシウムと炭酸カルシウム
であるが，少量のマグネシウム塩も含む．体内のカルシウムの約 99％，リンの約 85％は骨に存
在する．骨のリン酸カルシウムはヒドロキシアパタイト ［$Ca_{10}(PO_4)_6(OH)_2$］ という結晶構造で
存在するが，種々の非結晶性リン酸カルシウムも含む．このため，骨の Ca/P（重量比）はヒド
ロキシアパタイトの 2.1 よりも低い（表 24·9）．

　骨の形成は膜内骨化と軟骨内骨化に分けられる．膜内骨化は骨芽細胞 osteoblast が直接骨組織
を形成することで生じ，頭蓋骨や鎖骨などにみられる．一方，軟骨内骨化は先に軟骨細胞

表 24・8 皮膚, 骨, 象牙質, エナメル質の有機・無機成分・水含
有量（重量%）

成　分	皮膚	骨	象牙質	エナメル質
有機成分	34	25〜35	20〜25	1
無機成分	1	50〜60	70〜75	95
水	65	10〜30	5〜10	4

表 24・9 骨, 象牙質, エナメル質の無機成分（乾燥重量%）

成　分	骨	象牙質	エナメル質
Ca	11.5〜25.0	27	36
P	5.6〜14.0	13	17
CO_2	1.8〜4.7	3	2.5
Mg	0.4	0.8	0.4

chondrocyte が軟骨を形成した後, 骨芽細胞が侵入して骨組織に置換することで生じ, 四肢骨などでみられる. 骨芽細胞と軟骨細胞はともに未分化間葉系細胞から分化し, 分化を促す最も重要な因子は骨誘導因子 bone morphogenetic protein（BMP）である. 軟骨は成長ホルモンによって増殖が促進され, 四肢骨の伸長に寄与する.

　骨組織は, 骨芽細胞が骨芽細胞間に分泌したコラーゲンからなる細胞間質に, 無機成分が沈着（石灰化）してできる. 骨の石灰化機構について複数の説が提唱されてきたが, 現在では基質小胞を主体とした石灰化が重要な役割を果たすと考えられている. 基質小胞は骨芽細胞からつくられ, 細胞外に分泌される直径 30〜300 nm の膜性小器官で, 膜に存在するイオンチャネルによって Ca^{2+} を取り込み, また膜に存在するアルカリホスファターゼによってリン酸イオン濃度を高めることで, その内部にヒドロキシアパタイトの核を形成する. ヒドロキシアパタイト核はコラーゲン線維に沈着し, さらにその周囲で石灰化が進行して安定な骨組織となる. 石灰化の際には, コラーゲン以外のタンパク質（非コラーゲン性タンパク質）であるオステオカルシン（骨基質 Gla タンパク質）, 骨シアロタンパク質, オステオポンチンなどが関与する. オステオカルシンには γ- カルボキシグルタミン酸（Gla）が, 骨シアロタンパク質にはシアル酸, リン酸, 硫酸, およびカルボキシ基が, オステオポンチンにはカルボキシ基が存在し, 負に帯電することでヒドロキシアパタイト表面や Ca^{2+} と結合し, 石灰化を促進すると考えられている. 骨の中では, 走行するコラーゲン線維とヒドロキシアパタイトとが整然とした構造をつくっている. 骨芽細胞はやがて, 自ら形成した石灰化細胞間質に埋め込まれて骨細胞 osteocyte となる. 骨細胞は互いにネットワークを形成し, 骨代謝調整にかかわっていると考えられている.

　骨は既存の骨の吸収を伴って成長するが, 骨吸収に密接に関係している細胞はマクロファージ系の造血細胞に由来する破骨細胞 osteoclast である. これは 50 個ほどの核をもつ大型細胞であり, 酒石酸抵抗性酸ホスファターゼ活性やカルシトニン受容体をもつ. 破骨細胞の前駆細胞は, 骨芽細胞によって分泌されるマクロファージコロニー刺激因子（M-CSF）によって RANK（receptor activator of NF-κB）を細胞表面に発現する. RANK が骨芽細胞の細胞表面にある RANKL（receptor activator of NF-κB ligand）と結合すると, 破骨細胞前駆細胞は分化を開始し, 細胞

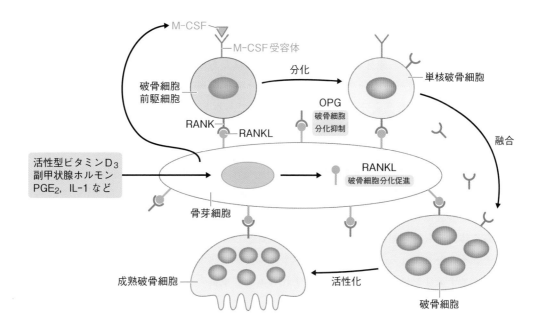

図 24·40　破骨細胞の分化と制御機構

融合と活性化を経て成熟した破骨細胞となる（図 24·40）．骨芽細胞はオステオプロテグリン osteoprotegerin（OPG）という RANK と似た分子も分泌する．OPG は先に RANKL と結合することで RANKL が RANK と結合することを妨げ，破骨細胞が過剰に分化しないよう制御している．このため，OPG は RANK のデコイ分子（おとり分子）と呼ばれている．

　成熟した破骨細胞は骨表面に接着し，プロトンポンプによる酸の放出による無機成分の溶解，およびリソソーム酵素の放出による有機成分の分解を引き起こし，骨を分解・吸収していく．副甲状腺ホルモンなどは骨芽細胞を介して破骨細胞の活性を高め，甲状腺から分泌されるカルシトニンは直接これを抑える．

　骨では，骨芽細胞による骨形成と破骨細胞による骨吸収が均衡を保ちながら絶えず繰り返されており，これを骨リモデリングという．

　骨は支持組織として重要であるだけではなく，体液の塩類，特にカルシウムやリン酸の貯蔵，調節に大きな役割を果たしている．血清 Ca^{2+} 濃度は 9〜10 mg/dL（2.5 mM）に厳密に保たれており，カルシウムの恒常性の維持には，腸管による吸収および腎による排出とともに，骨による調節（骨形成と骨吸収）が重要である．活性型ビタミン D_3 は腸管細胞に作用し，腸管からの Ca^{2+} 吸収を促進する．また，骨内部の骨髄は造血組織であり血液細胞を産生する．食事中のカルシウムの摂取が不足すると骨の吸収が促進される．くる病，骨軟化症，骨粗鬆症，骨肉腫など種々の骨代謝に関係した疾患がある．

Ⓑ 歯と歯周組織

　歯は間葉性の組織である象牙質と外胚葉性の上皮組織であるエナメル質からなる硬組織である（図 24·41）．象牙質は有機成分 20〜25％，無機成分 70〜75％，水 5〜10％を含み，骨と成分が似ている（表 24·8）．有機成分の多くはコラーゲンであるが，非コラーゲン性タンパク質であるオステオカルシン，象牙質シアロリンタンパク質などを含む．特徴的な象牙質シアロリンタンパク質として，構成アミノ酸の 70〜80％をアスパラギン酸とセリンが占めるホスホホリンがある．一方，エナメル質は無機成分約 95％，水約 4％を含み，有機成分は約 1％しか含まない．骨とは異なり歯の硬組織は代謝的に不活性である．無機成分の Ca/P（重量比）は 2.1 程度であり，大部分はヒドロキシアパタイトからなる（表 24·9）．エナメル質のヒドロキシアパタイトは結晶性が高く体で最も硬い組織である．また，有機質としてはアメロゲニン，エナメリン，アメロブラスチンを含む．これらのタンパク質はエナメル質が成熟する過程でほとんど分解され消失していくが，エナメリンは最後まで残る．いずれもエナメル質の石灰化に関与すると考えられている．

　歯はセメント質，歯根膜，歯槽骨および歯肉からなる歯周組織で囲まれ保持されている．歯は顎骨の一部である歯槽骨に収まっているが，歯と歯槽骨の間には歯根膜が存在する．歯根膜はコラーゲンからなり，コラーゲン線維の一端は歯根部を覆う薄い骨様組織であるセメント質によって歯と結合し，もう一端は歯槽骨と直接結合している．コラーゲン線維は咬合力に抗するように走行する．セメント質は，象牙質と同様に，骨と類似した組織である．

　う蝕（虫歯）は，歯表面に付着した膨大な数の細菌塊である歯垢（プラーク dental plaque/口腔バイオフィルム oral biofilm）によって起こる．歯垢の細菌が糖質を分解して酸（主として乳酸）を産生し，その結果，歯表面 pH が低下して歯のヒドロキシアパタイトが溶解することでう蝕が生ずる．歯垢を構成する細菌は 500 種類以上あるが，特にミュータンスレンサ球菌 *Mutans streptococci* といわれる一群のレンサ球菌は，他の歯垢細菌よりも低い pH でも酸を産生し pH を低下させること，またスクロースから不溶性のグルカンをつくる能力が高く歯垢の形成を促進させることから，う蝕を起こす力（う蝕原性）が強いと考えられている．しかし，近年，口腔細菌叢 oral microflora（口腔マイクロバイオーム oral microbiome）全体の解析から，ミュー

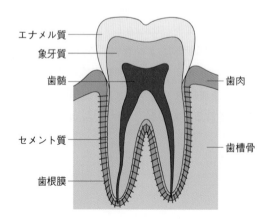

エナメル質
象牙質
歯髄
歯肉
セメント質
歯槽骨
歯根膜

図 24·41　歯と歯周組織

タンスレンサ球菌以外の細菌の関与が考えられている．また，細菌のう蝕誘発能（酸産性能や耐酸性能）の研究から，「う蝕菌」という病原菌ではなく細菌叢全体のう蝕誘発能を捉えるようになってきた．さらに，細菌叢のう蝕誘発能は，口腔内環境に対する細菌の適応や構成細菌種の変遷によって変動するという生態学的な理解が進みつつある．

　歯周病は，歯と歯肉の間に付着した歯垢によって発症する．この歯垢に含まれる細菌は細胞毒性代謝産物（酪酸，アンモニア，硫化水素など）を産生し，タンパク質分解酵素や内毒素（リポ多糖）をもつものが多く，歯周組織を傷害し炎症を惹起することで歯周病を起こす．やがて歯の周囲に深い溝（歯周ポケット）が形成されるとともに破骨細胞が活性化され歯槽骨の吸収が起き，最後には歯の脱落にいたる．ジンジバリス菌 *Porphyromonas gingivalis* といわれる細菌は，上述の歯周病原性が高く，歯周病との関連性が高い．しかし，う蝕と同様，歯周病原性についても口腔内環境と細菌叢全体との相互作用から生態学的に捉えるようになりつつある．

24-10 神 経

Ⓐ 構造と機能

　神経組織は外胚葉に由来する上皮性組織で，脳や脊髄で構成される中枢神経とそこから伸び出した脳神経や脊髄神経で構成される末梢神経に大きく分けられる．

　神経組織は，神経細胞あるいはニューロン neuron と，これを支える役目をもつ支持細胞である神経膠細胞（グリア）（末梢神経ではシュワン Schwann 細胞）から成り立っている．ニューロンは他の細胞にはまったくみられない特別な形態をとり，細胞体から木の枝のように伸びた多数の突起（樹状突起）および軸索 axon と呼ばれる非常に長い１本の突起をもつ（図 24·42）．かつては 20 世紀初頭に，神経科学の巨星であるカハール Cajal が，"一度損傷を受けた成体哺乳類の中枢神経系（脳，脊髄）は再生しない"と述べたように，一度分化した哺乳類の中枢神経系は決して"再生"しないものと考えられていた．しかしながら，その後の発生学の進歩により，成人ヒトの脳においても少なくとも側脳室下帯および海馬の歯状回ではニューロンの新生が行われていることが明らかとなった．最近では胚性幹細胞 embryonic stem cells（ES 細胞）や人工多能性幹細胞 induced pluripotent stem cells（iPS 細胞）からニューロンを分化させる再生医療の研究も進んでいる．

　ニューロンはほかのニューロンや感覚器の刺激受容細胞などから刺激を受け，その情報をその他のニューロンや腺細胞，筋細胞などの効果器に伝える．ニューロンとニューロン間（軸索の末端と別のニューロンの樹状突起の間）またはニューロンと効果器の間の接合部位はシナプスと呼ばれ，脳の重要な機能を支える"神経回路"は，このシナプスによって形成されている．

　軸索のまわりには軸索を何重にも包み込んだミエリン myelin あるいはミエリン鞘と呼ばれる層状構造が形成され，軸索を電気的に絶縁することにより迅速な刺激の伝達を保っている．中枢神経ではオリゴデンドログリア細胞が，末梢神経ではシュワン細胞の細胞膜がこの層状構造を構成している．ミエリンで絶縁された軸索を有髄軸索（線維）と呼ぶが，神経線維にはミエリンの

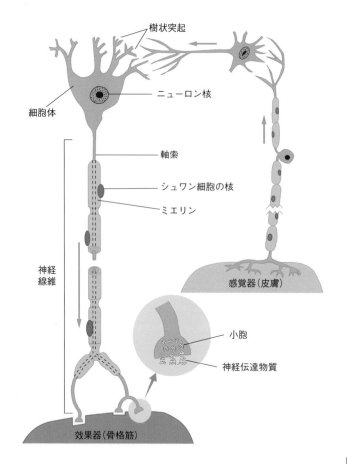

細胞体

樹状突起

ニューロン核

軸索

シュワン細胞の核

ミエリン

神経線維

感覚器(皮膚)

小胞

神経伝達物質

効果器(骨格筋)

図24·42 神経系の概念図
神経興奮は矢印の方向に伝わる.

ない無髄線維もある.

B 化学成分

神経組織の絶縁被膜として働くミエリンは脂質が70%前後を占めるとされており, 神経組織は脂質含量が高い. 脂質は細胞膜の構成要素として重要であるが, さらには各種のガングリオシド, ホスファチジルイノシトール, プロスタグランジン類などのように情報伝達に関与する機能分子として働いているものもある.

C 刺激の伝達と活動電位

細胞外に比べて細胞内のK^+濃度は10倍以上高く, かつ静止状態の細胞膜がほかのイオンよりK^+に対して高い透過性をもつため, 膜外をゼロ電位とすると静止時のニューロンの膜の内側の電位は約$-60\,mV$になる (静止膜電位). 一方, Na^+濃度は細胞外のほうが高いが, 静止時に

は Na$^+$ の膜透過性は非常に悪いため，この Na$^+$ 濃度差は電位差にあまり関与しない．このような電位差が保たれるのは，膜にある Na$^+$, K$^+$−ATP アーゼの働きによる（⟶8章）．

この静止膜電位が減少することを脱分極と呼ぶ．ニューロンが刺激されることにより，ニューロンがあるレベルまで脱分極すると，Na$^+$ に対する膜の透過性が一時的に急激に上昇することにより，Na$^+$ が細胞内に流入する結果，膜内の電位が +30〜+50 mV に達する．これを活動電位 action potential と呼んでいる．この活動電位はその後 Na$^+$ の透過性の低下および K$^+$ の透過性のさらなる亢進により約 1 ミリ秒（1 秒の 1000 分の 1）しか持続しないが，膜に生じた活動電位は，膜に沿って波状的に伝播していき，これが電気刺激となりシナプスを介して別の細胞に伝えられる．

局所麻酔剤は，主として知覚神経に作用して Na$^+$ の細胞内への流入を抑制し，脱分極を阻止（膜を安定化）する．つまり活動電位の発生を抑制することにより，活動電位の発生およびその伝導を抑制する．

Ⓓ 神経伝達物質　neurotransmitter

ニューロンは，アセチルコリンなどの神経伝達物質を合成し（図 24·43），シナプス小胞に蓄積する．

神経刺激が神経終末に達すると，膜電位に変化が起こり Ca^{2+} チャネルが開いて Ca^{2+} が流入し，神経伝達物質が放出される（図 24·42）．末梢神経と骨格筋の接合部は神経筋接合部と呼ばれるが，シナプス小胞に貯えられたアセチルコリンが大量に放出され，それがシナプス間隙に拡散して筋細胞のアセチルコリン受容体に結合する．このときに生じた活動電位が筋細胞膜に伝わり，筋の収縮が起こる（⟶24—6）．アセチルコリン受容体から遊離したアセチルコリンはアセチルコリンエステラーゼにより分解され，生成されたコリンは能動輸送によって神経終末に再び取り込まれてアセチルコリンの合成に再利用される．

重症筋無力症では神経筋接合部のアセチルコリン受容体タンパク質に対する自己抗体がつくら

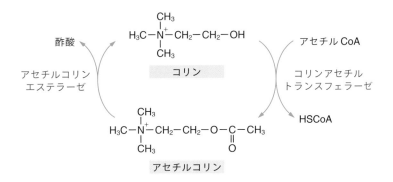

図 24·43　ニューロンによる神経伝達物質アセチルコリンの合成
および遊離したアセチルコリンの分解

れ，この自己抗体が受容体に結合するために，神経から筋への刺激の伝達が障害されている．このためアセチルコリンエステラーゼの阻害剤は神経筋接合部のアセチルコリンを増加させるので，治療薬として用いられる．

アセチルコリンのようにニューロンで合成されて，ニューロンの神経終末から放出され，受け取り側の細胞に興奮あるいは抑制の信号を伝える神経伝達物質は，大きく分けて，低分子の伝達物質とペプチド性伝達物質の2つに分類される．前者にはアセチルコリンのほかにアミン類であるドーパミン，ノルアドレナリン，セロトニン，ヒスタミンなどや，アミノ酸であるグルタミン酸やγ-アミノ酪酸（GABA）が知られている．後者としてはサブスタンスPやエンケファリンが知られている．

パーキンソン病 Parkinson's disease では中脳黒質のドーパミン作動性ニューロンの変性により，主として中年期以降に手のふるえや筋の固縮（筋の緊張が高まる），動作緩慢などの症状をきたす．このためドーパミンを補充する治療が必要となる．

Ⓔ 脳における代謝

脳のニューロンは直接毛細血管とは接しておらず，血液脳関門 blood-brain barrier が存在し，水やガスのほかにアミノ酸やグルコースなど神経活動に必要なエネルギーは脳内に選択的に輸送されるが，その他の物質の脳組織内への移行は制限されている．毒物の脳内への移行はこの関門でブロックされ，ニューロンは守られている．

脳における代謝の特徴として，ニューロンのエネルギー源が特殊な場合を除いてグルコースだけであることが挙げられる．したがって，低血糖などで血中のグルコース濃度が低くなると，ただちに脳は機能不全に陥ってしまう．また，脳はほかの臓器と比較して酸素消費量が著しく多く，重量あたりの脳の酸素消費量はほかの臓器の約10倍といわれ，成人の全酸素消費量の約1/4は脳で使われている．この酸素の大半は電気的な活動を繰り返しているニューロンのエネルギー産生に消費されているといわれている．したがって脳は低酸素の状態に非常に弱い．救急医療の現場における心停止患者への治療に際しては，いかにして低酸素脳症を防ぐかが大きな課題となっている．

25 栄養の生化学

　栄養 nutrition とは「生命維持，成長，臓器・組織の正常な機能維持，エネルギー産生のために食物を摂取，利用する過程」と定義されている．ヒトは体に必要な栄養を環境から選択し，これを個体独自の構成成分につくりかえ（同化作用 anabolism），また分解（異化作用 catabolism）して，エネルギーを得ることによって自己の生命を維持している（代謝 metabolism）．食物は自由選択であっても，その中に含まれ栄養となる成分はほぼ定まっており，この栄養に必要な成分を栄養素 nutrient という．通常，タンパク質，脂質，糖質，ミネラル，ビタミンの5つに区分される．これらの栄養素は食事が不可能な病人では輸液などの手段によって補給される．

25-1 栄養素の代謝とエネルギー

　各栄養素の代謝は 10 章から 18 章，20 章に詳述されているが，代謝を営むことにより，栄養素はほぼ完全に CO_2 と H_2O に分解され，エネルギーを発生する（表 25·1）．
　エネルギーの単位は，WHO（世界保健機関）/FAO（国連食糧農業機関）の Energy and Protein Requirement において，キロジュール kilojoule（kJ）を採用して以来，各国の食事摂取基準においても，従来の kcal に代えて kJ ないし MJ（メガジュール）を用いて表現する傾向にある．

　　　　1 kcal＝4.184 kJ

　わが国においては，実践上の慣行や世界の動向からみて，専門的研究の場と現場とは区別して考え，当面は kJ ないし MJ への変更の必要はないものとされ，従来どおり kcal をエネルギーの単位として用い，必要に応じて kJ，MJ を併記することとされた．

表 25·1　栄養素 1 g の（燃焼によって生じる）エネルギー（kcal）

	生理的燃焼価[*1]		物理的燃焼価[*2]
	アトウォーター[*3]の係数	ルブナー[*4]の係数	
タンパク質	4.0	4.1	5.65
脂　　質	9.0	9.3	9.45
糖　　質	4.0	4.1	4.10

[*1] ヒトの体内で発生し利用可能な熱量．
[*2] 熱量計によって測定される全燃焼熱．
[*3] W. O. Atwater. 尿中窒素のほか吸収効率などを補正してある．
[*4] M. Rubner. 窒素は燃焼せずに尿中に失われるのでタンパク質の値が特に低くなる．

25−2 栄養状態の判定

Ⓐ 栄養指数

　栄養状態の判定には身体の機能あるいは代謝の良否を検査すべきであるが，身体計測値を組み合わせて体位により判定する方法がある（表25·2）．body mass index（BMI）は国際的に広く用いられる判定法で，各種栄養指数の中では，身長との関連が認められず（その大小と関係なく用いることができる），他方，皮下脂肪厚と最も高い相関を示すものとして過小または過大な体重をもつ者のスクリーニングに特に実用性が高い．BMI は以前はケトレー指数あるいはカウプ指数と呼ばれていたものである．小児科領域では現在でもカウプ指数の名が用いられる．

$$BMI＝体重\,kg/(身長\,m)^2$$

　肥満の判定基準は日本肥満学会より表25·3のように示されている．

表25·2　各種の栄養指数

一般的な名称	式
比体重	W/H
ケトレー Quetelet 指数 body mass index（BMI） カウプ Kaup 指数	W/H^2
ローレル Rohrer 指数	$(W/H^3)\times10$

W：体重(kg)，H：身長(m)

表25·3　肥満度分類

BMI（kg/m^2）	判　定	WHO 基準
＜ 18.5	低体重	underweight
18.5 ≦〜＜ 25	普通体重	normal range
25 ≦〜＜ 30	肥満（1 度）	pre−obese
30 ≦〜＜ 35	肥満（2 度）	obese class Ⅰ
35 ≦〜＜ 40	肥満（3 度）	obese class Ⅱ
40 ≦	肥満（4 度）	obese class Ⅲ

[1] ただし，肥満（BMI ≧ 25）は，医学的に減量を要する状態とは限らない．
　なお，標準体重（理想体重）は最も疾病の少ない BMI 22 を基準として，標準体重(kg)＝身長(m)^2×22 で計算された値とする．
[2] BMI ≧ 35 を高度肥満と定義する．
[日本肥満学会：肥満症診療ガイドライン 2016，p.xii，2016，ライフサイエンス出版，東京より許諾を得て転載]

Ⓑ **標準体重**

　医学統計的に，また疫学的根拠に基づいた有病率の最も低い理想的な体重として日本肥満学会より標準体重が次のように提言され，用いられている．高血圧，脂質異常症，耐糖能異常，心疾患などの疾病異常の最も低い確率の BMI が 22.2 であったことから 22 が用いられた．

$$日本肥満学会基準：標準体重 kg＝身長 m^2×22$$
$$肥満度（\%）＝（実測体重−標準体重）/標準体重×100$$
$$正常 ± 0〜9\%，境界域　＋20\% 以上肥満$$
$$−20\% 以下るいそう$$

　その他，身体徴候，臨床検査，摂取栄養調査などにより栄養状態が判定される．

25−3　タンパク質の栄養価

　タンパク質は種類により栄養価が著しく異なる．必須アミノ酸組成，タンパク質の消化吸収率（または各アミノ酸の利用率）などによってタンパク質の栄養価は決定される．評価法としてはアミノ酸組成のほか，動物の成長（体重増加率），窒素出納，体成分，組織の酵素活性測定に基づく方法などがある．いずれもタンパク質の質のみならず，投与方法（特に食事中のタンパク質含量やエネルギー摂取レベルなど）によっても効率が異なってくる．

　生物学的評価法には，①タンパク質効率 protein efficiency ratio（PER）（一定の条件下で動物を飼育した際，摂取したタンパク質 1 g 当たり，体重何 g が増加するかを示す数値），②生物価 biological value（BV），③正味タンパク質利用率 net protein utilization（NPU）などがあり，化学的評価法としてはアミノ酸スコア amino acid score がある（表25・4）．

　窒素出納：摂取および排泄する窒素量が等しいとき窒素平衡にあるといい，通常の成人が適量の食物をとっている状態である．窒素が体に貯留する方向すなわち正の窒素出納 N−balance は成長発育期，妊娠期あるいは病後の回復期においてみられ，一方，飢餓，栄養不良，熱性疾患，火傷，外傷，術後あるいはストレスなどによる体タンパク質の消耗時にはこれが負となる．

表25・4　タンパク質の栄養評価法（N：窒素）

タンパク質効率＝体重増加量 / 摂取タンパク質量
生物価＝体内保留 N/ 吸収 N×100
正味タンパク質利用率＝体内保留 N/ 摂取 N×100 ＝生物価×消化吸収率×1/100
アミノ酸スコア＝$\dfrac{タンパク質中の第一制限アミノ酸含量}{必要量パターン^*中の同アミノ酸含量}×100$

*最新の必要量パターンとして，WHO/FAO/UNU（国際連合大学）（2007）がある．

25−4 日本人の食事摂取基準

　日本人の食事摂取基準は，厚生労働省が，健康な個人または集団を対象として，国民の健康維持・増進，生活習慣病予防を目的として策定し（2020 年版は 2020〜2024 年度の 5 年間使用），エネルギーおよび各栄養素の摂取量の基準を示したものである．栄養素の摂取不足によってきたすエネルギー・栄養素欠乏症の予防にとどまらず，生活習慣病の一次予防，過剰摂取による健康障害の予防も目的としている．エネルギーについて 1 種類，栄養素について 5 種類の指標を提示し，これらの総称を食事摂取基準 dietary reference intakes としている．

Ⓐ エネルギー

$$\text{成人の推定エネルギー必要量 kcal/日} = \text{基礎代謝量} \times \text{身体活動レベル}$$

1） 基礎代謝

　「基礎代謝 basal metabolism は，身体的，精神的な安静の状態において算出する最小のエネルギー代謝量であり，生きていくために必要な最小のエネルギー代謝量とする．この状態は，睡眠中に観察されるものとする」と暫定的に定義された．基礎代謝の概念は，現在国際的に必ずしも明確に規定されてはいない．呼吸，血液循環，筋の緊張，体温保持，その他内臓器官の活動など生体が生命を保つために必要なもので，体重から体脂肪を除いた除脂肪体重（活性組織量）lean body mass に比例し，体表面積にも比例する．年齢とともに変化し，女性は男性より低く，夏は冬に比し低い．飢餓や低栄養状態で低い．熱性疾患や甲状腺機能亢進症などで高く，機能低下症では低下する．

　基礎代謝量（基礎代謝基準値 kcal/kg 体重/日 × 参照体重 kg）を表 25·5 に示した．

2） 身体活動レベル

　身体活動レベルは，二重標識水法によるエネルギー消費量の推定データから，3 区分された（表 25·6）．すなわち，成人の場合，レベル I（低い：1.50），レベル II（ふつう：1.75），レベル III（高い：2.00）である．

Ⓑ 栄養素について策定された指標

1） 推定平均必要量 estimated average requirement（EAR）

　栄養素の不足の有無や程度を判断するための指標で，食事摂取基準を理解するうえで最も基本となる指標である．特定の集団を対象として測定された必要量から，性・年齢階級別に日本人の必要量の平均値を推定した．当該の性・年齢階級に属する人々の 50％が必要量を満たすと推定される 1 日の摂取量である．

表 25・5　参照体重における基礎代謝量

性　別	男　性			女　性		
年　齢（歳）	基礎代謝基準値 （kcal/kg 体重 / 日）	参照体重 （kg）	基礎代謝量 （kcal/ 日）	基礎代謝基準値 （kcal/kg 体重 / 日）	参照体重 （kg）	基礎代謝量 （kcal/ 日）
1〜2	61.0	11.5	700	59.7	11.0	660
3〜5	54.8	16.5	900	52.2	16.1	840
6〜7	44.3	22.2	980	41.9	21.9	920
8〜9	40.8	28.0	1,140	38.3	27.4	1,050
10〜11	37.4	35.6	1,330	34.8	36.3	1,260
12〜14	31.0	49.0	1,520	29.6	47.5	1,410
15〜17	27.0	59.7	1,610	25.3	51.9	1,310
18〜29	23.7	64.5	1,530	22.1	50.3	1,110
30〜49	22.5	68.1	1,530	21.9	53.0	1,160
50〜64	21.8	68.0	1,480	20.7	53.8	1,110
65〜74	21.6	65.0	1,400	20.7	52.1	1,080
75 以上	21.5	59.6	1,280	20.7	48.8	1,010

［厚生労働省：日本人の食事摂取基準（2020 年版）］

表 25・6　身体活動レベル別に見た活動内容と活動時間の代表例

身体活動レベル[1]	低い（Ⅰ）	ふつう（Ⅱ）	高い（Ⅲ）
	1.50（1.40〜1.60）	1.75（1.60〜1.90）	2.00（1.90〜2.20）
日常生活の内容[2]	生活の大部分が座位で，静的な活動が中心の場合	座位中心の仕事だが，職場内での移動や立位での作業・接客等，通勤・買い物での歩行，家事，軽いスポーツ，のいずれかを含む場合	移動や立位の多い仕事への従事者，あるいは，スポーツ等余暇における活発な運動習慣を持っている場合
中程度の強度（3.0〜5.9 メッツ）の身体活動の 1 日当たりの合計時間（時間 / 日）[3]	1.65	2.06	2.53
仕事での 1 日当たりの合計歩行時間（時間 / 日）[3]	0.25	0.54	1.00

[1] 代表値．（　）内はおよその範囲．

[2] Black, *et al.*, Ishikawa-Takata. *et al.* を参考に，身体活動レベル（PAL）に及ぼす仕事時間中の労作の影響が大きいことを考慮して作成．

[3] Ishikawa-Takata, *et al.* による．

［厚生労働省：日本人の食事摂取基準（2020 年版）］

2) 推奨量 recommended dietary allowance（RDA）

ある性・年齢階級に属する人々のほとんど（97〜98％）が1日の必要量を満たすと推定される1日の摂取量である．理論的には，「推定平均必要量＋標準偏差の2倍（2SD）」となる．

3) 目安量 adequate intake（AI）

推定平均必要量と推奨量を算定するのに十分な科学的根拠が得られない栄養素について設定された．特定の集団における，良好な栄養状態を維持するのに十分な量である．

4) 目標量 tentative dietary goal for preventing life−style related disease（DG）

生活習慣病の発症予防のために現在の日本人が当面の目標とすべき摂取量（または，その範囲）である．

5) 耐容上限量 tolerable upper intake level（UL）

過剰摂取による健康障害を未然に防ぐことを目的として設定された．健康障害をもたらすリスクがないとみなされる習慣的な栄養素摂取量の最大限の量である．

食事摂取基準の各指標（推定平均必要量，推奨量，目安量，耐容上限量）を理解するための概念図を図25·1に示した．食事摂取基準を策定した栄養素と指標は表25·7に，日本人の食事摂取基準は表25·8に示した．

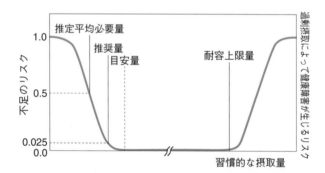

図 25·1　食事摂取基準の各指標（推定平均必要量，推奨量，目安量，耐容上限量）を理解するための概念図

縦軸は，個人の場合は不足又は過剰によって健康障害が生じる確率を，集団の場合は不足状態にある者又は過剰摂取によって健康障害を生じる者の割合を示す．

不足の確率が推定平均必要量では0.5（50％）あり，推奨量では0.02〜0.03（中間値として0.025）（2〜3％又は2.5％）あることを示す．耐容上限量以上の量を摂取した場合には過剰摂取による健康障害が生じる潜在的なリスクが存在することを示す．そして，推奨量と耐容上限量との間の摂取量では，不足のリスク，過剰摂取による健康障害が生じるリスクともに0（ゼロ）に近いことを示す．

目安量については，推定平均必要量及び推奨量と一定の関係を持たない．しかし，推奨量と目安量を同時に算定することが可能であれば，目安量は推奨量よりも大きい（図では右方）と考えられるため，参考として付記した．

目標量は，ここに示す概念や方法とは異なる性質のものであることから，ここには図示できない．

［厚生労働省：日本人の食事摂取基準（2020年版）］

表 25·7　**基準を策定した栄養素と指標**[1]（1 歳以上）

栄養素		推定平均必要量 （EAR）	推奨量 （RDA）	目安量 （AI）	耐容上限量 （UL）	目標量 （DG）
たんぱく質[2]		○b	○b	—	—	○[3]
脂質	脂質	—	—	—	—	○[3]
	飽和脂肪酸[4]	—	—	—	—	○[3]
	n−6 系脂肪酸	—	—	○	—	—
	n−3 系脂肪酸	—	—	○	—	—
	コレステロール[5]	—	—	—	—	—
炭水化物	炭水化物	—	—	—	—	○[3]
	食物繊維	—	—	—	—	○
	糖類	—	—	—	—	—
主要栄養素バランス[2]		—	—	—	—	○[3]
ビタミン	脂溶性 ビタミン A	○a	○a	—	○	—
	ビタミン D[2]	—	—	○	○	—
	ビタミン E	—	—	○	○	—
	ビタミン K	—	—	○	—	—
	水溶性 ビタミン B$_1$	○c	○c	—	—	—
	ビタミン B$_2$	○c	○c	—	—	—
	ナイアシン	○a	○a	—	○	—
	ビタミン B$_6$	○b	○b	—	○	—
	ビタミン B$_{12}$	○a	○a	—	—	—
	葉酸	○a	○a	—	○[7]	—
	パントテン酸	—	—	○	—	—
	ビオチン	—	—	○	—	—
	ビタミン C	○x	○x	—	—	—
ミネラル	多量 ナトリウム[6]	○a	—	—	—	○
	カリウム	—	—	○	—	○
	カルシウム	○b	○b	—	○	—
	マグネシウム	○b	○b	—	○[7]	—
	リン	—	—	○	○	—
	微量 鉄	○x	○x	—	○	—
	亜鉛	○b	○b	—	○	—
	銅	○b	○b	—	○	—
	マンガン	—	—	○	○	—
	ヨウ素	○a	○a	—	○	—
	セレン	○a	○a	—	○	—
	クロム	—	—	○	○	—
	モリブデン	○b	○b	—	○	—

[1] 一部の年齢区分についてだけ設定した場合も含む.
[2] フレイル予防を図る上での留意事項を表の脚注として記載.
[3] 総エネルギー摂取量に占めるべき割合（％エネルギー）.
[4] 脂質異常症の重症化予防を目的としたコレステロールの量と，トランス脂肪酸の摂取に関する参考情報を表の脚注として記載.
[5] 脂質異常症の重症化予防を目的とした量を飽和脂肪酸の表の脚注に記載.
[6] 高血圧及び慢性腎臓病（CKD）の重症化予防を目的とした量を表の脚注として記載.
[7] 通常の食品以外の食品からの摂取について定めた.
[a] 集団内の半数の者に不足又は欠乏の症状が現れ得る摂取量をもって推定平均必要量とした栄養素.
[b] 集団内の半数の者で体内量が維持される摂取量をもって推定平均必要量とした栄養素.
[c] 集団内の半数の者で体内量が飽和している摂取量をもって推定平均必要量とした栄養素.
[x] 上記以外の方法で推定平均必要量が定められた栄養素.
［厚生労働省：日本人の食事摂取基準（2020 年版）］

表25·8 日本人の食事摂取基準（2020年版）

参照体位（参照身長，参照体重）[1]

性別	男性		女性[2]	
年齢等	参照身長(cm)	参照体重(kg)	参照身長(cm)	参照体重(kg)
0～5 (月)	61.5	6.3	60.1	5.9
6～11 (月)	71.6	8.8	70.2	8.1
6～8 (月)	69.8	8.4	68.3	7.8
9～11 (月)	73.2	9.1	71.9	8.4
1～2 (歳)	85.8	11.5	84.6	11.0
3～5 (歳)	103.6	16.5	103.2	16.1
6～7 (歳)	119.5	22.2	118.3	21.9
8～9 (歳)	130.4	28.0	130.4	27.4
10～11 (歳)	142.0	35.6	144.0	36.3
12～14 (歳)	160.5	49.0	155.1	47.5
15～17 (歳)	170.1	59.7	157.7	51.9
18～29 (歳)	171.0	64.5	158.0	50.3
30～49 (歳)	171.0	68.1	158.0	53.0
50～64 (歳)	169.0	68.0	155.8	53.8
65～74 (歳)	165.2	65.0	152.0	52.1
75以上 (歳)	160.8	59.6	148.0	48.8

[1] 0～17歳は，日本小児内分泌学会・日本成長学会合同標準値委員会による小児の体格評価に用いる身長，体重の標準値を基に，年齢区分に応じて，当該月齢及び年齢区分の中央時点における中央値を引用した．ただし，公表数値が年齢区分と合致しない場合は，同様の方法で算出した値を用いた．18歳以上は，平成28年国民健康・栄養調査における当該の性及び年齢区分における身長・体重の中央値を用いた．
[2] 妊婦，授乳婦を除く．

推定エネルギー必要量（kcal/日）

	男性			女性		
身体活動レベル[1]	I	II	III	I	II	III
0～5 (月)	—	550	—	—	500	—
6～8 (月)	—	650	—	—	600	—
9～11 (月)	—	700	—	—	650	—
1～2 (歳)	—	950	—	—	900	—
3～5 (歳)	—	1,300	—	—	1,250	—
6～7 (歳)	1,350	1,550	1,750	1,250	1,450	1,650
8～9 (歳)	1,600	1,850	2,100	1,500	1,700	1,900
10～11 (歳)	1,950	2,250	2,500	1,850	2,100	2,350
12～14 (歳)	2,300	2,600	2,900	2,150	2,400	2,700
15～17 (歳)	2,500	2,800	3,150	2,050	2,300	2,550
18～29 (歳)	2,300	2,650	3,050	1,700	2,000	2,300
30～49 (歳)	2,300	2,700	3,050	1,750	2,050	2,350
50～64 (歳)	2,200	2,600	2,950	1,650	1,950	2,250
65～74 (歳)	2,050	2,400	2,750	1,550	1,850	2,100
75以上 (歳)[2]	1,800	2,100	—	1,400	1,650	—
妊婦 初期（付加量）[3]				+50	+50	+50
中期				+250	+250	+250
後期				+450	+450	+450
授乳婦（付加量）				+350	+350	+350

[1] 身体活動レベルは，低い，ふつう，高いの三つのレベルとして，それぞれI，II，IIIで示した．
[2] レベルIIは自立している者，レベルIは自宅にいてほとんど外出しない者に相当する．レベルIは高齢者施設で自立に近い状態で過ごしている者にも適用できる値である．
[3] 妊婦個々の体格や妊娠中の体重増加量及び胎児の発育状況の評価を行うことが必要である．
注1：活用に当たっては，食事摂取状況のアセスメント，体重及びBMIの把握を行い，エネルギーの過不足は体重の変化又はBMIを用いて評価すること．
注2：身体活動レベルIの場合，少ないエネルギー消費量に見合った少ないエネルギー摂取量を維持することになるため，健康の保持・増進の観点からは，身体活動量を増加させる必要がある．

飽和脂肪酸の食事摂取基準（％エネルギー）[1,2]

性別	男性 目標量	女性 目標量
年齢等		
0～5 (月)	—	—
6～11 (月)	—	—
1～2 (歳)	—	—
3～5 (歳)	10以下	10以下
6～7 (歳)	10以下	10以下
8～9 (歳)	10以下	10以下
10～11 (歳)	10以下	10以下
12～14 (歳)	10以下	10以下
15～17 (歳)	8以下	8以下
18～29 (歳)	7以下	7以下
30～49 (歳)	7以下	7以下
50～64 (歳)	7以下	7以下
65～74 (歳)	7以下	7以下
75以上 (歳)	7以下	7以下
妊婦		7以下
授乳婦		7以下

[1] 飽和脂肪酸と同じく，脂質異常症及び循環器疾患に関与する栄養素としてコレステロールがある．コレステロールに摂取基準は設定しないが，これは許容される摂取量に上限が存在しないことを保証するものではない．脂質異常症の重症化予防の目的からは，200mg/日未満に留めることが望ましい．
[2] 飽和脂肪酸と同じく，冠動脈疾患に関与する栄養素としてトランス脂肪酸がある．日本人の大多数は，トランス脂肪酸に関するWHOの目標（1％エネルギー未満）を下回っており，トランス脂肪酸の摂取による健康への影響は，飽和脂肪酸の摂取によるものと比べて小さいと考えられる．ただし，脂質に偏った食事をしている者では，留意する必要がある．トランス脂肪酸は人体にとって不可欠な栄養素ではなく，健康の保持・増進を図る上で積極的な摂取は勧められないことから，その摂取量は1％エネルギー未満に留めることが望ましく，1％エネルギー未満でもできるだけ低く留めることが望ましい．

たんぱく質の食事摂取基準
（推定平均必要量，推奨量，目安量：g/日，目標量：％エネルギー）

	男性				女性			
年齢等	推定平均必要量	推奨量	目安量	目標量[1]	推定平均必要量	推奨量	目安量	目標量[1]
0～5 (月)	—	—	10	—	—	—	10	—
6～8 (月)	—	—	15	—	—	—	15	—
9～11 (月)	—	—	25	—	—	—	25	—
1～2 (歳)	15	20	—	13～20	15	20	—	13～20
3～5 (歳)	20	25	—	13～20	20	25	—	13～20
6～7 (歳)	25	30	—	13～20	25	30	—	13～20
8～9 (歳)	30	40	—	13～20	30	40	—	13～20
10～11 (歳)	40	45	—	13～20	40	50	—	13～20
12～14 (歳)	50	60	—	13～20	45	55	—	13～20
15～17 (歳)	50	65	—	13～20	45	55	—	13～20
18～29 (歳)	50	65	—	13～20	40	50	—	13～20
30～49 (歳)	50	65	—	13～20	40	50	—	13～20
50～64 (歳)	50	65	—	14～20	40	50	—	14～20
65～74 (歳)[2]	50	60	—	15～20	40	50	—	15～20
75以上 (歳)[2]	50	60	—	15～20	40	50	—	15～20
妊婦 初期（付加量）					+0	+0	—	—[3]
中期					+5	+5	—	—[3]
後期					+20	+20	—	—[4]
授乳婦（付加量）					+15	+20	—	—[4]

[1] 範囲に関しては，おおむねの値を示したものであり，弾力的に運用すること．
[2] 65歳以上の高齢者について，フレイル予防を目的とした量を定めることは難しいが，身長・体重が参照体位に比べて小さい者や，特に75歳以上であって加齢に伴い身体活動量が大きく低下した者など，必要エネルギー摂取量が低い者では，下限が推奨量を下回る場合があり得る．この場合でも，下限は推奨量以上とすることが望ましい．
[3] 妊婦（初期・中期）の目標量は，13～20％エネルギーとした．
[4] 妊婦（後期）及び授乳婦の目標量は，15～20％エネルギーとした．

脂質の食事摂取基準（％エネルギー）

	男性		女性	
年齢等	目安量	目標量[1]	目安量	目標量[1]
0～5 (月)	50	—	50	—
6～11 (月)	40	—	40	—
1～2 (歳)	—	20～30	—	20～30
3～5 (歳)	—	20～30	—	20～30
6～7 (歳)	—	20～30	—	20～30
8～9 (歳)	—	20～30	—	20～30
10～11 (歳)	—	20～30	—	20～30
12～14 (歳)	—	20～30	—	20～30
15～17 (歳)	—	20～30	—	20～30
18～29 (歳)	—	20～30	—	20～30
30～49 (歳)	—	20～30	—	20～30
50～64 (歳)	—	20～30	—	20～30
65～74 (歳)	—	20～30	—	20～30
75以上 (歳)	—	20～30	—	20～30
妊婦			—	20～30
授乳婦			—	20～30

[1] 範囲に関しては，おおむねの値を示したものである．

n-6系脂肪酸の食事摂取基準（g/日）

性別	男性 目安量	女性 目安量
年齢等		
0～5 (月)	4	4
6～11 (月)	4	4
1～2 (歳)	4	4
3～5 (歳)	6	6
6～7 (歳)	8	7
8～9 (歳)	8	7
10～11 (歳)	10	8
12～14 (歳)	11	9
15～17 (歳)	13	9
18～29 (歳)	11	8
30～49 (歳)	10	8
50～64 (歳)	10	8
65～74 (歳)	9	8
75以上 (歳)	8	7
妊婦		9
授乳婦		10

n-3系脂肪酸の食事摂取基準（g/日）

性別	男性 目安量	女性 目安量
年齢等		
0～5 (月)	0.9	0.9
6～11 (月)	0.8	0.8
1～2 (歳)	0.7	0.8
3～5 (歳)	1.1	1.0
6～7 (歳)	1.5	1.3
8～9 (歳)	1.5	1.3
10～11 (歳)	1.6	1.6
12～14 (歳)	1.9	1.6
15～17 (歳)	2.1	1.6
18～29 (歳)	2.0	1.6
30～49 (歳)	2.0	1.6
50～64 (歳)	2.2	1.9
65～74 (歳)	2.2	2.0
75以上 (歳)	2.1	1.8
妊婦		1.6
授乳婦		1.8

炭水化物の食事摂取基準（％エネルギー）

性　別	男　性	女　性
年齢等	目標量[1,2]	目標量[1,2]
0〜5　（月）	—	—
6〜11（月）	—	—
1〜2　（歳）	50〜65	50〜65
3〜5　（歳）	50〜65	50〜65
6〜7　（歳）	50〜65	50〜65
8〜9　（歳）	50〜65	50〜65
10〜11（歳）	50〜65	50〜65
12〜14（歳）	50〜65	50〜65
15〜17（歳）	50〜65	50〜65
18〜29（歳）	50〜65	50〜65
30〜49（歳）	50〜65	50〜65
50〜64（歳）	50〜65	50〜65
65〜74（歳）	50〜65	50〜65
75 以上（歳）	50〜65	50〜65
妊　婦		50〜65
授乳婦		50〜65

[1] 範囲に関しては，おおむねの値を示したものである．
[2] アルコールを含む．ただし，アルコールの摂取を勧めるものではない．

食物繊維の食事摂取基準（g/ 日）

性　別	男性	女性
年齢等	目標量	目標量
0〜5　（月）	—	—
6〜11（月）	—	—
1〜2　（歳）	—	—
3〜5　（歳）	8 以上	8 以上
6〜7　（歳）	10 以上	10 以上
8〜9　（歳）	11 以上	11 以上
10〜11（歳）	13 以上	13 以上
12〜14（歳）	17 以上	17 以上
15〜17（歳）	19 以上	18 以上
18〜29（歳）	21 以上	18 以上
30〜49（歳）	21 以上	18 以上
50〜64（歳）	21 以上	18 以上
65〜74（歳）	20 以上	17 以上
75 以上（歳）	20 以上	17 以上
妊　婦		18 以上
授乳婦		18 以上

ビタミン A の食事摂取基準（μgRAE/ 日）[1]

性　別	男　性				女　性			
年齢等	推定平均必要量[2]	推奨量[2]	目安量[3]	耐容上限量[3]	推定平均必要量[2]	推奨量[2]	目安量[3]	耐容上限量[3]
0〜5　（月）	—	—	300	600	—	—	300	600
6〜11（月）	—	—	400	600	—	—	400	600
1〜2　（歳）	300	400	—	600	250	350	—	600
3〜5　（歳）	350	450	—	700	350	500	—	850
6〜7　（歳）	300	400	—	950	300	400	—	1,200
8〜9　（歳）	350	500	—	1,200	350	500	—	1,500
10〜11（歳）	450	600	—	1,500	400	600	—	1,900
12〜14（歳）	550	800	—	2,100	500	700	—	2,500
15〜17（歳）	650	900	—	2,500	500	650	—	2,800
18〜29（歳）	600	850	—	2,700	450	650	—	2,700
30〜49（歳）	650	900	—	2,700	500	700	—	2,700
50〜64（歳）	650	900	—	2,700	500	700	—	2,700
65〜74（歳）	600	850	—	2,700	500	700	—	2,700
75 以上（歳）	550	800	—	2,700	450	650	—	2,700
妊　婦（付加量）初期					+0	+0		
中期					+0	+0		
後期					+60	+80		
授乳婦（付加量）					+300	+450		

[1] レチノール活性当量（μgRAE）＝レチノール（μg）＋β-カロテン（μg）×1/12＋α-カロテン（μg）×1/24＋β-クリプトキサンチン（μg）×1/24＋その他のプロビタミン A カロテノイド（μg）×1/24
[2] プロビタミン A カロテノイドを含む．
[3] プロビタミン A カロテノイドを含まない．

ビタミン D の食事摂取基準（μg/ 日）[1]

性　別	男　性		女　性	
年齢等	目安量	耐容上限量	目安量	耐容上限量
0〜5　（月）	5.0	25	5.0	25
6〜11（月）	5.0	25	5.0	25
1〜2　（歳）	3.0	20	3.5	20
3〜5　（歳）	3.5	30	4.0	30
6〜7　（歳）	4.5	30	5.0	30
8〜9　（歳）	5.0	40	6.0	40
10〜11（歳）	6.5	60	8.0	60
12−14（歳）	8.0	80	9.5	80
15〜17（歳）	9.0	90	8.5	90
18〜29（歳）	8.5	100	8.5	100
30〜49（歳）	8.5	100	8.5	100
50〜64（歳）	8.5	100	8.5	100
65〜74（歳）	8.5	100	8.5	100
75 以上（歳）	8.5	100	8.5	100
妊　婦			6.5	—
授乳婦			8.5	—

[1] 日照により皮膚でビタミン D が産生されることを踏まえ，フレイル予防を図る者はもとより，全年齢区分を通じて，日常生活において可能な範囲内での適度な日光浴を心掛けるとともに，ビタミン D の摂取については，日照時間を考慮に入れることが重要である．

ビタミン E の食事摂取基準（mg/ 日）[1]

性　別	男　性		女　性	
年齢等	目安量	耐容上限量	目安量	耐容上限量
0〜5　（月）	3.0	—	3.0	—
6〜11（月）	4.0	—	4.0	—
1〜2　（歳）	3.0	150	3.0	150
3〜5　（歳）	4.0	200	4.0	200
6〜7　（歳）	5.0	300	5.0	300
8〜9　（歳）	5.0	350	5.0	350
10〜11（歳）	5.5	450	5.5	450
12〜14（歳）	6.5	650	6.0	600
15〜17（歳）	7.0	750	5.5	650
18〜29（歳）	6.0	850	5.0	650
30〜49（歳）	6.0	900	5.5	700
50〜64（歳）	7.0	850	6.0	700
65〜74（歳）	7.0	850	6.5	650
75 以上（歳）	6.5	750	6.5	650
妊　婦			6.5	—
授乳婦			7.0	—

[1] α-トコフェロールについて算定した．α-トコフェロール以外のビタミン E は含んでいない．

ビタミン K の食事摂取基準（μg/ 日）

性　性	男　性	女　性
年齢等	目安量	目安量
0〜5　（月）	4	4
6〜11（月）	7	7
1〜2　（歳）	50	60
3〜5　（歳）	60	70
6〜7　（歳）	80	90
8〜9　（歳）	90	110
10〜11（歳）	110	140
12〜14（歳）	140	170
15〜17（歳）	160	150
18〜29（歳）	150	150
30〜49（歳）	150	150
50〜64（歳）	150	150
65〜74（歳）	150	150
75 以上（歳）	150	150
妊　婦		150
授乳婦		150

ビタミン B₁ の食事摂取基準（mg/ 日）[1]

性　別	男　性			女　性		
年　齢	推定平均必要量	推奨量	目安量	推定平均必要量	推奨量	目安量
0〜5　（月）	—	—	0.1	—	—	0.1
6〜11（月）	—	—	0.2	—	—	0.2
1〜2　（歳）	0.4	0.5	—	0.4	0.5	—
3〜5　（歳）	0.6	0.7	—	0.6	0.7	—
6〜7　（歳）	0.7	0.8	—	0.7	0.8	—
8〜9　（歳）	0.8	1.0	—	0.8	0.9	—
10〜11（歳）	1.0	1.2	—	0.9	1.1	—
12〜14（歳）	1.2	1.4	—	1.1	1.3	—
15〜17（歳）	1.3	1.5	—	1.0	1.2	—
18〜29（歳）	1.2	1.4	—	0.9	1.1	—
30〜49（歳）	1.2	1.4	—	0.9	1.1	—
50〜64（歳）	1.1	1.3	—	0.9	1.1	—
65〜74（歳）	1.1	1.3	—	0.9	1.1	—
75 以上（歳）	1.0	1.2	—	0.8	0.9	—
妊　婦（付加量）				+0.2	+0.2	—
授乳婦（付加量）				+0.2	+0.2	—

[1] チアミン塩化物塩酸塩（分子量＝337.3）の重量として示した．
[2] 身体活動レベル II の推定エネルギー必要量を用いて算定した．
特記事項：推定平均必要量は，ビタミン B₁ の欠乏症である脚気を予防するに足る最小必要量からではなく，尿中にビタミン B₁ の排泄量が増大し始める摂取量（体内飽和量）から算定．

ビタミン B₂ の食事摂取基準（mg/ 日）[1]

性　別	男　性			女　性		
年　齢	推定平均必要量	推奨量	目安量	推定平均必要量	推奨量	目安量
0〜5　（月）	—	—	0.3	—	—	0.3
6〜11（月）	—	—	0.4	—	—	0.4
1〜2　（歳）	0.5	0.6	—	0.5	0.5	—
3〜5　（歳）	0.7	0.8	—	0.6	0.8	—
6〜7　（歳）	0.8	0.9	—	0.7	0.9	—
8〜9　（歳）	0.9	1.1	—	0.9	1.0	—
10〜11（歳）	1.1	1.4	—	1.0	1.3	—
12〜14（歳）	1.3	1.6	—	1.2	1.4	—
15〜17（歳）	1.4	1.7	—	1.2	1.4	—
18〜29（歳）	1.3	1.6	—	1.0	1.2	—
30〜49（歳）	1.3	1.6	—	1.0	1.2	—
50〜64（歳）	1.2	1.5	—	1.0	1.2	—
65〜74（歳）	1.2	1.5	—	1.0	1.2	—
75 以上（歳）	1.1	1.3	—	0.9	1.0	—
妊　婦（付加量）				+0.2	+0.3	—
授乳婦（付加量）				+0.5	+0.6	—

[1] 身体活動レベル II の推定エネルギー必要量を用いて算定した．
特記事項：推定平均必要量は，ビタミン B₂ の欠乏症である口唇炎，口角炎，舌炎などの皮膚炎を予防するに足る最小量からではなく，尿中にビタミン B₂ の排泄量が増大し始める摂取量（体内飽和量）から算定．

ナイアシンの食事摂取基準 (mgNE/日)[1,2]

性別	男性				女性			
年齢	推定平均必要量	推奨量	目安量	耐容上限量[3]	推定平均必要量	推奨量	目安量	耐容上限量[3]
0~5 (月)[4]	—	—	2	—	—	—	2	—
6~11 (月)	—	—	3	—	—	—	3	—
1~2 (歳)	5	6	—	60 (15)	4	5	—	60 (15)
3~5 (歳)	6	8	—	80 (20)	6	7	—	80 (20)
6~7 (歳)	7	9	—	100 (30)	7	8	—	100 (30)
8~9 (歳)	9	11	—	150 (35)	8	10	—	150 (35)
10~11 (歳)	11	13	—	200 (45)	10	10	—	150 (45)
12~14 (歳)	12	15	—	250 (60)	12	14	—	250 (60)
15~17 (歳)	14	17	—	300 (70)	11	13	—	250 (65)
18~29 (歳)	13	15	—	300 (80)	9	11	—	250 (65)
30~49 (歳)	13	15	—	350 (85)	10	12	—	250 (65)
50~64 (歳)	12	14	—	350 (85)	9	11	—	250 (65)
65~74 (歳)	12	14	—	330 (80)	9	11	—	250 (65)
75以上 (歳)	11	13	—	300 (75)	9	10	—	250 (60)
妊婦(付加量)					+0	+0	—	
授乳婦(付加量)					+3	+3	—	

[1] ナイアシン当量(NE)=ナイアシン+1/60トリプトファンで示した.
[2] 身体活動レベルⅡの推定エネルギー必要量を用いて算定した.
[3] ニコチンアミドの重量(mg/日),( )内はニコチン酸の重量(mg/日).
[4] 単位はmg/日.

ビタミンB6の食事摂取基準 (mg/日)[1]

性別	男性				女性			
年齢	推定平均必要量	推奨量	目安量	耐容上限量[2]	推定平均必要量	推奨量	目安量	耐容上限量[2]
0~5 (月)	—	—	0.2	—	—	—	0.2	—
6~11 (月)	—	—	0.3	—	—	—	0.3	—
1~2 (歳)	0.4	0.5	—	10	0.4	0.5	—	10
3~5 (歳)	0.5	0.6	—	15	0.5	0.6	—	15
6~7 (歳)	0.7	0.8	—	20	0.6	0.7	—	20
8~9 (歳)	0.8	0.9	—	25	0.8	0.9	—	25
10~11 (歳)	1.0	1.1	—	30	1.0	1.1	—	30
12~14 (歳)	1.2	1.4	—	40	1.0	1.3	—	40
15~17 (歳)	1.2	1.5	—	50	1.0	1.3	—	45
18~29 (歳)	1.1	1.4	—	55	1.0	1.1	—	45
30~49 (歳)	1.1	1.4	—	60	1.0	1.1	—	45
50~64 (歳)	1.1	1.4	—	55	1.0	1.1	—	45
64~74 (歳)	1.1	1.4	—	50	1.0	1.1	—	40
75以上 (歳)	1.1	1.4	—	50	1.0	1.1	—	40
妊婦(付加量)					+0.2	+0.2	—	
授乳婦(付加量)					+0.3	+0.3	—	

[1] たんぱく質の推奨量を用いて算定した(妊婦・授乳婦の付加量は除く).
[2] ピリドキシン(分子量=169.2)の重量として示した.

ビタミンB12の食事摂取基準 (μg/日)[1]

性別	男性			女性		
年齢	推定平均必要量	推奨量	目安量	推定平均必要量	推奨量	目安量
0~5 (月)	—	—	0.4	—	—	0.4
6~11 (月)	—	—	0.5	—	—	0.5
1~2 (歳)	0.8	0.9	—	0.8	0.9	—
3~5 (歳)	0.9	1.1	—	0.9	1.1	—
6~7 (歳)	1.1	1.3	—	1.1	1.3	—
8~9 (歳)	1.3	1.6	—	1.3	1.6	—
10~11 (歳)	1.6	1.9	—	1.6	1.9	—
12~14 (歳)	2.0	2.4	—	2.0	2.4	—
15~17 (歳)	2.0	2.4	—	2.0	2.4	—
18~29 (歳)	2.0	2.4	—	2.0	2.4	—
30~49 (歳)	2.0	2.4	—	2.0	2.4	—
50~64 (歳)	2.0	2.4	—	2.0	2.4	—
65~74 (歳)	2.0	2.4	—	2.0	2.4	—
75以上 (歳)	2.0	2.4	—	2.0	2.4	—
妊婦(付加量)				+0.3	+0.4	—
授乳婦(付加量)				+0.7	+0.8	—

[1] シアノコバラミン(分子量=1,355.37)の重量として示した.

葉酸の食事摂取基準 (μg/日)[1]

性別	男性				女性			
年齢	推定平均必要量	推奨量	目安量	耐容上限量[2]	推定平均必要量	推奨量	目安量	耐容上限量[2]
0~5 (月)	—	—	40		—	—	40	
6~11 (月)	—	—	60		—	—	60	
1~2 (歳)	80	90	—	200	90	90	—	200
3~5 (歳)	90	110	—	300	90	110	—	300
6~7 (歳)	110	140	—	400	110	140	—	400
8~9 (歳)	130	160	—	500	130	160	—	500
10~11 (歳)	160	190	—	700	160	190	—	700
12~14 (歳)	200	240	—	900	200	240	—	900
15~17 (歳)	220	240	—	900	200	240	—	900
18~29 (歳)	200	240	—	900	200	240	—	900
30~49 (歳)	200	240	—	1,000	200	240	—	1,000
50~64 (歳)	200	240	—	1,000	200	240	—	1,000
65~74 (歳)	200	240	—	900	200	240	—	900
75以上 (歳)	200	240	—	900	200	240	—	900
妊婦(付加量)[3,4]					+200	+240	—	
授乳婦(付加量)					+80	+100	—	

[1] プテロイルモノグルタミン酸(分子量=441.40)の重量として示した.
[2] 通常の食品以外の食品に含まれる葉酸(狭義の葉酸)に適用する.
[3] 妊娠を計画している女性,妊娠の可能性がある女性及び妊娠初期の妊婦は,胎児の神経管閉鎖障害のリスク低減のために,通常の食品以外の食品に含まれる葉酸(狭義の葉酸)を400μg/日摂取することが望まれる.
[4] 付加量は,中期及び末期にのみ設定した.

パントテン酸の食事摂取基準 (mg/日)

性別	男性	女性
年齢	目安量	目安量
0~5 (月)	4	4
6~11 (月)	5	5
1~2 (歳)	3	4
3~5 (歳)	4	4
6~7 (歳)	5	5
8~9 (歳)	6	5
10~11 (歳)	6	6
12~14 (歳)	7	6
15~17 (歳)	7	5
18~29 (歳)	5	5
30~49 (歳)	5	5
50~64 (歳)	6	5
65~74 (歳)	6	5
75以上 (歳)	6	5
妊婦		5
授乳婦		6

ビオチンの食事摂取基準 (μg/日)

性別	男性	女性
年齢	目安量	目安量
0~5 (月)	4	4
6~11 (月)	5	5
1~2 (歳)	20	20
3~5 (歳)	20	20
6~7 (歳)	30	30
8~9 (歳)	30	30
10~11 (歳)	40	40
12~14 (歳)	50	50
15~17 (歳)	50	50
18~29 (歳)	50	50
30~49 (歳)	50	50
50~64 (歳)	50	50
65~74 (歳)	50	50
75以上 (歳)	50	50
妊婦		50
授乳婦		50

ビタミンCの食事摂取基準 (mg/日)[1]

性別	男性			女性		
年齢	推定平均必要量	推奨量	目安量	推定平均必要量	推奨量	目安量
0~5 (月)	—	—	40	—	—	40
6~11 (月)	—	—	40	—	—	40
1~2 (歳)	35	40	—	35	40	—
3~5 (歳)	40	50	—	40	50	—
6~7 (歳)	50	60	—	50	60	—
8~9 (歳)	60	70	—	60	70	—
10~11 (歳)	70	85	—	70	85	—
12~14 (歳)	85	100	—	85	100	—
15~17 (歳)	85	100	—	85	100	—
18~29 (歳)	85	100	—	85	100	—
30~49 (歳)	85	100	—	85	100	—
50~64 (歳)	85	100	—	85	100	—
65~74 (歳)	80	100	—	80	100	—
75以上 (歳)	80	100	—	80	100	—
妊婦(付加量)				+10	+10	—
授乳婦(付加量)				+40	+45	—

[1] L-アスコルビン酸(分子量=176.12)の重量で示した.
特記事項:推定平均必要量は,ビタミンCの欠乏症である壊血病を予防するに足る最小量からではなく,心臓血管系の疾病予防効果及び抗酸化作用の観点から算定.

ナトリウムの食事摂取基準（mg/日，（ ）は食塩相当量 [g/日]）[1]

性別	男性			女性		
年齢等	推定平均必要量	目安量	目標量	推定平均必要量	目安量	目標量
0~5 （月）	—	100 (0.3)	—	—	100 (0.3)	—
6~11 （月）	—	600 (1.5)	—	—	600 (1.5)	—
1~2 （歳）	—	—	(3.0 未満)	—	—	(3.0 未満)
3~5 （歳）	—	—	(3.5 未満)	—	—	(3.5 未満)
6~7 （歳）	—	—	(4.5 未満)	—	—	(4.5 未満)
8~9 （歳）	—	—	(5.0 未満)	—	—	(5.0 未満)
10~11 （歳）	—	—	(6.0 未満)	—	—	(6.0 未満)
12~14 （歳）	—	—	(7.0 未満)	—	—	(6.5 未満)
15~17 （歳）	—	—	(7.5 未満)	—	—	(6.5 未満)
18~29 （歳）	600 (1.5)	—	(7.5 未満)	600 (1.5)	—	(6.5 未満)
30~49 （歳）	600 (1.5)	—	(7.5 未満)	600 (1.5)	—	(6.5 未満)
50~64 （歳）	600 (1.5)	—	(7.5 未満)	600 (1.5)	—	(6.5 未満)
65~74 （歳）	600 (1.5)	—	(7.5 未満)	600 (1.5)	—	(6.5 未満)
75 以上 （歳）	600 (1.5)	—	(7.5 未満)	600 (1.5)	—	(6.5 未満)
妊婦				600 (1.5)		(6.5 未満)
授乳婦				600 (1.5)		(6.5 未満)

[1] 高血圧及び慢性腎臓病（CKD）の重症化予防のための食塩相当量の量は，男女とも6.0 g/日未満とした.

カリウムの食事摂取基準（mg/日）

性別	男性		女性	
年齢等	目安量	目標量	目安量	目標量
0~5 （月）	400	—	400	—
6~11 （月）	700	—	700	—
1~2 （歳）	900	—	900	—
3~5 （歳）	1,000	1,400 以上	1,000	1,400 以上
6~7 （歳）	1,300	1,800 以上	1,200	1,800 以上
8~9 （歳）	1,500	2,000 以上	1,500	2,000 以上
10~11 （歳）	1,800	2,200 以上	1,800	2,000 以上
12~14 （歳）	2,300	2,400 以上	1,900	2,400 以上
15~17 （歳）	2,700	3,000 以上	2,000	2,600 以上
18~29 （歳）	2,500	3,000 以上	2,000	2,600 以上
30~49 （歳）	2,500	3,000 以上	2,000	2,600 以上
50~64 （歳）	2,500	3,000 以上	2,000	2,600 以上
65~74 （歳）	2,500	3,000 以上	2,000	2,600 以上
75 以上 （歳）	2,500	3,000 以上	2,000	2,600 以上
妊婦			2,000	2,600 以上
授乳婦			2,200	2,600 以上

カルシウムの食事摂取基準（mg/日）

性別	男性				女性			
年齢等	推定平均必要量	推奨量	目安量	耐容上限量	推定平均必要量	推奨量	目安量	耐容上限量
0~5 （月）	—	—	200	—	—	—	200	—
6~11 （月）	—	—	250	—	—	—	250	—
1~2 （歳）	350	450	—	—	350	400	—	—
3~5 （歳）	500	600	—	—	450	550	—	—
6~7 （歳）	500	600	—	—	450	550	—	—
8~9 （歳）	550	650	—	—	600	750	—	—
10~11 （歳）	600	700	—	—	600	750	—	—
12~14 （歳）	850	1,000	—	—	700	800	—	—
15~17 （歳）	650	800	—	—	550	650	—	—
18~29 （歳）	650	800	—	2,500	550	650	—	2,500
30~49 （歳）	600	750	—	2,500	550	650	—	2,500
50~64 （歳）	600	750	—	2,500	550	650	—	2,500
65~74 （歳）	600	750	—	2,500	550	650	—	2,500
75 以上 （歳）	600	700	—	2,500	500	600	—	2,500
妊婦 （付加量）					+0	+0	—	—
授乳婦 （付加量）					+0	+0	—	—

マグネシウムの食事摂取基準（mg/日）

性別	男性				女性			
年齢等	推定平均必要量	推奨量	目安量	耐容上限量[1]	推定平均必要量	推奨量	目安量	耐容上限量[1]
0~5 （月）	—	—	20	—	—	—	20	—
6~11 （月）	—	—	60	—	—	—	60	—
1~2 （歳）	60	70	—	—	60	70	—	—
3~5 （歳）	80	100	—	—	80	100	—	—
6~7 （歳）	110	130	—	—	110	130	—	—
8~9 （歳）	140	170	—	—	140	160	—	—
10~11 （歳）	180	210	—	—	180	220	—	—
12~14 （歳）	250	290	—	—	240	290	—	—
15~17 （歳）	300	360	—	—	260	310	—	—
18~29 （歳）	280	340	—	—	230	270	—	—
30~49 （歳）	310	370	—	—	240	290	—	—
50~64 （歳）	310	370	—	—	240	290	—	—
65~74 （歳）	290	350	—	—	230	280	—	—
75 以上 （歳）	270	320	—	—	220	260	—	—
妊婦 （付加量）					+30	+40	—	—
授乳婦 （付加量）					+0	+0	—	—

[1] 通常の食品以外からの摂取量の耐容上限量は，成人の場合350 mg/日，小児では5 mg/kg 体重/日とした．それ以外の通常の食品からの摂取の場合，耐容上限量は設定しない.

リンの食事摂取基準（mg/日）

性別	男性		女性	
年齢等	目安量	耐容上限量	目安量	耐容上限量
0~5 （月）	120	—	120	—
6~11 （月）	260	—	260	—
1~2 （歳）	500	—	500	—
3~5 （歳）	700	—	700	—
6~7 （歳）	900	—	800	—
8~9 （歳）	1,000	—	1,000	—
10~11 （歳）	1,100	—	1,000	—
12~14 （歳）	1,200	—	1,000	—
15~17 （歳）	1,200	—	900	—
18~29 （歳）	1,000	3,000	800	3,000
30~49 （歳）	1,000	3,000	800	3,000
50~64 （歳）	1,000	3,000	800	3,000
65~74 （歳）	1,000	3,000	800	3,000
75 以上 （歳）	1,000	3,000	800	3,000
妊婦			800	—
授乳婦			800	—

亜鉛の食事摂取基準（mg/日）

性別	男性				女性			
年齢等	推定平均必要量	推奨量	目安量	耐容上限量	推定平均必要量	推奨量	目安量	耐容上限量
0~5 （月）	—	—	2	—	—	—	2	—
6~11 （月）	—	—	3	—	—	—	3	—
1~2 （歳）	3	3	—	—	2	3	—	—
3~5 （歳）	3	4	—	—	3	3	—	—
6~7 （歳）	4	5	—	—	3	4	—	—
8~9 （歳）	5	6	—	—	4	5	—	—
10~11 （歳）	6	7	—	—	5	6	—	—
12~14 （歳）	9	10	—	—	7	8	—	—
15~17 （歳）	10	12	—	—	7	8	—	—
18~29 （歳）	9	11	—	40	7	8	—	35
30~49 （歳）	9	11	—	45	7	8	—	35
50~64 （歳）	9	11	—	45	7	8	—	35
65~74 （歳）	9	11	—	40	7	8	—	35
75 以上 （歳）	9	10	—	40	7	8	—	30
妊婦 （付加量）					+1	+2	—	—
授乳婦 （付加量）					+3	+4	—	—

銅の食事摂取基準（mg/日）

性別	男性				女性			
年齢等	推定平均必要量	推奨量	目安量	耐容上限量	推定平均必要量	推奨量	目安量	耐容上限量
0~5（月）	—	—	0.3	—	—	—	0.3	—
6~11（月）	—	—	0.3	—	—	—	0.3	—
1~2（歳）	0.3	0.3	—	—	0.2	0.3	—	—
3~5（歳）	0.3	0.4	—	—	0.3	0.3	—	—
6~7（歳）	0.4	0.4	—	—	0.4	0.4	—	—
8~9（歳）	0.4	0.5	—	—	0.4	0.5	—	—
10~11（歳）	0.5	0.6	—	—	0.5	0.6	—	—
12~14（歳）	0.7	0.8	—	—	0.6	0.8	—	—
15~17（歳）	0.8	0.9	—	—	0.6	0.7	—	—
18~29（歳）	0.7	0.9	—	7	0.6	0.7	—	7
30~49（歳）	0.7	0.9	—	7	0.6	0.7	—	7
50~64（歳）	0.7	0.9	—	7	0.6	0.7	—	7
65~74（歳）	0.7	0.9	—	7	0.6	0.7	—	7
75以上（歳）	0.7	0.8	—	7	0.6	0.7	—	7
妊婦（付加量）					+0.1	+0.1	—	—
授乳婦（付加量）					+0.5	+0.6	—	—

マンガンの食事摂取基準（mg/日）

性別	男性		女性	
年齢等	目安量	耐容上限量	目安量	耐容上限量
0~5（月）	0.01	—	0.01	—
6~11（月）	0.5	—	0.5	—
1~2（歳）	1.5	—	1.5	—
3~5（歳）	1.5	—	1.5	—
6~7（歳）	2.0	—	2.0	—
8~9（歳）	2.5	—	2.5	—
10~11（歳）	3.0	—	3.0	—
12~14（歳）	4.0	—	4.0	—
15~17（歳）	4.5	—	3.5	—
18~29（歳）	4.0	11	3.5	11
30~49（歳）	4.0	11	3.5	11
50~64（歳）	4.0	11	3.5	11
65~74（歳）	4.0	11	3.5	11
75以上（歳）	4.0	11	3.5	11
妊婦			3.5	—
授乳婦			3.5	—

ヨウ素の食事摂取基準（μg/日）

性別	男性				女性			
年齢等	推定平均必要量	推奨量	目安量	耐容上限量	推定平均必要量	推奨量	目安量	耐容上限量
0~5（月）	—	—	100	250	—	—	100	250
6~11（月）	—	—	130	250	—	—	130	250
1~2（歳）	35	50	—	300	35	50	—	300
3~5（歳）	45	60	—	400	45	60	—	400
6~7（歳）	55	75	—	550	55	75	—	550
8~9（歳）	65	90	—	700	65	90	—	700
10~11（歳）	80	110	—	900	80	110	—	900
12~14（歳）	95	140	—	2,000	95	140	—	2,000
15~17（歳）	100	140	—	3,000	100	140	—	3,000
18~29（歳）	95	130	—	3,000	95	130	—	3,000
30~49（歳）	95	130	—	3,000	95	130	—	3,000
50~64（歳）	95	130	—	3,000	95	130	—	3,000
65~74（歳）	95	130	—	3,000	95	130	—	3,000
75以上（歳）	95	130	—	3,000	95	130	—	3,000
妊婦（付加量）					+75	+110	—	—[1]
授乳婦（付加量）					+100	+140	—	—[1]

[1] 妊婦及び授乳婦の耐容上限量は，2,000 μg/日とした．

セレンの食事摂取基準（μg/日）

性別	男性				女性			
年齢等	推定平均必要量	推奨量	目安量	耐容上限量	推定平均必要量	推奨量	目安量	耐容上限量
0~5（月）	—	—	15	—	—	—	15	—
6~11（月）	—	—	15	—	—	—	15	—
1~2（歳）	10	10	—	100	10	10	—	100
3~5（歳）	10	15	—	100	10	10	—	100
6~7（歳）	15	15	—	150	15	15	—	150
8~9（歳）	15	20	—	200	15	20	—	200
10~11（歳）	20	25	—	250	20	25	—	250
12~14（歳）	25	30	—	350	25	30	—	300
15~17（歳）	30	35	—	400	20	25	—	350
18~29（歳）	25	30	—	450	20	25	—	350
30~49（歳）	25	30	—	450	20	25	—	350
50~64（歳）	25	30	—	450	20	25	—	350
65~74（歳）	25	30	—	450	20	25	—	350
75以上（歳）	25	30	—	400	20	25	—	350
妊婦（付加量）					+5	+5	—	—
授乳婦（付加量）					+15	+20	—	—

クロムの食事摂取基準（μg/日）

性別	男性		女性	
年齢等	目安量	耐容上限量	目安量	耐容上限量
0~5（月）	0.8	—	0.8	—
6~11（月）	1.0	—	1.0	—
1~2（歳）	—	—	—	—
3~5（歳）	—	—	—	—
6~7（歳）	—	—	—	—
8~9（歳）	—	—	—	—
10~11（歳）	—	—	—	—
12~14（歳）	—	—	—	—
15~17（歳）	—	—	—	—
18~29（歳）	10	500	10	500
30~49（歳）	10	500	10	500
50~64（歳）	10	500	10	500
65~74（歳）	10	500	10	500
75以上（歳）	10	500	10	500
妊婦			10	—
授乳婦			10	—

モリブデンの食事摂取基準（μg/日）

性別	男性				女性			
年齢等	推定平均必要量	推奨量	目安量	耐容上限量	推定平均必要量	推奨量	目安量	耐容上限量
0~5（月）	—	—	2	—	—	—	2	—
6~11（月）	—	—	5	—	—	—	5	—
1~2（歳）	10	10	—	—	10	10	—	—
3~5（歳）	10	10	—	—	10	10	—	—
6~7（歳）	10	15	—	—	10	15	—	—
8~9（歳）	15	20	—	—	15	15	—	—
10~11（歳）	15	20	—	—	15	20	—	—
12~14（歳）	20	25	—	—	20	25	—	—
15~17（歳）	25	30	—	—	20	25	—	—
18~29（歳）	20	30	—	600	20	25	—	500
30~49（歳）	25	30	—	600	20	25	—	500
50~64（歳）	25	30	—	600	20	25	—	500
65~74（歳）	20	30	—	600	20	25	—	500
75以上（歳）	20	25	—	600	20	25	—	500
妊婦（付加量）					+0	+0	—	—
授乳婦（付加量）					+3	+3	—	—

鉄の食事摂取基準（mg/日）

性別	男性				女性					
					月経なし		月経あり			
年齢等	推定平均必要量	推奨量	目安量	耐容上限量	推定平均必要量	推奨量	推定平均必要量	推奨量	目安量	耐容上限量
0~5（月）	—	—	0.5	—	—	—	—	—	0.5	—
6~11（月）	3.5	5.0	—	—	3.5	4.5	—	—	—	—
1~2（歳）	3.0	4.5	—	25	3.0	4.5	—	—	—	20
3~5（歳）	4.0	5.5	—	25	4.0	5.5	—	—	—	25
6~7（歳）	5.0	5.5	—	30	4.5	5.5	—	—	—	30
8~9（歳）	6.0	7.0	—	35	6.0	7.5	—	—	—	35
10~11（歳）	7.0	8.5	—	35	7.0	8.5	10.0	12.0	—	35
12~14（歳）	8.0	10.0	—	40	7.0	8.5	10.0	12.0	—	40
15~17（歳）	8.0	10.0	—	50	5.5	7.0	8.5	10.5	—	40
18~29（歳）	6.5	7.5	—	50	5.5	6.5	8.5	10.5	—	40
30~49（歳）	6.5	7.5	—	50	5.5	6.5	9.0	10.5	—	40
50~64（歳）	6.5	7.5	—	50	5.5	6.5	9.0	11.0	—	40
65~74（歳）	6.0	7.5	—	50	5.0	6.0	—	—	—	40
75以上（歳）	6.0	7.0	—	50	5.0	6.0	—	—	—	40
妊婦 初期（付加量）					+2.0	+2.5	—	—	—	—
中期・後期（付加量）					+8.0	+9.5	—	—	—	—
授乳婦（付加量）					+2.0	+2.5	—	—	—	—

●参考文献

▶**全般**
・川嵜敏祐(監):レーニンジャーの新生化学,第 6 版,廣川書店,2015
・清水孝雄(監訳):イラストレイテッド ハーパー・生化学,原書 30 版,丸善出版,2016
・上代淑人ほか(監訳):デブリン生化学,原書 7 版,丸善出版,2012
・日本生化学会(編):細胞機能と代謝マップ I・II,東京化学同人,1997・1998
・今堀和友ほか(監):生化学辞典,第 4 版,東京化学同人,2007
・村松正實ほか(編):分子細胞生物学辞典,第 2 版,東京化学同人,2008
・中村桂子ほか(監訳):THE CELL　細胞の分子生物学,第 6 版,ニュートンプレス,2017
・榎森康文ほか(訳):分子細胞生物学,第 8 版,東京化学同人,2019
・入村達郎ほか(監訳):ストライヤー生化学,第 8 版,東京化学同人,2018
・田宮信雄ほか(訳):ヴォート生化学(上・下),第 4 版,東京化学同人,2012・2013

▶**糖　質**
・須賀哲弥ほか(編):病態生化学,改訂 2 版,丸善出版,1988
・藤森　功:病態生化学解明—代謝メカニズムから疾患を科学する—,第 2 版,京都廣川書店,2017

▶**器官の生化学**
・ポルフィリン研究会(編):ポルフィリン・ヘムの生命科学,東京化学同人,1995
・矢崎義雄(編):内科学,第 11 版,朝倉書店,2017
・金井正光(監):臨床検査法提要,第 34 版,金原出版,2015
・三橋知明(編):臨床検査ガイド 2015 年改訂版,文光堂,2015
・岡田泰伸(監訳):ギャノング生理学,原書第 25 版,丸善出版,2017

▶**核　酸**
・中村桂子(監訳):ワトソン遺伝子の分子生物学,第 7 版,東京電機大学出版局,2017
・松橋通生ほか(監訳):ワトソン組換え DNA の分子生物学,第 3 版,丸善出版,2009
・菊地韶彦ほか(訳):遺伝子,第 8 版,東京化学同人,2006
・石川冬木ほか(監訳):ゲノム,第 4 版,メディカル・サイエンス・インターナショナル,2018
・五十嵐和彦ほか(監訳):遺伝情報の発現制御,メディカル・サイエンス・インターナショナル,2012

▶**がん**
・中山敬一ほか(監訳):カラー図説 細胞周期,メディカル・サイエンス・インターナショナル,2008
・日合　弘,木南　凌(訳):ペコリーノがんの分子生物学,第 3 版,メディカル・サイエンス・インターナショナル,2017
・高橋和久(編):腫瘍学,メジカルビュー社,2009

▶**免　疫**
・多田富雄(監訳):免疫学への招待,原書第 2 版,南江堂,1996
・多田富雄:免疫の意味論,青土社,1993
・笹月健彦ほか(監訳):免疫生物学,原書第 9 版,南江堂,2019
・山本一夫(訳):免疫学—巧妙なしくみを解き明かす,東京化学同人,2010

▶**栄　養**
・呉　繁夫ほか(編):子どもの食と栄養 理論と演習・実習,第 2 版,医歯薬出版,2011
・後藤昌義ほか:新しい臨床栄養学,改訂第 6 版,南江堂,2014
・脊山洋右ほか(監):コンパクト栄養学,改訂第 4 版,南江堂,2017

索　引

●和文索引

あ

アイソザイム　87
亜鉛　273
アクアポリン　118
アクチン　403
アクチンフィラメント　17
アザセリン　215
足細胞　387
アシドーシス　386
アシル CoA　166, 256
アシル CoA シンテターゼ　165
アシル CoA デヒドロゲナーゼ
　166
アシル化　111
アシルキャリヤータンパク質
　172
アスコルビン酸　152
アスパラギン　200, 207
アスパラギン酸　200, 206
アスパラギン酸トランスアミ
　ナーゼ　190
アセタール　27
アセチル CoA　141, 193, 194,
　232, 255, 256, 259, 394
アセチル CoA カルボキシラーゼ
　171, 173
アセチル化　278, 352
アセチルコリン　404, 417
アセトアルデヒド　194, 395
アセト酢酸　170, 195
アセトン　170
アディポサイトカイン　409
アディポネクチン　410, 411
アデニル酸シクラーゼ　140, 279
アデニン　66
アデノシン三リン酸　67, 133
アデノシンデアミナーゼ　217
　——欠損症　218
アデノシン二リン酸　67
アドヘレンス結合　17
アドレナリン　202, 289
アドレノドキシン　236

アドレノドキシン還元酵素　236
アニーリング　70
アビジン　101
アポ E 受容体　164
アポ酵素　75
アポトーシス　318, 349
アポトーシス小体　319
アポフェリチン　273
アポリポタンパク質　47
アポリポタンパク質 B　163
アポリポタンパク質 C　164
アミタール　245
アミノアシル tRNA　307
アミノ基窒素の代謝　189
アミノ基転移反応　189
アミノ酸　49, 193
　——代謝異常症　207
　——の解離　53
　——の構造　49
　——の生合成　205
　——の性質　53
　——の代謝　189, 255, 394
　——の炭素骨格の代謝　193
　——の反応　54
アミノ酸残基　55
アミノ酸スコア　421
アミノ酸分析計　208
アミノ糖　25, 31
アミノプテリン　215
5-アミノレブリン酸合成酵素
　221
アミラーゼ　399
アミロース　27
アミロペクチン　27
アミンホルモン　282
アメロゲニン　414
アメロブラスチン　414
アラキドン酸　176
アラキドン酸カスケード　176
アラニン　193, 207, 259
アラニン回路　147
アラニントランスアミナーゼ
　190
アルカリホスファターゼ　412

アルカローシス　386
アルギナーゼ　193
アルギニノコハク酸シンターゼ
　193
アルギニノコハク酸リアーゼ
　193
アルギニン　199, 206
アルコール　395
アルコール性水酸基　19
アルデヒド基　19
アルデヒドデヒドロゲナーゼ
　396
アルドース　19, 21
アルドステロン　128, 184, 272,
　289
アルドラーゼ　135
アルドン酸　24
アルブミン　274, 381, 394
アレルギー　339, 340
アロステリック効果　300
アロステリック酵素　85
アロステリック調節　174
アロプリノール　217
アンギオテンシノーゲン　386
アンギオテンシン　386
アンギオテンシン変換酵素　386
アンキリン　370
暗号の縮重　307
アンダーソン病　157
アンチコドン　305
アンチトロンビン III　380
アンチマイシン　246
暗調小管系　377
アンドロゲン　44
アンモニア　189, 191, 394

い

胃　124
イオン積　4
イオンチャネル　116
異化　7, 133, 419
鋳型　293
胃酸　124

異常ヘモグロビン症　375, 376
異常リポタンパク質血症　185
イズロン酸　22, 31
異性体　20
胃相　123
イソクエン酸デヒドロゲナーゼ
　324
イソプレン　44
イソマルトース　27
イソロイシン　200
一遺伝子一酵素説　343
一塩基多型　356
1型免疫　338
一次構造　56
一次止血　377
一重項酸素　237
一炭素基代謝　326
一倍体　344
一酸化炭素　221, 247
一酸化窒素　204, 281
一本鎖結合タンパク　293
遺伝形質転換　343
遺伝子　343, 345
遺伝子組み換え実験　356
遺伝子座　345
遺伝子診断　208
遺伝子操作・解析法　356
遺伝子地図　343
遺伝子発現　346
遺伝子変異　354
遺伝病　353
伊東細胞　91
イノシトール 1,4,5-三リン酸
　280
イノシン 5′―一リン酸　211
イミノ酸　50
胃抑制ポリペプチド　124
飲作用　113
インスリン　260, 287, 393, 401
インスリン受容体　118
インスリン抵抗性　262, 263, 411
インスリン分泌　162, 402
インスリン様成長因子-Ⅰ　284
インターフェロンγ　338
インターロイキン　337, 367
インテグリン　16, 17, 409
イントロン　301

う

う蝕　414
ウラシル　66, 216
ウラシル DNA グリコシラーゼ
　297
ウロビリノーゲン　223
ウロビリン　223

ウロン酸　24, 25, 29
運動　405

え

エイコサトリエン酸　176
エイコサノイド　36, 37, 176
エイコサペンタエン酸　176
栄養　419
栄養学的必須アミノ酸　205
栄養学的非必須アミノ酸　205
栄養指数　420
栄養状態　420
液性免疫　331, 332
エキソサイトーシス　112
エキソヌクレアーゼ　71
エキソペプチダーゼ　124
エキソン　301
エストロゲン　44, 290
エタノール　395
エナメル質　414
エネルギー　419, 422
　――生成　141
　――代謝　6, 7, 133, 241
エノイル CoA ヒドラターゼ
　167
エピジェネティクス　350, 353
エピマー　22
エラスチン　15, 408
エリスロポエチン　348, 367, 391
エリトロース 4-リン酸　148
エルゴカルシフェロール　43
エルゴステロール　42
エルス病　157
遠位曲尿細管　390
塩基　66, 217
塩基除去修復　297
塩基性アミノ酸　52
塩基対　68
塩析　61
延長因子　308
エンドサイトーシス　112
エンドヌクレアーゼ　71
エンドペプチダーゼ　124
エンハンサー　301, 346

お

横行小管　403
黄体形成ホルモン　184, 284
黄体ホルモン　44
黄疸　224
岡崎断片　294
オキサロ酢酸　141, 200, 256,
　259
オキシゲナーゼ　232, 235

オキシダーゼ　232
オキシトシン　285
オキシヘモグロビン　373
2-オキソグルタル酸　141, 199
2-オキソグルタル酸依存性ジオ
　キシゲナーゼ　321
2-オキソ酸　189
オクルディン　17
オステオカルシン　412, 414
オステオプロテグリン　413
オステオポンチン　412
オータコイド　36
オートファジー　312
オペレーター　299
オペロン　299
オリゴデンドログリア細胞　415
オリゴ糖　19, 25
オルガネラ　8
オルニチンカルバモイルトラン
　スフェラーゼ　193
　　　――欠損症　210
オロチジン酸 5′―一リン酸デカ
　ルボキシラーゼ　214
オロト酸　213

か

壊血病　105
開始因子　308
開始コドン　307
概日リズム　347
ガイド RNA　364
解糖　133, 135, 321
　　　――の迂回路　145
回文構造　357
開放小管　377
外膜　12, 241
化学診断　208
化学浸透圧説　248
化学的消化　121
核　8, 11
核 DNA　344
核移行シグナル　12
核黄疸　225
核酸　25, 65, 128, 293
　　　――の分解　71
核質　11
核受容体　277
核小体　12
獲得免疫　331
核内受容体　92, 300
核内受容体アゴニスト　393
核膜　8, 11
核膜孔　11
核膜孔複合体　12
過酸化脂質　36

過酸化水素　236
下垂体ホルモン　284
ガスクロマトグラフィー　208
ガス交換　383
ガストリン　287
カスパーゼ　313, 319
カタラーゼ　239
脚気　98
褐色脂肪組織　251, 409
活性化エネルギー　73
活性型ビタミン D_3　391, 413
活性酸素　236
活性中心　77
活動電位　404, 416, 417
滑面小胞体　13
カテコールアミン　285, 289
カドヘリン　16, 17
鎌状赤血球症　376
ガラクトキナーゼ　150
ガラクトサミン　25
ガラクトース　22, 150
ガラクトース血症　151, 157
カリウム　271
加リン酸分解　139
カルシウム　93, 270, 279
カルジオリピン　38, 108
カルシトニン　270, 286
カルニチン　166
カルニチン-アシルカルニチントランスロカーゼ　166
カルニチンアシルトランスフェラーゼ　166, 407
カルバモイルリン酸　192
カルバモイルリン酸シンターゼ　192, 213
カロチノイド　91
がん　315, 320
間期　317
環境応答　348
ガングリオシド　40, 109
還元酵素　232
還元性二糖　27
還元的炭素固定　324, 325
還元電位　227
還元反応　227
還元ヘモグロビン　373
還元末端　26
還元力　24
肝細胞　393
がん細胞　320
環状構造　21
肝静脈　392
肝小葉　392
肝性ポルフィリン症　224
間接型ビリルビン　225
肝臓　191, 391

肝動脈　392
がん免疫療法　336
がん抑制遺伝子　318, 349

き

記憶 T 細胞　337
飢餓状態　259
キサンチンオキシダーゼ　217, 238
基質　73
基質小胞　412
基質レベルのリン酸化　137
キシルロース 5-リン酸　148
基礎代謝　422
拮抗阻害　81
キナーゼ欠損症　156
機能鉄　273
基本転写因子　301
逆転写酵素　296
逆平行　68
ギャップ結合　17
キャップ構造　302, 308
吸収　121
共役　227, 230, 231
凝固因子　96
競合阻害　81, 82
凝固システム　379
凝固反応　378
共刺激分子　336
鏡像異性体　50
共輸送　118
共抑制分子　336
局所ホルモン　36
極性アミノ酸　53
極性分子　3
キロミクロン　45, 127, 161, 163
キロミクロンレムナント　164
筋　402
近位尿細管　389
筋原線維　403
筋収縮の滑り説　404
筋小胞体　403
筋節　403
筋線維　403
金属酵素　75

く

グアニル酸シクラーゼ　281
グアニン　66, 216
グアノシン 5′-一リン酸　211
空腹期伝播性収縮　124
クエン酸　141, 256
クエン酸回路　133, 141, 193, 321

──の調節　143
クッパー細胞　392
クラススイッチ　332
クラッベ病　186
グリア　415
グリコゲニン　138
グリコーゲン　28, 255, 393
──合成　138
──分解　139
グリコーゲンシンターゼ　138
グリコーゲン病　157
グリコーゲンホスホリラーゼ　139, 140
グリココール酸　42
グリコサミノグリカン　29, 30, 408
グリコシダーゼ　24, 154, 155
グリコシド　24, 28
グリコシド結合　24
グリコシド性水酸基　24
グリコシルトランスフェラーゼ　152, 154
グリコシルホスファチジルイノシトールアンカー　112
グリコヘモグロビン　375
グリコホリン　370
グリシン　200, 207
グリシン開裂酵素　200, 326
クリステ　12, 241
グリセルアルデヒド　25
グリセルアルデヒド 3-リン酸　135, 148
グリセロ糖脂質　40
グリセロリン脂質　38, 39, 177
グリセロール　258
グリセロール 3-リン酸シャトル　252
グリセロールキナーゼ　258
グリソン鞘　392
グルカゴン　147, 162, 258, 260, 287, 393, 401
グルクロン酸　24, 25
──抱合　152
グルクロン酸経路　152
グルコキナーゼ　135, 137
グルココルチコイド　43, 184, 258, 284
グルコサミン　25
グルコース　20, 25, 258
──の完全酸化　252
──の誘導体　23
グルコース感受性ニューロン　402
グルコーストランスポーター　117, 406
グルコース-6-ホスファターゼ

145

グルコース 6-リン酸　133, 135, 145, 232

グルコース-6-リン酸デヒドロゲナーゼ　148, 326

　――欠損症　157, 372

グルタチオン　204, 238, 326

グルタチオンペルオキシダーゼ　238, 275

グルタミナーゼ　191, 325

グルタミン　199, 206

グルタミン酸　189, 191, 199, 206

グルタミン酸デヒドロゲナーゼ　191, 325

グルタミンシンセターゼ　191

くる病　93

クレアチニン　204, 387

クレアチニンクリアランス　388

クレアチン　204

クレブス回路　141

グレリン　401

クローディン　17

グロビン　347, 372, 374

グロブリン　381, 382

クロマチン　8, 350

　――構造の調節　352

クロム　275

クロモソーム　351

グロン酸　152

形質細胞　331

血液　367

血液凝固　91, 96, 394

血液脳関門　418

血管新生　348

結合組織　407

欠失　353, 355

血小板　377

血小板活性化因子　38

血清　28, 381

血清アルブミン　381

血清脂質　45, 163

血中カルシウムバランス　93

血糖　133

血餅　377

ケトアシドーシス　394

3-ケトアシル CoA チオラーゼ　167

ケト原性アミノ酸　202, 259, 260

ケトース　19, 21

ケトヘキソキナーゼ　150

ケトン基　19

ケトン血症　171

ケトン症　171

ケトン体　262

　――の生成　256

　――の利用　170

ケトン尿症　171

ケノデオキシコール酸　183

ゲノム　343, 344, 353

ゲノム医療　356

ゲノムインプリンティング　353

ゲノム編集　363

ケラタン硫酸　31

原核細胞　8

原核生物　298

顕性　345

限定分解　86

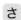

コアクチベーター　278

コアヒストン　350

高 β リポタンパク質血症　185

高エネルギーリン酸化合物　230, 231

光学異性体　21

光学活性　21

交感神経刺激　402

高キロミクロン血症　185

高キロミクロン・プレ β リポタンパク質血症　185

口腔バイオフィルム　414

口腔マイクロバイオーム　414

抗原　330, 331

高コレステロール血症　267

抗酸化　91, 95, 238

高脂血症　185

恒常性　7, 282

甲状腺刺激ホルモン　284

甲状腺刺激ホルモン放出ホルモン　284

甲状腺ホルモン　203, 285

抗生物質　310

酵素　73

　――異常　156, 218

　――欠損症　88

　――の構造　77

　――の細胞内分布　87

　――の分類　76

酵素活性　77

　――の調節　84

硬組織　411

酵素診断　208

酵素反応速度論　78

抗体　331, 332

交代結合説　250

好中球　329

高尿酸血症　218

高ビリルビン血症　224

高プレ β リポタンパク質血症　185

興奮収縮連関　405

高密度リポタンパク質　45

交流性結合　17

コエンザイム Q　241

呼吸　251, 383

呼吸窮迫症候群　386

呼吸性アシドーシス　386

呼吸性アルカローシス　386

呼吸調節　251

ゴーシェ病　186

五炭糖　19, 65

骨格筋　402

骨芽細胞　411

骨細胞　412

骨シアロタンパク質　412

骨髄性ポルフィリン症　224

骨誘導因子　412

骨リモデリング　413

固定結合　17

古典的経路　169

コドン　305

コネキシン　17

コハク酸　141, 245

コハク酸デヒドロゲナーゼ　321

コハク酸-ユビキノン還元酵素　245

コバラミン　104

コラーゲン　15, 407, 411

コリ回路　147

コリパーゼ　162

コリ病　157

コリプレッサー　278

コール酸　183

ゴルジ体（装置）　8, 13

コルチゾール　184, 289

コレカルシフェロール　43

コレシストキニン　287, 400

コレステロール　41, 93, 109, 264

　――の生合成　181

コレステロール 7α-ヒドロキシラーゼ反応　183

コレステロールエステル転移タンパク質　165

コレステロール側鎖切断酵素　184

コンドロイチン硫酸　31

コンホメーション　56

サイクリック AMP　68, 279

サイクリック GMP　68, 281

サイクリン　317
サイクリン依存性キナーゼ　317
再生医療　349
再生経路　211, 217
最適 pH　75
サイトカイン　277, 338, 339
サイトプロテアーゼ　266
細胞　1
細胞外マトリックス　15, 31, 407, 409
細胞核受容体　277
細胞骨格　8, 14
細胞質　8, 135, 171
細胞質ゾル　14
細胞質ペプチダーゼ　125
細胞周期　317
細胞小器官　8
細胞性免疫　331, 332
細胞接着　15, 16, 17
細胞増殖　315
細胞内 G タンパク質共役受容体　93
細胞分化　347
細胞壁　11
細胞膜　8, 10, 107
細胞膜貫通タンパク質　16
細胞膜受容体　278
刷子縁　124, 125
サーモジェニン　251
サラセミア　375
酸塩基平衡　385
酸化　227
酸化還元　227, 238
酸化還元酵素　232
酸化酵素　232
3 型免疫　339
酸化の経路　325
酸化的リン酸化　247
サンガー法　358
三次構造　58
三重項状態　236
三重ヘリックス構造　408
酸性アミノ酸　52
酸性ムコ多糖　29, 31
酸素　227, 246, 383
酸素解離曲線　383
酸素化ヘモグロビン　373
酸素添加酵素　176
3 大栄養素　91
三炭糖　19
三糖類　25
サンドホフ病　186
サンフィリッポ症候群　158

し

シアル酸　25
ジオキシゲナーゼ　235
色素性乾皮症　297
糸球体　387
糸球体濾過率　388
軸索　415
シグナルペプチド　310
シクロオキシゲナーゼ　176, 238
シクロヘキシミド　310
歯垢　414
自己免疫疾患　339, 340
歯根膜　414
脂質　107
――蓄積症　186
――の消化と吸収　127
――の代謝　161
――の定義　33
――の分類　33
脂質係留性膜タンパク質　111
脂質代謝　255, 393, 407
――異常症　185
脂質二重層　107
歯周病　415
視床下部ホルモン　284
シス　34, 36
シスエレメント　298, 301
シスタチオニン β-シンターゼ　209
シスチントランスポーター　327
システイン　193, 207, 326
次世代塩基配列決定法　362
自然免疫　329
自然リンパ球　338
歯槽骨　414
シチジン 5′-三リン酸　213
失活　73
失明　91
質量分析計　208
ジデオキシ法　358
シトクロム　235, 243
シトクロム a_3　246
シトクロム b_5　236
シトクロム b_5 還元酵素　236
シトクロム b_{560}　245
シトクロム b_{566}　245
シトクロム c　246, 319
シトクロム c_1　245
シトクロム P450　219, 235, 238, 395
シトクロム P450 還元酵素　236
シトクロムオキシダーゼ　246
シトシン　66
歯肉　414

ジパルミトイルレシチン　386
ジヒドロオロト酸　213
ジヒドロキシアセトン　25
ジヒドロキシアセトンリン酸　135
ジヒドロキシフェニルアラニン　202
ジヒドロ葉酸レダクターゼ　215
脂肪肝　263
脂肪細胞　409
脂肪細胞特異的トリアシルグリセロールリパーゼ　162
脂肪酸　34, 161
――合成　171
――代謝異常　187
――の活性化　165
――の動員　162
――の分解　165
脂肪酸合成酵素複合体　171
脂肪酸誘導体　36
脂肪組織　409
脂肪分解　162
シャイエ症候群　158
若年性 G_{M2} ガングリオシドーシス　186
集合尿細管　390
終止コドン　307
重症筋無力症　417
従属栄養　7
修復　297
絨毛　121
主細胞　124
樹状細胞　330
主膵管　397
出血　96
受動輸送　122
腫瘍壊死因子-α　410
主要組織適合遺伝子複合体　335, 369
受容体　10, 277, 315
シュワン細胞　415
消化　121, 123
消化管ホルモン　123, 287
消化酵素　156
松果体ホルモン　285
脂溶性ビタミン　89, 129
小腸上皮細胞　125
小胞体　8, 13
情報伝達システム　277
正味タンパク質利用率　421
食作用　112
食事サイクル　260
触媒サブユニット　85
除脂肪体重　422
女性性腺　290
女性ホルモン　184

ジルベール症候群　225
真核細胞　8
真核生物　300
心筋　402
神経　415
神経筋接合部　404
神経膠細胞　415
神経細胞接着因子　16
神経線維　402
神経伝達物質　292, 417
ジンジバリス菌　415
親水性　4
親水性アミノ酸　53
新生経路　211
新生児スクリーニング　208
腎性貧血　391
腎臓　387
身体活動レベル　422

す

随意尿　5
膵液　399
膵外分泌機能　398
膵酵素　397
膵臓　125, 397
水素結合　3
膵内分泌機構　401
膵ポリペプチド　287, 401
膵ホルモン　287, 401
水溶性ビタミン　97, 129
水和　4
スクシニル CoA　141, 200
スクラーゼ　150, 156
スクロース　27
スタチン　267
ステロイド　41, 181
ステロイドホルモン　43, 184,
　277
ステロール　41
ステロール調節エレメント結合
　タンパク質　265
スーパーオキシド　237, 368
スーパーオキシドジスムターゼ
　239
スーパーコイル　69, 293
スフィンゴ脂質　38
　――代謝異常　186
　――蓄積症　159, 186
スフィンゴシン　179
スフィンゴ糖脂質　40, 109, 179
スフィンゴミエリン　38, 109,
　110, 181
スフィンゴリピドーシス　159
スフィンゴリン脂質　38, 39
スプライシング　301

スプライソソーム　302
スペクトリン　369

せ

生化学的標準還元電位　228
生化学的標準自由エネルギー変
　化　228
制限酵素　71, 357
星細胞　392
静止膜電位　116
性腺刺激ホルモン放出ホルモン
　284
性腺ホルモン　290
生体　2, 227
生体膜　8, 107
成長ホルモン　284
成長ホルモン放出ホルモン　284
生物　1
生物価　421
生物学的酸化還元反応　227
生物学的消化　121
セカンドメッセンジャー　93,
　282
セクレチン　124, 287, 400
石灰化　412
赤血球　347, 369
赤血球酵素異常症　372
接合体　344
セドヘプツロース 7-リン酸　148
セメント質　414
セラミド　38, 179
セラミド輸送タンパク質　181
セリン　200, 207
セリン合成経路　326
セリンヒドロキシメチルトラン
　スフェラーゼ　326
セルロース　28
セルロプラスミン　274, 382
セレクチン　16
セレノシステイン　50, 275
セレブロシド　40, 109
セレン　275
セロトニン　203
セロビオース　27
線維素溶解　380
旋光性　21
染色体　10, 343, 351
　――異常　353
潜性　345
選択的スプライシング　304
先天性スクロース尿症　156
先天性スクロース不耐症　156
セントラルドグマ　297
腺房細胞　398

そ

走化　368
双極子　3
象牙質シアロリンタンパク質
　414
造血　367
増殖因子　277, 315
増殖細胞核抗原　295
相同染色体　344, 345
挿入変異　355
相補的　68, 296
阻害　80
側鎖　53
促進拡散　122
促進輸送　116
組織型プラスミノーゲン・アク
　チベーター　380
疎水性アミノ酸　53
疎水性相互作用　4
速筋線維　405
ソマトスタチン　284, 287, 401
粗面小胞体　13
ソレノイド構造　351

た

対向輸送　118
代謝　7, 133, 320, 419
　飢餓時の――　261
　空腹時の――　261
　食後の――　260
　――経路　7, 135, 141, 148,
　152
　――調節　260
代謝水　5
代謝性アシドーシス　386
代謝性アルカローシス　386
代謝リプログラミング　320, 321
大腸　129
体内循環　147
対立遺伝子　344, 345
多因子型遺伝病　354
タウロコール酸　42
多型　354
脱アセチル化　278
脱共役　248, 409
脱水素酵素　232
脱分枝酵素　139
脱リン酸化　173
多糖　19, 27
多量ミネラル　269
垂井病　157
単一遺伝子型遺伝病　353
単一輸送体　117

胆管　222, 392, 393
炭酸水素イオン　384, 398
炭酸脱水酵素　384
タンジェール病　185
胆汁　121, 129
　──生成　394
　──排泄　391
胆汁酸　42, 129, 393, 394
　──の生合成　181
単純拡散　113
単純脂質　33, 36
単純多糖　27
単純タンパク質　49
男性性腺　290
男性ホルモン　44, 184
タンデムマス試験　208
単糖　19
タンパク質　49, 55, 73, 293
　──の折りたたみ　62
　──の構造　56
　──の消化と吸収　124
　──の生合成　306
　──の性質　61
　──の代謝　304, 311, 394
　──の分類　58
　──の変性　62
タンパク質効率　421

ち

チアミン二リン酸　97
チェックポイント　318
遅筋線維　405
窒素平衡　421
チミジル酸　214
チミジル酸シンテターゼ　214
緻密斑　390
チミン　216, 297
チモーゲン顆粒　398
中間径フィラメント　15, 17
中間密度リポタンパク質　46
中鎖アシル CoA 脱水素酵素欠損
　症　187
中性アミノ酸　52
中性脂質　33, 185
中性脂肪　36
腸肝循環　42, 130, 223, 393
調節因子　256
調節酵素　85, 137
調節サブユニット　85
超低密度リポタンパク質　46
腸内細菌　394
超二次構造　59
直接型ビリルビン　224
貯蔵　161
貯蔵鉄　273

つ

痛風　217
ツェルベーガー症候群　188

て

テイ・サックス病　186
低酸素応答　348
定常状態　79
ディッセ腔　392
低密度リポタンパク質　45, 113
6-デオキシヘキソース　25
デオキシヘモグロビン　373
デオキシリボ核酸　65
デオキシリボース　25, 65
デオキシリボヌクレアーゼ　71
デオキシリボヌクレオチド　214
テストステロン　291
デスモソーム　17
鉄　273
鉄-硫黄クラスター　243
テトラヒドロビオプテリン　194
テトラヒドロ葉酸　103, 215
テトロース　19
デヒドロゲナーゼ　232
7-デヒドロコレステロール　43
テルペノイド　44
デルマタン硫酸　31
テロメア　296, 316
電位依存性チャネル　117
電気陰性度　2
転座　353
電子　237
電子雲　3
電子供与体　227
電子受容体　227
電子伝達系　241, 244
転写　174, 298, 355
転写因子　298, 346, 367
デンプン　27
点変異　355

と

銅　274
糖アルコール　24
糖衣　11
同化　7, 133, 419
導管細胞　398
糖原性アミノ酸　145, 202, 255,
　259

糖原病　140, 157
糖鎖　29
糖脂質　28, 39, 181
糖質　19
　──吸収障害　156
　──代謝　133, 255, 393, 406
　──代謝異常症　156
　──の消化と吸収　126
　──の定義　19
　──の分類　19
糖新生　133, 145, 393
糖タンパク質　28
　──代謝異常症　158
糖タンパク質ホルモン　282
動的平衡　7
糖転移酵素　154
等電点　54
糖尿病　262, 264
糖ヌクレオチド　154
動物細胞　10
等方輸送　118
動脈硬化　95
独立栄養　7
時計遺伝子　347
ドーパミン　284
トポイソメラーゼ　293
トランス　34, 36
トランスアミナーゼ　189
トランスアルドラーゼ　148
トランスエレメント　298, 301
トランスケトラーゼ　148
トランスファー RNA　70
トランスフェリン　113, 224,
　273, 382
トランスポーター　395
トランスロケーション　406
トリアシルグリセロール　36,
　161, 409
トリオース　19
トリオースリン酸　135
ドリコールリン酸　155
トリプシノーゲン　125
トリプシン　125, 399
トリプトファン　199
トリヨードチロニン　203, 275,
　285
トレオニン　194
トロポミオシン　403
トロンビン　380
トロンボキサン　36, 176, 291
トロンボポエチン　367
トロンボモジュリン　380

な

ナイアシン　99

内因子 105, 129
内臓脂肪型肥満 411
内分泌細胞 398
内膜 12, 241
ナトリウム 272
7回膜貫通型Gタンパク質共役
　受容体 279
軟骨細胞 411
軟骨内骨化 411

に

2型免疫 339
二機能酵素 78, 147
ニコチンアミド 99
ニコチンアミドアデニンジヌク
　レオチド 99, 232
ニコチンアミドアデニンジヌク
　レオチドリン酸 99, 232
ニコチン酸 99
二酸化炭素 384
二次構造 56
二次止血 377
二糖類 25
二倍体 344
日本人の食事摂取基準 422
ニーマン・ピック病 186
乳酸 135, 137
乳酸回路 147
乳酸デヒドロゲナーゼ 137
乳び 129
ニューロン 415
尿細管 387
尿酸 211, 217
尿素 189, 191
尿素回路 191
　——代謝異常症 210
ニンヒドリン 55, 208

ぬ

ヌクレオシド 67, 217
ヌクレオソーム 350
ヌクレオチダーゼ 128
ヌクレオチド 25, 65, 67, 217
　——の合成 211
　——の代謝分解と再生経路
　216
ヌクレオチド除去修復 297

ね

ネクローシス 318
熱ショックタンパク質 277,
　278, 310
ネフロン 387

粘膜透過機構障害 156

の

ノイラミン酸 25
脳 418
濃染顆粒 377
能動輸送 122
ノルアドレナリン 202, 289

は

歯 414
肺 383
配糖体 24
ハイブリッド形成 70
肺胞 383
パーキンソン病 418
白色脂肪組織 409
破骨細胞 412
バソプレッシン 284, 285
パターン認識受容体 330
白血球 368
ハプトグロビン 224, 382
ハーラー症候群 158
バリン 200
パリンドローム 71, 357
パルミチン酸 172
ハワースの式 20
半数体 344
ハンター症候群 158
パントテン酸 101
半反応 227
半保存的複製 293

ひ

ヒアルロン酸 31
非エステル結合型脂肪酸 34
ビオチン 100
皮下脂肪型肥満 411
比活性 77
光エネルギー 237
光老化 237
非還元性二糖 27
非還元末端 26
非拮抗阻害 81
非競合阻害 81, 82
非極性アミノ酸 53
非酸化的経路 325
微絨毛 121
微小管 15
非浸透 345
ヒスタミン 204
ヒスチジン 199, 206
非ステロイド性消炎鎮痛薬 177

ヒストン 8, 350
　——の翻訳後修飾 352
ヒストンアセチル化酵素 352
ヒストンコード説 352
ヒストン脱アセチル化酵素 352
ヒストンメチル化酵素 352
1,3-ビスホスホグリセリン酸
　231
ビタミン 89, 129
ビタミンA 89, 91, 238
ビタミンB$_1$ 97
ビタミンB$_2$ 98
ビタミンB$_6$ 102
ビタミンB$_{12}$ 104
ビタミンC 105, 152, 238
ビタミンD 93, 286
ビタミンE 95, 238
ビタミンK 96
ビタミン様作用物質 105
必須脂肪酸 36
必須ミネラル 269
ピット細胞 392
ヒトゲノムプロジェクト 343
ヒト抗PCSK9モノクローナル
　抗体製剤 267
3-ヒドロキシアシルCoAデヒド
　ロゲナーゼ 167
ヒドロキシアパタイト 270,
　411, 414
2-ヒドロキシグルタル酸 324
ヒドロキシプロリン 206
3-ヒドロキシ-3-メチルグルタ
　リルCoA 171, 181
ヒドロキシラジカル 237
ヒドロキシリシン 206
ヒポキサンチン 216
ヒポキサンチン-グアニンホスホ
　リボシルトランスフェラーゼ
　217
肥満 262, 411
ビューレット反応 62
表現型 345
病原体関連分子パターン 330
標準体重 421
ピラノース 21
ピリジンヌクレオチド 232
ピリドキサミン 102
ピリドキサール 102
ピリドキサールリン酸 102
ピリドキシン 102
ビリベルジン 221
ビリベルジン還元酵素 222
ピリミジン 213, 215, 216, 269
ピリミジン誘導体 66
微量ミネラル 269
ビリルビン 221

ビリルビンジグルクロニド　222
ピルビン酸　135, 193, 256, 259
ピルビン酸カルボキシラーゼ
　　145, 256
ピルビン酸キナーゼ　137
　　──異常症　372
　　──の迂回路　145
ピルビン酸デヒドロゲナーゼ複
　　合体　141
ピロホスホリラーゼ　154
ピロリン酸ホスファターゼ　230

ふ

ファゴソーム　368
ファゴリソソーム　368
ファーストメッセンジャー　282
ファーター乳頭　397
ファーバー病　186
ファブリー病　186
不安定ヘモグロビン症　376
フィッシャーの式　20
フィードバック機構　282
フィードバック制御　93, 264,
　　265
フィードバック阻害　85
フィブリノーゲン　378, 380
フィブリン　378, 380
フィブロネクチン　15, 409
フェニルアラニン　194
フェニルアラニン水酸化酵素
　　209
フェニルケトン尿症　208, 209
フェリチン　273
フェロトーシス　239
フェントン反応　237
フォンギールケ病　157
フォン・ビルブラント因子　377
不可避尿　5
不感蒸泄　5
不拮抗阻害　81
不競合阻害　81, 84
副交感神経刺激　402
複合脂質　33, 38
副甲状腺ホルモン　93, 270, 286
複合多糖　27, 28
複合タンパク質　49
複合糖質　28, 154
　　──の代謝　152
　　──の代謝異常症　157
副腎髄質ホルモン　289
副腎性アンドロゲン　284
副腎皮質刺激ホルモン　284
副腎皮質刺激ホルモン放出ホル
　　モン　284
副腎皮質ホルモン　43, 288

副腎ホルモン　288
副膵管　397
複製　293, 294
フコース　25
不斉炭素　20
不斉中心　50
付着斑　17
物理化学的標準還元電位　228
物理化学的標準自由エネルギー
　　変化　228
物理的消化　121
不妊　95
不飽和脂肪酸　34
　　──のβ酸化　168
　　──の生成　175
フマル酸　195
フマル酸ヒドラターゼ　321
プライマーゼ　294
プライモソーム　294
プラーク　414
プラスマローゲン　38, 108
プラスミド　10, 357
プラスミン　380
フラノース　21
フラビンアデニンジヌクレオチ
　　ド　98, 234
フラビン酵素　234
フラビンヌクレオチド　234
フラビンモノヌクレオチド　98,
　　234
ブリッグス・ホールデンの定常
　　状態法　79
フリッパーゼ　110
フリーラジカル　95
プリン　211, 215, 216
プリンヌクレオシドホスホリ
　　ラーゼ　216
　　──欠損症　218
プリン誘導体　66
5-フルオロウラシル　215
フルクト-1-キナーゼ　150
フルクトース　150
フルクトース不耐症　157
フルクトース-1,6-ビスホスファ
　　ターゼ　145, 147
フルクトース-2,6-ビスホスファ
　　ターゼ　147
フルクトース 1,6-ビスリン酸
　　135
フルクトース 2,6-ビスリン酸
　　145
フルクトース 6-リン酸　135,
　　148, 232
フルフラール　22
プレニル化　111
フレームシフト変異　355

プロゲステロン　44
プロコラーゲン　408
プロスタグランジン　36, 176,
　　291
プロスタサイクリン　291
プロスタノイド　176, 291
プロセシング　310
プロテインキナーゼ　86, 140,
　　279, 280
プロテインホスファターゼ　86,
　　140
プロテオグリカン　15, 28, 29,
　　30, 408
プロテオーム　343, 346
プロトヘム　219
プロトポルフィリン　219
プロトンポンプ活性　245
プロピオニル CoA カルボキシ
　　ラーゼ　210
プロピオン酸血症　210
プロビタミン D　42
プロモーター　298, 300, 346
プロラクチン　284
プロリン　199, 206
プロリン水酸化ドメイン酵素
　　321
分枝アミノ酸　197
分枝アミノ酸トランスアミナー
　　ゼ　209
分子間脱水反応　24
分枝酵素　138
分子シャペロン　62, 310
分子相同性　340
分子内脱水反応　22
分泌顆粒　13
分裂促進因子活性化タンパク質
　　キナーゼ　316

へ

平滑筋　402
閉鎖性結合　17
壁細胞　124
ヘキソキナーゼ　133, 135, 137,
　　145
ヘキソサミン　25
ヘキソース　19
ベクター　357
ヘテロクロマチン　351
ヘテロ接合体　345
ヘテロ多糖　27
ヘパラン硫酸　31
ヘパリン　31
ペプシノーゲン　123, 124
ペプシン　124
ペプチド　55

ペプチドトランスポーター 1　125
ヘミアセタール　24
ヘミケタール　24
ヘミデスモソーム　17
ヘム　204, 219, 235, 243, 273, 373, 395
　——の生合成　219
　——の分解　221
ヘムオキシゲナーゼ　221
ヘム酵素　235
ヘモグロビン　273, 371, 372
ヘモジデリン　273
ヘモペキシン　224, 382
ペラグラ　99
ヘリカーゼ　293
ペルオキシソーム　8, 14, 168
ペルオキシソーム増殖薬活性化受容体　395
ペルオキシダーゼ活性　176
変旋光　22
ペントース　19
ペントース尿症　152
ペントースリン酸経路　25, 148, 325
ヘンレの太い上行脚　389

ほ

ボーア効果　384
補因子　75
抱合型ビリルビン　395
飽和脂肪酸　34
補欠分子族　76, 219
補酵素　76, 91, 96, 259
補酵素 A　101
ホスファチジルイノシトール　38, 108, 110
ホスファチジルエタノールアミン　38, 108, 110, 179
ホスファチジルグリセロール　38
ホスファチジルコリン　38, 107, 110, 179
ホスファチジルセリン　38, 108, 110, 179
ホスファチジン酸　38, 177
ホスホエノールピルビン酸　231, 256
ホスホエノールピルビン酸カルボキシキナーゼ　145, 256
ホスホグリセリン酸キナーゼ　137
6-ホスホグルコノラクトンデヒドロゲナーゼ　326
ホスホグルコン酸経路　148

ホスホクレアチン　231
ホスホフルクトキナーゼ　147, 321
ホスホフルクトキナーゼ-1　135, 137, 145, 147
ホスホフルクトキナーゼ-2　147, 321
ホスホホリン　414
ホスホリパーゼ　175
ホスホリボシルピロリン酸　211
ホスホリラーゼ　140
ホスホリラーゼキナーゼ　140
骨　411
ホモシスチン尿症　208, 209
ホモ接合体　345
ホモ多糖　27
ポリ（A）テイル　302
ポリアミン　204
ポリソーム　13, 309
ポリヌクレオチド　67
ポリフェノール　238
ポリペプチドホルモン　282
ポリメラーゼ連鎖反応　360
ポリン　110, 241
ポルフィリン　219, 243
ポルフィリン症　224
ポルフィリン体　224
ホルミルメチオニル tRNA　307
ホルモン　91, 96, 277, 282, 390
ホルモン感受性リパーゼ　162
ホロ酵素　75
本態性フルクトース尿症　150, 156
ポンペ病　157
翻訳　307

ま

マイクロ RNA　71, 344
膜間腔　12, 241
膜骨格　15, 369
膜タンパク質　110
膜透過　113
膜動輸送　122
膜内骨化　411
膜内在性タンパク質　110
マグネシウム　272
膜表在性タンパク質　111
マクラデンサ　390
マクロファージ　329
マクロファージコロニー刺激因子　412
マッカードル病　157
末梢組織　191
マトリックス　12, 241
マルトース　27

マロニル CoA　171
マンガン　274
慢性腎臓病　389
マンノース　22, 25, 151

み

ミエリン　415
ミオグロビン　273, 373
ミオシン　403
ミカエリス・メンテンの式　80
ミカエリス・メンテンの迅速平衡法　78
ミキソチアゾール　246
ミクロソーム　13
ミクロフィラメント　15
水　2
　——の解離　4
　——の構造　3
　——の出納　5
　——の分布　5
ミセル　121, 127
密着結合　11, 17
ミトコンドリア　8, 12, 166, 313
　——の構造　241
ミトコンドリア DNA　344
ミトコンドリア内膜　251
ミネラル　128, 269
ミネラルコルチコイド　44, 184, 284
ミュータンスレンサ球菌　414

む

ムコ多糖症　158
ムコ多糖代謝異常症　158
ムコポリサッカリドーシス　158
ムスカリン受容体　401
ムチン型　28

め

メタクロマチックロイコジストロフィー　186
メタボリックシンドローム　411
メチオニン　200
メチル化　352
メチルペントース　25
メチルマロニル CoA ムターゼ　210
メチルマロン酸血症　210
メチレンテトラヒドロ葉酸デヒドロゲナーゼ　326
メッセンジャー RNA　70
メトトレキサート　215
メトヘモグロビン　373

メープルシロップ尿症　208, 209
メラトニン　285
メラニン　202
6-メルカプトプリン　215
免疫　329, 338
免疫寛容　339
免疫記憶　337
免疫グロブリン　16, 331, 332
免疫チェックポイント　336
免疫不全症　218
メンデル　343, 345

も

モチリン　124
モノアシルグリセロールリパーゼ　162
モノオキシゲナーゼ　235
モノヌクレオチド　211
モリブデン　275
モルキオ症候群　158
門脈　391, 392

や

薬物　96, 395
山中因子　349
夜盲症　93

ゆ

融解温度　70
有機酸代謝異常症　207
融合　112
有糸分裂　317
優性　345
優生学　356
誘導　85
誘導脂質　33
誘導体　24
誘導多能性幹細胞　349
誘導適合　77
遊離因子　308
遊離脂肪酸　34, 165
遊離ポリソーム　310
ユークロマチン　351
輸送体　10, 114, 117
輸入細動脈　390
ユビキチン　348
ユビキチン-プロテアソーム系　312
ユビキノール　241, 245
ユビキノン　241, 244
ユビキノン-シトクロム *c* 還元酵素　245

よ

溶解能　4
葉酸　103
ヨウ素　275
溶媒和　4
葉緑体　8
抑制　85
四次構造　58
四炭糖　19

ら

ラインウィーバー・バークの式　80
ラギング鎖　294
ラクターゼ　150, 156
ラクトース　27
ラクトース不耐症　156
ラクトースオペロン　299
ラクトースリプレッサータンパク質　299
ラクトフェリン　273
ラジカル　236
ラジカルスキャベンジャー　95
ラミニン　15
ランゲルハンス島　287, 397, 398
卵胞刺激ホルモン　284
卵胞ホルモン　44, 184

り

リガンド依存性チャネル　117
リシン　199
リースケ鉄-硫黄中心　245
リソソーム　8, 14
リソソーム病　158
リゾホスファチジン酸　178
律速酵素　85
立体異性体　20
立体配座　22
リーディング鎖　294
リノール酸　36
リパーゼ　127, 162, 399
リブロース 5-リン酸　148
リーベスの式　20
リポ酸　106
リボ核酸　65
リポキシゲナーゼ　176
リポキシン　176
リボース　25, 65
リボース 5-リン酸　148
リボソーム　13, 305
リボソーム RNA　70
リポ多糖　330

リポタンパク質　45, 163, 382
リポタンパク質リパーゼ　162
リボヌクレアーゼ　71
リボヌクレオチドレダクターゼ　214
リボフラビン　98
硫脂質　41
流動モザイクモデル　107
両親媒性分子　4
両性イオン　53
両性電解質　54
リン　271
リンゴ酸　141, 256
リンゴ酸-アスパラギン酸シャトル　251
リンゴ酸酵素　326
リン酸化　173
リン脂質　38, 107
　——の合成　177
　——の代謝　175
輪状ヒダ　121

る

類洞　392

れ

レジスタンス運動　405
レシチン　38
レシチン-コレステロールアシルトランスフェラーゼ　164
　——欠損症　185
レダクターゼ　232
レチナール　91
レチノイン酸　91, 92
レチノール　91
レッシュ・ナイハン症候群　218
劣性　345
レニン　386, 390
レプチン　410
レプリコン　296
レプリソーム　294
連結性結合　17

ろ

ロイコトリエン　36, 176
ロイシン　195
ロウ　38
六炭糖　19, 25
ロテノン　245
ロドプシン　93

わ

ワルファリン　96

ワールブルグ効果　320, 321

●欧文索引

α-アノマー　22, 154
α-アミノ酸　49
α-アミラーゼ　126
α-ケトグルタル酸　141
α-トコフェロール　95
αヘリックス　56
α-リノレン酸　36
β-アノマー　22, 154
β-アミノイソ酪酸　217
β-アラニン　217
β-ガラクトシダーゼ　150, 156
β-カロテン　91
β-グルクロニダーゼ　223
β構造　56
β酸化　166, 167, 393, 394
βターン　56
γ-アミノ酪酸　203
7α-ヒドロキシコレステロール
　181

A

ABC 輸送体　116
ABH 抗原　370
ABO 式血液型　28, 155, 370
ADA 欠損症　218
AMP キナーゼ　406
ATP　67, 133, 137, 230, 271
　——合成の収支　252
ATP-ADP トランスロケース
　251
ATP アーゼ　114
ATP 駆動ポンプ　114
ATP 合成酵素　248

B

Bcl-2 ファミリー　320
body mass index（BMI）　420
B 細胞　331, 332

C

Ca^{2+}-ATP アーゼ　114
cAMP　68, 279
cDNA　296
cGMP　68, 281
CKD　389

CoA　25
CRISPR-Cas9　364
C 型レクチン受容体　330

D

D-3-ヒドロキシ酪酸　170
DNA　65
　——損傷　348
　——の複製　293
　——の修復　296, 349
　——の校正　296
　——の構造　68
　——の二重らせん　68, 69
　——の変性と再生　69, 70
　——メチル化　352
DNA 依存性 RNA ポリメラーゼ
　298
DNA クローニング　358
DNA トポイソメラーゼ　69
DNA ポリメラーゼ　293
DNA リガーゼ　295, 357
DOPA　202
D 型異性体　20
D ダイマー　380

E

eGFR　388, 389
E-セレクチン　368

F

FAD　98, 234
$FADH_2$　141, 234
Fas リガンド　319
FMN　98, 234
$FMNH_2$　234
F 型イオンポンプ　116

G

G_0 期　317
G_1 期　317
G_2 期　317
GABA　203
GATA-3　339
GC ボックス　301

G_{M1} ガングリオシドーシス　186
GPI アンカー　112
gRNA　364

H

H^+, K^+-ATP アーゼ　114, 124
HbA_{1C}　375
HbM 症　376
HDL　45, 163, 164
HIF　321
HMG-CoA　171, 181
HMG-CoA 還元酵素　181, 264
HMG-CoA 合成酵素　264

I

IDL　46, 163, 164
Ig　331, 332, 333, 334
Ig クラススイッチ　333
INSIG　266
iPS 細胞　349

J

jumonji 因子群　321

K

KEAP1-NRF2 系　321

L

LCAT 欠損症　185
LDL　45, 163, 164
LDL 受容体　264
LDL 受容体関連タンパク質
　164
L-アミノ酸　50
L 型異性体　20
L-セレクチン　368

M

MCAD 欠損症　187
MHC クラス　335, 369
miRNA　71, 344
mRNA　70, 301, 355

M 期　317

N

Na⁺, K⁺, 2Cl⁻-共輸送体　389
Na⁺, K⁺-ATP アーゼ　271, 417
NAD　99, 232
NAD⁺　203, 232
NADH　133, 137, 141, 232, 244
NADH-ユビキノン還元酵素　244
NADP　99, 232
NADP⁺　232
NADPH　148, 150, 169, 172, 232, 256
NADPH オキシダーゼ　238, 368, 369
NSAIDs　177
N-アセチルガラクトサミン　25, 31
N-アセチルグルコサミン　25, 31
N-アセチルグルタミン酸　193
Na⁺-依存性グルコース共輸送体 1　126
N-グリコシド型　28
N-ホルミルメチオニル tRNA　308

O

O-グリコシド型　28

P

pI　54
PCR　360
PNP 欠損症　218
PRPP　211
p53　318, 348
P 型イオンポンプ　114
P-セレクチン　368

Q

Q サイクル　245

R

RANK　412
RANKL　412
Ras-MAPK 経路　316
RNA　65
　　――の合成　297
　　――の構造と種類　70
RNA 編集　304
RNA シークエンス法　363
RNA スプライシング　355
RNA プライマー　294
RNA ポリメラーゼ　300
ROS　236, 238
rRNA　70, 305, 344
R 点　318

S

S-アデノシルメチオニン　200
S 期　317
SREBP 切断活性化タンパク質　266

T

T₃　203, 275, 285
T₄　203, 275, 285
TATA ボックス　300
TCA サイクル　141
TET 因子群　321
*T*ₘ　70
Toll 様受容体　330
tRNA　70, 304, 344
T 細胞　331, 335

U

UDP　154, 213
UDP-グルクロノシルトランスフェラーゼ　222
UDP-グルクロン酸　152

V

VLDL　46, 163, 164
V 型イオンポンプ　114

シンプル生化学（改訂第7版）

1988年4月20日	第1版第1刷発行	監修者 林　典夫，廣野治子
2007年4月15日	第5版第1刷発行	編集者 野口正人，五十嵐和彦
2014年3月31日	第6版第1刷発行	発行者 小立健太
2019年2月20日	第6版第6刷発行	発行所 株式会社 南 江 堂
2020年3月30日	第7版第1刷発行	☎113-8410　東京都文京区本郷三丁目42番6号
2024年2月20日	第7版第3刷発行	☎(出版)03-3811-7236　(営業)03-3811-7239

ホームページ https://www.nankodo.co.jp/
印刷 壮光舎印刷／製本 ブックアート

Concise Text of Biochemistry
ⓒ Nankodo Co., Ltd., 2020

定価は表紙に表示してあります.
落丁・乱丁の場合はお取り替えいたします.
ご意見・お問い合わせはホームページまでお寄せ下さい.

Printed and Bound in Japan
ISBN978-4-524-24659-5